中华医学百科全书

中医药学

中药资源学

国家出版基金项目
NATIONAL PUBLICATION FOUNDATION

中国协和医科大学出版社

图书在版编目（CIP）数据

中药资源学／陈士林主编． —北京：中国协和医科大学出版社，2018.4
（中华医学百科全书）
ISBN 978 - 7 - 5679 - 0893 - 2

Ⅰ.①中…　Ⅱ.①陈…　Ⅲ.①中药资源　Ⅳ.①R282

中国版本图书馆 CIP 数据核字（2018）第 048015 号

中华医学百科全书·中药资源学

主　　编：陈士林

编　　审：呼素华

责任编辑：李亚楠　戴小欢

出版发行：**中国协和医科大学出版社**
　　　　　（北京东单三条九号　邮编　100730　电话 010 - 6526 0431）

网　　址：www. pumcp. com

经　　销：新华书店总店北京发行所

印　　刷：北京雅昌艺术印刷有限公司

开　　本：889 × 1230　1/16 开

印　　张：20

字　　数：430 千字

版　　次：2018 年 4 月第 1 版

印　　次：2018 年 4 月第 1 次印刷

定　　价：240.00 元

ISBN 978-7-5679-0893-2

《中华医学百科全书》编纂委员会

总顾问　吴阶平　韩启德　桑国卫

总指导　陈　竺

总主编　刘德培

副总主编　曹雪涛　李立明　曾益新

编纂委员（以姓氏笔画为序）

B·吉格木德	丁　洁	丁　樱	丁安伟	于中麟	于布为
于学忠	万经海	马　军	马　骁	马　静	马　融	马中立
马安宁	马建辉	马烈光	马绪臣	王　伟	王　辰	王　政
王　恒	王　硕	王　舒	王　键	王一飞	王一镗	王士贞
王卫平	王长振	王文全	王心如	王生田	王立祥	王兰兰
王汉明	王永安	王永炎	王华兰	王成锋	王延光	王旭东
王军志	王声湧	王坚成	王良录	王拥军	王茂斌	王松灵
王明荣	王明贵	王宝玺	王诗忠	王建中	王建业	王建军
王建祥	王临虹	王贵强	王美青	王晓民	王晓良	王鸿利
王维林	王琳芳	王喜军	王道全	王德文	王德群	
木塔力甫·艾力阿吉	尤启冬	戈　烽	牛　侨	毛秉智	毛常学
乌　兰	文卫平	文历阳	文爱东	方以群	尹　佳	孔北华
孔令义	孔维佳	邓文龙	邓家刚	书　亭	毋福海	艾措千
艾儒棣	石　岩	石远凯	石学敏	石建功	布仁达来	占　堆
卢志平	卢祖洵	叶　桦	叶冬青	叶常青	叶章群	申昆玲
申春悌	田景振	田嘉禾	史录文	代　涛	代华平	白春学
白慧良	丛　斌	丛亚丽	包怀恩	包金山	冯卫生	冯学山
冯希平	边旭明	边振甲	匡海学	邢小平	达万明	达庆东
成　军	成翼娟	师英强	吐尔洪·艾买尔	吕时铭	吕爱平
朱　珠	朱万孚	朱立国	朱华栋	朱宗涵	朱建平	朱晓东
朱祥成	乔延江	伍瑞昌	任　华	华　伟	伊河山·伊明	
向　阳	多　杰	邬堂春	庄　辉	庄志雄	刘　平	刘　进
刘　玮	刘　蓬	刘大为	刘小林	刘中民	刘玉清	刘尔翔
刘训红	刘永锋	刘吉开	刘伏友	刘芝华	刘华平	刘华生
刘志刚	刘克良	刘更生	刘迎龙	刘建勋	刘胡波	刘树民
刘昭纯	刘俊涛	刘洪涛	刘献祥	刘嘉瀛	刘德培	闫永平

米 玛	许 媛	许腊英	那彦群	阮长耿	阮时宝	孙 宁
孙 光	孙 皎	孙 锟	孙长颢	孙少宣	孙立忠	孙则禹
孙秀梅	孙建中	孙建方	孙贵范	孙海晨	孙景工	孙颖浩
孙慕义	严世芸	苏 川	苏 旭	苏荣扎布	杜元灏	杜文东
杜治政	杜惠兰	李 龙	李 飞	李 东	李 宁	李 刚
李 丽	李 波	李 勇	李 桦	李 鲁	李 磊	李 燕
李 冀	李大魁	李云庆	李太生	李曰庆	李玉珍	李世荣
李立明	李永哲	李志平	李连达	李灿东	李君文	李劲松
李其忠	李若瑜	李松林	李泽坚	李宝馨	李建勇	李映兰
李莹辉	李继承	李森恺	李曙光	杨 凯	杨 恬	杨 健
杨化新	杨文英	杨世民	杨世林	杨伟文	杨克敌	杨国山
杨宝峰	杨炳友	杨晓明	杨跃进	杨腊虎	杨瑞馥	杨慧霞
励建安	连建伟	肖 波	肖 南	肖永庆	肖海峰	肖培根
肖鲁伟	吴 东	吴 江	吴 明	吴 信	吴令英	吴立玲
吴欣娟	吴勉华	吴爱勤	吴群红	吴德沛	邱建华	邱贵兴
邱海波	邱蔚六	何 维	何 勤	何方方	何绍衡	何春涤
何裕民	余争平	余新忠	狄 文	冷希圣	汪 海	汪受传
沈 岩	沈 岳	沈 敏	沈 铿	沈卫峰	沈心亮	沈华浩
沈俊良	宋国维	张 泓	张 学	张 亮	张 强	张 霆
张 澍	张大庆	张为远	张世民	张志愿	张丽霞	张伯礼
张宏誉	张劲松	张奉春	张宝仁	张宇鹏	张建中	张建宁
张承芬	张琴明	张富强	张新庆	张潍平	张德芹	张燕生
陆 华	陆付耳	陆伟跃	陆静波	阿不都热依木·卡地尔		陈 文
陈 杰	陈 实	陈 洪	陈 琪	陈 楠	陈 薇	陈士林
陈大为	陈文祥	陈代杰	陈红风	陈尧忠	陈志南	陈志强
陈规化	陈国良	陈佩仪	陈家旭	陈智轩	陈锦秀	陈誉华
邵 蓉	邵荣光	武志昂	其仁旺其格	范 明	范炳华	林三仁
林久祥	林子强	林江涛	林曙光	杭太俊	欧阳靖宇	尚 红
果德安	明根巴雅尔	易定华	易著文	罗 力	罗 毅	罗小平
罗长坤	罗永昌	罗颂平	帕尔哈提·克力木			
帕塔尔·买合木提·吐尔根			图门巴雅尔	岳建民	金 玉	金 奇
金少鸿	金伯泉	金季玲	金征宇	金银龙	金惠铭	郁 琦
周 兵	周 林	周永学	周光炎	周灿全	周良辅	周纯武
周学东	周宗灿	周定标	周宜开	周建平	周建新	周荣斌
周福成	郑一宁	郑家伟	郑志忠	郑金福	郑法雷	郑建全
郑洪新	郎景和	房 敏	孟 群	孟庆跃	孟静岩	赵 平

赵群　赵子琴　赵中振　赵文海　赵玉沛　赵正言　赵永强
赵志河　赵彤言　赵明杰　赵明辉　赵耐青　赵继宗　赵铱民
郝模　郝小江　郝传明　郝晓柯　胡志　胡大一　胡文东
胡向军　胡国华　胡昌勤　胡晓峰　胡盛寿　胡德瑜　柯杨
查干　柏树令　柳长华　钟翠平　钟赣生　香多·李先加
段涛　段金廒　段俊国　侯一平　侯金林　侯春林　俞光岩
俞梦孙　俞景茂　饶克勤　姜小鹰　姜玉新　姜廷良　姜国华
姜柏生　姜德友　洪两　洪震　洪秀华　洪建国　祝庆余
祝蕙晨　姚永杰　姚祝军　秦川　袁文俊　袁永贵　都晓伟
晋红中　粟占国　贾波　贾建平　贾继东　夏照帆　夏慧敏
柴光军　柴家科　钱传云　钱忠直　钱家鸣　钱焕文　倪鑫
倪健　徐军　徐晨　徐永健　徐志云　徐志凯　徐克前
徐金华　徐建国　徐勇勇　徐桂华　凌文华　高妍　高晞
高志贤　高志强　高学敏　高金明　高健生　高树中　高思华
高润霖　郭岩　郭小朝　郭长江　郭巧生　郭宝林　郭海英
唐强　唐朝枢　唐德才　诸欣平　谈勇　谈献和　陶·苏和
陶广正　陶永华　陶芳标　陶建生　黄峻　黄烽　黄人健
黄叶莉　黄宇光　黄国宁　黄国英　黄跃生　黄璐琦　萧树东
梅长林　曹佳　曹广文　曹务春　曹建平　曹洪欣　曹济民
曹雪涛　曹德英　龚千锋　龚守良　龚非力　袭著革　常耀明
崔蒙　崔丽英　庾石山　康健　康廷国　康宏向　章友康
章锦才　章静波　梁显泉　梁铭会　梁繁荣　谌贻璞　屠鹏飞
隆云　绳宇　巢永烈　彭成　彭勇　彭明婷　彭晓忠
彭瑞云　彭毅志　斯拉甫·艾白　葛坚　葛立宏　董方田
蒋力生　蒋建东　蒋建利　蒋澄宇　韩晶岩　韩德民　惠延年
粟晓黎　程伟　程天民　程训佳　童培建　曾苏　曾小峰
曾正陪　曾学思　曾益新　谢宁　谢立信　蒲传强　赖西南
赖新生　詹启敏　詹思延　鲍春德　窦科峰　窦德强　赫捷
蔡威　裴国献　裴晓方　裴晓华　管柏林　廖品正　谭仁祥
谭先杰　翟所迪　熊大经　熊鸿燕　樊飞跃　樊巧玲　樊代明
樊立华　樊明文　黎源倩　颜虹　潘国宗　潘柏申　潘桂娟
薛社普　薛博瑜　魏光辉　魏丽惠　藤光生

《中华医学百科全书》学术委员会

梁文权　　梁德荣　　彭名炜　　董　怡　　温　海　　程元荣　　程书钧
程伯基　　傅民魁　　曾长青　　曾宪英　　裘雪友　　甄永苏　　褚新奇
蔡年生　　廖万清　　樊明文　　黎介寿　　薛　淼　　戴行锷　　戴宝珍
戴尅戎

中医药学

总主编

王永炎　中国中医科学院

曹洪欣　中国中医科学院

本卷编委会

主　编

陈士林　中国中医科学院中药研究所

执行副主编

郭宝林　中国医学科学院药用植物研究所

副主编

王文全　中国医学科学院药用植物研究所

郭巧生　南京农业大学

段金廒　南京中医药大学

赵中振　香港浸会大学

学术委员

肖培根　中国医学科学院药用植物研究所

周荣汉　中国药科大学

黄璐琦　中国中医科学院

编　委（以姓氏笔画为序）

丁　平　广州中医药大学

王振月　黑龙江中医药大学

王德群　安徽中医药大学

向　丽　中国中医科学院中药研究所

刘　勇　江西中医药大学

刘合刚　湖北中医药大学

孙稚颖　山东中医药大学

严铸云　成都中医药大学

张　辉　　长春中医药大学

张永勋　　台湾中国医药大学

张永清　　山东中医药大学

陈虎彪　　香港浸会大学

林　喆　　长春中医药大学

周日宝　　湖南中医药大学

姚　辉　　中国医学科学院药用植物研究所

秦民坚　　中国药科大学

谈献和　　南京中医药大学

黄林芳　　中国医学科学院药用植物研究所

董诚明　　河南中医药大学

韩建萍　　中国医学科学院药用植物研究所

前　言

《中华医学百科全书》终于和读者朋友们见面了！

古往今来，凡政通人和、国泰民安之时代，国之重器皆为科技、文化领域的鸿篇巨制。唐代《艺文类聚》、宋代《太平御览》、明代《永乐大典》、清代《古今图书集成》等，无不彰显盛世之辉煌。新中国成立后，国家先后组织编纂了《中国大百科全书》第一版、第二版，成为我国科学文化事业繁荣发达的重要标志。医学的发展，从大医学、大卫生、大健康角度，集自然科学、人文社会科学和艺术之大成，是人类社会文明与进步的集中体现。随着经济社会快速发展，医药卫生领域科技日新月异，知识大幅更新。广大读者对医药卫生领域的知识文化需求日益增长，因此，编纂一部医药卫生领域的专业性百科全书，进一步规范医学基本概念，整理医学核心体系，传播精准医学知识，促进医学发展和人类健康的任务迫在眉睫。在党中央、国务院的亲切关怀以及国家各有关部门的大力支持下，《中华医学百科全书》应运而生。

作为当代中华民族"盛世修典"的重要工程之一，《中华医学百科全书》肩负着全面总结国内外医药卫生领域经典理论、先进知识，回顾展现我国卫生事业取得的辉煌成就，弘扬中华文明传统医药璀璨历史文化的使命。《中华医学百科全书》将成为我国科技文化发展水平的重要标志、医药卫生领域知识技术的最高"检阅"、服务千家万户的国家健康数据库和医药卫生各学科领域走向整合的平台。

肩此重任，《中华医学百科全书》的编纂力求做到两个符合：一是符合社会发展趋势。全面贯彻以人为本的科学发展观指导思想，通过普及医学知识，增强人民群众健康意识，提高人民群众健康水平，促进社会主义和谐社会构建；二是符合医学发展趋势。遵循先进的国际医学理念，以"战略前移、重心下移、模式转变、系统整合"的人口与健康科技发展战略为指导。同时，《中华医学百科全书》的编纂力求做到两个体现：一是体现科学思维模式的深刻变革，即学科交叉渗透/知识系统整合；二是体现继承发展与时俱进的精神，准确把握学科现有基础理论、基本知识、基本技能以及经典理论知识与科学思维精髓，深刻领悟学科当前面临的交叉渗透与整合转化，敏锐洞察学科未来的发展趋势与突破方向。

作为未来权威著作的"基准点"和"金标准"，《中华医学百科全书》编纂过程中，制定了严格的主编、编者遴选原则，聘请了一批在学界有相当威望、具有较高学术造诣和较强组织协调能力的专家教授（包括多位两院院士）担任大类主编和学科卷主编，确保全书的科学性与权威性。另外，还借鉴了已有百科全书的编写经验。鉴于《中华医学百科全书》的编纂过程本身带有科学研究性质，还聘请了若干科研院所的科研管理专家作为特约编审，站在科研管理的高度为全书的顺利编纂保驾护航。除了编者、编审队伍外，还制订了详尽的质量保证计划。编纂委员会和工作委员会秉持质量源于设计的理念，共同制订了一系列配套的质量控制规范性文件，建立了一套切实可行、行之有效、效率最优的编纂质量管理方案和各种情况下的处理原则及预案。

《中华医学百科全书》的编纂实行主编负责制，在统一思想下进行系统规划，保证良好的全程质量策划、质量控制、质量保证。在编写过程中，统筹协调学科内各编委、卷内条目以及学科间编委、卷间条目，努力做到科学布局、合理分工、层次分明、逻辑严谨、详略有方。在内容编排上，务求做到"全准精新"。形式"全"：学科"全"，册内条目"全"，全面展现学科面貌；内涵"全"：知识结构"全"，多方位进行条目阐释；联系整合"全"：多角度编制知识网。数据"准"：基于权威文献，引用准确数据，表述权威观点；把握"准"：审慎洞察知识内涵，准确把握取舍详略。内容"精"："一语天然万古新，豪华落尽见真淳。"内容丰富而精炼，文字简洁而规范；逻辑"精"："片言可以明百意，坐驰可以役万里。"严密说理，科学分析。知识"新"：以最新的知识积累体现时代气息；见解"新"：体现出学术水平，具有科学性、启发性和先进性。

《中华医学百科全书》之"中华"二字，意在中华之文明、中华之血脉、中华之视角，而不仅限于中华之地域。在文明交织的国际化浪潮下，中华医学汲取人类文明成果，正不断开拓视野，敞开胸怀，海纳百川般融入，润物无声状拓展。《中华医学百科全书》秉承了这样的胸襟怀抱，广泛吸收国内外华裔专家加入，力求以中华文明为纽带，牵系起所有华人专家的力量，展现出现今时代下中华医学文明之全貌。《中华医学百科全书》作为由中国政府主导，参与编纂学者多、分卷学科设置全、未来受益人口广的国家重点出版工程，得到了联合国教科文等组织的高度关注，对于中华医学的全球共享和人类的健康保健，都具有深远意义。

《中华医学百科全书》分基础医学、临床医学、中医药学、公共卫生学、军事与特种医学和药学六大类，共计144卷。由中国医学科学院/北京协和医学院牵头，联合军事医学科学院、中国中医科学院和中国疾病预防控制中心，带动全国知名院校、科研单位和医院，有多位院士和海内外数千位优秀专家参加。国内知名的医学和百科编审汇集中国协和医科大学出版社，并培养了一批热爱百科事业的中青年编辑。

回览编纂历程，犹然历历在目。几年来，《中华医学百科全书》编纂团队呕心沥血，孜孜矻矻。组织协调坚定有力，条目撰写字斟句酌，学术审查一丝不苟，手书长卷撼人心魂……在此，谨向全国医学各学科、各领域、各部门的专家、学者的积极参与以及国家各有关部门、医药卫生领域相关单位的大力支持致以崇高的敬意和衷心的感谢！

《中华医学百科全书》的编纂是一项泽被后世的创举，其牵涉医学科学众多学科及学科间交叉，有着一定的复杂性；需要体现在当前医学整合转型的新形式，有着相当的创新性；作为一项国家出版工程，有着毋庸置疑的严肃性。《中华医学百科全书》开创性和挑战性都非常强。由于编纂工作浩繁，难免存在差错与疏漏，敬请广大读者给予批评指正，以便在今后的编纂工作中不断改进和完善。

刘德培

凡　例

一、《中华医学百科全书》（以下简称《全书》）按基础医学类、临床医学类、中医药学类、公共卫生类、军事与特种医学类、药学类的不同学科分卷出版。一学科辑成一卷或数卷。

二、《全书》基本结构单元为条目，主要供读者查检，亦可系统阅读。条目标题有些是一个词，例如"浙药"；有些是词组，例如"中药资源化学"。

三、由于学科内容有交叉，会在不同卷设有少量同名条目。例如《中药资源学》《中药学》都设有"大黄"条目。其释文会根据不同学科的视角不同各有侧重。

四、条目标题上方加注汉语拼音，题目标题后附相应的外文。例如：

yíncháihú
银柴胡（Stellariae Radix）

五、本书条目按学科知识体系顺序排列。为便于读者了解学科概貌，卷首条目分类目录中条目标题按阶梯式排列，例如：

中药资源分布 ……………………………………………………
　道地药材 ………………………………………………………
　　关药 …………………………………………………………
　　川药 …………………………………………………………
　　南药 …………………………………………………………
　　怀药 …………………………………………………………

六、各学科都有一篇介绍本学科的概观性条目，一般作为本学科卷的首条。介绍学科大类的概观性条目，列在本大类中基础性学科卷的学科概观性条目之前。

七、条目之中设立参见系统，体现相关条目内容的联系。一个条目的内容涉及其他条目，需要其他条目的释文作为补充的，设为"参见"。所参见的本卷条目的标题在本条目释文中出现的，用蓝色楷体字印刷；所参见的本卷条目的标题未在本条目释文中出现的，在括号内用蓝色楷体字印刷该标题，另加"见"字；参见其他卷条目的，注明参见条所属学科卷名，如"参见□□□卷"或"参见□□□卷□□□□"。

八、《全书》医学名词以全国科学技术名词审定委员会审定公布的为标准。同一概念或疾病在不同学科有不同命名的，以主科所定名词为准。字数较多，释文中拟用简称的名词，每个条目中第一次出现时使用全称，并括注简称，例如：甲型病毒性肝炎（简称甲肝）。个别众所周知的名词直接使用简称、缩写，例如：B 超。药物名称参照《中华人民共和国药典》2015 年版和《国家基本药物目录》2012 年版等。

九、《全书》量和单位的使用以国家标准 GB 3100～3102—1993《量和单位》为准。援引古籍或外文时维持原有单位不变。必要时括注与法定计量单位的换算。

十、《全书》数字用法以国家标准 GB/T 15835—2011《出版物上数字用法》为准。

十一、正文之后设有内容索引和条目标题索引。内容索引供读者按照汉语拼音字母顺序查检条目和条目之中隐含的知识主题。条目标题索引分为条目标题汉字笔画索引和条目外文标题索引，条目标题汉字笔画索引供读者按照汉字笔画顺序查检条目，条目外文标题索引供读者按照外文字母顺序查检条目。

十二、部分学科卷根据需要设有附录，列载本学科有关的重要文献资料。

目　录

zhōngyào zīyuánxué

中药资源学 (science of Chinese medicinal material resources)

研究中药资源的种类构成、分布、质量、数量及其时空变化，以及中药资源的调查、培育、合理开发利用、保护和管理，保障中药资源可持续利用的学科。是在资源学、中药学、植物学、本草学、生物学、生态学、地理学、农学、天然产物化学和管理学等学科基础上，融合现代生物学技术、计算机技术和信息技术等发展起来的一门综合性学科。

发展简史 中华民族祖先通过大量实践发现具有防治疾病作用的动植物及矿物，并经长期试用、观察和验证，认识并开发利用了一批具有疗效的中药，传承了数以百计的"本草"著作。这些著作对中药资源认识和考证均具有重要的参考价值。进入 20 世纪，中药学、药用植物学、中药鉴定学、中药化学等学科得以建立和发展，国家组织开展了全国性或大范围的中药资源调查，编撰出版了大量与中药资源相关的书籍。比如《中药志》《中药大辞典》《全国中草药汇编》《中国中药资源》《中国中药资源志要》《中国中药区划》《中华本草》《新编中药志》《中国药用动物志》《新华本草纲要》《中国沙漠地区药用植物》《中国民族药志》等，为中药资源学科的形成与发展奠定了基础。1993 年周荣汉结合国内外资源学科发展的理论和方法，主编出版了《中药资源学》，为中药资源学科的发端。之后与中药资源相关的多部书籍相继出版，如《森林药物资源学》（1994 年）、《中药资源学引论》（1995 年）、《药用植物资源开发利用学》（1997 年）、《中药资源可持续利用导论》（2006 年）、《中药资源学专论》（2009 年）、《中国药材产地生态适宜性区划》（2011 年）等。

研究范围 包括中药资源的种类组成、地域分布、蕴藏量、质量及其时空变化规律，中药资源调查和动态监测，中药区划，中药材规范化生产，中药资源的化学成分及其综合利用，中药资源保护、抚育与合理利用，中药新资源的寻找与开发，中药资源的商贸、知识产权和信息，中药资源的科学管理和可持续发展等。

研究方法 中药资源学科形成较晚，仍处于发展和完善阶段，通过吸收和借鉴资源学、生态学、农学、生物学、化学和药学等相关学科的基本方法，逐渐形成了具有自身特色和较为系统的研究方法。如资源调查方法在传统方法的基础上，形成资源动态监测方法体系。资源评价则在资源调查基础上，进行资料统计分析的数量评价，并采用药材质量的分析方法的质量评价，采用经济学和生态学方法的经济价值与生态价值评价等。借助信息学、统计学和计算机技术等现代科学技术，开展中药资源的科学管理和辅助决策。此外，现代生物学技术和化学技术已成为中药资源生物种类的鉴别、生物多样性、替代品的研究和资源再生的重要技术手段。

应用领域 ①中药资源是中药产业发展的物质基础，中药资源学应用于中药资源的保护、生产、流通和管理的相关领域，在中药大健康产业发展方面具有不可替代的作用。②中药资源学是中医药学科的重要组成部分，属于专业基础学科，对整个学科体系具有支撑作用，是中药学专业，特别是中药资源专业的主干学科，在中医药人才培养中发挥着重要作用。③中药资源质量的评价是中药资源学的主要内容，特别是道地药材相关理论和技术的研究，为优质中药原料的科学评价提供了科学方法，为从源头控制中药生产质量起到根本性的保证作用。④中药资源学的野生资源抚育和人工资源规范化生产的理论和技术，是指导优质中药材规模化、产业化生产基本理论和技术体系，在保障中药产业可持续发展方面具有重要的作用。⑤中药资源保护、管理和合理利用的理论，不仅可直接应用于中药材产业的可持续发展，在中药行业发展战略规划中也具有重要指导作用。

有待解决的重要课题 人口的迅猛增长和生态环境的恶化，野生中药资源危机日益严重，濒危药用生物物种不断增加，中药资源正面临着前所未有的资源危机和需求迅猛增长的两难境地。中药资源可持续利用关系到中药产业的生存和发展，建立中药资源可持续利用技术和管理体系具有重要的现实和战略意义。中药资源可持续利用技术体系，可分为野生资源的保护抚育和人工资源的定向培育，二者是相互联系、相互区别、相互依存的有机体系。要实现野生资源的可持续利用，首先要切实做好资源和环境的保护工作，在此基础上处理好科学利用和合理保护的关系。保护是为了更好的持续利用。加强野生抚育到定向培育是解决中药资源危机的重要途径。人工资源定向培育包括三个方面：①规范化种植（养殖）与优质生产。通过良种选育、种植（养殖）环境限制、严格管理、合理采（捕）收与产地加工、储运养护的基础理论研究与实践，实现种植（养殖）生产全过程的控制。②应用现代生物学技术，开展药用动植物种质保存与鉴定、良种选育与培育、种子种苗的优质生产。③应用现代农业技术，开展药用植物的无公害栽培与规范种植，药用动物的引种驯化与科学饲养。此外，当前有限的中药资源长期处于利用效率低下状态，资源浪费严重，亟待通过多学科研究，开展多途径合理开发与综合利用，降低单途径开发利用的成本，大力发展资源循环经济产业，实现循环经济的减量、再利用、再循环及再修复，以求产出经济效益最大化。

(王文全)

zhōngyào zīyuán

中药资源 (Chinese medicinal material resources)

中华民族在长期与疾病抗争中使用的，具有医疗或保健功效的植物、动物和矿物资源的总称。根据其基原类别可分为植物类中药资源，动物类中药资源和矿物类中药资源，也可称为植物药资源、动物药资源和矿物药资源。植物药资源和动物药资源属于可再生性资源，矿物药资源属于不可再生性资源。按生产途径和方式中药资源又可分为自然中药资源、培育中药资源和人工中药资源。

中药资源的开发利用水平与中华民族的进步和发展息息相关。中药资源的数量是保障中药资源的供应和中药及其他相关产业稳定健康发展的物质基础和前提条件，中药资源的质量决定着中药的质量，直接影响到临床疗效。动植物类中药资源作为生态系统的一部分，对人类的生存条件、生活环境和生产活动都发挥着重要作用，在开发利用时，必须注重维护生态平衡，力求做到既获得较大的经济价值，又能保持其良好的生态价值。中药资源及濒危生物物种和生态环境的保护，有利于生物的多样性和人类生存环境的改善。

种类构成　中药资源的种类通常以药用动物、药用植物和药用矿物的种类数量来统计。因历史阶段、民族习惯和地理区域等因素不同，中药资源种类的构成而有所变化。根据 1982～1995 年中国第三次中药资源普查统计，全国中药资源种类约有 12772 种，包括药用植物约 11118 种、药用动物约 1574 种、药用矿物约 80 种。采集药用动植物或矿物的药用部位加工制成药材，通常用"种"来统计药材的种类。一种药材有的来自于单一的物种，如人参来源于五加科植物人参 *Panax ginseng* C. A. Mey.，有的来自于多个物种，如大黄来源于蓼科掌叶大黄 *Rheum palmatum* L.、唐古特大黄 *R. tanguticum* Maxim. ex Balf. 和药用大黄 *R. officinalis* Bail. 三种植物。然而，也有多种中药材来源于同一种植物或动物的不同药用部位，如桑叶、桑枝、桑白皮、桑葚均来源于桑科植物桑 *Morus alba* L.。中国最早的本草著作《神农本草经》(约成书于战国时期) 记载的药材 (药物) 有 365 种，至明·李时珍的《本草纲目》已增加至 1892 种，1999 年出版的《中华本草》记载 8980 种。现在中医临床常用药材种类有 500～600 种，中国中药材市场流通的药材种类有 1200～1500 种。2015 年版《中华人民共和国药典》收载药材 666 种。多个省、自治区和直辖市，根据所辖区域的民族和民间使用药材的传统和习惯，颁布了地方性药材标准，收载了大量区域性习用药材种类。

属性　中药资源除了极少量人工合成的物质，均属于自然来源的物质，具有自然物质的基本属性，大多数是动物和植物类中药资源，他们具有生物的属性。中药资源在被开发利用进入社会后就被赋予了一定的社会属性，其社会属性主要表现在利用性和经济性等方面。中药资源还具有文化属性和民族属性。中华各民族在对疾病的预防和治疗中积累下来的经验也不同，在漫长的历史发展过程中逐渐发展成为各民族独特的医药理论体系和用药习俗，也由于民族聚集地的不同，民族性和中药资源分布的地域性密切相关。中药资源基本属性，可以归纳为地域性、有限性、可再生性、多用性等。

地域性　不同的地域，其地理和气候条件不同，分布的动植物类和矿物类资源也不同。动植物的分布具有水平分布地带性和垂直分布地带性规律。动植物类中药资源的地理分布很少是单一种群或者优势种群的集中分布，大多数与其他动植物种群镶嵌分布。不同地域的经济社会条件和技术水平有差异，中药资源开发利用的广度和深度也存在地域差异。有些中药资源种类在特定地域内形成了具有独特药材质量的类型。

有限性　自然资源在一定时空范围内能够被人们利用的自然资源是有限的，而人们对物质需求的欲望是无限的，这两者的矛盾构成了资源的稀缺性。对于中药资源，野生资源的蕴藏量是有限的，种植或养殖资源的种质也是有限的。随着人口剧增，中药资源的消耗量日趋增加，野生中药资源的有限性日益突出。如果资源开发、保护和管理不够科学合理，动植物中药资源的生物种群就会衰退，甚至灭绝，优良种质就会丢失，甚至无法再生和恢复。资源的有限性可以推动资源的节约、替代，积极寻求新资源和实现资源再生，促进资源的研究和资源科学的进步。

可再生性 药用动植物均具有可以自然再生或者具有通过人工扩大繁殖的特性。药用动植物的再生繁殖能力是有限的，人类对自然资源的开发利用和自然灾害等因素，对其再生能力都会产生不同程度的影响，当这种影响超出物种的承受能力时，将直接影响生物种群繁育后代，导致种群个体数量的减少，甚至物种灭绝，要充分研究资源再生、增殖能力，合理开发利用野生资源，保护资源不断自我更新的能力。野生中药资源需要合理保护、开发和科学利用，才能保障其持续发展。对于野生资源不能满足利用的中药资源，要及时施加人工培育或辅助再生。中药资源的人工培育，也要注意种质资源的保护。

多用性 同一资源可能会具有几种不同的功能或用途，一种药用生物不同的器官或组织可含有不同的活性成分且具有不同的药理活性，可满足多种医药需求。另外，一种中药资源往往同时具有经济、生态和社会价值。中药资源除了入药之外，还具有食品或食品添加剂功能，或者其他的经济用途，如日用化工、农林、园艺等。中药资源的蕴藏量和质量对多种产业的发展都具有重要影响。因此中药资源的合理开发利用，既可带动农业产业结构调整，也可带动加工、运输、餐饮等相关产业群和地方经济的发展。此外，当其他经济用途成为主流用途时，也会影响中药资源的数量和质量。

（王文全）

zhíwùlèi zhōngyào zīyuán

植物类中药资源（medicinal plant resources） 以植物全体、部分器官、组织或分泌物等供药用的一类中药的总和。又称植物药资源。植物类中药又称植物药。植物药资源包括菌类、藻类、地衣类、苔藓类、蕨类和种子类等，是中药资源中种类最多的一类，约占全部中药资源85%以上。

根据1982～1995年中国第三次中药资源普查统计，植物药资源分为385科、2312属、11118种及种下单元。菌类、藻类、地衣类同属低等植物，药用资源共计92科、179属、463种；苔藓类、蕨类、种子植物为高等植物，药用资源共计293科、2134属、10553种。植物类中药资源中约95%属于高等植物，其中种子植物约占90%以上，而藻类、菌类、地衣类、苔藓类、蕨类等孢子植物仅占8.6%。种子植物是中国药用植物资源的主体。种子植物包括裸子植物和被子植物两个亚门，其中被子植物亚门的药用种数十分庞大，约占药用种数的99%。

菌类植物药，是药用低等植物中总数最多的一类，常单独作为一类，称为菌物药，属于大型真菌，也称药用真菌。药用真菌有41科、110属、298种，如冬虫夏草、灵芝、茯苓等。

不同的地理区域药用植物资源的种类分布差别较大，北方地区（包括东北、华北和西北）气候寒冷干燥，分布的种类相对较少，除陕西和新疆超过2000种外，其他省区为600～1500种。南方地区气候温和湿润，分布的种类较多，华东地区各省为1300～2000种，华中和华南地区各省为2000～4000种。西南地区属于亚热带、热带气候，分布的种类最多，在3700～4700种。全中国药用植物种类最多的是云南省，分布4700多种，其次是四川、贵州、广西、湖北等省区，均在3000种以上。

（赵中振）

dòngwùlèi zhōngyào zīyuán

动物类中药资源（medicinal animal resources） 以动物的整体或某一部分、动物体的生理或病理产物以及动物体的加工品等供药用的一类中药的总和。又称动物药资源。动物类中药又称动物药。供药用的动物体的生理或病理产物包括分泌物或排泄物。动物药所含化学成分常与人体中的某些物质成分相似，因而可用于改善和调节人体的生理功能，产生一定的生理活性。动物药资源种类约占中药资源总量的10%左右。动物类中药在中国的应用历史悠久，早在4000年前甲骨文就记载了麝、犀、牛、蛇等40余种药用动物。中国最早的本草著作《神农本草经》（约成书于战国时期）载有牛黄、阿胶、犀角、熊胆、刺猬、蛇蜕、蜈蚣、蚯蚓、斑蝥等动物药67种，明·李时珍《本草纲目》中的动物药被归入兽、禽、虫、鳞、介等部之中，其中禽部和兽部分别载有77和86种，虫、鳞和介部分别载有99、93和46种。根据1982～1995年中国第三次中药资源普查统计，药用动物分为11门、33纲、141目、414科、879属、1574种和种下等级。如其中陆栖动物329科、720属、1295种，海洋动物85科、141属、275种。药用动物11个门中，脊椎动物约占62%的种数，如鹿茸、蛤蚧、麝香、牛黄、熊胆、阿胶等都是临床常用的动物药。无脊椎类动物药共分 10 门、199 科、362 属、606 种。如全蝎、蜈蚣、蝉蜕、斑蝥、水蛭等。

(郭宝林 赵中振)

kuàngwùlèi zhōngyào zīyuán

矿物类中药资源（medicinal mineral resources）

以原矿物、矿物加工品、动物化石等供药用的一类中药的总和。又称矿物药资源。矿物类中药又称矿物药。在漫长的地质历史演化中，经过地壳的构造运动、岩浆侵入、火山喷发、江河湖海的沉积，形成了丰富而多种多样的矿产资源。矿物药是地产矿物资源的一部分，特点是：相对其他工业用矿物，用量少，要求标准高；不同矿体和矿类中产出的矿物药质量差异大。矿物类中药也有悠久的使用历史，中国最早的本草著作《神农本草经》（约成书于战国时期）列入矿物药 22 种，明·李时珍《本草纲目》中矿物类药归入金石部和土部，分别收录了 133 种和 61 种。据1982～1995 年中国第三次中药资源普查统计，药用矿物分为 12 类，共计 80 种，如朱砂、石膏、滑石、代赭石、紫石英、芒硝、琥珀、龙骨等。

(郭宝林 赵中振)

zìrán zhōngyào zīyuán

自然中药资源（natural medicinal material resources）

在自然状态下繁育、生长的各种植物类和动物类中药资源，以及自然存在的矿物药资源。又称中药自然资源。通常指药用动植物的自然资源，又称野生中药资源。常用动植物类中药材中约有 60% 的种类主要源于自然资源，如连翘、淫羊藿、酸枣仁、金钱草、野菊花、紫草等。由于社会需求的不断增加，以及不合理开发利用和生态环境的改变，多数自然中药

资源蕴藏量急剧下降，有些种类甚至达到濒临灭绝的状态。造成自然中药资源减少或濒危的原因有多种，资源的过度或不合理开发利用是主要原因。中国政府发布了《野生药材资源管理条例》（国发〔1987〕第 96 号文件），列出了中国急需保护的野生药材资源物种，并划分为三级：一级属濒临灭绝状态的稀有珍贵野生药材物种；二级属分布区域缩小，资源处于枯竭状态的重要野生药材物种；三级属资源严重减少的主要常用野生药材物种。进行野生资源种类的引种驯化，直至实现栽培化和养殖化，是满足资源需求的必需策略，也同时保护了野生资源，但是人工培育也会造成药材特性和功效的改变，需要进行系统性比较研究。

(王文全)

péiyù zhōngyào zīyuán

培育中药资源（cultivated medicinal material resources）

通过栽培、养殖或培养等方式培育出的中药资源。又称人工培育中药资源。人工种植的药用植物资源又称栽培资源或家种资源。人工养殖药用动物资源又称养殖资源或家养资源。由于野生资源不能满足现代快速增长的用药需求，人们逐渐将某些野生药用生物进行驯化，实施家种或家养，据初步统计，可规模化培育的药材有 200 多种，占市场流通用量的 70%～80%，如人参、黄芪、当归、白术、白芍、党参等。并且仍在不断增加。多数人工培育中药资源的质量和野生资源没有显著差别，也有少数存在一定差异。

(王文全)

réngōng zhōngyào zīyuán

人工中药资源（artificial medicinal material resources）

利用化

学和生物方法生产获得的中药资源加工品。又称人工制造中药资源。中药的加工品历来都存在，如经过微生物发酵的六神曲、红曲等产品。随着科学技术的进步，利用组织培养、生物发酵以及工业合成等现代科学技术，一些活性成分和功效与源自药用动物和植物的药材相近的人工产品，也被用作中药的生产原料，有经提取获得的产品，如儿茶、血竭、苏合香等；有化学合成或半合成的产品，如冰片等；有依照天然产物的化学成分采用物理和化学方法配制生产出成分类似的产品，如人工麝香、人工牛黄；有仿生技术生产的产品，如体外培植牛黄等。

(王文全)

mínzúyào zīyuán

民族药资源（ethnic drug resources）

中国各民族在自身的医药体系中使用的，或者在民族内部形成和流传应用的天然药物的总和。广义的民族药包括汉民族药，即中药，狭义的指少数民族药，如蒙药、维药等。民族药的起源、形成和发展与民族文化、信仰、生态环境密切相关。中国 56 个民族，近 80% 的民族有自己的药物，其中有独立医药体系的有藏族、蒙古族、维吾尔族、傣族、回族和彝族等。据统计，民族药的物种达 5000 多种，总数计 1 万多种（相互之间有重合）其中藏药约 2350 种，蒙药约 2230 种，彝药约 1100 种，羌药约 2300 种，苗药约 1300 种，傣药约 1200 种，纳西药 800 多种，佤药 800 多种，哈尼族常用药 200 多种。

(郭宝林 赵中振)

Zàngyào zīyuán

藏药资源（Tibetan medicinal material resources）

藏族医药体系中使用的天然药物的总和。

应用地域包括西藏、青海、四川、云南、甘肃等省区。藏药资源有 2350 多种，其中植物类资源 2100 多种，动物类资源 200 多种，矿物类资源 50 种左右。藏药资源中大约 70% 产于青藏高原。常用藏药主要来源于菊科、豆科、毛茛科、罂粟科、伞形科、龙胆科、蔷薇科、玄参科、十字花科、百合科等，常见种类有藏茴香、山莨菪、水母雪莲花、唐古特红景天等。《中华人民共和国药典·一部》（2015 年版）记载藏族药材有毛诃子、小叶莲、藏菖蒲、翼首草、洪连、独一味、余甘子、沙棘等 8 种，《中华人民共和国卫生部药品标准·藏药分册》（1998 年版），西藏、青海、四川、云南、甘肃、新疆等 6 省区合编的《藏药标准》载有 227 种，以及青海省制定的《青海省藏药标准》载有 150 种，《中华本草·藏药卷》收载 396 种。

（郭宝林　赵中振）

Měngyào zīyuán

蒙药资源（Mongolia medicinal material resources）　蒙古族医药体系使用的天然药物的总和。蒙药应用地域包括内蒙古自治区，以及东北和西北蒙古族聚集地。据统计，蒙药资源约 2230 种，常用药物资源 1300 多种。其中植物药资源 950 多种，动物药资源 260 多种，矿石类药 90 多种。常见种类有：蒙古山萝卜、金莲花、香青兰、紫筒草、瑞香狼毒、苦豆子等。《中华人民共和国药典·一部》（2015 年版）记载的蒙古族药材有广枣、冬葵果、沙棘、草乌叶等 4 种。此外，《中华人民共和国卫生部药品标准·蒙药分册》（1998 年版）收载 57 种，内蒙古自治区制定《内蒙古蒙药材标准》载有 322 种，《中华本草·蒙药

卷》收载 422 种。

（郭宝林　赵中振）

Wéiyào zīyuán

维药资源（Uyghur medicinal material resources）　维吾尔族医药体系使用的天然药物的总和。应用地域在新疆维吾尔自治区。维药资源有 600 多种，包括植物、动物、矿物药，其中当地出产的种类 200 余种，来自中国其他地区的有 200～300 种，其余来自东亚、南亚、中亚以及世界其他地区。常用的维药有：巴旦杏、索索葡萄、孜然、驱虫斑鸠菊、刺糖、洋甘菊、新疆鹰嘴豆等。在《中华人民共和国药典·一部》（2015 年版）记载的维吾尔族药材有：天山雪莲、黑种草子、菊苣等 3 种，《中华人民共和国卫生部药品标准·维药分册》（1999 年版）收载 117 种，《维吾尔药材标准》（1993 年版）收载 160 种，《中华本草·维吾尔药卷》记载 423 种。

（郭宝林　赵中振）

Dǎiyào zīyuán

傣药资源（Dai medicinal material resources）　傣族医药体系中使用的天然药物的总和。应用地域主要在云南省西双版纳及邻近傣族聚集地区。傣药资源有 1200 多种，动物药种类使用较多，具有特色。常见药物有：缅茄、油瓜、芒果、人面果、龙血树、糖棕等。《中华人民共和国药典·一部》（2015 年版）记载民族药材亚乎奴为傣族习用。云南省《云南省中药材标准》（2005 年版，第三册·傣族药）收载 54 种，《中华本草·傣药卷》记载 400 种。

（郭宝林　赵中振）

mínjiānyào zīyuán

民间药资源（folk medicinal material resources）　地区性民间流

传使用的药物总和。又称草药资源。民间药在分布与使用上有一定区域性与局限性，多以口传身授方式流传于民间，或者被收载于地方有关书籍中，如《县志》《地方志》《草药手册》等。民间药资源是重要的中药资源，随着科学技术的发展和在医疗事业上的应用，不断有疗效确切的药物产生，变为常用中药。如三七、冬凌草、罗汉果、白花蛇舌草等早期来自于民间药。民间药在各省、自治区、市的药材标准中多有记载。

（赵中振）

zhōngyào zīyuán fēnbù

中药资源分布（distribution of Chinese medicinal material resources）　中药资源在一定区域内的存在格局。矿物药资源的分布与中国矿产资源的分布相关，受自然地质作用，具有分布的不均匀性和不规律性。而药用动植物适应地球表面水分和热量等条件而形成的自然分布，具有一定的自然分布特点和规律。栽培和养殖的药用动植物在生产区域上的分布一般与其自然分布相关。中药资源分布通常指植物药和动物药资源的自然分布。某些优质的中药材常有特定的分布区域。

中药资源自然分布　地球表面的热量随纬度而变化，水分则随距海洋远近以及大气环流和洋流特点递变。动植物资源因热量的变化而沿纬度方向成带状发生有规律的更替，称为纬度地带性；因水分的变化而从沿海向内陆方向发生有规律的更替，称为经度地带性。纬度地带性和经度地带性合称水平地带性。此外，随海拔高度的增加，动植物资源也发生有规律的更替，称为垂直地带性。按纬度水平分布的如细辛属

药用植物，北细辛、汉城细辛分布于寒温带和温带地区，细辛、杜衡分布于暖温带至北亚热带地区，小叶马蹄香、肾叶细辛分布于北亚热带到中亚热带地区，祁阳细辛、鼎湖细辛分布于中亚热带和南亚热带地区。按经度水平分布的如贝母属植物，在中国东部分布有平贝、浙贝，中部分布有安徽贝母、湖北贝母，西部的青藏高原东缘分布有川贝母、暗紫贝母、甘肃贝母，而西北分布有伊犁贝母、新疆贝母。按垂直地带性分布的如淫羊藿属植物，在贵州雷山，700m 以下的低海拔分布有天平山淫羊藿，700m 以上的高海拔分布有拟巫山淫羊藿，在其他山脉也呈现不同的海拔高度分布的种类不同。

中药资源的自然分区 根据中国气候、土壤特点和植被类型以及动植物类中药资源的自然分布，一般可分为 8 个自然地理分区。每个区域有特定的分布优势种类，如东北寒温带和温带区，分布有赤芍、龙胆、防风、五味子、人参、平贝母、辽细辛、刺五加、黄檗、升麻、梅花鹿等；华北暖温带区，分布有知母、黄芩、远志、酸枣、苦参、杏、紫菀、柴胡、白芷、北沙参、党参、蝎、刺猬等；华中亚热带区，分布有芍药、茯苓、延胡索、夏枯草、白花蛇舌草、山茱萸、前胡等；西南亚热带区，分布有川贝母、黄连、天麻、川乌、麦冬、杜仲、黄柏、厚朴、川牛膝、木通、木香等；华南亚热带和热带区，分布有阳春砂、广西莪术、穿心莲、肉桂、樟、使君子、胡椒、石斛、八角茴香、槟榔等；内蒙古温带半干旱区，分布有麻黄、肉苁蓉、银柴胡、锁阳等；西北干旱区，分布有伊犁贝母、新疆紫草、

阿魏、甘草、麻黄、肉苁蓉、罗布麻、雪莲等；青藏高原区，分布有冬虫夏草、唐古特大黄、羌活、甘松、红景天、独一味等。

中药资源的行政分区 中药资源的行政分区可以按照东北、华北、华东、华中、华南、西南、西北七个区域划分，也可以按照省（自治区和直辖市）、县等级别分区。中药资源按照行政区域来描述，除了野生种类，还包括了栽培的种类，一般用来指中药材的产区，便于资源生产和管理。如黑龙江有龙胆、防风、刺五加、鹿茸等；吉林有人参、平贝母、五味子等；辽宁有细辛、五味子、升麻等；内蒙古有甘草、麻黄、赤芍等；河北有知母、荆芥、白茅根、瓜蒌等；山西有黄芪、党参、猪苓、远志等；河南有地黄、山药、牛膝、金银花、辛夷等；山东有金银花、丹参、全蝎等；江苏有茅苍术、银杏叶、薄荷、芡实等；浙江有浙贝母、延胡索、白术、玄参、乌药等；安徽有白芍、牡丹皮、木瓜、菊花等；福建有泽泻、太子参、建莲、狗脊等；江西有枳壳、栀子、车前子等；湖北有茯苓、独活、厚朴、续断等；湖南有玉竹、白术、吴茱萸等；广东有阳春砂仁、益智、巴戟天、何首乌、广藿香等；广西有罗汉果、肉桂、八角茴香等；海南有槟榔、益智、肉豆蔻等；四川有黄连、白芷、麦冬、川木通、栀子、郁金、川楝子等；贵州有天麻、杜仲、天冬、白及、吴茱萸、续断、朱砂、雄黄等；云南有三七、云木香、云当归、重楼、石斛等；西藏有红景天、冬虫夏草、猪苓、甘松、羌活等；陕西有秦皮、秦艽、沙苑子、天麻、麝香等；甘肃有当归、大黄、党参、黄芪等；青海有贝母、肉

苁蓉、冬虫夏草等；宁夏有枸杞、麻黄、银柴胡、肉苁蓉等；新疆有红花、紫草、天山雪莲花、阿魏、伊贝母、马鹿茸等。另外，一些海洋产中药资源有海藻、昆布、海马、海龙、珍珠、牡蛎、石决明、海螵蛸等。

（王德群）

dàodì yàocái

道地药材（genuine regional drug） 在特定地域，通过特定生产过程所产生，较其他地区所产的同种药材品质佳、疗效好的药材。又称地道药材。道地药材的产出区域也称道地产区。"道地药材"常以"地名＋药材名"方法表示，如怀地黄、浙贝母、川贝母、云三七、广藿香等。需要注意的是，表述为"地名＋药材名"有时只反映地区所产药材品种，没有优质的内涵，如太白贝母；还有的反映的是进口或集散地，不是产地，如藏红花，并不是西藏所产，而是由西藏进口，应予区别。

形成 梁·陶弘景《本草经集注》记载"诸药所生，皆有境界，……江东已来，小小杂药，多出近道，气力性理，不及本邦，……蜀药及北药，虽有去来，亦复非精者"，唐·苏敬等著《新修本草》记载"窃以动植形生，因方舛性，春秋节变，感气殊功。离其本土，则质同而效异"，均提及地理环境对药材品质的影响。宋·唐慎微《证类本草》的附图中，各种药物一般首先叙述产地与生长环境，每一药物图多冠以产地名，标明出处，以便"叙物真滥，使人易知；原诊处方，有所依据"，这种合药物与产地为一图的做法，为正确地辨药、用药提供了根据。宋·寇宗奭《本草衍义》序例提出："凡用药必须择

州土所宜者，则药力具用之可据。如上党人参、川蜀当归、齐州半夏、华州细辛……"，指出在用药时，应当选择适宜生长地所产的药材，治疗才有所保障。明·刘文泰《本草品汇精要》，首次使用"道地"一词，在药材分项描述中，专设"道地"条目，指出一些药物的出产地，或者品质好药材的产地，如白头翁，"生嵩山山谷及近京州郡皆有之，道地商州徐州"；又如苍术，产地"出郑山山谷，汉中南郑今处处有之"，"道地"条下又指出"茅山蒋山嵩山者为胜"；将"道地"和优质药材联系在一起。明·李时珍《本草纲目》、清·徐大椿《医学源流论·药性变迁论》，以及民国时期陈仁山的《药物出产辨》等著作均有"以……地为佳、为胜"的说法，肯定了某些产地出产药材品质优良。"地道"一词见于清·汪昂《本草备要·凡例》，"药品稍近遐僻者，必详其地道形色，如习知习见之药，则不加详注。""药之为用，或地道不真，则美恶迥别。"现代"地道"已成为货真价实的代用词，在日常生活中广泛应用，药材则常用"道地"说明某地所产药材品质优良的特性。

现代学者谢宗万、胡世林等首次使用了"道地药材"一词，特别是胡世林所著的《中国道地药材》《中国道地药材原色图说》广泛传播了道地药材的概念。一般来说，道地药材可类比原产地或地理标志农产品。

特点　道地药材具有4个特点：①特定的自然条件、生态环境地域内所产的药材，有来自古代记载，也有现在的主产区，如怀牛膝、济银花、怀地黄、怀山药、亳白芍、杭菊花、建泽泻等。②产区较为集中。如"四大怀药"

是指古怀庆府，即今河南省博爱、武陟、温县、孟县（现为孟州市）、沁阳等县栽培的四大药材。又如"浙八味"包括白术、杭白芍、浙贝母、杭白菊、延胡索、玄参、笕麦冬、温郁金这八味中药材，即在浙江所处的地理位置和气候等诸多因素的综合作用下，所形成的产地适宜、品种优良、产量高、炮制考究、疗效突出且带有地域性特点的中药材。③栽培技术和采集加工有一定的特殊性。栽培的药材在某个区域，从种植、采收加工可能有一套独特的技术和方法，也是形成独具特色道地药材的因素，或者是道地药材的特点。如杭菊、亳菊、贡菊、滁菊等不同菊花。④比同种药材在其他地区所产者品质佳、疗效好。如鄂西和川东产的厚朴，以皮厚、质细、油性足、香气浓、断面棕色、内表面深紫色为特点，又称"紫油厚朴"，也是湖北道地药材，其中厚朴酚与和厚朴酚的总含量在4.0%以上，高于其他产区的厚朴。

类别　从古至今逐渐形成了一些药材集散地，具有交通方便、运输经济，既靠近产区，也不远离文化中心等特点，成为经营道地药材的核心区域。清代中期兴起了药邦和会馆，逐渐形成和各个区域道地药材的派别，并给予一定的区域称谓，如关药、怀药、浙药、南药、川药、云药、广药等，以指示一些产区的优质药材。但这些区域所包括的范围常有多种说法，如川药主要指四川、重庆境内产的药材，也指清代后期以来以四川为集散地，包括了湖北西部、陕西南部等地产的药材。随着历史发展和主产区变迁等仍会产生一些道地药材的变化。

（王德群　郭宝林）

guānyào

关药（genuine regional drugs outside Shanhaiguan）　山海关以北，东北三省以及内蒙古自治区东北部地区所产的道地药材。该区域的自然环境条件北部为大小兴安岭、东南侧有长白山，中、南部为大片平原，冬夏温差大，冬季风雪严寒，冻土深厚，夏季降雨量大，土壤肥沃。特有的药材种类及道地药材中，以"关"或"辽"字冠名的有：关防风、关苍术、关升麻、关黄柏、关龙胆、辽细辛、辽五味子、辽藁本、关白附，以及人参、平贝母、鹿茸、哈蟆油等。其中辽细辛气味浓烈、辛香，辽五味子肉厚、色鲜艳、质柔润，关龙胆根条粗长、色淡黄，关防风主根发达、色棕黄。人参和哈蟆油在该区域的产量占全国99%以上。

（郭宝林）

chuānyào

川药（genuine regional drugs in Sichuan）　四川和重庆出产的道地药材。该区域的自然地理特点是地形地貌复杂，未受到第四季大陆冰川的侵袭，生态环境和气候多样，冬暖夏热，降雨量大，生长期长。道地药材常用"川、巴、蜀"来表示，如川贝母、川芎、川乌、川牛膝、川黄连、川楝子、川黄柏、川木通、川木香、川麦冬、川泽泻、川续断、巴豆、蜀椒等，或者境内的具体地名表示，如江油附子、中江丹参等。有时也包括以四川为集散地的邻近地区，如湖北西部、湖南西部和陕西南部，川厚朴主产于湖北西部，川黄连实际产地在重庆和湖北西部。川芎饱满坚实、油性足、香气浓烈；川白芍肥壮、质坚、粉性足、内心色白，称"银心白芍"；川麦冬皮细、色白、油润。现在川麦冬、川木香、川芎、川牛膝等几乎只产于四川，川贝母、川楝子在该区域的产量占全国90%以上。

(郭宝林)

nányào

南药 (genuine regional drugs in southern China)

产于中国南部地区如广东、海南、广西等地，和以东南亚及非洲等热带、亚热带地区进口的道地药材。产于广东、广西、海南的道地药材也称广药。该区域的自然地理特点为亚热带气候，水热资源比较丰富，春秋短、夏季长，降雨量大，植物生长期长。东亚、南亚和非洲进口的药材如沉香、血竭、肉桂、乳香、没药等。

(郭宝林)

huáiyào

怀药 (genuine regional drugs in old Huaiqing Fu)

产于河南省的博爱、武陟、孟县（现为孟州市）、温县、沁阳（属于古怀庆府）的道地药材。怀药有广义、狭义之分，广义指河南境内出产的药材，狭义为古怀庆府的药材。古怀庆府的地理特点是黄河冲积和沉积区域，土层深厚，土壤肥沃，四季温差大，夏季炎热多雨，降雨量中等。出产的道地药材有怀地黄、怀牛膝、怀山药、怀菊花，也称"四大怀药"。河南出产的其他道地药材还有天花粉、辛夷、密银花、怀红花、怀故纸（补骨脂）等。

(郭宝林)

zhèyào

浙药 (genuine regional drugs in Zhejiang)

产于浙江省境内的道地药材。以"浙八味"为代表，该区域属于亚热带气候，冬夏季风盛行，降雨量大，在北部平原和南部丘陵形成不同的环境。"浙八味"为白术、元胡、玄参、杭白菊、杭麦冬（笕麦冬）、杭白芍、浙贝母、温郁金，还有天台乌药、山茱萸等。浙贝母在该区域的产量占全国90%以上。

(郭宝林)

yúnyào

云药 (genuine regional drugs in Yunnan)

产于云南省区域内的道地药材。该区域的自然地理特点是滇西北为横断山区，海拔高，气候和土壤均具有特殊性，垂直变化明显，多种地理环境适合多种药材生长，道地药材中以"云"字冠名的有：云木香、云连、云茯苓等，以境内具体地名冠名的有：文山三七、昭通天麻等。滇南地区因为气候接近邻近的广东和广西，部分广药在此引种发展，如诃子、儿茶、砂仁等。云茯苓（云苓）体重坚实、个大圆滑、不破裂。昭通天麻体重、质坚、色黄、半透明。云木香、三七在该区域的产量占全国90%以上。

(郭宝林)

běiyào

北药 (genuine regional drugs in northern China)

河北、山东、山西等省及内蒙古中部和东部出产的道地药材。该产区的自然地理环境可以分为山东半岛、华北平原、燕山-太行山和阴山山地四个区域，整体气候特点为温带气候、光照充足、四季分明、降雨量中等。道地药材如莱胡参、潞党参、绵黄芪、西陵知母、东阿阿胶、东银花、汶香附、祁白芷，以及山楂、连翘、酸枣仁、远志、全蝎、杏仁、桃仁、甘遂等。西陵知母肥大、柔润、质坚、色白，潞党参皮细嫩、紧密、质坚韧。连翘、金银花、远志、酸枣仁、山楂等在该区域的产量居全国首位。

(郭宝林)

guǎngyào

广药 (genuine regional drugs in Guang area)

产于广东、广西、海南的道地药材。以"广"字或"桂"字冠名的有：广藿香、广金钱草、广地龙、桂莪术、广陈皮、广防己、广豆根等，以境内具体地址冠名的有：石牌藿香、新会陈皮、阳春砂仁、化橘红，以及巴戟天、穿心莲、肉桂、益智、槟榔、高良姜、蛤蚧、穿山甲等。其中槟榔、砂仁、巴戟天和益智被称为"四大南药"。石牌藿香主茎矮、叶大柔软、气清香，新会陈皮质地柔软油润，香气浓郁。穿心莲、广藿香、巴戟天等在该区域的产量占全国90%以上。

早期广药还指从这些区域进口的南亚和东南亚药材，如血竭、冰片、西洋参、犀牛角，现在还有这些区域引种自南亚、东南亚的药材，如白木香等。

(郭宝林)

zhōngyào zīyuán qūhuà

中药资源区划 (regionalization of Chinese medicine resources)

以中药资源自然分布及中药生产地域性为基础，根据不同的自然和经济条件，本着因地制宜，合理开发利用与保护抚育中药资源的原则，按照区域相似性、区际差异性，划分成不同级别的中药资源生产和保护区域。区划即"区域划分"；中药资源区划是发展中药生产的重要基础工作，需要在中药生态环境、区域分布、历史成因、时空（间）变化、区域分布规律以及中药质和量相关因素等方面进行综合研究分析的基础上，区别差异性，归纳相似性，以形成符合客观发展规律的区域划分体系，旨在合理分区布局，因地制宜地发展生产、保护抚育与合理开发资源。中药资源区划中的生产区划具有农业区划的性质，是农业区划的组成部分；中药资源保护管理区划则属于自然区划的重要部分。

区划原则　中药资源区划首先要考虑自然因素（如地形地貌、气候、土壤等），其直接或间接地影响着中药资源的形成和分布，这是区域划分的重要依据。应依据地形地貌一致性、气候条件相似性、地带土壤类型相同并与中药材生物学特性相适应的原则进行区划；其次还应考虑社会经济因素的影响，如人口条件、技术条件、生产历史、交通通讯及市场消费等。当人们进行中药的种植、养殖、采集、收购、产地加工和用于防病治病等活动时，中药资源保护抚育与中药材生产则进入社会经济范畴。因此，中药资源区划以自然区划为基础，与农业区划、行政区划相协调，不同等级的中药资源区划相互衔接。

区划系统　在 1982～1995 年中国第三次中药资源普查的基础上，首次研究制定了中国中药资源区划。中药资源区划采用二级分区系统：一级区主要反映了各中药区不同自然、经济条件和中药资源开发与中药生产的主要地域差异；在一级区内又依据中药资源优势种类及其组合特征和生产发展方向与途径的不同，划分二级区。一级区、二级区均按三段命名：一级区为地理方位＋热量带＋药材生产方向；二级区为地理位置＋地貌类型＋优势中药资源名称（地理位置＋地貌类型通常采用地理简称来代替）。一级区主要反映各中药区不同的自然、经济条件和中药资源开发与中药生产的主要地域差异。全国共划分一级区 9 个（图），其中陆域区

8 个，海域区 1 个。具体为：①东北寒温带、中温带野生、家生药材区。②华北暖温带家生、野生药材区。③华东北亚热带、中亚热带家生、野生药材区。④西南北亚热带、中亚热带野生、家生药材区。⑤华南南亚热带、北热带家生、野生药材区。⑥内蒙古中温带野生药材区。⑦西北中温带、暖温带野生药材区。⑧青藏高原野生药材区。⑨海洋药材区。二级区是在一级区内依据中药资源的优势种类及其组合特征和生产发展方向与途径不同而划分的。全国共划分二级区 28 个，陆域区 26 个，海域区 2 个。

（王振月）

zhōngyào zīyuán huàxué

中药资源化学（chemistry of Chinese medicinal material resources）　中药资源中存在的资源性

化学成分的组成、性质、分布特点、影响因素以及形成积累规律的知识体系。依据资源类型划分为植物类中药资源化学、动物类中药资源化学和矿物类中药资源化学。它以资源化学的理论和方法为基础，解决中药资源生产和利用过程中的化学问题，为科学合理生产和有效利用中药资源，挖掘资源的潜在价值和多途径利用提供理论和指导。

形成和发展　20 世纪中后叶，将药用生物资源学与天然产物化学及其相关分支学科紧密联系和有机融合，发展形成了中药资源化学。2009 年"中药资源化学"概念正式提出，《中药资源化学—理论基础与资源循环利用》等专著的出版，标志着中药资源化学研究进入了一个崭新的阶段。

知识基础　中药资源化学以

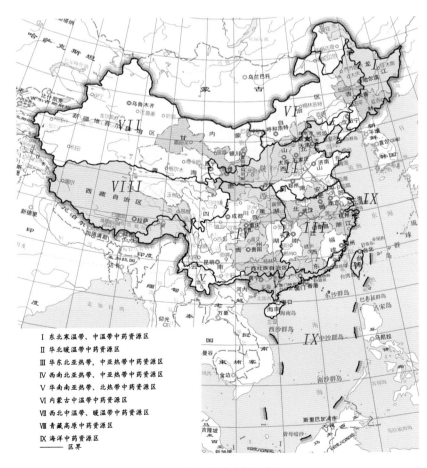

Ⅰ 东北寒温带、中温带中药资源区
Ⅱ 华北暖温带中药资源区
Ⅲ 华东北亚热带、中亚热带中药资源区
Ⅳ 西南北亚热带、中亚热带中药资源区
Ⅴ 华南南亚热带、北热带中药资源区
Ⅵ 内蒙古中温带中药资源区
Ⅶ 西北中温带、暖温带中药资源区
Ⅷ 青藏高原中药资源区
Ⅸ 海洋中药资源区
—— 区界

图　中国中药资源区划

药用植物、菌物、动物、矿物等再生和非再生资源为研究对象，以天然产物化学为基础，涉及药用生物学、生理生态学、药材生产与加工学、中药化学分析学、生物工程学、生物效应与功能评价、资源综合利用与产品开发、信息科学等多学科知识。涉及的研究技术和方法包括药学、农学、生物技术、计算机和信息技术，以及产品开发等。

主要内容 从资源学角度出发，研究中药资源中可利用化学成分形成和积累的时间、空间等基本属性，强调资源性化学成分在生物体内的动态积累过程及其与环境因素的关系，重视各类型代谢产物生物合成过程中关键酶的特性与表达水平对其积累的影响和动态变化。研究中药资源中可利用化学成分的类型、结构、性质、质量、数量、存在与分布以及利用途径等。研究药用生物体内化学成分的种类与分布，合成途径、积累动态与生理生态的关系及其调控机制；从生产与加工过程，研究药材资源性成分的生物转化、化学转化及其变化规律。

应用 已开展了当归、银杏叶、枣类、丹参、黄蜀葵花、菊、薄荷、芡实、百合、蟾酥、动物角类等几百种常用中药的资源化学研究，揭示了不同类型代表性药材品质形成与独特生态因子、内生菌群及采收加工过程的关联机制。开展了丹参茎叶、地黄叶、黄蜀葵茎叶等几十种传统非药用部位药材生产过程及制造加工过程产生的药渣及副产物再生资源产品的利用研究，构建形成中药资源循环利用产业链。随着野生中药资源的锐减，通过提升中药资源利用效率和循环经济发展将成为大势所趋。

（段金廒）

cìshēng dàixiè chǎnwù

次生代谢产物（secondary metabolism product）

生产植物体中细胞生命活动或生长发育非必需有机物质，通常由初生代谢派生而来的次生代谢途径产生，不直接参与植物生长和发育过程，但影响植物与环境的相互作用。如生物碱类、糖苷类、萜类、黄酮类、木脂素类等。对应于初生代谢产物，如蛋白质、核酸、糖类、脂肪等。次生代谢产物仅在特定的生物体中或特定的生物群中合成，因此特征性地存在于植物界少数类群中，对植物而言其并非为代谢废物，它是生物间化学感应物质，具有协助植物抵抗食草动物，抵御微生物侵染，吸引授粉昆虫和种子传播者的作用。次生代谢产物是植物具有药用活性和毒性的物质基础。

植物由于遭受某些刺激（物理的、化学的或生物的等）而产生的物质，称为异常次生代谢产物或植保素。其在植物体内可能原本缺乏，或含量很少，经刺激后能迅速、大量产生，是一种应激产物。如盐肤木因虫瘿大量积累而产生的鞣质；松树、桃树因切割而流出的树脂、树胶等。

植物次生代谢具有共同的途径，也称为天然产物的生物合成途径，又称生源合成途径，如乙酸-丙二酸途径、桂皮酸途径、莽草酸途径、甲羟戊酸途径、氨基酸途径以及磷酸脱氧木糖途径等。乙酸-丙二酸途径产生的重要次生代谢产物包括酚类、蒽醌类、多聚酮类（如大环内酯类），以及脂肪酸衍生物（如前列腺素类）。桂皮酸途径和莽草酸途径可合成苯丙素类、香豆素类、桂皮酸衍生物、木质素类以及黄酮类等。甲羟戊酸途径和磷酸脱氧木糖途径共同合成萜类和甾醇类。氨基酸途径可合成生物碱、肽类、环肽类。此外，某些复杂的天然产物可能由两种以上途径共同完成，如甾体生物碱由甲羟戊酸和氨基酸途径复合形成。

（段金廒）

zhōngyào zīyuán shēngtài

中药资源生态（ecology of Chinese medicinal material resources）

药用动植物的种类、分布、数量和质量与生态环境之间相互关系的知识体系。中药资源生态是以生态学的理论和方法为基础，兼顾中医药理论和传统，解决中药资源研究及生产中一般性和特有的生态学问题，为合理有效利用中药资源，实现中药资源的可持续利用提供理论和指导。

形成和发展 19世纪50年代以来，西方生物学和生态学的思想引入，中国学者开始了对中药和环境关系的研究。20世纪60年代以来，几次全国性或区域性的中药资源普查，对常用中药的分布和生活环境有了较全面地了解。20世纪后期，随着生态环境的恶化，中药材质量下降，中药资源濒危状况加剧，学者们开始进行中药资源的生态研究。21世纪以来，随着现代生态学理论及方法在中药资源研究中的应用，开展了科学调查和受控实验。

知识基础 中药资源生态研究的对象是用作药用资源的动植物及与其有生态联系的生物和环境，以生态学为基础，还涉及植物学、动物学、微生物学、生物地理学、遗传学、气候学、土壤学等学科知识。涉及的研究技术和方法还包括农学、生物技术、计算机和信息技术以及生物多样性保护等。

主要内容 ①野生药用动植物的一般生态学问题：关注药用动植物在自然生态环境中的生存、发育、繁育和分布，制定生态适宜区规划；药用动植物资源的特殊问题，如抚育促进自然种群更新的生态学，过度采挖野生资源带来的生态环境影响和生态恢复等。②栽培和养殖药用动植物的农业生态学问题；如气候、土壤等变化，以及人为的农业措施对药用动植物繁育、生长发育和产量的影响，多年生药用植物的连作障碍问题，药用植物的化感和自毒作用问题，菌根真菌对药用植物生长发育及次生代谢影响，土壤重金属污染对中药材质量影响等。③中药材品质形成的生态学问题：中药材质量的核心是发挥药效的次生代谢产物，而次生代谢产物是植物进化过程中所形成的与环境影响和胁迫相关的产物，因此生态环境与生物类中药资源的质量具有密切的关系。研究环境与遗传交互作用对中药材品质的影响，环境胁迫下中药材次生代谢产物的积累，影响生物类中药次生代谢产物积累的生态主导因子和限制因子等。

应用 已经开展了人参、三七等200余种常用中药材产地适宜性区划；人参、西洋参、三七、地黄、太子参、丹参、玄参、菊花、牡丹、苍术、当归、麦冬、温郁金、伊贝母等药用植物的化感自毒作用及连作障碍机制的研究；连翘、短葶飞蓬、射干、太子参、丹参、黄芩、甘草、黄芪、黄柏、喜树、柴胡、当归等常用中药材的品质形成生态学研究；以及对中药材生产立地条件与土壤微生态环境修复技术的研究等。

（秦民坚）

yàoyòng zhíwù huàxué shēngtài
药用植物化学生态（chemoecology of medicinal plants） 应用化学生态学原理和方法研究药用植物种群内部、药用植物与其他生物和环境之间的化学联系及其机制的知识体系。

形成和发展 20世纪50年代末，滥用化学农药造成的环境问题，迫使人们从自然规律中寻找解决方法，而自然界生物间的化学关系为人类提供了解决问题的思路。20世纪70年代，美国的桑德海默尔（Sondheimer）等出版了第一部《化学生态学》专著。法国化学家巴尔比耶（Barbier）在《化学生态学导论》一书中认为化学生态学是"研究活着的生物间，或生物世界与矿物世界之间化学联系的科学"。随着化学生态学的理论和方法的发展，其在中药资源研究和实践中应用范围越来越广泛。20世纪末，在药用植物的引种驯化和栽培过程中，人们尝试运用化学生态学原理和方法探索其原因和机制，研究药用植物连作障碍和中药材质量下降和不稳定等问题，如对人参、三七、西洋参、地黄、太子参、茅苍术等药用植物的化感和自毒作用进行研究。

知识基础 生态学和化学生态学是药用植物化学生态的理论基础，其中生态效应的化学物质和化学通讯是核心，植物适应环境的进化，以及和其他生物的协同进化等基础理论，还涉及植物学、动物学、微生物学、植物化学、分析化学、农学、中药学、环境科学、分子生物学、生物化学、毒理学等知识。分析化学是研究的主要技术手段。

基本内容 ①研究生态因子与药用植物次生代谢成分之间的关系，以及环境诱导次生代谢产物合成积累的作用机制。②研究药用植物病虫害发生与药用植物体内合成具有抵御天敌侵害和增强抗病性作用的次生代谢产物。③研究药用植物和微生物之间的化感作用，连作障碍的机制。

应用 通过各种生态因子对药用植物次生代谢影响的研究，确定影响中药材质量的主导因子及量化关系，揭示道地药材和优质药材的形成原因，定向培育和提升中药材的质量；对于病虫侵害而产生抵御成分的研究，可用于病虫害的综合防治；化感作用的研究可以有效解决连作障碍。药用植物连作障碍问题见药用植物化感作用。

（秦民坚 郭宝林）

yàoyòng zhíwù huàgǎn zuòyòng
药用植物化感作用（allelopathy of medicinal plants） 活体植物或微生物产生并通过挥发、淋溶、分泌和分解等方式向环境释放次生代谢物而对药用植物的生长发育产生影响的化学生态学现象。包括了化感偏害作用、自毒作用、自促作用和互惠作用。化感物质（allelochemicals）是次生代谢产物，是植物化感作用的核心，已发现的化感物质有酚酸、直链醇、脂肪族醛和酮、不饱和内酯、多炔、醌和复合醌、简单酚、香豆素类、黄酮、单宁、萜类、甾类、氨基酸和多肽、生物碱、氰苷、硫化物、芥子油苷、嘌呤和核苷等，其中研究最多的是酚类和萜类化合物。

特征 药用植物化感作用具有以下3个基本特征：①相互作用是不同种植物和微生物之间，以及药用植物自身不同个体之间。②相互作用的化学物质是次生代谢物质，而且必须有合适的途径进入环境中，不包括在生物体内变化的次生代谢物质。③化感物质主要用于影响自身或邻近植物的生长发育。

应用 可以利用药用植物和其他作物之间有利的化感作用，通过合理的耕作措施，改良土壤肥力，改善或恢复土壤微生物结构，提高其多样性水平，消减药用植物连作障碍，促进土壤生态系统自我抵抗能力和自适应机制的恢复，实现药用植物生产可持续发展。此外，利用植物化感偏害作用控制田间杂草被认为是一项环境友好型的可持续农业技术；利用植物互惠作用原理来提高现实生态位技术已在低碳循环农业的实践中得到很好应用。

（秦民坚　郭宝林）

yàoyòng zhíwù liánzuò zhàng'ài

药用植物连作障碍 （continuous cropping barrier of medicinal plants） 在正常的管理措施下，同一块地连续种植相同药用植物造成生长势减弱、病虫害发生加剧、产量降低、品质下降的现象。

特点 药用植物连作障碍发生的特点是：①主要发生在具有储藏根的药用植物。②影响时间长，种植间隔需要较长时间甚至10～20年才能消除。大部分根及根茎类药用植物存在严重的连作障碍，如人参、西洋参、三七、地黄、丹参、百合、当归等。

形成原因 导致连作障碍的主要原因有：土壤养分失衡、土壤理化性质改变、植物化感物质积累、土壤有害微生物增加。

防治措施 ①建立合理的轮作、间作和套种的耕作制度：如茅苍术、京大戟、黄姜（盾叶薯蓣）、半夏和阔叶麦冬5种药用植物与花生套种，可明显改善药用植物连作障碍。②改善土壤微生

态环境，进行土壤消毒，或者施用其他微生物肥料。③减少自毒物质释放：如在缺磷的土壤中，许多植物能释放酚类化感物质，但在低氮土壤中生长的植物释放的酚类化感物质则减少，适当的环境胁迫可以提高药用植物合成次生代谢产物，但有可能会加剧释放进入土壤，而加剧化感作用，从而导致自毒，在生产中要兼顾这两方面的因素。④促进化感物质降解，吸附化感物质。

（秦民坚）

zhōngyàocái zhòngjīnshǔ jí yǒuhàiyuánsù wūrǎn

中药材重金属及有害元素污染 （heavy metals and harmful elements contamination of Chinese medicinal materials） 中药材中铅（Pb）、镉（Cd）、砷（As）、汞（Hg）、铜（Cu）、铬（Cr）等重金属及有害元素含量超过国家、地方或行业安全限量标准的现象。重金属及有害元素的毒性作用主要是由于其进入人体内能与体内酶蛋白上的巯基和二硫键牢固结合，从而使蛋白质变性，酶失去活性，组织细胞出现结构和功能上的损害，导致不同类型的中毒性肾病、生育障碍、骨质疏松及变形、神经系统损害致突变等。世界各国对中药材和中成药中的重金属及有害元素含量有所规定，《中华人民共和国药典》（2015年版）规定了中药材中铅、镉、砷、汞、铜5种元素的测定方法及限量标准，分别为：铅≤5mg/kg、镉≤0.3mg/kg、砷≤2mg/kg、汞≤0.2mg/kg、铜≤20mg/kg。

形成原因 ①来源于生长环境，土壤、大气、水、工业废弃物的直接污染和间接污染，以及施用含重金属的化肥。②部分植物主动吸收或对重金属元素具有

富集作用。③运输、加工过程中的污染。

防治措施 ①选择无重金属污染的土壤及环境条件，对生产基地进行全面的环境质量评价。②研究药用植物对有害重金属元素的吸收和富集特性。③减少可能含有有害重金属的化肥的施用。④改善中药材仓储条件，禁止使用重金属制品仓储熏蒸剂。⑤改善中药材加工、包装、运输条件，控制过程中的重金属污染的发生。

（孙稚颖）

zhōngyàocái nóngyào cánliú

中药材农药残留 （pesticide residues in Chinese medicinal materials） 在药用植物栽培、加工、贮藏过程中施用农药后一部分农药残存在中药材中的现象。由于许多农药具有毒性作用，危害人体健康，因此农药残留限量标准已经成为食物和药物的安全性指标。国际上从1970年开始研究中药材的农药残留问题，1980年世界卫生组织将农药残留测定单独列为中药材的检测项目。《中华人民共和国药典》（2015年版）规定检测部分中药材中六六六、滴滴涕、五氯硝基苯等有机氯农药的残留。

形成原因 ①直接污染：在中药的生长过程中为了控制病、虫、草害或调节植物生长而喷施的农药，滥用或误用高毒或高残留类农药，如有机氯类、有机磷类、氨基甲酸酯类、卤代烷类等，或在降解期内采收，都将导致中药材中农药残留。②间接污染：中药材种植环境中，如土壤、水源、大气中有农药污染等，通过根、叶等器官吸收进入药用植物体内。③药材在加工、贮存、运输过程中造成的污染，如储存过程中为防止虫蛀霉变使用农药导

致的农药残留。

防治措施 ①研究中药材生产使用的农药种类、施用的时间及方法、农药的最小有效用量及最后一次施药距采收的间隔期。②科学规划中药材生产基地，选择空气、水和土壤未受污染的地区。③科学使用农药，鼓励综合防治和生物防治。④改善中药加工的设备和仓储条件，避免中药材在加工、仓储过程中受到污染。⑤完善中药材农药限量标准。⑥加大药材生产、流通中的农药监管及处罚力度。⑦培育抗性品种。⑧研究和使用脱除方法。

(孙稚颖)

zhōngyào zīyuán diàochá

中药资源调查 (investigation of Chinese medicinal material resources) 对某一区域中药资源的种类构成、分布、数量、质量，以及资源的开发利用状况进行的调查。根据调查的对象、目的不同，调查的项目、程度、标准及调查方法与技术也随之不同。中药资源调查可以是单一品种或多品种调查，可以是种类构成、数量、质量等单一目的调查，也可以是多种目的综合调查；可以是全国性的，也可以是区域性的。全国性或者省市级等较大范围的所有中药品种类别的调查，一般称为中药资源普查。根据调查对象的性质，还可分为植物药资源调查、动物药资源调查。矿物药资源较少，和一般矿物、矿藏调查具有相同方法。根据资源的形成方式，可以分为野生中药资源的调查和栽培或养殖中药资源的调查。另外还可根据调查的详略程度不同，大体分为概查（预查、普查）与详查。

此外，随着时间的推移，自然界动植物资源会因环境条件的变化、人类生产和生活活动的影响而不断变化，因此调查也要根据需要定期进行。

调查程序 分为内业准备、外业调查和内业整理3个阶段。①内业准备。包括技术准备和组织准备。技术准备：如查阅和掌握文献资料，制定科学合理的调查方案与路线，编制工作日程表，对调查人员进行针对性培训。组织准备：如组成调查队，制定调查计划，确定调查任务等。②外业调查。包括调查区域的地理环境、气候土壤、植被等自然条件，调查品种的生物生态学特性、分布和数量等，以及调查区域的中药产品市场状况，中药资源的保护和管理情况，中药产业在区域社会中的地位和作用，交通运输及人口状况等社会经济状况。③内业整理。包括对调查数据进行整理和汇总，总结各项调查结果撰写出资源调查报告。资源调查报告包括工作概况、取得成绩和存在问题以及本地区存在资源生物主要种类、分布和资源利用情况并进行评价。在野外调查基础上，通过资料整理和数据核对，进行药用资源地图绘制。

调查方法 根据目的、任务及资源形成类型不同，调查对象的调查方法有：①线路调查法；②定点调查法；③访问调查法。

调查内容 中药资源调查的项目随调查目的有所不同，总体可包括自然状况调查、社会和经济调查两方面。自然状况调查分为：①地理环境：经纬度、地形地貌、山脉、水系等。②气候：温度、降水、日照等。③土壤：地质状况、土壤类型、土壤结构、土壤理化性质、耕作制度等。④植被：植物群落类型和组成、多度、郁蔽度、盖度、频度等。目标中药的种类、分布和数量。社会和经济调查分为：①中药产品及市场状况：中药产品种类、中药材产出量、收购量和市场需求量等。②中药材资源的保护和管理情况。③中药产业在经济中的地位、作用和发展趋势。④交通运输及人口状况等。此外，如果进行某种资源更新的调查，则包括其生物学、生态学、植物群落、自然更新规律等进行调查。

(陈士林)

zhōngyào zīyuán diàochá fāngfǎ

中药资源调查方法 (investigation method of Chinese medicinal materials) 考察了解中药资源存在状况的途径。根据考查的目的、内容和对象不同，调查的方法各异。一般分为访问调查法、线路调查法和定点测定调查法。①访问调查法：用于调查区域内一般性的资源概况及地方用药知识等。②线路调查法：用于精度要求不高的区域性资源种类和分布调查。③定点测定调查法：既可以准确调查资源的种类和分布，也可以精确推算资源的数量，是资源调查中经常使用的方法。其中定点测定调查又分为抽样调查法和样地样方调查法，先通过一定的抽样调查法从调查总体中抽取有代表性的样地，再通过样地样方方法进行具体的调查和测定。利用现代技术的遥感调查属于定点调查范畴。根据调查的规模和内容，上述三类方法不是同时必备的，如对某种群落的药用种类进行调查时，可以直接设置样方进行调查。动物药的调查方法还有一些特殊性，见动物药资源调查。

(郭宝林)

fǎngwèn diàocháfǎ

访问调查法 (questioning survey) 通过人员寻访获得中药资

源信息的方法。又称走访调查法。是一种定性调查方法，用于调查地方用药知识、当地一般性资源概况、收购概况和利用概况。包括在调查地区访问药农、民间医生和中药材生产经营人员等。常以问卷调查方法进行，也可以通过座谈会、实地勘查等活动进行。访问调查法是获知中药资源的历史变迁、传统药物民间民族使用经验的重要调查方法。

访问调查法应该贯穿调查工作始终。也可以集中一批问题，组织调查会和个别访问，作为一个独立阶段，安排在线路调查和样地调查时进行。无论采用座谈会或个别访谈的方式，都要认真做好记录，对被调查人员职业、经历、工作单位等做好记载，调查后应该对调查中涉及一些名称上不明确或不认识的中药材、植物进行搜集或采集，作为凭证标本。访问调查应访问不同职业人员，防止调查结论片面性。每次调查结束应及时进行调查结果整理，并将访问资料与现场情况和其他调查资料进行综合分析。

(陈虎彪)

xiànlù diàocháfǎ

线路调查法 (line investigation method)

遵循一定的路线，根据制定的任务，沿途进行考察的方法。又称路线调查法。为进一步开展精确调查而进行的线路调查，称踏查。路线对调查区域的覆盖及代表性，直接影响调查结果的客观性和准确性。中药资源的分布及其种群数量受区域生态环境的影响，特别是地形的变化；而植被类型是中药资源分布的重要参考依据，不同的植被类型分布有不同的中药资源种类或者资源数量不同。因此，选择调查路线要根据踏查、访问和各种参考资料，如地形图、植被分布图等，选择的基本原则是能够垂直穿插所有的地形和植被类型，不能穿插的特殊地区应给予补查。线路调查方法又分为路线间隔法和区域控制法。①路线间隔法：是中药资源线路调查的基本方法，在调查区域内按路线选择原则，布置若干条基本平行调查路线。这种方法采用的基本条件是调查区域内地形和植被变化比较规则、中药资源分布规律比较明显、穿插部位有道路可行。调查路线之间的距离，因调查地形和植被的复杂程度、中药资源分布的均匀程度以及调查精度的要求而决定。②区域控制法：当调查区域内地形复杂，植被类型多样，中药资源分布不均匀，无法对整个调查区域按一定间距布置调查路线时，可按地形划分区域、分别按区域选择调查路线，进行线路调查。

(陈虎彪)

chōuyàng diàocháfǎ

抽样调查法 (sampling investigation)

在群体中抽取部分样本进行考察的方法。对于药用动植物资源进行调查时，大多数情况下，不可能对调查对象每个都进行测定，而往往是用被抽取部分的样本对整体进行估计。抽样调查法的基本原则是样本对总体应具有代表性，并能通过尽可能少的样本获得对总体的较为准确的估计。抽取样本的载体称为样地。

具体的抽样调查方法、样地数量和样地设置标准要根据调查任务和调查对象等实际情况确定。抽样方法常用的有主观抽样法、系统抽样法、随机抽样法和分层抽样法。①主观抽样法：在调查区域内主观性选择有代表性的样地和样方。该方法可以获得典型性资料，但获得的资料容易有一定的偏差和遗漏，不宜用于统计分析。②系统抽样法：严格按照一定的规则（方向和距离）确定样地，确定中心样方，再等距选取若干个样方。优点是布点均匀、定址简便，缺点是对于不规则分布的中药资源的数量调查会产生偏差。③随机抽样法：按照每个样地和样方都有同等机会入选的原则，把调查区域分成大小均匀的若干部分，每部分均有编号或确定坐标位置，利用抽签、转盘等方式随机抽取所需数量的样方。该方法获得的数据可用于统计分析，进行可靠性检验，但需要确定的样方数目较大、耗时、费力。④分层抽样法：将调查区域的总体根据调查对象的分布情况，划分为具有不同分布特征的几个等级（层），调查对象在层内较为一致，在层间差异较大。分别在各层中设立调查样地和样方，观测和记录后计算各层结果，再汇总统计各层的面积估算总的资源情况，该方法优点是获得的结果较为准确，比较随机抽样法需要较少的样地数量，缺点是需要事先对调查对象在区域内的分布情况有所了解，以确定如何分层。

(郭宝林)

yàngdì yàngfāng diàocháfǎ

样地样方调查法 (sample-plot investigation)

通过抽样方法抽取的样地，或在目标调查区域内设置好的调查样地，在样地内根据生态环境不同按一定方式设置样方，在样方内观测和记录的调查方法。样地内的生态环境包括各种地形、海拔、坡度、坡向等。可以通过该调查方法测定单位面积蕴藏量，以及通过统计所有植物的种类来获得群落数据。样地的选择一般通过抽样方法获得。样地的大小一般是根据调查对象面定，形状可为正方形、长方形、圆形等。蕴藏量的数据获得方法为：在样地内对调查植物的株数、多度、盖度（郁闭度）及每株鲜重、风干量分别测量统计。其中，样株法是通过计算样地面积的平均株数及重量，转换成单位面积产量，适用于木本植物、单株生长的灌木、大或稀疏的草本植物。投影盖度法是通过计算某种药用植物在样地上所覆盖面积（投影盖度）比例，挖取一定面积上全部药材并计算出1%盖度药材重量，最后求出所有样地投影盖度和1%盖度上药材重量平均值，转换成单位面积产量，适用于灌木或草本植物，即适用于很难分出单株个体的植物。对于药用动物，则是在样地内直接计算或估算出个数，最后推算出单位面积个数。

(陈虎彪)

yáogǎn diàocháfǎ
遥感调查法（remote sensing investigation）

在一定距离以外，通过探测物体所发射的电磁场、声场、势场等信息获取其性质、状态和数量的调查方法。运用遥感技术对野生药用植物分布及栽培药用植物种植面积进行调查，并结合地面抽样调查测算蕴藏量和产量。

应用 ①面积估算：可以根据植物不同生长期光谱特征以及其他特性，选择合适时间，合适波段航天遥感或航空遥感资料，进行一定处理后，建立目标区解译标志，进行识别和分类，通过地面实况资料补充修正，完成目标药用植物面积估算。②药用植物产量或生物量估算：首先利用遥感资料，通过对不同生长期目标植物野外光谱测定，建立光谱资料与目标植物产量间相互关系，再利用地面遥感资料与空间遥感

资料之间存在的一定关系，分析与组建作物产量与各种空间遥感资料之间回归模型，估算单位面积产量，结合遥感资料所提取面积，相乘得到总产量，也可以通过直接建立植物总产量与各种影响因子之间回归模型直接估测。遥感调查法已成功运用在人参、甘草、三七等植物药的面积、蕴藏量及产量的估算。

工作程序 遥感调查的工作程序主要包括：①目标确定。如明确遥感调查的目的；确定遥感调查针对的目标地物；遥感调查区域。②原始相关背景资料收集与整理。主要包括与调查有关地理环境背景资料，地形图、调查的药用植物种植制度资料，物候等有关描述性资料和图件资料。③遥感信息源获取与处理。遥感信息源的获取主要根据调查的目标地物（药用植物）分布特征、种植制度、生长规律、地域气候等诸多因素确定。获取方式有两种：星载航天遥感器获得的卫星遥感图像数据和通过遥感飞机获取的低空遥感图像或数据；信息源处理过程较复杂，遥感图像处理主要包括辐射纠正、图像合成、色彩纠正、几何校正和图像融合。④遥感判读与制图。是遥感调查的核心环节，通过判读制图过程可以全面绘制出调查地物实地分布状况，并制作专题地图以提高下一步遥感分析基础资料。遥感判读制图包括以下技术环节：判读标志建立、内业判读、野外验证与修改、质量检查控制。⑤面积测量与汇总。完成制图后利用地理信息系统软件（GIS）对地物图斑进行面积测算与汇总。⑥产量测算。对于人工栽培药用植物，结合常规抽样方法，调查统计出每年收获面积和当年总面积比例，

收获亩产等数据，统计并计算。对于野生药用植物，需计算植被的归一化植被指数（NDVI），结合样方调查，对不同NDVI测算其生物量，并通过与判读调查图斑进行叠加分析，估算产量。⑦结论分析。结合遥感调查制图过程与结果，针对调查目的进行多重分析，最后得到调查研究结论，并总结出遥感调查方法，提供下一步工作设想及技术路线方法。

(陈士林)

zhíwùyào zīyuán diàochá
植物药资源调查（investigation of medicinal plant resources）

对某个区域进行植物药资源的种类构成、分布、数量和开发利用状况的调查。由于植物生长固定，因此，调查比动物调查容易。主要采用访问调查法、线路调查法、样地和样方调查法，以及遥感调查法等方法。开展植物药资源的种类构成、分布、数量和生态环境调查，可以同时开展，自然更新调查则是单独调查内容。植物药资源的主要调查内容如下。

种类构成和分布调查 调查某一区域中药资源种类构成和分布，或某类中药在一定区域存在和分布，主要采用线路调查、访问调查等方法。工作程序包括：①内业准备。查阅植物志、标本、调查地区的自然环境及地理资料，了解被调查种类的形态特征和分布特点，确定调查时间和调查路线。②野外调查及标本采集。调查和记录获得的形态、分布环境特点，分布频度等资料和信息，采集和制作标本。③内业整理。鉴定植物，总结调查数据，包括数据统计、名录编写和制作分布图等。

数量调查 调查某一区域中药资源的数量。野生植物和栽培

植物的数量调查方法不同，栽培植物数量调查方法可以参照农业产量和面积进行。野生植物资源数量调查的具体工作方法：①对被调查区域生态环境进行调查，调查某一种植物药资源种类在该区域分布及特点，确定分布不同群落类型。②在某个植被群落中，进行样地和样方调查，通过投影盖度法或样株法计算出被调查植物种类样方产量，根据调查区域该植物的群落面积，计算出调查区域的蕴藏量。③根据采收标准和质量要求，计算调查区域有经济效益那部分蕴藏量，即经济量。④通过自然更新调查，获得其自然更新条件下，一年内允许采收总量，即年允收量。⑤采用访问调查方法获得该区域一定时期采收量。

生态环境调查　调查某一区域中药资源的生态环境。内容包括：①气候与气象。降水、蒸发、光（年日照时数）、温度等。②土壤。土壤类型、成土母质。③植被、群落。包括植物群落名称、种类组成、组成群落种数量特征；动物资源分布、种群量、生活规律、历史演变、食性与习性、生殖与栖息地利用情况；珍稀濒危动植物分布和生理生态习性，历史演化情况及发展趋势，评价人类活动历史对生态环境干扰方式和强度，自然灾害及其对生态环境干扰破坏情况，生态环境演变基本特征等。④地质条件。地形地貌（类型、分布、比例、相对关系）、地质构造结构及特点。

自然更新调查　采用固定样方调查方法，调查植物被采集后，自然更新恢复情况。包括：①样地选择。在被调查植物一种适宜生态环境下，用抽样调查方法选择代表样地，样地大小和数量与一般调查相同，数目应不少于30个。②采收后生长量调查。要在固定样地进行调查，设立不同的采挖强度（或采收等级），对于地下器官不能直接连续观察，需采用定期挖掘法和间接观察法进行调查。定期挖掘法是在一定时间间隔挖取地下部分，测量其生长量。适用于能够准确判断年龄的植物。间接观察法，又称相关系数法。许多药用植物地下器官和地上器官生长存在正相关，因此可以找出它们相关系数，这样只要调查其地上部分数量指标，通过有关公式即可推算出地下部分年增长量。地上器官可以持续测量，首先要调查生活型、生长发育规律，需逐年连续进行。③生态因子对植物生长发育和产量影响调查。通过对固定样方中被调查植物连续观察，找到影响其生长发育和产量的自然生态因素。

（陈士林）

zhōngyào zīyuán diàochá

动物药资源调查（investigation of medicinal animal resources）　对某个区域进行动物药资源的种类构成、分布、数量和开发利用状况的调查。由于动物常常能感知环境变化而迅速做出反应，其活动范围大，因此，进行动物药资源调查比较困难，针对不同种类动物需要采取不同调查方法。一般有两种调查方法。①直接调查法：通过人为驱赶动物，利用空中摄影、录像、红外线观测等方法对某一区域内动物计数。对于一些栖息范围有限的昼行大型兽类，可直接统计全部数量，对于生活在开阔地段或狭小区域动物，应在一天内完成，防止动物迁移而漏记和重计。对于隐秘在林中或者灌丛中兽类，可以用轰赶方法观察和统计。②间接调查法：对动物附属情况进行调查。如获取鸟的鸣叫、动物足迹、粪堆等信息。粪堆计数是较常用方法，但在多雨和蜣螂多地区因雨水冲洗和蜣螂吞食会出现较大的误差。

（林　喆）

zhōngyào zīyuán pǔchá

中药资源普查（general investigation of Chinese medicinal material resources）　对全国性、省市级或者某些大区域的中药资源种类构成、分布、数量、质量及变化规律，以及资源开发利用和保护状况进行的全面调查。自1949年以来，中国经过多次大规模的中药资源调查工作，已出版了《中药志》《中国药用植物志》《东北草本植物志》《中草药手册》《全国中草药汇编》等多部中药资源汇集性专著。1983年中国启动了全国性的中药资源普查工作，这是一次规范性的资源普查，后出版了《中国中药资源》《中国中药资源志要》《中国中药区划》《中国常用中药材》《中国药材资源地图集》《中国民间单验方》等6部相关的专著，系统总结了普查结果，基本调查清楚了中国药用动物、植物和矿物的种类、分布和重点种类的蕴藏量。中药资源普遍使用的统计数据均是来自此次普查。但随着时间推移，环境条件、人类生产和生活活动等而导致中药资源种类、分布、量值和应用发生了很大变化，2011年国家又启动了称为"第四次全国中药资源普查"的试点工作。

普查目的　中药资源普查工作应定期进行，以全面准确地获取各省区的中药资源信息，掌握中国中药资源现状，建立中药资源动态监测体系和机制，为研究制定中国中药资源发展规划提供依据；建立覆盖全国的中药资源普查机构体系，增强政府职能；提出中药资源管理、保护及开发利用的总体规划建议，提供政府科学决策和管理水平，进而实现中药资源的可持续利用，保障中医药事业的顺利发展，为全国人民医疗事业服务。在普查的基础上应当建设中药资源数据库、中药资源监测和信息服务数据库，建立中药资源动态监测体系，在重点区域建立中药资源观测点，对常用品种、资源紧缺品种进行动态监测。同时需要定点建立中药种子种苗繁育基地，并构建运营机制及共享服务机制。

普查方法　普查方法中除了运用传统调查方法外，利用地理信息系统（GIS）对于构建数据库、更新数据和管理数据是必要的，遥感技术（RS）也可以在适合区域在数据源共享的技术上大范围使用，数据库技术和计算机网络技术可以更好实现数据汇总和数据共享。

（陈士林）

zhōngyào zīyuán píngjià
中药资源评价 （evaluation of Chinese medicinal material resources）
按照一定原则或标准，对某区域的中药资源进行定性或定量的评定和估计。是合理利用和有效管理，谋求经济效益的最大化，兼顾社会效益和生态效益的前提。根据对象、任务、目的和评价区域范围的不同，中药资源评价可进行以下区分：①根据评价区域范围，分为全国性和地区性资源评价。②根据评价对象，分为单个品种资源的专项评价或者多项资源同时进行的综合评价。③根据评价目的，分为开发利用的生产可行性评价或其他专业性评价，如珍稀濒危生物资源保护

区建设等。④根据评价的具体内容或方面，可分为中药资源的数量评价、质量评价、品质评价和效益评价等，具体如下。

数量评价　中药资源的数量指在一定的社会经济条件下，能够被人类开发利用的某种或者某类中药资源的多少。中药资源的种类、数量特征是正确评价中药资源开发价值的重要依据。一般分为定性和定量评价。定性评价一般是对调查资料进行统计后直接与既定标准或对象进行比较，做出好与差、高与低的定性评判结论。动植物中药资源的定量评价包括蕴藏量和可利用量。蕴藏量与生物种类、种群数量、分布面积、分布密度、种群的年龄和性别结构有密切关系；可利用量需要综合考虑物种再生能力、药用部位的占比，以及投入人力和经济资源。矿物类中药资源的定量评价包括探明储量、可采数量和远景储量等。此外中药资源的可利用数量评价还与该资源的其他用途密切相关。

质量评价　一般分为药材商品性状和内在化学成分特征两个方面。药材的道地性是经过历史评价过的一种指标，也可以作为间接指标来参考。药材的商品性状主要指药材的外观性状，包括形状、大小、颜色、断面、纹理等。外观性状符合国家、省部级及行业要求的质量标准。药材化学成分含量的高低，在很大程度上可以代表中药资源品质的优劣，是药材质量评价的重要标准。依据药材化学成分种类组成和含量高低对药材质量进行定性和定量评价，已经成为药材质量评价的常规方法。在有效成分不够清楚的情况下，生物学和药效学方法也是中药资源质量评价的重要方

法。矿物药的质量评价包括含矿率、所含有害杂质及有伴生矿物等。

效益评价　中药资源的效益评价包括经济效益评价、生态效益评价和社会效益评价。

经济效益评价　中药资源为生产和消费提供的直接贡献决定了中药资源的价值，经济效益评价是充分了解中药资源价值的核心，与其他资源的经济效益评价步骤类似：①明确评价对象和评价目的。②明确评价对象的主要属性。③建立评价的指标体系。④确定评价指标权重。⑤对评价指标进行无量纲化处理。⑥建立综合评价模型。⑦评价结果分析。⑧作出评价结论。评价的方法主要集中于中药资源的开发、补偿和市场营销。主要方法为一般经济学方法：即最小成本分析；成本效果分析；成本效用分析；成本效益分析；同时要兼顾效益风险分析。

生态效益评价　主要是对包含有动植物中药资源的自然资源整体所产生的生态作用予以评价，包括资源生物维护生态平衡的价值，预测中药资源开发后可产生的生态变化等，具体包括动植物中药资源的生物多样性评价，生态功能评价和初级生产评价等。由于动植物中药资源在自然生态环境中的重要地位和作用，因此生态效益评价是进行资源开发利用不可缺少的一部分。

社会效益评价　中药资源的社会效益体现在为社会提供了大量的药用原材料，为进一步开发新的药物提供了物质基础，开发利用促进中医药产业的发展，中药资源的人工生产促进了农业产业结构的调整，在促进社会经济增长，增加就业机会，稳定社会

秩序，建立特色的自然和人文景观等方面意义重大。因此对于特定的中药资源的开发利用的评价，需要对相应的社会效益进行系统评价。

（周日宝）

zhōngyào zīyuán zàishēng

中药资源再生（regeneration of Chinese medicinal materials resources）

在自然条件或人工干预下，药用动植物通过繁殖和生长实现个体数量的增加、种群的恢复或群落的重建，从而获得药用资源或提高药材产量的过程。创造良好的生长发育条件、实施有效的种植和养殖措施、进行合理的采收是实现中药资源再生的必要条件。中药资源主要的再生方式或过程可归纳以下几个方面：①药用动植物自然再生。②药用动植物抚育更新。③药用动物引种驯化和药用植物引种驯化。④药用植物栽培。⑤药用动物养殖。⑥药用菌物培养。广义的中药资源再生包括将中药生产和消费过程中产生的废物作为资源加以回收利用，但该部分归于资源的综合利用更适合。

（张永清）

yàoyòng dòng-zhíwù zìrán gēngxīn

药用动植物自然更新（natural regeneration of medicinal plants and animals）

依靠药用植物与动物的自然繁殖、扩散、生长来恢复种群数量的过程。繁殖：是有机体生产出与自己相似后代的现象。不同生物繁殖格局不一样，并在一定程度上受环境条件影响。扩散：是动植物个体或其传播体（如孢子、种子）向其他地域传播的过程。包括主动扩散和被动扩散。缺乏行动能力的植物大多靠被动扩散，主要依赖气流（风）、水流或其他生物的携带；动物则多行主动扩散，且多发生在生殖期。当其出生地附近的空间被占据时，就被迫扩散，当遇到食源丰富且天敌稀少的合适生境，便可能建立起新的种群，使种的分布区扩大。生长：是药用植物与动物在生活史中从小到大的生长过程，体现为生物物质或细胞数量的增加。野生资源再生基于药用植物或动物个体生长，体现于种群发展，只有种群发展良好，才能获得足够的药材产量。

（张永清）

yàoyòng dòng-zhíwù fǔyù gēngxīn

药用动植物抚育更新（care and regeneration of medicinal plants and animals）

根据药用动植物对生态环境的要求，在其原生长或类似的环境中，采取封禁、管护、补种、仿野生栽培（养殖）等抚育措施，使其种群数量得以增加的生产方式。药用动植物抚育更新可使药用动植物资源量达到能为人们采集利用，同时保持种群相对平衡的作用。

资源抚育较适合以下几类药用动植物：①对其生物学和生态学特性认识尚不深入，且生活条件苛刻，或种植成本较高的资源，如川贝母等。②野生资源分布较集中，通过抚育能迅速收到成效的资源，如连翘、淫羊藿、龙血树、蝎等。③人工栽培或者养殖后药材品质会发生明显改变的资源，如防风、人参等。当前，川贝母、人参、五味子、冬虫夏草等药用植物的抚育工作已取得了较大成果。

抚育措施：可根据药用动植物种类、所处的自然环境、研究基础、技术状况和社会经济不同，采用下述一种或几种抚育措施。①封禁：以区域性封闭、禁止采挖（狩猎）为基本手段，促进目标药用动植物种群的自然更新，即把野生动植物分布较为集中的地域通过各种措施封禁起来，借助自然繁殖、扩散和生长增加种群密度和数量。封禁可采纳划定区域、采用公示牌标示、人工看护、围封等措施。②管护：在封禁基础上，对目标药用动植物种群及其所在的生物群落或生长环境施加人为管护，创造有利条件，促进中药资源种群生长和繁殖。人工管护措施因药用动植物种类不同而异，如阴生植物的荫蔽环境的维护，去除竞争性杂草，防治病虫害等。③补种：在封禁基础上，人工栽种或放养种苗，并维护幼苗生长，人为增加中药资源种群数量。④仿野生栽培（养殖）：在基本没有或者较少目标野生动植物分布但适宜生长的环境中，采用人工种植（养殖）的方式，培育目标物种，建立仿野生种群或人工种群。

（张永清）

yàoyòng zhíwù yǐnzhǒng xùnhuà

药用植物引种驯化（introduction and domestication of medicinal plants）

利用人工培育手段，使野生或外来的药用植物能适应本地的自然环境和栽种条件，成为生产需要的本地药用植物的过程和技术体系。包括引种和驯化两方面内容。引种：将药用植物从野生环境引入栽培环境，或将栽培植物从一个地方引入到另一个地方进行栽种。引入的药用植物物种或品种，有的生长发育很好，药材产量与质量较高，可以直接利用。有的却生长发育不良，药材产量低、质量差，需要采取一些技术措施，使其遗传特性发生改变，慢慢适应新环境，这一过程称为驯化。在引种驯化过程中，应充分细致地对药用植物生长发育规律、生理生态学特性、遗传变异规律、活性成分形成积累规律、人工栽培技术手段等进行研究，重视定向选育产量高、农艺性状好、抗性强、活性成分含量高、药材质量稳定的种质或品种，以满足中药材生产的需要和现代社会对高品质中药材的要求。

已经将原产国外的阳春砂仁、沉香、金鸡纳在中国引种成功。一些贵重稀少的野生药用植物，如人参、天麻获得了野生变家种的驯化，对原产地集中、局限的药用植物如云木香、地黄、川芎通过引种产区得到了扩大。过去的几十年，已经有几十种原来依靠野生资源的药用植物通过引种驯化，实现了家种，如知母、柴胡、防风、黄芩、苦参、川贝母、细辛、丹参、茯苓、猪苓、灵芝、铁皮石斛等。

(张永清)

yàoyòng dòngwù yǐnzhǒng xùnhuà

药用动物引种驯化 (introduction and domestication of medicinal animals)

通过人工手段，使野生或外来的药用动物能适应本地的自然环境和生活条件，成为生产需要的本地药用动物的过程和技术体系。引种包括生活习性调查、捕捉、检疫和运输等工作；驯化分为早期发育、个体驯化与集群驯化、直接驯化与间接驯化、性活动期的驯化等阶段。动物引种驯化起源于新石器时代，早期主要为家畜，而后也逐渐包含了蜜蜂等少量药用动物。20世纪50年代，中国陆续开展针对药用动物引种驯化的系统工作，涉及药用动物生物学特性、生态环境要求、遗传变异规律等方面研究，涵盖生物学、生态学、遗传学、动物生理及育种学等学科。药用

动物引种驯化对濒危药用动物保护、动物药材资源可持续利用、扩大动物药材来源等方面起到了很大的作用。中国已有40多种药用动物完成引种驯化，并实现人工养殖。如梅花鹿、麝、牡蛎、少棘蜈蚣、中国林蛙、黑熊等，而且有一半以上成为商品药材的主要来源。

(林 喆)

yàoyòng zhíwù zāipéi

药用植物栽培 (cultivation of medicinal plants)

人工种植药用植物，生产药材的过程和技术体系。药用植物栽培涉及"药用植物—环境—技术"三个环节，因此药用植物栽培是集合药用植物的生理生态学特性、栽培区域的自然环境和栽培条件，以及可实施的技术措施的复杂过程。人工栽培的药用植物属于农业上的特种经济作物，药用植物栽培也可称为中药农业或者药用植物农业。

形成和发展 中国药用植物栽培历史悠久。据记载可追溯到2600多年以前。《诗经》（公元前11～前6世纪中期）记述了蒿、芩、葛、芍药等100多种药用植物，枣、桃、梅等当时已有栽培，既供果用，又可入药。北魏·贾思勰在《齐民要术》中记载了吴茱萸、栀子、紫草、菱、芡、莲等药用植物的栽培方法。宋代本草又描述了马蔺、车前、射干、肉豆蔻、藿香、香薷、黄精等药用植物栽培法。明·李时珍的《本草纲目》新增的栽培药用植物有商陆、菊花、三七、麦冬、天门冬、延胡索、黄芪等。几千年来，随着人们对中药的认识不断提高，需求不断增加，药用植物逐渐从野生植物采挖转为人工栽培。

知识基础 药用植物的栽培与药用植物群体特征（生物学和

生态学）、环境（自然条件和栽培条件）及技术（调控措施和技术）三个环节有密切关系的各种理论知识，如生物学、植物生理学、植物生物化学、农业生态学、农业气象学、土壤学、农业化学和植物保护学，以及计算机等学科的基本理论及方法。此外，与医药学相关的理论学科知识，如药用植物学、中药鉴定学、天然产物化学、药理学、制药学等也相关。

基本内容 药用植物栽培包括栽培技术、繁殖、病虫害防治和采收加工等基本内容，通过栽培措施调控或促进药用植物生长发育，在保证药材品质的前提下获得较高产量。其中，栽培技术包括选地整地、施肥、间作套种、修剪整形、打顶摘蕾、灌溉排水等；繁殖包括种子检验、种子处理、播种、育苗、间苗、定苗、移栽、扦插、嫁接以及良种选育等；病虫害防治包括病害、虫害的种类及其发生流行规律、防治措施等；采收加工包括采收期、采收方法，以及分级、去皮、蒸煮等基本加工和干燥方法等。

应用 中国市场上流通的1000余种中药材中，常用的药材有500～600种，通过栽培生产的药用植物有300余种，如菘蓝、地黄、人参、三七、黄连、当归、太子参等，栽培药材已经成为中药来源主流，生产总量已占中药材市场总需量的80%左右。随着野生药用植物资源的减少，通过引种驯化实现栽培化是大势所趋。

(郭巧生)

yàoyòng dòngwù yǎngzhí

药用动物养殖 (breeding of medicinal animals)

根据不同种类药用动物的生物学特性及生存环境要求，创造药用动物在人工条件

下生活的适宜环境条件，通过相应的饲养管理、繁殖、培育等技术手段收获动物药材的过程和技术体系。由于环境恶化和人为过度捕捉，野生药用动物资源逐渐减少，有些物种濒临灭绝，而动物药材需求量却不断增加。因此，药用动物由野生变人工养殖成为必然的趋势。动物药是中国传统医药宝库的重要组成部分，药用动物养殖在中国有着悠久的历史。据史料记载早在3000多年前，中国已经开始了对蜜蜂的利用。而珍珠、牡蛎的养殖最早也见于中国2000多年前。战国时期的《左传》有园圃中放牧各种走兽，饲养鱼鳖的记载。畜牧业的发展促进了动物药的开发利用。北魏·贾思勰《齐民要术》中系统总结了养蚕等技术经验，成为僵蚕药用的基础。清代始鹿的驯养已大面积开展，为鹿角霜、鹿茸的药用来源提供了保障。中华人民共和国成立后，全国各地开始大量驯化和饲养各种动物，包括羚羊、牡蛎、乌鸡等药用动物。

知识基础 药用动物养殖的基本理论包括动物生物学、动物分类学、动物生态学、动物生理学、动物营养学、动物繁殖学、动物疾病防治学等动物学和动物养殖学相关的学科知识，也包括动物药材的生药学、天然药物化学和分析、生物化学、药理学等中药学科的基础理论知识。

基本内容 药用动物养殖包括人工饲养技术、繁殖、疫病防治和育种等基本内容，其中人工饲养技术又包括动物群体的组成和结构、饲料组成和供应、饲养管理方式。繁殖包括摸清繁殖的季节性、繁殖方法、探索繁殖手段、繁殖期的正常和异常表现以及提高药用动物繁殖成活率的技

术手段等。疫病防治包括疫病的种类、防治措施。育种包括选育出目标性状种群、育成新品种等。参照中药材生产质量管理规范（GAP）的方法体系，确保药用动物的正常生长发育及动物药材的质量。

应用 21世纪以来，已有几十种药用动物成功实现人工养殖，如东北林蛙、蛤蚧、金钱白花蛇、全蝎、地鳖的人工养殖直接药用，三角帆蚌养殖取珍珠，以及如人工养麝活体取麝香；梅花鹿和马鹿养殖生产鹿茸、鹿角，人工养熊，引流熊胆汁等，大量养殖产品形成商品药材供给市场。药用动物养殖在保护野生动物药资源、维护生态平衡、增加收入、满足日益增加的国内外用药需求中起到了重要作用。

(林喆)

yàoyòng jūnwù péiyǎng
药用菌物培养（culture of medicinal fungi） 满足药用菌物的营养需要和生长发育条件，通过人工培养生产出真菌、菌丝体或代谢产物的过程和技术体系。中药资源中的药用菌物主要包括大多担子菌和少数子囊菌中的真菌种类，通过菌物培养形成菌丝体、子实体、菌核或孢子，并使得菌物代谢产生生物碱类、甾醇类、蒽醌类等生物活性物质。一般不包括生产抗生素等化学药物，以及其他生物技术获得生物药的情况。

形成和发展 中国药用菌物培养历史悠久，有文献记载的，如宋·陶隐居《药性论》中的"神曲"，魏晋时期《名医别录》中的"酱"，元·忽思慧《饮膳正要》中的"红曲"，清·赵学敏《本草纲目拾遗》中的"酒酿"等等都属于药用菌物范畴。至20世

纪60~80年代，开始了灵芝的人工培育与研究工作，进入了药用真菌发展的新阶段。随后有猴头、云芝、蜜环菌、冬虫夏草菌丝体等10多种真菌药物的培养和发酵生产，以及银耳、猴头、茯苓等的子实体和菌核的人工培育等也都在纷至进行，同时还有新发现的药用真菌，如槐栓菌、黑柄炭角菌等的人工培育。虫草菌生产的"金水宝"、槐栓菌生产的"槐耳颗粒"和黑柄炭角菌生产的"乌灵胶囊"早已被批准为新药，投入临床使用。

知识基础 药用菌物培养的理论基础，来自于药用菌物群体特性（生物学和生态学特性）、环境（自然条件和培养条件）及措施（调控措施和技术）三个环节的各种理论和技术知识，包括微生物学（菌物学）、发酵学、细胞学、生物化学等理论，菌种培养、发酵生产、遗传育种、引种驯化等技术，以及计算机等学科的基本理论及方法。同时，药用菌物培养的目的物是菌体和菌丝，而菌体和菌丝的品质又是涉及其含有的活性成分，以实现其防病治病的实际效果。因此也需要与医药学相关的理论知识，如药用菌物学、药理学、化学、临床医学、制药学等知识息息关联。

基本内容 药用菌物的培养基，包括使用段木培养、人工袋料培养和工业发酵技术培养菌丝体、子实体、菌核、孢子等基本内容。其中段木培养是用树桩、倒腐木或是立木等木材来供食药用菌生长与繁殖。人工袋料培养是用木屑、桑枝粉、棉籽壳等培养菌丝体、子实体和菌核等。工业发酵培养是利用生物技术手段根据不同菌类的生物学特性选择适宜的生长条件培养药用菌。除

以上基本内容，药用菌物培养还包括野生驯化培育、菌种复壮、建立质量控制点、产品后处理工艺等，保证药用菌物质量与提高培养效率。

应用 药用菌物培养成功生产子实体和菌核的有：灵芝、茯苓、冬虫夏草、蛹虫草、猪苓等，运用菌丝发酵生产的有冬虫夏草菌丝体、桑黄菌丝体、灰树花菌丝体、蜜环菌丝体等，部分人工培养的食用菌也在药用方面获得应用，如香菇、银耳等。药用菌物培养在增加产业收入、保护野生珍贵药用菌物资源、保证濒危灭绝药用菌物药材供应、满足国内外药用菌物需求中起着重要作用。

(王振月)

zhōngyàocái shēngchǎn
中药材生产（production of Chinese medicinal materials） 对药用动、植物及菌物从环境选择，以及在不同发育、生长阶段进行培养、栽培、饲养后逐渐发育、生长、成熟，形成药用器官，经采收和产地加工，最终成为商品药材的全过程。中药材生产中对于野生药材生产，只包括采收和产地加工的过程。

由于中药材种类多，不同种类的生长环境不同、培育方式多样，以及获得的中药材产品质和量并重，中药材生产具有以下特点：①生产技术的多样性。②品质要求严格性，产品所含有的活性成分应符合现行品质规定，又符合传统的品质特点。③生长环境和条件的特定性。中药材属于自然产品，产品质量受遗传影响，也受生长发育的条件影响，道地药材主要指的是特定环境生产的药材，应遵循特定的生长环境进行中药材生产。

为了保证生产出的中药材产品真实、安全、有效及品质稳定可控。参照农产品的生产规范（Good Agriculture Practice，简称GAP），中药材生产质量管理规范（又称中药材GAP）被制定和实施，实现中药材规范化生产。2002年，中国国家药品监督管理局颁布了《中药材生产质量管理规范（试行）》（GAP），其后，一些国际或地区组织、药用植物生产国家亦纷纷出台了相应的法规或条例。例如，世界卫生组织（WHO）（2003年），欧盟（2002年），日本政府（2003年）分别颁布了相应的《药用植物种植和采集的生产质量管理规范（GACP）》等。均包括了中药材种植养殖、采收加工、储藏和运输等环节的质量管理规范。

GAP或GACP主要内容包括：①产地生态环境要求。中药材生产单位要对大气、水质、土壤环境条件进行检测，各项环境指标应符合国家相应标准。②种质及繁殖材料。对养殖、栽培或野生采集的药用动、植物，应准确鉴定其物种；对种子、种畜（动物种）等繁殖材料，在生产、储运过程中应实行检验和检疫制度；加强中药材良种选育、配种工作，建立良种繁育基地。③栽培与养殖管理。根据各种药用植（动）物习性，确定生产适宜区。制定药用植（动）物栽培（养殖）技术的标准操作规程（SOP）。④收获。最佳采收期的研究与确定；采收的机械、器具应干燥洁净，无污染。⑤初加工。采收后药用部分通常要经过清洗（不宜用水洗的应说明）及加工（如晒干、蒸煮等），并应迅速干燥。干燥后的产品临时摊放在晾架上，防止生霉，并应尽快包装。⑥包装。包

装材料（袋、盒、箱等）最好是新的或清洗干净、充分干燥、无破损。易碎药材应装在坚固的箱盒内，剧毒、稀贵药材应采用特殊包装，并贴上明显标志，加封。⑦运输与贮藏。成品药材运输应防晒、防雨淋，易碎药材应轻装轻卸。药材仓库应通风、干燥、避光，并应有防鼠、防虫及防鸟等措施。⑧质量管理。对与药材品质有关的检测项目等必须提出具体要求，不合格的中药材不得出厂和销售。⑨人员及设备。生产企业的技术负责人和质量管理部门负责人应具有药学、农学或畜牧学等相关专业知识，并有药材生产实践经验和药材品质管理经验。⑩文件管理。每种药材的生产全过程均应详细记录、存档后由专人保管。

(郭巧生)

zhōngyàocái cǎishōu
中药材采收（collection of Chinese medicinal materials） 药用动植物生长发育到一定阶段，即当药用部位达到药用要求时，在适宜的时间范围内收获的过程和技术措施。药用植物的活性成分的积累与生长发育时期有关，因此需要综合药材产量与活性成分含量的变化，选择活性成分含量高、产量高的时间采收，药用动物采收也要兼顾产量与质量。此外药用动植物的繁育、资源再生和保护、生态平衡等因素也需要考虑。植物药的采收有以下几个方面。

适时采收 不同的植物药材所要求的对应器官的生长发育程度和成熟度是不同的，多数果实种子类药材以成熟为适宜采收，也有些需要幼嫩时采收，如吴茱萸等。有些药材因成熟度差异形成不同的药材，如枳实和枳壳等。植物药材的采收标准包含两方面

的含义：一是指药用部位已经达到药材的色泽和形态特征；二是品质已符合药用要求，一般指活性成分已达到应有的标准。适宜的采收时间，包括采收年限和采收期。采收年限也称收获年限，是指播种（或种植）到采收所经历的年数。部分多年生药材的活性成分的积累需要待生长发育到一定年限，如甘草，需要生长 3 年以上甘草酸的含量才能达到2.0%以上。采收期指一年内药用部位或器官达到采收标准的收获期，一般按月、旬来表示采收期。

采收方法 ①挖掘。主要用于收获根或根茎。②收割。主要用于收获全草、花、果实、种子且是成熟较一致的草本药用植物。③采摘。主要用于成熟不一致的果实、种子和花的收获。④击落。主要用于树体高大的木本或藤本植物的果实、种子收获。⑤剥离。主要用于树皮或根皮入药的一类药材的收获。⑥割伤。用于树脂类，如安息香、松香、白胶香等，常采用割伤树干收集树脂。

注意事项 ①同一药用生物在不同的生产区域生长发育，由于生态环境、生产技术和产地加工方法的不同，其采收期亦各不相同。在不影响药材质量的前提下，通过合理安排、科学种植，可以增加采收次数，以提高单位面积产量和经济效益。同一植物体有多个部位入药时，要兼顾各自的适宜采收期。②采收时要注意药用器官的完整性，以免降低中药材的品质与等级。要除去非药用部位和异物，严禁杂草和有毒草物质混入。地下器官要尽量去除泥土，以免灰分超标。采收机械、工具应保持清洁、无污染，存放在无虫鼠害的清洁干燥场所。③有些药用植物的非药用部位具有其他经济用途，在采收时要兼顾非药用部位的综合利用。④采收时应适当兼顾繁殖材料的成熟期，以利于再生，保障生产的可持续性。⑤对于野生或半野生药用植物的采收，要注意保护野生资源，按计划采收、合理采收。

（张永清）

zhōngyàocái chūjiāgōng

中药材初加工 （primary processing Chinese medicinal materials）

药用动植物的药用部位或器官、药用矿物采集之后，进行产地初步处理形成中药材的过程和技术措施。又称中药材产地加工。中药材初加工，主要包括洁净和干燥两个过程，部分在干燥前或干燥期间进行一些特殊的处理，有利于干燥或有利于药用功效增强、减除毒性，有些中药材因干燥后不易切制，则需要新鲜或未充分干燥前切制。少数鲜用者没有干燥过程。初加工要保证中药材的质量，还要利于其包装、储存与运输。

加工方法 ①洁净。除去泥土、非药用部位、腐败变质部分，主要包括摘除、清洗、修整等工序。②蒸、煮、烫。指将鲜药材在蒸汽或沸水中进行不同时间的加热处理。蒸是将药材盛于笼屉中置沸水锅上加热，利用蒸汽进行的热处理。煮烫是将药材置于沸水中煮熟或煮透心的热处理。粗厚且淀粉或糖类含量高的药材，蒸煮后容易干燥，如天麻、玉竹。③浸漂。指浸渍和漂洗。浸渍一般时间较长，有的还需加入一定辅料。④切制。一些较大的根及根茎类药材，如大黄、葛根等，往往要趁鲜切成片状或块状，利于干燥。可以手工切制或机械切制。⑤发汗。鲜药材加热或半干燥后，停止加热，密闭堆积使之发热，内部水分向外蒸发，当堆内空气含水汽达到饱和，遇堆外低温，水汽便凝结成水珠附于药材表面，如人出汗。发汗是部分药材加工的常用工艺，发汗过程中根据是否加温又分普通发汗（如板蓝根、大黄、续断等）和加温发汗（如厚朴、杜仲等）。⑥揉搓。为了使药材在干燥过程中不致皮肉分离或空枯，达到油润、饱满、柔软的目的，在干燥过程中必须进行揉搓，如党参、当归、麦冬等。⑦干燥。干燥方法有晒干、烘干或阴干等。

加工要求 ①根与根茎类药材：采收应去净地上茎叶、泥土和须根，有的还应去芦头，再根据药材的性质迅速晒干、烘干或阴干，有的需要刮去或撞去外皮后干燥，部分在干燥前须经蒸煮或浸漂。②叶、全草类药材：一般采收后直接晒干或烘干，但对于含挥发油较多的叶、全草类药材，采后宜阴干，部分叶、全草类药材干燥前需扎成小把或用线绳把叶片串起来阴干。③花类药材：应保持花色鲜艳、花朵完整。一般在采收后直接干燥，应尽快晒干或烘干。④果实、种子类药材：果实采收后须直接晒干，有些尚需经烘烤或略煮去核。种子一般在采收时多带果壳和茎秆，晒干后取出种子，而有的要求保留外壳，临用时再敲破取用种子，有的还应再去皮、去心。⑤皮类药材：一般在采收后除去外面粗栓皮和内部附着木质（或木心），晒干；对于一些含有挥发油的皮类药材宜阴干。

（张永清）

zhōngyào zīyuán bǎohù

中药资源保护 （protection of Chinese medicinal material resources）

对中药资源的合理开

发和可持续利用采取的各种保护行动。是资源和环境保护的组成部分。通过了解中药动植物的生长发育规律和赖以生存的环境，维护和促进动植物资源的更新，同时开展人工种养殖，实现动植物资源的动态平衡和中药资源的永续利用。

与中药资源相关的动植物及环境保护法规，是实现中药资源保护的基本保障，国际公约、国家法律法规制定了很多相关条例，如：①与中药资源有关的国际公约：《国际植物保护公约》（International Plant Protection Convention，IPPC，1999 年，罗马），《濒危野生动植物种国际贸易公约》（Convention on International Trade in Endangered Species of Wild Fauna and Flora，CITES，1973 年，华盛顿）、《生物多样性公约》（Convention on Biological Diversity，CBD，1992 年，里约热内卢），《亚洲和太平洋区域植物保护协定》（Asian and Pacific Plant Protection Commission，APPPC，1955 年，联合国）等。②中国国家性法规：如《国家重点保护植物名录》（1982 年），《中国植物红皮书》（1991 年），《中国珍稀濒危保护植物名录》（1984 年），《野生药材资源保护管理条例》（1987 年），《中华人民共和国森林法》（1984 年），《国家重点保护野生药材物种名录》（1987 年），《中华人民共和国自然保护区条例》（1994 年），《中国生物多样性保护行动计划》（1994 年），《中华人民共和国野生植物保护条例》（1996 年），《中华人民共和国植物新品种保护条例》（1997 年），《国家重点保护野生植物名录（第一批）》（1999 年），《关于禁止采集和销售发菜，制止滥挖甘草和麻黄草有关问题的通知》（2000 年），

《关于保护甘草和麻黄草药用资源，组织实施专营和许可证管理制度的通知》（2001 年）等。③中国地区性法规：如《黑龙江省野生药材资源保护条例》（2005 年），《西藏自治区冬虫夏草采集管理暂行办法》（2006 年），《青海省人民政府关于禁止采集和销售发菜制止滥挖甘草和麻黄草等野生药用植物的通知》（2000 年），《海南省自然保护区管理条例》（1991 年），《云南省珍贵树种保护条例》（1995 年），《辽宁省野生珍稀植物保护暂行规定》（1989 年）等。

中药资源保护途径包括：就地保护、迁地保护和离体保护。

（董诚明）

yàoyòng zhēnxī bīnwēi wùzhǒng
药用珍稀濒危物种（rare and endangered medicinal species）

数量极少、分布区狭窄，处于衰竭状态或预计在一段时间后数量将会减少的药用动植物物种。在中国，通常指国家颁布的《中国稀有濒危植物名录》《野生药材资源保护管理条例》和《国家重点保护野生动物名录》中重点保护的药用动植物物种。濒危是一个生物学过程，与类群的进化历史、类群所处的生态环境、生殖生物学及种群的遗传特性密切相关。

形成因素　野生动植物致危原因有自然因素和人为因素两种。自然因素指野生动植物物种自身的原因导致的濒危，如生活能力减退和遗传力衰退，以及栖息地的丧失和片断化导致其种群数量难以恢复。人为因素对野生动植物的影响主要表现在：①人为的过度采挖或捕猎（捞），造成种群数量的急剧减少。人类对野生动植物资源的过度利用，使得野生动植物种群数量在短期内急剧下

降，造成其中某些种类濒临灭绝。②人类频繁的生产活动对野生动植物的正常生长活动造成干扰。③环境破坏和污染。物种的濒危不是一个原因导致，而是由多个因素共同影响，如修筑大坝、人工林等经济活动导致物种失去原生境。物种灭绝的首要原因是人为因素。

濒危等级　中国国务院发布了《野生药材资源保护管理条例》，将中国重点保护的野生药材分为三级：一级为濒危绝灭状态的稀有珍贵野生药材物种；二级为分布区域缩小、资源处于衰竭状态的重要野生药材物种；三级为资源严重减少和主要常用野生药材物种。濒危药用动物的保护等级标准和濒危植物相似。根据世界自然保护联盟出版的濒危物种红皮书和红色名录，将濒危物种等级划为 8 大类：绝灭（EX）、野外绝灭（EW）、极危（CR）、濒危（EN）、易危（VU）、近危（NT）、无危（LC）、数据缺乏（DD）、未评估（NE）。根据《中国珍稀濒危保护植物名录》可将濒危中药物种分为濒危种、稀有种和渐危种三类。濒危种指濒临灭绝状态的中药物种；稀有种指处于衰竭状态的中药野生和栽培（饲养）的中药物种；渐危种指处于减少的常用中药物种。

（董诚明）

jiùdì bǎohù
就地保护（in situ conservation）

对有价值的药用动植物及其栖息地予以保护，以保持生态系统内动植物的繁衍和种群发展的保护措施。就地保护是最有效和最有力的生物多样性保护方法，绝大多数的物种和生态系统要通过这种方法得到保护。就地保护的方法能保持生态系统的生态过程、

生产力和物种的生活环境；同时还能够使物种适应变化的环境，因而能保持物种和生态系统的进化潜力。对动植物类中药资源的就地保护除了考虑生物多样性保护外，还要考虑维护其经济利用，保护途径有：①建立自然保护区。②设立暂时性或长久性禁采区，如封山育林等。③生产性（持续利用性）保护，如合理采收和通过抚育措施促进生物再生。生产性保护的特点在于没有非常明确的区域界限，控制药材的采猎季节、方法和数量，抚育更新可以采取的措施有在原适应地播种、将药用动物放归原生地等多种措施。

(董诚明)

迁地保护 (ex situ conservation)

qiāndì bǎohù

将珍稀濒危和重要药用动植物种类迁出其自然生长地进行的保护措施。又称异地保护。对于因生存条件不复存在，物种数量极少或难以找到配偶等原因，生存和繁衍受到严重威胁的物种迁出原地，移入动物园、植物园、水族馆和濒危动植物繁育中心，进行特殊的保护和管理，是对就地保护的补充。迁地保护的优点是可以集中大量保护优良的、多样的种质资源，并且通过迁地栽培和养殖，还有助于引种驯化研究，缺点是由于生活环境发生变化，有可能出现动植物生长不良现象，因此需要多种保护手段并行。建立动植物园和种质基因库是迁地保护的主要形式。

(董诚明)

药用植物园 (medicinal plantsgarden)

yàoyòng zhíwùyuán

以迁地保护和展示活体药用植物为主，并辅以科学研究、科普教育、文化传播等功能的机构。是实现植物类中药资源迁地保护的主要实施单位。

中国的药用植物园种类　中国药用植物园种类多样。①地区性：即北京药用植物园、广西药用植物园、贵阳药用植物园、海南兴隆南药园、云南西双版纳南药园、重庆金佛山药用植物园、华中药用植物园等。②大学专属性：有些大学为了教学方便，亦开设了药用植物园，如中国药科大学、第二军医大学、河南大学、成都中医药大学和黑龙江中医药大学等。③综合园中的中草药园：在中国的大型综合性植物园中均有药用植物专类园、药用植物区或草药园等，如上海辰山植物园、南京中山植物园、仙湖植物园、西双版纳热带植物园、武汉植物园、香港动植物园、香港西贡狮子会自然教育中心的中草药园等。④专门性药用植物园：如以某种药用植物为主的专类园，如杜仲园、银杏园、金银花园、石斛园、枸杞园等；也有以某个民族药为核心的专门收集保存园，如傣药园、蒙药园、藏药园、畲药园等。

药用植物园功能　①保存和保护功能。如北京药用植物园保护的稀有濒危物种有黄檗、银杏、杜仲、红豆杉、刺五加、白及、八角莲等。②科学研究功能。进行药用植物生物学特性和生长发育观察、引种驯化研究，药用植物园收集引种的药用植物可作为药用植物学、中药学和各相关学科研究的材料，并提供研究场地。还为科研、教学和生产单位提供实验材料和种子、种苗。③展示和科普功能。

分区方法　一般模拟天然的人工生态环境，如阳生、阴生、旱生、水生等进行区域划分，也有根据植物的种间关系、药用部位、性味归经、生物学特性和生态学特性、传统著作分类进行分区等，如广西药用植物园根据明·李时珍《本草纲目》的各卷分区，北京药用植物园有中药区、民间药区、植物系统分类区等分区。

(韩建萍)

药用动物园 (medicinal animalszoo)

yàoyòng dòngwùyuán

以原地、迁地保护和展示活体药用动物的场所。较少有专门的药用动物园，珍稀濒危药用动物的保护大多在常规动物园中实现，其中野生动物园模拟自然环境，是动物园的重要形式。

中国动物园分为市政管理动物园和部门归属管理的野生动物园两种。市政管理的动物园有北京动物园、上海动物园，以及各省级动物园。林业部门分管的野生动物园有广州长隆野生动物园、上海野生动物园、北京大兴野生动物园、大连森林动物园、西安秦岭野生动物园、常州淹城野生动物园、威海神雕山野生动物园、云南野生动物园、北京八达岭野生动物园、青岛森林野生动物园等。

野生动物园一般模拟天然的生态环境，如陆生（山区、丘陵、平原、沙漠、草原）、水生（海水、淡水）等进行区域划分，常规动物园则按照动物类别隔离分区。无论野生动物园或常规动物园，其功能为：①保存和保护动物。如桂林雄森熊虎山庄的稀有濒危物种有虎、黑熊、狮子、猴子、白虎、豹、蛇、鸟等。②科学研究。进行动物生物学特性和生长发育观察、引种驯化和繁育研究。③展示和科普宣传。

(张辉)

离体保护 (ex vivo conservation)

lítǐ bǎohù

保存药用动、植物的某一部分

器官、组织、细胞或原生质体的种质基因等携带全部遗传信息的物质片段，便于繁殖的措施。其中最常见的是药用植物种子的保存，同时还有动物、植物和微生物的组织、细胞、花粉、孢子、DNA 等。设立专门的种质基因库是离体保护的主要方法，能够提供丰富的遗传资源和研究材料，有利于保持和培育优良品种。组织培养可以人为控制生长环境，且不受季节、区域的限制，便于大量繁殖药用植物和工业化生产。同时尚可以消除植株的病毒感染，培养无病毒植株等，亦属于离体保护范畴。药用动物如麝、梅花鹿的精液也可以保存，用于人工授精。

（张 辉）

yàoyòng zhíwù zhǒngzhì zīyuánkù

药用植物种质资源库（germplasm bank of medicinal plants）

集中保存药用植物繁衍后代并保持稳定遗传性状物资材料的场所。又称药用植物种质库。主要保存药用植物植株、种子、生长点、花粉、胚、芽、芽尖、愈伤组织、悬浮细胞、原生质体、基因工程材料等遗传材料。种质资源（germplasm resources）为携带种质的载体；其具有遗传潜能性，具有个体的全部遗传物资。种质资源又称遗传资源，是选育生物新品种的基础材料，包括药用植物的栽培种、野生种和濒危稀有种的繁殖材料，以及利用上述繁殖材料人工创造的各种遗传材料，其形态包括果实、籽粒、苗、根、茎、叶、花、组织、细胞核 DNA、DNA 片段及基因等有生命的物质材料。种质资源是在漫长的历史过程中，由自然演化和人工创造而形成的一种重要的自然资源，它积累了由于自然和人工引起的极其丰富的遗传变异，即蕴藏着各种性状的遗传基因。是人类用以选育新品种和发展农业生产的物质基础，也是进行生物学研究的重要材料，是极其宝贵的自然财富。因此种质资源是提高中药材质量的关键和源头，种质的优劣对中药的产量和质量有决定性的作用。种质库可保存全部或大多数药用植物遗传变异类型。可有效保护药用植物多样性，防止药用植物种质资源灭绝、丧失。中国国家药用植物种质资源库位于中国医学科学院药用植物所院内，是中国收集和保存药用植物种质资源最多的专业种质库。药用植物种质库一般以保存种子为主，并有一套技术规范和流程。

种子保存方法 低温贮藏是药用植物种质库种子保存的最佳途径。按贮藏期长短可分为短期库、中期库和长期库。①短期库：库温在 5～10℃，相对湿度 50%～60%，种子用纸袋或布袋包装，一般可存放 3～5 年，供鉴定、研究和分发用，属临时保存的应用材料。②中期库：库温在 0～10℃，相对湿度在 50% 以下，种子水分在 8% 左右。种子用防潮材料密封，可保存 15 年以上，主要用作分发材料。③长期库：库温在 -18℃以下，相对湿度 30%～50%，种子水分 4%～6%。种子用铝盒或铝箔袋密封包装，或真空包装，贮藏期限 50～100 年，目的是长期贮存，一般不作分发用。有些物种的种子除需低温保存外，尚需要频繁更换，才能保证种子的活力。

种子保存流程 入库的种质材料必须具有代表性；每份种质材料收集量应达到标准；种质材料质量达到入库要求；种质材料必须真实；种质材料包装统一，记录翔实。种质入库需要经过：种子接收；查找重复，去除重复；种子净选；种子生活力检测；编库号以及留样展览；种子干燥（针对耐干燥型种子）；含水量测定；包装；称重；入库定位；填写回执报告；填写药用植物种质资源收集登记表等。

使用规程 ①收集方式。国家药用植物种质资源库种质资源收集方式主要有 3 种：自主收集、信函征集、能动收集。自主收集指国家药用植物种质资源库自主开展种质收集工作，收集的种质以基础保存为主，兼顾有偿共享。种质所有权以及使用权均归国家药用植物种质资源库所有。信函征集指国家药用植物种质资源库通过向单位或个人发信函，以买卖形式征集某一地区的种质或特定种质，征集的种质以基础保存为主，兼顾有偿共享。如单位或个人不同意买卖，国家药用植物种质资源库力促合作共享。以买卖形式征集的种质所有权以及使用权均归国家药用植物种质资源库所有。能动收集指单位或个人主动向国家药用植物种质资源库提供种质，可通过买卖形式也可合作共享。②共享方法。种质资源从保存性质上主要分为 3 种：基础保存、有偿共享、合作共享。基础保存的种质所有权以及使用权均归国家药用植物种质资源库所有，为长期保存，不对外提供，仅在必要时繁殖分发。有偿共享的种质所有权以及使用权均归国家药用植物种质资源库所有，仅供科研使用，不对商业用途分发。合作共享的种质，国家药用植物种质资源库免费进行保存，种质所有权属合作单位或个人，国家药用植物种质资源库与合作单位或个人共同享有使用权，合作单位或个人每次使用至少间隔 3 个月，国家药用植物种质资源库在使用前需征得合作单位或个人的同意，合作单位或个人在一定条件下可与国家药用植物种质资源库共同建立某种药材的选育育种协作关系。合作单位或个人可免费使用与其提供种质等量的其他种质。合作单位或个人可自主决定是否同意其他合作单位共享。但合作单位或个人若主动提出对第三方提供，种质库将收取保存费用。③保存风险。入库保存的种质经国家药用植物种质资源库进行入库净选以及检验处理后，重量会减轻。同时种质库仅保障种质库的正常运行，不承担不可抗拒因素或意外事故风险，如地震，火灾等。

(韩建萍)

yàoyòng dòngwù zhǒngzhì zīyuánkù

药用动物种质资源库 (germplasm bank of medicinal animals)

集中保存药用动物种质资源的场所。又称药用动物种质库。主要保存药用动物精子、卵、幼崽（种崽）、细胞、组织或器官等药用动物可繁衍后代并保持稳定遗传性状的遗传材料。种质资源又称遗传资源，为携带种质的载体，具有个体的全部遗传物资，且具有遗传潜能性，是选育生物新品种的基础材料，包括养殖种、野生种和濒危稀有种的繁殖材料，以及利用上述繁殖材料人工创造的各种遗传材料，如原种的综合体（种群）、群体、家系、基因型和决定特定性状的遗传物质，以及用于遗传改良的各类种质材料，如选择的、杂交的、引进的、诱变的及生物工程创新的种质资源材料，其形态包括精子、卵、幼崽（种崽）、组织、器官、细胞、细胞核 DNA、DNA 片段及基因等

有生命的物质材料。种质库可保存全部或大多数药用动物遗传变异类型。可有效保护药用动物多样性，防止药用动物种质资源灭绝、丧失。国家药用动物种质资源库应统一规划建设。药用动物种质库一般以保存精子、卵子为主，保存精子、卵子有一套技术规范和流程。

保存方法 低温贮藏是药用动物种质库种质保存的最佳途径。按动物分类系统不同方法不同。如人精子采用缓冻法，甘油终浓度 6%～7.5%、卵黄终浓度 5%～15%、精浆终浓度 50% 或 75% 的精子冷冻。鱼精子采用 D-15 稀释液，将精液和稀释液按 1:2 稀释，4℃平衡 20 分钟，加入 100% 二甲基亚砜（DMSO），混匀后液氮面上方 6cm 处平衡 10 分钟，接着在液氮面上平衡 5 分钟，最后投入液氮中保存，一周后，液氮蒸气中平衡 5 分钟，37℃水浴解冻，活力效果最佳，达 70% 左右。有些物种的精子除需低温保存外，尚需要频繁更换，才能保证精子的活力。人卵子玻璃化冷冻：将准备冷冻卵子的卵冠丘复合体放入 80U/ml 透明质酸酶中消化 30 秒，用拉细的直径略大于卵母细胞的巴斯特滴管反复吹吸数次将颗粒细胞脱去，选取成熟卵母细胞（MII 期）进行冷冻。冷冻试剂（Kitazato-玻璃化试剂）采用连滴法冷冻，逐渐增加卵子在平衡液 ES 中浓度，平衡共计 9 分钟，观察卵子皱缩后恢复到原来形态，再移入冷冻液 VS 中洗涤 30 秒，迅速将卵子置于冷冻载体（Cryotop-冷冻薄膜）上，投入液氮，冷冻过程在室温（25℃）下进行。

保存流程 入库的种质材料必须具有代表性；每份种质材料收集量应达到标准；种质材料质

量达到入库要求；种质材料必须真实；种质材料包装统一，记录翔实。种质入库需要经过：精子接收；查找重复，去除重复；精子生活力检测；编库号以及留样展览；精子干燥（针对耐干燥型精子）；含水量测定；包装；称重；入库定位；填写回执报告；填写药用动物种质资源收集登记表等。

使用规程 包括收集方式、共享方法、保存风险三个方面，见药用植物种质资源库。

(张 辉)

zhōngyào zīyuán kāifā lìyòng

中药资源开发利用 (development and utilization of Chinese medicinal material resources)

利用中药资源形成以中药材、中药饮片、中成药及大健康产品为主的各类产品的过程。

开发利用原则 以动植物为主的中药资源具有地域性、有限性等基本属性和特点，而人类认识资源的深度和利用资源的能力在不断变化和提高，如何适时、适度、适量地开发利用中药资源需要遵循四个原则。①持续利用原则。资源的持续利用是社会、经济持续发展的基础。中药资源中动植物为可更新资源，需保持其更新、恢复、再生的能力，并尽可能在使用中得到改善。②保护原则。对可更新资源，保护资源首先要保护资源所在生态系统的稳定性和资源的更新、恢复、再生的能力。在保护条件下开发利用资源，保护不是消极的保护，需要与培育、改造相结合。③因地制宜原则。中药资源的生成、分布与组合具有严格的区域性，根据地区的资源结构与区域经济特征，确定合理优化的产业结构。④节约原则。提倡资源的综合利

用、重复利用、循环利用，提高资源的产出率和利用率。

开发利用层次 包括初级开发、二级开发、三级开发和综合开发四个层次。①初级开发。以开发药材及原料为主，即将某种药用动植物或矿物的全部或某一部分，经过简单的加工和炮制，使其成为药材或饮片。如何首乌，其块根经过加工、切片干燥，称生首乌或何首乌；生首乌用黑豆汁拌匀，经炖或蒸后即成制首乌。②二级开发。以开发中药制剂和其他天然产品为主，即将一味或多味药材或饮片，依据中医药传统理论，加工制成丸、散、膏、丹、酒、曲、茶，以及口服液、片剂、颗粒剂、注射剂等现代剂型的中成药和功能性食品等，如基于古方"生脉散"的处方配伍人参等制成的"生脉饮"口服液；人参与白术、陈皮、枳实、六神曲、麦芽、山楂配伍制成的"人参健脾丸"等。③三级开发。以开发天然化学药品为主，即将某种药材或药用生物细胞培养物中的有效化学成分提取分离，制成药效显著的天然化学药品、天然药物添加剂或其他天然化学精细产品。如从人参的根、茎、叶、果、芦头以及人参细胞培养物中提取出来的人参总皂苷，易于制成各种药物制剂及用作化妆品的添加剂。进一步提纯的人参皂苷 Rg_3 已经被批准为一类抗癌新药。④综合开发。开发一种用途的同时，利用废弃物进一步开发出其他有用的药物和产品，使一种中药发挥多种用途。如甘草的根和根茎，除作中药材和提取甘草酸等原料外，其残渣可再提取出甘草黄酮类成分，用作化妆品添加剂和抗氧化剂；甘草地上部分又是优良的饲料。药用植物资源在

药物之外的开发包括保健食品、饮料、调味剂、色素、甜味剂、花粉蜜源、香精香料、化妆品、酿酒、油料、鞣质、农药、驱避剂、观赏、饲料及微量元素制品。

影响开发利用因素 可归为3类：①自然资源和自然条件。中药资源本身的品种、数量、质量、分布，资源所在地区的地形、地貌、海拔高度、气候以及各类资源的地域组合等特征，是影响资源开发利用规模、技术、地区产业结构、效益的主要因素。②环境影响。中药资源开发利用不仅要增加社会财富，改善人们的物质生活，而且要创造一个有利于人类生产和生活的良好环境。在生产力水平较低的时代，环境问题还不突出。但第一次产业革命以后，对地面资源滥砍滥伐所造成的生态系统失调，同时矿产资源开发利用过程中，又将各种矿物和有害元素带到地面，造成对自然环境的危害，已经超过了自然界的自身恢复能力，严重地威胁着人类的生存和发展。环境因素已越来越成为自然资源开发利用的重大制约因素。③社会经济和技术。社会制度，经济管理体制，资源开发利用保护规划、方针、政策、措施，经济建设和市场对资源的需要量以及中药资源开发利用技术的可能性和资金、物资、劳动力投入量的合理性。这是把自然物变化为有用物资的决定性因素，即决定资源开发利用规模、产业结构和布局，提高经济效益和环境效益，增强国家经济实力的因素。

（张　辉）

zhōngyào zīyuán kěchíxù lìyòng

中药资源可持续利用（sustainable utilization of Chinese medicinal material resources） 既能满

足当代人需求，又对后代需求不会构成危害的中药资源利用方式。是符合人类长期经济活动最佳效果的利用方式，其意味着不但要避免资源现实价值量的减少；而且还要防止资源潜在价值的消失，如保护生物资源的多样性。

主要措施 ①合理控制中药资源利用强度，防止或减缓资源数量的衰竭和质量的退化。对可更新中药资源来说，由于它的经济功能和更新能力都是以他的承载能力为基础的，一旦人类的利用强度超过资源的承载能力，中药资源的经济功能和更新能力就会随之衰退或消失。因此，要将可更新中药资源利用强度控制在它的承载能力之内，以保证人类持续利用。对不可更新中药资源来说，通过利用强度的合理控制，使它在有限的存量之内，能够最大限度地长期持续利用。尽量使用相对丰富的可更新中药资源来代替不可更新资源，避免出现资源危机。②增加中药资源利用和保护的投入，提高中药资源利用效率，减少废弃物品对人类生态环境的破坏。通过增加对中药资源利用和保护的经济投入来诱发资源开发和环境保护技术的创新，一方面可以提高资源的承载能力，改善中药资源的经济功能和更新能力，以科技集约化的中药资源利用方式来增加单位资源的产出水平，保证相关产品的供给能力持续扩大，满足日益增长的人类需求；另一方面可以减少中药资源利用过程中排放出来的有毒有害的废弃物品，将他们控制在环境自净能力允许的范围之内。

基本对策 ①开展中药资源普查。②建立野生资源濒危预警机制和中药材生产信息咨询系统。③建立药用生物原生地保护区。

④保存药用生物种质资源，培育优良品种。⑤发展中药材的种植与养殖。⑥控制野生资源采收量，开展野生抚育研究。⑦开发新的药物资源，开展濒危药用生物资源替代品研究。⑧扩大药用部位，注意资源的综合利用。

技术途径 药用生物资源的再生性包括产生新个体的再生性，植物组织、器官的再生性。药用生物资源的更新方式有：①自然更新：药用动植物的自我更新和繁殖。②人工更新：根据生物的特性，用人工技术促使药用动植物的更新和繁殖，是各类药材资源可持续利用的主要途径。

政策保障 国家颁布了《中药材生产质量管理规范》（GAP）（2002年），制定了《中药现代化发展纲要》，加强了中药市场管理和资源管理工作。正是由于国家和各级地方政府的高度重视，制订了各种保护中药资源的政策和法规，采取了得力的保护措施，才使得中国的中药资源朝着正常的方向发展，为中药资源的可持续利用提供了保障。

（张　辉）

zhōngyào zīyuán zōnghé lìyòng

中药资源综合利用 （comprehensive utilization of Chinese medicinal material resources）

对中药资源各组成要素进行的多层次、多用途的开发应用。是扩大稀有或短缺资源供给量、提高资源经济价值的有效途径。同时，亦是控制污染、保护自然环境的有效途径。一般分为资源原位综合利用、资源深度提炼和加工、废弃资源的回收综合利用3类。中药资源综合利用的程度一方面有赖于科学技术的进步，同时亦受到经济因素的制约。由于自然资源的稀缺性，中药资源综合利用始终是资源合理开发利用的重要目标。

充分利用各个器官 一种药用植（动）物的各部位或器官，往往有多种用途，如能分别将它们加以利用，便能提高该物种的经济价值。如酸枣是中国北方普遍生长的灌木植物，资源十分丰富，栽培容易。酸枣的果实可制成果茶、果酱和酿酒；种仁为常用中药"酸枣仁"；叶可提取芦丁（芸香苷）或作茶叶；果核壳可制活性炭。同时酸枣又是蜜源植物，其花粉可作营养补品。此外，酸枣树较耐寒和耐干旱，是北方优良的固土、固沙和薪材植物。可见，搞好综合利用，便能产生较好的经济效益、社会效益和生态效益。

充分利用内含多种化学成分 每种药用植（动）物体内，往往含有多种有用的化学物质和活性成分，应尽可能将其利用。如在制备五味子酊剂后，其药渣中含有大量木脂素，具有降低谷丙转氨酶作用，可提取制造治疗肝炎的药物；从小檗属植物提取黄连素的母液中，尚可分离出具有增多白细胞作用的小檗胺和抗菌消炎作用的药根碱；蒸完挥发油的薄荷残渣可提取梓醇，用于制备生长素和合成维生素E，薄荷残渣和残液中还含有齐墩果酸、黄酮类成分，有较好的利胆和消炎作用，也可加以利用。

开发同一化学物质的新用途 随着药学研究的深入，不少老药或化学成分，发现新的用途。如伞形科植物积雪草为常用中草药，含多种香树脂醇型的三萜类成分，其中主要为积雪草苷和羟基积雪草苷，临床上将提取到的积雪草总苷用于治疗皮肤病，有促进伤口愈合及减少瘢痕疙瘩等作用；研究又发现积雪草总苷还具有抗抑郁、抗癌、增强记忆的作用。

利用农副产品和中药工业废料开发产品 大量农副产品和中药工业的废料或残渣中有很多可以进一步开发利用的物质。如提取左旋多巴的藜豆残渣可以提取可治疗青光眼和阿托品中毒的毒扁豆碱，以及蛋白用于饲料等用途；从花生果壳中可提取具有抗肿瘤抗氧化作用的木犀草素（获得率达1%）；蚕沙（家蚕粪便）中可提取叶绿素酮钠，是用量很大的食用绿色素，还可用于治疗消化道溃疡及白细胞减少症。制作葡萄酒的残渣（葡萄种子）可提取原花色苷类成分，不仅可供保健用，且可出口。总之，品种繁多、数量巨大的农、林、牧、副、渔产品及食品工业的废料往往具有很大的综合利用价值，值得进一步开发研究。

（张　辉）

zhōngyào tìdài zīyuán

中药替代资源 （alternative resources for Chinese medicinal material）

某种资源出现短缺和枯竭，通过研究和寻找获得的具有相同或者近似功能的天然药物或人工制品。替代是保护珍稀濒危物种的重要方法。被认可的替代品，又称代用品。中医用药代用品现象较为普遍。在实际应用过程中，存在临时性替代和长期性替代两种情况。临时性替代，主要针对当前紧缺的情况指定的替代，如曾用紫花地丁替代临时缺货的蒲公英，甘西鼠尾草替代丹参等。长期性替代，主要针对的是资源枯竭或者长时期无法解决短缺状态，但疗效非常确切的品种，替代的方法包括：寻找主治类同品，如用水牛角代替犀角；扩大药用部位，用可持续采收的地上部位替代根，如刺五加；近缘种替代，如用同属植物白木香代替沉香；人工合成品替代，如人工牛黄、人工麝香替代牛黄和麝香，人工合成冰片替代天然冰片；生物技术培养替代，如冬虫夏草菌丝体替代冬虫夏草，体外培植牛黄替代天然牛黄等。

(张 辉)

zhōngyào xīnzīyuán fāxiàn

中药新资源发现（exploration of new Chinese medicinal material resources）

寻找和发现尚未被用作中药使用资源的过程。主要有以下 5 个途径。①从古代本草医药书籍中发现：古代医籍中保存了极为丰厚的用药经验，但是沿用全今的中药品种只是其中一部分，有待研究和开发的药物还有很多。通过对古代医籍用药经验的研究取得了重大成果，如从青蒿中研究发现治疗疟疾的青蒿素，则来自于晋·葛洪《肘后备急方》。②从民族药和民间药中发现：广大城乡及少数民族聚居地区中蕴藏着丰富的用药经验，可以从调查、整理民间民族资料入手，不乏发现新的中药品种。如哈尼族药物青叶胆治疗肝炎，哈尼族药昆明山海棠治疗类风湿和红斑狼疮，江西民间药草珊瑚治疗咽喉肿痛，河北草药鬼针草治疗高血压等，都成为新的重要的中药资源。③应用植物亲缘关系和化学分类学原理：根据“亲缘关系相近的植物类群具有相似的化学成分”原理，在近缘植物中寻找活性成分含量高的药用植物资源。如“寿比南”（Sperina）为20世纪50年代中国进口的一种降压及安定药，是从印度药用植物蛇根木中提出的总生物碱，其主要活性成分为利血平。中国没有蛇根木，但在海南、广东等地分布有同属植物萝芙木。经研究证实国

产萝芙木属的大部分种类，均可作为新的用药资源植物。④从同一药物的其他器官和部位中发现：对于传统的动植物中药资源，使用的多是其中某一或几个部位，其余弃之。但同一药材的多个部位可能有类似药用成分，如杜仲叶与树皮的成分相似，可以药用；人参、三七、西洋参的芦头（根茎）、叶等部位也富含药用成分，已成为新的药用资源。⑤从药用植物的共生微生物中发现：根据内共生理论，植物内生真菌可能产生与宿主相同或相似的具有生物活性的次生代谢产物。研究发现内生真菌能产生许多活性次级代谢产物，活性次级代谢产物具有抗菌、抗肿瘤等生物活性。如短叶红豆杉内生真菌 *Taxomyces andreanae* 中发现紫杉醇；喜树果实中内生菌株可产生喜树碱；蜜环菌和天麻共生，蜜环菌已成为新的中药资源。

(张 辉)

zhōngyào zīyuán jīngjì

中药资源经济（resource-based economy of Chinese medicinal materials）

有关中药资源调查、生产、开发利用、保护和其他资源保障过程中所发生的与货币相关的知识体系。包括中药资源的占有、使用、分配和保护过程中所发生的经济关系，即通过经济分析来研究中药资源合理配置与最优使用，及其与人口、环境协调与可持续发展等问题。其基础理论包括自然科学理论和社会科学理论，最重要的是资源承载力理论、价值理论、价格理论和产权影响价值运动的理论。由效率、最优和可持续性三大主题，以及生产、分配、利用、保护与管理四个方面构成中药资源经济的基本内容。

研究内容 中药资源经济是以中药资源为载体，研究内容包括两大部分。①中药自然资源的生产和再生产过程。包括相应的交换、分配（配置）和利用环节；再生产过程，包括自然生产过程与社会生产过程。交换环节，包括人与自然之间的交换和人与人之间的交换。②中药资源品的生产和再生产过程。这两部分生产过程首尾相接，是整个资源生产过程的两个阶段；资源再生产过程又是物质效用再生产过程与生产关系再生产过程的统一过程。

应用 在中药资源没有成为限制医药事业和社会经济发展的主要因素以前，中药资源本身的价值没有体现，中药的价格只是在采集、制造、运输等过程中附加的人工价值。随着人口增长加快、经济社会结构的不适应，以及人类不合理利用、不适当管理，导致了资源的稀缺，而资源通过繁殖无法达到使其数量和质量的恢复，中药资源成为医药事业发展的限制因素。对中药资源研究不仅在于其自然特性，其经济特征也应引起足够的重视。人们在开发利用中药资源过程中，应以经济学理论为基础，通过经济分析来完善中药资源市场过程，通过价格机制的作用，使之达到资源最优或次优的经济配置。

(严铸云)

zhōngyàocái shìchǎng

中药材市场（market of Chinese medicinal materials）

中药材供应者和需求者进行交换的场所和交换关系的总和。中药材市场是实现中药材生产、经营和交易活动的市场，其主要功能是以中药材为媒介，促进中药材生产和消费，实现中药材国内外流通。随着信息网络化的发展，这个市场也可

以是虚拟的场所和地点，如中药材电子商务市场等。

形成和发展 中药材的市场活动，自西汉时期南北商品的交换中就占有较大比重。三国时期，江西省的樟树地区已开设了"药圩（中药集市）"，形成了小规模的中药材批发市场。唐朝已有"药市"的记载，宋朝的中药材交易已非常活跃，出现了"官营"和"民营"并存的中药材市场。明清时代是中药材市场发展成熟的重要时期，尤其是清朝，中国各地的药材集市繁荣，形成了河南百泉、江西樟树、河北祁州、河南禹州等区域性中药材市场。1949年新中国成立以前的中药材市场属于自由竞争的市场，1949年新中国成立后直至20世纪末的中药材市场，由国家统一经营管理，期间属于垄断市场。自21世纪始，中药材市场逐渐恢复了竞争的事态，形成了多个区域性中药材批发市场。

组成 中药材市场由国内市场和国际市场两部分组成。国内市场由中药材专业市场、中药材批发企业、中药材零售企业以及中药材电子商务市场等组成。国家中医药管理局、国家卫生和计划生育委员会、国家工商行政管理局制定了中药材专业市场标准，并批准了哈尔滨三棵树、河北安国、安徽亳州、山东鄄城、江西樟树、河南禹州、湖北蕲州、湖南邵东、湖南岳阳、广西玉林、广东普宁、广州清平、成都荷花池、重庆解放西路、昆明菊花园、西安万寿路、兰州黄河等17家专门从事中药材批发的中药材专业市场。根据国家《药品管理法》规定，禁止中药饮片、中成药、罂粟壳等28种毒性中药材，以及中国重点保护的野生动、植物药

材进入专业市场进行交易。中药材国际市场遍布世界100多个国家和地区，可分为东南亚市场、日韩市场、西方市场和非洲与阿拉伯市场等四个主要区域性市场，其中东南亚与日韩是中国中药材销售的主要国际市场。

（刘 勇）

zhōngyào zīyuán guǎnlǐ

中药资源管理（management of Chinese medicinal material resources） 为合理、科学地开发利用和保护中药资源所采取的行政、经济、法制的技术和手段。需要遵循科学的管理理念和中药资源的自然规律，运用中药学、资源学、经济学、管理学等学科的基本原理和技术方法，对中药资源调查、评价、保护、利用及经营等过程制订规划、组织协调、监督约束等，以保障国家、地区、企业或个人的资源需求，保证中药资源的合理开发利用，中药资源社会效益、经济效益、生态效益的持续发展，维持中药资源利用与保护的平衡。

内容 中药资源管理涉及自然资源、中药材生产和流通、中药资源的开发和利用、资源保护、资源信息等多个环节和领域，管理涉及政府部门、科研机构、企业和行业协会等社会的各个方面。①中药材生产的管理包括野生资源的采集和利用、药用植物的种植和药用动物的养殖，药材的采收和产地初加工及仓储管理等中药材生产活动的各个方面。这些活动属于多个行业，分别受到多个部门的管理。野生的采集和抚育受到草原、森林、矿藏部门的管理，中药材种植和养殖、采收和加工受到农业等部门的管理，中药材的质量监督管理归国家食品药品监督管理总局管理，濒危

野生动物的养殖还要经过国家野生动物保护管理部门的审批。2002年国家食品药品监督管理局颁发的《中药材生产质量管理规范》（GAP）是针对中药材生产制定的专项管理规定。②中药材交易市场和贸易环节的管理，受到农产品市场贸易，以及进出口相关政府部门的管理，国家共批准了17个中药材专业交易市场，目的是进行中药材交易和流通的专门化管理。③中药资源保护的管理，与自然资源和生态环境的保护密切相关，一方面遵从国际公约和国内制定的法规和条例，另一方面，各级政府采取行政手段开展了中药资源的监测、野生变家种、建立植物园、建立自然保护区等实施中药资源的保护措施。④中药资源信息管理，通过建立中药资源数据库，以及数据采集、传递、处理，及时反映资源种类、数量和质量方面的变化情况，以及生产、需求等多方面因素对资源变化的影响。

途径 实现中药资源的管理是一项涉及多部门多方面的系统工程。实现管理的途径有：①法制管理。由国家和相关管理部门制定和颁发中药资源相关的法律和法规，并在立法的基础上通过各种途径加强全民法制教育，使其成为任何单位和个人自觉遵守的行为准则，以确保中药资源的合理利用和科学保护。②行政管理。由国家资源管理机构采用行政手段对资源开发利用与保护实施规范有效管理。行政管理者一般不直接参与中药资源的开发利用等具体工作，而是通过对资源经营者行为的指导、监督与约束、实现对中药资源的间接管理。国家关于中药资源的法律法规和政策措施，通过各层次的管理机构

和管理者，实行逐级实施与管理，保证资源行政管理目标的实现。③经济管理。中药资源管理机构根据社会学、经济学原理，运用税收、价格、贷款、补贴等经济杠杆，调节企业、部门、地区之间对中药资源尤其是稀缺、珍贵资源的占有、经营、分配等关系，维护中药资源生产、经营者的合法经济利益，保持中药资源经济和生态环境的动态平衡，最大限度地减少和杜绝对中药资源的浪费和破坏。④技术管理。在继承传统经验与方法的基础上，运用现代科学的理论与技术手段，制订相应的技术规范或标准，实现中药资源的调查、生产、利用、保护等研究与经营过程的规范化和标准化。

（谈献和）

zhōngyào zīyuán xìnxī guǎnlǐ

中药资源信息管理（information management of Chinese medicinal material resources）

利用计算机、网络等技术，对中药品种、数量、分布等情况进行收集、统计、过滤和分析，进而形成数据的技术和手段。中药资源信息管理是中药资源管理的基础和重要组成部分，也是为各中药管理机构和管理者提供战略决策和科学管理的重要措施。中药资源信息管理综合应用计算机技术、多媒体技术、地理信息系统等现代信息存储和处理技术，大量收集中药资源及其产品的生产、需求和相关信息，包括中药的种类、自然和人工栽培分布、主要产区、蕴藏量和经济产量、资源再生速率、用途、需求量等，形成中药资源数据库及中药资源图的形式，有利于展示、查阅和检索，其可成为中药资源科研、生产、教学、经营等的决策依据。

构建中药资源管理信息系统是实施中药资源信息管理的基础。中药资源管理信息系统具备如下特点：①可靠性。系统数据库的数据均由专业技术人员进行收集、整理和加工，最后由相关学科的专家进行审核把关，保证数据的真实性。②实用性。系统中数据应有数值、文献、图片、影像等多种信息。每个中药资源品种的药用属性应包含该品种的所有信息，系统可以进行数据查询、数据统计分析、图片浏览，便于增减、转移。满足中药资源生产、教学、科研、经营者等专业人员的需求。③功能齐全。系统包括资源管理和检索两个主要功能模块。资源管理模块具有数据添加、修改、保存、删除等功能。检索模块可以按任意条件组合检索，并支持全文检索。检索结果可显示、导出，图片、影像资料可以查看、导出。④操作简便。系统按学科分类建立各种结构，便于层层展开，实现界面分离、分层管理。可以按任意条件组合检索，并支持模糊检索。⑤信息量大。可以满足中药资源大量信息的存储和处理。⑥响应速度快。对各种操作和全文检索响应速度快，有效节省查阅时间。⑦数据可重复利用。数据库中的数据应具有可重复利用性，反复使用时不会发生数据损耗或丢失。⑧动态增删内容。各种信息数据经过收集、整理、录入之后，可以进行有效的维护。信息内容可按要求及时增加新成果信息，也可以删除过时需淘汰的信息内容。

（谈献和）

zhōngyào zīyuán jiāncè

中药资源监测（monitoring of Chinese medicinal material resources）

利用各种信息采集和处理方法，对反映中药种类、数量、分布区域面积、利用状况、生态环境的变化，以及其他相关因子进行定期或长期的统计和研究。通过监测，及时预测中药资源的消长变化，阐明影响资源动态变化的因子，揭示区域中药资源变化过程中各种因子的关系和变化规律，展现区域中药资源演变轨迹和变化趋势，为科学合理地保护、利用、管理中药资源提供依据，实现中药资源合理利用和可持续利用。

体系组成 中药资源监测体系的建立由国家和地方共同参与，分工负责。中药资源监测体系包括中药资源监测管理系统、技术系统和监督系统。其中管理系统指建立国家和地方两级管理机构，负责指导、管理全国和地方的监测工作。技术系统指以样地为基础，以计算机技术为依托，地理信息系统为平台，遥感、航空等影像图为空间信息源，样地调查数据为属性信息源，建立各资源品种的动态监测系统，通过网络技术将各地方监测系统联网，由国家针对相关数据组织专家建立专家决策支持系统，向政府决策部门提出意见，向社会公众和行业通报现状和预警信息等。监督系统指采用国家和地方两级监督的方式对具体监测工作进行监督，对监测实施单位资质、责任和能力通过文件资料的形式监督和实地抽查核实等方式进行有效监督。

任务 中药资源监测的主要任务包括物种监测和区域情况报告。监测的重点物种是市场需求大、资源相对不足的药用物种，珍稀、濒危和国家保护的野生药用物种。监测的重点区域是中药资源保护区和受破坏区。监测情况报告包括药用动、植物的分布范围、生境、繁殖方式、种群结构、资源消长、市场需求、价格变化和保护状况等。

主要方法 视监测品种的不同情况研究确定，实行定点监测和全面了解相结合。中药资源动态监测包括"微观"与"宏观"两个层面。"微观"层面的监测主要以具体的资源物种种群为监测对象单元，主要通过在该物种的不同分布区域内选择代表性的种群进行样方调查的方法，重点采集反映种群结构、局部生境特征等的"微观"参数，侧重分析掌握种群的动态、影响动态的物种自身生物因素和小生境因素及其规律，进而把握该资源物种的总体动态，其结果主要应用于对具体资源物种保护和再生的技术性指导，为"宏观"监测提供基础信息，并有助于提高"宏观"监测的精确度。"宏观"层面的监测以中药资源物种总体或区域性全部资源物种为监测对象单元，主要采用3S技术等，获取反映该物种全部分布区域的地理、土壤、植被、气候等生态特征的"宏观"信息，并结合地面样方调查数据进行信息的综合处理。为国家对中药资源的管理、利用、保护、生产等的决策提供依据，同时指导"微观"监测。

（谈献和）

zhōngyào zīyuán yùjǐng

中药资源预警（early warning of Chinese medicinal material resources） 根据当前及未来中药资源开发利用、保护程度，以及市场供求的发展趋势，对中药资源的短缺、濒危以及其他可能的失衡危害及时发出警报的系统活动。中药资源预警是基于中药资源的种类、数量、生态环境的变化和群落的演替规律，及其影响因子的统计、分析和评价做出的，其中建立珍稀、濒危药用物种，以及资源蕴藏量的预警系统至关重要。

中药资源预警的内容主要包括：①确定资源危机阈值。中药资源危机是多种因素造成的，为了更好地保护，就必须针对不同的对象采取针对性的保护措施，其前提是必须明确资源危机的阈值，即确立珍稀濒危物种的种类、数量、受保护等级以及必须采取的保护措施和力度。②收集和传递预警信息。确保预警信息及时地传递给管理决策机构。③评价预警信息及制定对策。建立基于系统评价方法的濒危中药资源预警评价体系，系统评价相关数据资料，制定合理的保护及管理对策，以实施有效的保护行动并监测保护效果。

（谈献和）

āwèi

阿魏（Ferulae Resina） 伞形科植物新疆阿魏 *Ferula sinkiangensis* K. M. Shen 或阜康阿魏 *Ferula fukanensis* K. M. Shen 的树脂。春末夏初盛花期至初果期，分次由茎上部往下斜割，收集渗出的乳状树脂，阴干。收载于《中华人民共和国药典》（2015年版）。药材以凝块状、表面具彩色、断面乳白色或稍带微红色、气味浓而持久、纯净无杂质者为佳。阿魏主要含有树脂、树胶、挥发油［如（R）仲丁基-1-丙烯基、1-（1-甲硫基丙基）-1-丙烯基二硫基、仲丁基-3-甲硫基烯丙基二硫醚］、香豆素类（如巴德拉克明、克拉多宁）等化学成分。药典规定阿魏挥发油含量不少于10.0%。阿魏味苦、辛，性温。归脾、胃经。具有消积，化癥，散痞，杀虫的功效。维吾尔医还用来治疗白癜

风、关节炎等。现代研究表明阿魏具有抗炎、抗肿瘤、抗过敏、抗胃溃疡、抗菌、杀虫等作用。

资源分布 新疆阿魏曾分布于新疆维吾尔自治区伊宁、阜康、托里、额敏、裕民、尼勒克、米泉、乌恰等县（市），现仅见于伊宁；阜康阿魏分布于新疆阜康。野生资源濒临灭绝，新疆阿魏和阜康阿魏入列《中国珍稀濒危保护植物名录》Ⅲ级重点保护濒危植物，《国家重点保护野生药材物种名录》Ⅱ级保护物种。商品药材主要来自于进口。主要从伊朗、阿富汗等国进口。

资源再生 新疆阿魏和阜康阿魏为早春短命植物，多年生一次结果的草本植物，野生阿魏8年才能开花结果。具有耐寒、耐旱、喜光的特性，适宜冷凉、干旱、少雨的气候条件。抗涝性差。生长于多为荒漠灰钙土和灰钙土的土壤。种子小而轻，休眠期长达300天以上。

（韩建萍）

ǎidìchá

矮地茶（Ardisiae Japonicae Herba） 紫金牛科植物紫金牛 *Ardisia japonica*（Thunb.）Blume 的干燥全草。又称矮脚茶，平地木。夏、秋二季茎叶茂盛时采挖，除去泥沙，干燥。收载于《中华人民共和国药典》（2015年版）。药材以茎色红棕、叶色绿者为佳。矮地茶主要含有挥发油（如龙脑、β-桉油醇）、酚类（如岩白菜素）等化学成分。药典规定矮地茶中岩白菜素含量不少于0.5%。矮地茶味辛、微苦，性平。归肺、肝经。具有化痰止咳、清利湿热、活血化瘀的功效。现代研究表明矮地茶具有镇咳、祛痰、平喘、促进病变组织恢复、抗菌、驱虫等作用。

资源分布 紫金牛分布于陕西、江苏、浙江、安徽、江西、湖北、湖南等省，浙江等地有栽培。商品药材主要来源于野生品，主产于浙江、江西、湖北、安徽等省。

资源再生 紫金牛为小灌木或亚灌木。分株繁殖或种子繁殖。分株繁殖的在移栽后第3年采收，种子繁殖的在播种后第4年采收。

（刘合刚）

àinàxiāng

艾纳香（Blumeae Balsamiferae Folium） 菊科植物艾纳香 *Blumea balsamifera*（L.）DC. 的叶。全年可采，但以秋季采的质量较好，鲜用或阴干。收载于《贵州省中药材、民族药材质量标准》（2003年版）、《广东省中药材标准·第一册》（2004年版）。药材以叶大、完整者为佳。艾纳香主要含有黄酮类（如二氢槲皮素、艾纳香素）、挥发油等化学成分。艾纳香味辛、苦，性微寒。归心、脾、肺经。具有开窍醒神，清热止痛的功效。现代研究表明艾纳香具有保肝、抑制肿瘤细胞生长等作用。

资源分布 艾纳香分布于华南地区，以及福建、贵州、云南、台湾等省，贵州、广西有栽培。商品药材以野生为主。主产于广西、广东、贵州、云南等地。

资源再生 艾纳香为多年生草本。喜温暖气候，耐干旱，适宜于酸性土壤生长，耐瘠薄，一般比较疏松、排水良好的土地都能种植。种子繁殖或分株繁殖，以分株繁殖为主。在艾纳香病虫害较少，有叶枯病、根腐病、蚜虫和红蜘蛛。

（周日宝）

àipiàn

艾片（l-Borneolum） 菊科植物艾纳香 *Blumea balsamifera*（L.）DC. 的新鲜叶经提取加工制成的结晶。9~10月间采取艾纳香叶，入蒸器中加热使之升华，升华所得的结晶为灰白色之粉状物，即称"艾粉"。经压榨去油，炼成块状结晶，再劈削成颗粒状或片状，即为艾片。收载于《中华人民共和国药典》（2015年版）。药材以片大而薄、洁白、松脆、清香气浓者为佳。艾片主要成分为左旋龙脑、异龙脑、樟脑等。药典规定艾片中左旋龙脑含量以龙脑计不少于85.0%，异龙脑不超过5.0%、樟脑不超过10.0%。艾片味辛、苦，性微寒。归心、脾、肺经。具开窍醒神、清热止痛功效。现代研究表明艾片具有抗菌、抗病毒、止痛等作用。资源分布和资源再生见艾纳香。

（周日宝　王振月）

àiyè

艾叶（Artemisiae Argyi Folium） 菊科植物艾 *Artemisia argyi* Lévl. et Vant. 的干燥叶。夏季花未开时采收，去掉杂质，晒干。收载于《中华人民共和国药典》（2015年版）。药材以叶片大而厚、色灰绿、杂质少者为佳。艾叶存放1~3年后制成的艾条，外用熏灸效果较好。艾叶主要含有挥发油（如1,8-桉油精、樟脑、龙脑、α-松油醇、蒿醇、β-石竹烯、马鞭草烯酮、2,6,6-三甲基-2,4 环庚二烯酮-1）、黄酮类、多糖等化学成分。药典规定艾叶中桉油精含量不少于0.05%。艾叶味辛、苦，性温；有小毒。归肝、脾、肾经。具有温经止血，散寒止痛，祛湿止痒的功效。中医常用艾条或艾柱在体表穴位上灼烧、熏熨，具有温通经脉、调节气血的作用。现代研究表明艾叶具有镇咳、祛痰、抗菌、平喘、抗过敏性休克、缩短凝血时间、利胆和兴奋子宫等作用。

资源分布 艾分布遍及全国。商品药材来源于栽培和野生。主产于安徽、湖北、河北、河南、山东等地，以安徽明光市（原嘉山县）产销量最大。湖北省蕲春县产艾叶，又称蕲艾，来自于栽培品种蕲艾 *Artemisia argyi* cv. qiai，为道地药材。

资源再生 艾为多年生草本。适应性较强，在潮湿肥沃的土壤环境下生长较好，耐严寒。可采取分株繁殖和根茎繁殖两种方法育苗。栽种3~4年以后，根茎衰老，需翻栽更新。

（韩建萍）

ānxīxiāng

安息香（Benzoinum） 安息香科植物白花树 *Styrax tonkinensis*（Pierre）Craib ex Hart. 的干燥树脂。树干经自然损伤或于夏、秋二季割裂树干，收集流出的树脂，阴干。收载于《中华人民共和国药典》（2015年版）。药材以断面夹有白色泪滴状物或多夹有黄白色颗粒者为佳。安息香含有机酸类（如苯甲酸、肉桂酸）、木脂素类、三萜类等化学成分。药典规定安息香中总香脂酸不少于27%。安息香味辛、苦，性平。归心、脾经。具有开窍醒神、行气活血、止痛的功效。现代研究表明安息香具有抗溃疡、抗氧化、抗菌的作用。

资源分布 白花树分布于浙江、福建、湖南、广东、广西、贵州、云南等省区。商品药材来源于野生或栽培，以野生为主，也有进口。野生分布于浙江、广东、广西等省区，栽培主产于福建、云南等省，进口者根据产地来源不同，分别称越南安息香、泰国安息香和苏门答腊安息香。

资源再生 白花树为常绿乔木。喜温暖、阳光充足的环境，适于土层深厚、排水良好的砂质壤土。种子繁殖，种子忌日晒，不宜久藏，采后当年秋播或翌年春播。种植5年后可割脂，割后7~10天出脂，收集凝成乳白色的固体安息香。白花树主要病害有枯梢病，虫害为木蠹蛾和钻心虫。白花树是一种速生树种，可做行道树。

（丁 平）

ānyè

桉叶（Eucalypti Folium）

桃金娘科植物蓝桉 *Eucalyptus globulus* Labill. 或桉（大叶桉）*Eucalyptus robusta* Smith 的干燥叶。又名桉树叶，蓝桉叶。夏、秋二季茎叶茂盛时采收，晒干或阴干。收载于《贵州省中药材、民族药材质量标准》（2003年版）和《上海市中药材标准》（1994年版）。桉叶药材以叶大、完整、有香气者为佳。桉叶主要含有挥发油（如蓝桉醛、1,8-桉叶油素、蒎烯）、黄酮类（如鼠李秦素、鼠李素等）等化学成分。桉叶味苦、辛，性凉。归肺、胃、脾、肝经。具有清热解毒、杀虫止痒、收敛生肌的功效。现代研究表明桉叶具有抗菌、抗炎、抗氧化、抗肿瘤、杀虫、降血糖的作用。桉叶为提取桉叶油的原料，桉叶油可药用，具有抑菌、杀虫、抗氧化等功效。

资源分布 蓝桉原产澳大利亚，1980年引入，在广东、广西、云南、四川、江西等省区栽培；桉原产澳大利亚，华南多地栽培。商品药材来源于栽培，栽培主产于广东、广西、云南等省区。

资源再生 蓝桉为常绿乔木。性喜光，喜温暖气候，不耐湿热，不耐寒，喜肥沃湿润的酸性土壤。种子繁殖，春季播种。主要病害为立枯病，虫害为小地老虎。

（丁 平）

bājiǎofēng

八角枫（Alangii Radix）

八角枫科植物八角枫 *Alangium chinense*（Lour.）Harms 或瓜木 *Alangium platanifolium*（Sieb. et Zucc.）Harms 的干燥支根或须根。支根又称白金条，须根又称白龙须。全年均可采，挖取根或须根，洗净，晒干。收载于《贵州省中药材、民族药材质量标准》（2003年版）、《广东省中药材标准·第一册》（2004年版）、《湖南省中药材标准》（2009年版）等。八角枫含有生物碱类（如消旋毒藜碱、喜树次碱）、酚苷类（如水杨苷）等化学成分。八角枫味辛、苦，性温；有小毒。归肝、肾、心经。具祛风祛湿，舒筋活络，散瘀止痛的功效。现代研究表明八角枫具有肌肉松弛、先兴奋后持久抑制中枢神经系统、降血压、收缩平滑肌、镇痛、抗菌、抗炎等作用。消旋毒藜碱（*dl*-毒藜碱）是肌肉松弛的主要活性成分，也是毒性成分，根越细，含消旋毒藜碱越多，毒性越强。中毒轻者头晕、无力，重者可因呼吸抑制而死亡。应控制剂量。

资源分布 八角枫分布于华东、华中、华南、西南地区，以及陕西、甘肃等省；瓜木分布于华东、西南地区，以及吉林、辽宁、河北、山西、陕西、甘肃、台湾、河南、湖北等省区。商品药材来源于野生，产区分散。

资源再生 八角枫及瓜木为落叶乔木或灌木。喜温暖湿润气候，生于海拔2000m以下的山坡或疏林中。栽培以土层深厚、肥沃、排水良好的砂质壤土为宜。

（陈士林）

bājiǎohuíxiāng

八角茴香（Anisi Stellati Fructus）

木兰科植物八角茴香 *Illicium verum* Hook. f. 的干燥成熟果实。又称大茴香。秋、冬二季果实由绿变黄时采摘，置沸水中略烫后干燥或直接干燥。收载于《中华人民共和国药典》（2015年版）。药材以气香、形大、个完整、色红、油多者为佳。八角茴香主要含有挥发油（如反式茴香脑、对丙烯基异戊烯醚、α-蒎烯、α-水芹烯、α-萜品醇、黄樟醚、甲基胡椒酚）、黄酮类（如山奈酚）、有机酸类等化学成分。药典规定八角茴香中挥发油含量不少于4.0%；反式茴香脑含量不少于4.0%。八角茴香味辛，性温。归肝、肾、脾、胃经。具温阳散寒、理气止痛的功效。现代研究表明八角茴香具有抗细菌、真菌、增多白细胞、抗支气管痉挛等作用。八角茴香为常用调味品，莽草酸的提取原料；反式茴香脑为合成己烷雌酚的原料，也用于化妆品。

资源分布 八角茴香分布于福建、台湾、广西、广东、贵州、云南等省区。商品药材来源于野生或栽培，主产于广西、云南。

资源再生 八角茴香为常绿乔木。喜温暖、潮湿，产区多在北纬25°以南，以土层深厚、疏松、腐殖质含量丰富、排水良好的偏酸性的壤土或砂质壤土栽培为宜。忌强光和干旱，怕强风；种子繁殖，9~10月采收成熟果实，随采随播，或用湿沙层积贮藏至第2年1~2月播种，8~10年结果。病害有炭疽病，虫害有八角尺蠖、金花虫等。

（张永勋）

bājiǎolián

八角莲（Dysosmatis Rhizoma Et Radix）

小檗科植物八角莲 *Dy-*

sosma versipellis（Hance）M. Cheng、六角莲 *Dysosma pleiantha*（Hance）Woods. 或川八角莲 *Dysosma veitchii*（Hemsl. et Wils）Fu ex Ying 的干燥根茎和根。全年均可采，秋末为佳。全株挖起，除去茎叶。洗净泥沙，晒干或烘干。收载于《贵州省中药材、民族药材质量标准》（2003 年版）、《浙江省中药材标准》（2000 年版）、《上海市中药材标准》（1994 年版）等。药材以结节多、质坚实、味苦者为佳。八角莲含有木脂素类（如鬼臼毒素、去氧鬼臼毒）、黄酮类（如山奈酚、槲皮素）等化学成分。八角莲味苦、辛，性温；有毒。具有清热解毒、化痰散结、祛痰消肿功效。现代研究表明八角莲具有抗肿瘤、抗病毒以及免疫调节作用。八角莲服用过量会中毒。

资源分布 八角莲分布于湖南、湖北、浙江、江西、安徽、广东、广西、云南、贵州、四川等省区，主产于湖北、四川、江西；六角莲分布于台湾、浙江、福建、安徽、江西、湖北、湖南等省，主产于浙江、安徽、湖北、福建、广西；川八角莲分布于四川、贵州，云南，主产于四川、贵州、云南。商品来源于野生和栽培。八角莲为主流物种。

资源再生 八角莲为多年生宿根草本。喜阴凉潮湿，忌强光、干旱。适宜选择富含腐殖质、肥沃的砂质壤土栽种。用种子繁殖和根茎繁殖，种子采收后即可播种，幼苗生长 2 年即可移栽。主要病虫害有红蜘蛛。人工栽培的八角莲生长周期短，产量高。

（韩建萍）

bādòu
巴豆（Crotonis Fructus）大戟科植物巴豆 *Croton tiglium* L. 的干燥成熟果实。秋季果实成熟时采收，堆置 2~3 天，摊开，干燥。收载于《中华人民共和国药典》（2015 年版）。药材以个大、饱满、种仁色黄白者为佳。巴豆种子含有 20%~30% 的脂肪油（如巴豆油酸、巴豆酸、棕榈酸、硬脂酸、油酸）、嘌呤类（如巴豆苷）等化学成分，以及巴豆毒素等成分。药典规定巴豆中巴豆苷不少于 0.8%。巴豆味辛，性热；有大毒。归胃、大肠经。外用蚀疮，用于恶疮疥癣，疣痣。现代研究表明巴豆具有峻泻、抗菌、抗癌的作用。服巴豆油 1g 可中毒致死，故巴豆内服要去油。巴豆可用于杀虫。

资源分布 巴豆分布于浙江、福建、海南、江西、湖北、湖南、广东、广西、四川、贵州、云南等省区。商品药材主要来自于栽培，主产于四川、云南、广西、贵州、湖北等省区，以四川省产量最大，为道地药材。

资源再生 巴豆为常绿小乔木。喜温暖湿润，不耐寒，花期怕风。需土层深厚，排水良好的砂质土壤和黏质土壤。采用种子繁殖直播或育苗移栽。8~9 月采收种子，高温地区随采随播，低温地区在翌年 2 月播种。树龄 5~6 年开始开花结果，8~11 月果实成熟，可分批采收。虫害有尺蠖。

（韩建萍）

bājǐtiān
巴戟天（Morindae Officinalis Radix）茜草科植物巴戟天 *Morinda officinalis* How 的干燥根。又名巴戟，鸡肠风。全年可采挖，洗净，除去须根，晒至六七成干，轻轻捶扁，晒干。收载于《中华人民共和国药典》（2015 年版）。药材以断面皮部厚、紫色或淡紫色者为佳。巴戟天含有寡糖（如耐斯糖、1^F-果呋喃糖基耐斯糖）、多糖、蒽醌类（如甲基异茜草素-1-甲醚、甲基异茜草素）、环烯醚萜类（如水晶兰苷）等化学成分。药典规定巴戟天药材中耐斯糖不少于 2%。巴戟天味甘、辛，性微温。归肾、肝经。具有补肾阳，强筋骨，祛风湿的功效。现代研究表明巴戟天具有调节免疫、抗衰老、抗抑郁、抗疲劳、增强记忆的作用。巴戟天可作为保健食品。

资源分布 巴戟天分布于华南地区以及福建、江西、云南等省区，栽培于广东、广西等省区。商品药材来源于栽培，栽培主产于广东、广西。广东德庆巴戟天为道地药材。

资源再生 巴戟天为多年生藤本。生长于热带、亚热带地区，喜温暖、怕严寒，喜欢排水良好、腐殖质丰富、土层深厚，且有一定遮阴条件的砂质壤土。扦插或种子繁殖。选择 2 年生粗壮的藤茎，剪成留有 1~3 节的段。一般在春季扦插。种子繁殖，取 3 年生植株所结果实的种子播种，种子不宜久藏，随采随播。种植 4~5 年后采收。主要病害是茎基腐病，虫害为蚜虫。

（丁 平）

báqiā
菝葜（Smilacis Chinae Rhizoma）
百合科植物菝葜 *Smilax china* L. 的干燥根茎。又称金刚刺。秋季至次年春采挖，除去须根，洗净，晒干或趁鲜切片，干燥。收载于《中华人民共和国药典》（2015 年版）。药材以根茎粗壮、断面色红者为佳。菝葜含有黄酮类（如山奈酚、异鼠李素、槲皮素、落新妇苷、黄杞苷）、甾体皂苷类〔如薯蓣皂苷元-3-O-鼠李糖基（1-2）-O-鼠李糖（1-4）葡萄糖苷〕、芪类、苯丙素苷类等化学成分。药典规定菝葜中的落新妇苷和黄杞苷的总含量不少于0.1%。菝葜味甘、微苦、涩，性平。归肝、肾经。具有利湿去浊，祛风除痹，解毒散瘀的功效。现代研究表明菝葜具有抗菌、抗炎、镇痛和抗肿瘤等作用。

资源分布 菝葜分布于华东、华南、西南以及陕西等地。商品药材来源于野生。主产于云南、贵州、湖北等省。

资源再生 菝葜为多年生草本。生于海拔2000m以下的林下灌丛中、路旁、河谷或山坡上。

（郭宝林）

báibāojīngǔcǎo

白苞筋骨草 (Ajugae Lupulinae Herba)

唇形科植物白苞筋骨草 *Ajuga lupulina* Maxim. 的干燥全草。又称忽布筋骨草。7～9月开花期采收，洗净，晒干。收载于《中华人民共和国卫生部药品标准·藏药·第一册》（1995年版）。白苞筋骨草主要含有黄酮类、有机酸类（如香草酸）、甾醇类等化学成分。白苞筋骨草味苦、辛，性寒。归肺、胃、肝经。具有清热解毒、凉血消肿的功效。

资源分布 白苞筋骨草分布于河北、山西、四川、西藏、甘肃、青海等省区。商品药材来源于野生，主产于青海、西藏等省区。

资源再生 白苞筋骨草为多年生草本。生于河滩沙地、高山草地。

（孙稚颖）

báibiǎndòu

白扁豆 (Lablab Semen Album)

豆科植物扁豆 *Dolichos lablab* L. 的干燥成熟种子。秋、冬二季采收成熟果实，晒干，取出种子，再晒干。收载于《中华人民共和国药典》（2015年版）。药材以颗粒饱满、色白者为佳。白扁豆主要含有脂肪油（如棕榈酸、亚油酸、反油酸、油酸、硬脂酸、花生酸、山嵛酸等）、甾体类、生物碱类（如胡芦巴碱）等化学成分。白扁豆性甘，微温。归脾、胃经。具有健脾化湿、和中消暑、养胃下气、补虚止泻的功效。现代研究表明白扁豆具有抗病毒，调节免疫系统，增进消化吸收的作用。白扁豆煎剂在体外对痢疾杆菌具有抑制作用。

资源分布 扁豆原产印度和爪哇，在汉朝时引入中国。商品来源于栽培，主产于四川、云南、陕西、湖南、河南、浙江等省，也有从缅甸、越南等地进口。

资源再生 扁豆为一年生缠绕草本。喜温暖，湿润环境，不耐霜冻。以微酸性至微碱性的黏壤土、壤土或砂质壤土最好。砾土及盐碱土则不宜栽种。种子繁殖，隔年陈种子出苗率显著降低。栽培需搭架。病害有锈病，春天发生。虫害有蚜虫、红蜘蛛、豆荚螟。

（韩建萍）

báifùzǐ

白附子 (Typhonii Rhizoma)

天南星科植物独角莲 *Typhonium giganteum* Engl. 的干燥块茎。又称禹白附。秋季采挖，除去须根和外皮，晒干。收载于《中华人民共和国药典》（2015年版）。药材以个大、质坚实、色白、粉性足者为佳。白附子含有苷类（如白附子脑苷A、B、C、D，芸苔甾醇苷、松柏苷）、有机酸类（如琥珀酸）、挥发油（如己醛、2-庚醇、1-辛烯-3-醇、樟脑）等化学成分。白附子味辛，性温；有毒。归胃、肝经。具有祛风痰、定惊搐、解毒散结、止痛的功效。现代研究表明白附子具有镇静、抗痉、抗破伤风、抗菌、抗炎等作用。

资源分布 独角莲野生分布于河北、河南、山东、山西、陕西、甘肃、宁夏、四川等省区，吉林、辽宁、河南、江苏、湖北、云南等省有栽培。商品药材来源于野生或栽培。

资源再生 独角莲为多年生草本。生于林下或山涧阴湿地。喜温暖湿润，以肥沃、湿润的砂壤土栽培为宜。种子繁殖和块茎繁殖，以块茎繁殖为主，冬季采收时，选留小块茎作种，用干细泥沙分层堆积，贮藏备用。块茎繁殖以"谷雨"前后为最佳栽种期，块茎形成期需水较多，但水分过多过涝，会导致块茎腐烂，甚至植株死亡。种子繁殖，4～5月于苗床条播。猪儿虫可致独角莲病虫害。

（韩建萍）

báiguǒ

白果 (Ginkgo Semen)

银杏科植物银杏 *Ginkgo biloba* L. 的干燥成熟种子。秋季种子成熟时采收，除去肉质外种皮，洗净，稍蒸或略煮后，烘干。收载于《中华人民共和国药典》（2015年版）。药材以粒大、色白、饱满者为佳。白果含有有机酸类（如白果酸、氢化白果酸）、酚类（如白果酚、银杏酚）、黄酮类、内酯类等化学成分。白果味甘、苦、涩，性平；有毒。归肺经。具有敛肺定喘、止带浊、缩小便的功效。现代研究表明白果具有通畅血管、改善大脑功能、延缓大脑衰老、增强记忆能力、改善脑供血不足、保肝、抗心律不齐、抗过敏等作用。生食有毒，白果酸类是有毒成分。资源分布和资源再生见银杏叶。

（周日宝）

báihéchē

白河车 (Rohdeae Rhizoma)

百合科植物万年青 *Rohdea japonica*

（Thunb.）Roth 的干燥根茎。又称万年青根。全年可采，以 10～12 月采收者为好。挖取根及根茎，除去茎叶及须根，洗净，晒干或烘干。收载于《上海市中药材标准》（1994 年版）和《江苏省中药材标准》（1989 年版）。药材以色红者为佳。白河车含有强心苷类（如万年青苷 C、A、B、毕平多苷元-3-β-D-吡喃阿洛糖苷）等化学成分。白河车味甘、苦，性寒；有小毒。具有清热解毒、强心利尿、散瘀止痛的功效。民间用于治疗肿瘤。服用过量会出现毒副作用。

资源分布　万年青分布于山东、江苏、安徽、浙江、江西、湖北、湖南、广西、四川、贵州等省区。在中国和日本广为栽培。商品药材来源于栽培或野生。

资源再生　万年青为多年生常绿草本。各地常有盆栽供观赏。喜温暖潮湿气候，忌强光，生于林下潮湿处或草地上，海拔 750～1700m。以砂质壤土和腐殖质土栽培为宜。采用种子繁殖或分株繁殖，以分株繁殖为主，在 3～4 月或 9～10 月进行。种子播种在早春 3～4 月进行。

（韩建萍）

báihuācàizǐ

白花菜子（Cleomis Semen）

白花菜科植物白花菜 *Cleome gynandra* L. 的干燥成熟种子。秋季采挖全草，晒干，打下种子，其全草亦入药。收载于《北京市中药材标准》（1998 年版）和《山东省中药材标准》（2002 年版）。药材以干燥、颗粒饱满、色黑、无杂质者为佳。白花菜子含有葡萄糖异硫氰酸盐（如葡萄糖屈曲花素、新葡萄糖芸薹素、葡萄糖芸薹素、醉蝶花素）、皂苷类（如白花菜苷）、脂肪油、有机酸类、黄酮类、生物碱类等化学成分。白花菜子味苦、辛，性温；有小毒。归心、脾经。具有祛风除湿、活血止痛的功效。现代研究表明白花菜子具有镇痛抗炎的作用。白花菜子油可外用杀家畜、人和植物寄生虫，白花菜嫩茎叶可食用。

资源分布　白花菜分布于华北及其以南至台湾、广东、海南等省。商品药材来源于栽培。主产于河北安国。

资源再生　白花菜为一年生草本。喜温暖、潮湿环境，对光、水、肥要求较高，要求强的光照。不耐干旱。采用种子繁殖，春季播种，种子不耐贮藏，发芽缓慢，隔年种子发芽率显著降低。

（韩建萍）

báihuādān

白花丹（Plumbaginis Herba）

白花丹科植物白花丹 *Plumbago zeylanica* L. 的干燥全草或不带叶的干燥茎枝。全年可采，切断晒干或鲜用。收载于《中华人民共和国卫生部药品标准·维吾尔药分册》（1999 年版）。多民族使用药材。药材以绿色为佳。白花丹含有萘醌类（如白花丹素、3,6'-双白花丹素、白花丹酮）、香豆素类（如花椒内酯、美花椒内酯）、有机酸类、甾醇类、三萜类等化学成分。白花丹味辛、苦、涩，性温；有毒。具有祛风除湿、行气活血、消肿解毒的功效。现代研究表明白花丹具有抗炎、抗肿瘤、抗菌、抗肝损伤、兴奋中枢神经、促进骨折愈合等作用。

资源分布　白花丹分布于西南地区以及广东、广西、台湾、福建、四川、云南等省区。商品来源于野生或栽培。主产于广东省惠州、佛山、汕头、广州等地。

资源再生　白花丹为常绿半灌木。喜温暖湿润气候，不耐寒，多生于气候炎热的地区，在全光照或荫蔽度在 70% 以下生长良好。在西双版纳 500～1200m 海拔生长比较好，可用种子繁殖和扦插繁殖，以土壤深厚、肥沃、含腐殖质高、疏松、黏性大的土壤比较好，低洼积水，砂质土不易栽种。

（韩建萍）

báihuāshéshécǎo

白花蛇舌草（Hedyotidis Herba）

茜草科植物白花蛇舌草 *Hedyotis diffusa*（Willd.）Roxb. 的干燥全草。夏、秋季采收，去掉杂质，晒干。收载于《湖南省中药材标准》（2009 年版）、《福建省中药材标准》（2006 年版）、《四川省中药材标准》（2010 年版）等。药材以茎叶完整、色灰绿、带果实、无杂质、气微味淡者为佳。白花蛇舌草主要含有环烯醚萜类（如车叶草苷、京尼平苷酸、鸡屎藤次苷）、黄酮类、蒽醌类、甾醇类、皂苷类、有机酸类、多糖类、香豆素类、生物碱类等化学成分。白花蛇舌草味甘、苦，性寒。归胃、大肠、小肠经。具有清热解毒、利湿消肿、活血止痛的功效。现代研究表明白花蛇舌草具有抗癌、抗氧化、抗炎等作用，是治疗多种肿瘤的常用药。

资源分布　白花蛇舌草分布于中国东南至西南各地区。商品药材为野生或栽培，野生品主产于云南、广东、广西、福建等省区，栽培品主产于河南、江西、福建、江苏等省。

资源再生　白花蛇舌草为一年生草本。喜温暖潮湿，不耐干旱、积水和严寒。栽培以疏松肥沃，排水良好，富含腐殖质的砂质壤上为宜。白花蛇舌草生育期约 150 天，适宜生长温度为 23～30℃，种子寿命一般为 1～2 年。

种子繁殖。

（谈献和）

báijí

白及（Bletillae Rhizoma） 兰科植物白及 *Bletilla striata*（Thunb.）Reichb. f. 的干燥块茎。夏、秋二季采挖，除去须根，洗净，置于沸水中煮或蒸至半干，除去外皮，晒干。收载于《中华人民共和国药典》（2015 年版）。药材以个大、饱满、色白、半透明、质坚实者为佳。白及含有多糖（如白及甘露聚糖）、蒽醌类（如大黄素甲醚）等化学成分。白及味苦、甘、涩，性微寒。归肺、肝、胃经。具有收敛止血、消肿生肌的功效。现代研究表明白及具有保护胃黏膜、止血、预防肠粘连的作用。

资源分布 白及分布于甘肃、江苏、安徽、浙江、江西、福建、四川、贵州、云南、湖南、湖北等省。商品药材来源于野生。主产于贵州、云南、四川、湖南、湖北。以贵州产量大，质量好。

资源再生 白及为多年生草本。生于海拔 500~1500m 的山坡草丛，沟谷及溪边，喜温暖稍阴湿环境，不耐寒。栽培在排水良好，肥沃的砂质土壤和腐殖土较佳。白及种子萌发率极低，采用分切假鳞茎繁殖。采收期为 9~10 月，选择具有芽眼的假鳞茎做种栽。在种后第四年的秋末采挖，白及较容易发生根腐病。春夏多雨季节要特别注意排涝防水，以防病虫害发生。

（韩建萍）

báiliǎn

白蔹（Ampelopsis Radix） 葡萄科植物白蔹 *Ampelopsis japonica*（Thunb.）Makino 的干燥块根。春、秋二季采挖，切成纵瓣或斜片，晒干。收载于《中华人民共和国药典》（2015 年版）。药材以肥大、断面粉红色，粉性足者为佳。白蔹含有机酸类（如酒石酸、延胡索酸、龙脑酸）、蒽醌类等化学成分。白蔹味苦，性微寒。归心、胃经。具有清热、解毒、散结、生肌、止痛的功效。现代研究表明白蔹具有抗菌、抗肿瘤、调节免疫、促进血液循环等作用。白蔹可用于化妆品。

资源分布 白蔹分布于黑龙江、吉林、辽宁、河北、河南、山东、安徽、江苏、浙江、江西、湖南、湖北、四川、山西、陕西、广西、内蒙古等省区。商品药材多为野生，主产于河南、湖北、安徽、江西。

资源再生 白蔹为落叶攀缘木质藤本。亚热带到温带均能栽培，喜凉爽湿润，适应性强，耐寒，对土壤要求不严。用块根和扦插繁殖，块根繁殖：在春季分离带芽块根栽种；扦插繁殖：在 7 月进行，生根后即可移栽。病害有褐斑病及根腐病；虫害有红蜘蛛。

（张永勋）

báimáogēn

白茅根（Imperatae Rhizoma） 禾本科植物白茅 *Imperata cylindrica* Beauv. var. *major*（Nees）C. E. Hubb. 的干燥根茎。春、秋二季采挖，洗净，晒干，除去须根及膜质叶鞘，捆成小把。收载于《中华人民共和国药典》（2015 年版）。药材以粗肥、色白、无须根、味甜者为佳。白茅根含有三萜类（如芦竹素、白茅素、异乔木萜醇）、内酯类（如白头翁素、薏苡素）、有机酸类（如枸橼酸、草酸、苹果酸）等化学成分。白茅根味甘，性寒。归肺、胃、膀胱经。具有凉血止血、清热利尿的功效。现代研究表明白茅根具有止血、抗炎、利尿、镇痛、调节免疫等作用。白茅根可以食用。

资源分布 白茅全国均有分布。商品药材来源于野生，主产于华北地区。

资源再生 白茅为多年生草本。喜温暖湿润、耐旱，宜选一般坡地或平地栽培；用根茎繁殖，春季挖取地下根茎栽种。

（张永勋）

báimáoxiàkūcǎo

白毛夏枯草（Ajugae Decumbensis Herba） 唇形科植物金疮小草 *Ajuga decumbens* Thunb. 的干燥全草。5~6 月和 9~10 月各采收 1 次，鲜用或晒干。收载于《湖北省中药材质量标准》（2009 年版）、《贵州省中药材、民族药材质量标准》（2003 年版）、《上海市中药材标准》（1994 年版）。药材以色绿、花多者为佳。白毛夏枯草含有二萜类（如金疮小草素 A、B、C、D，筋骨草素 A_2、B_2）、环烯醚萜类（如白毛夏枯草苷 A、B、C、D）、甾体类、黄酮类等化学成分。白毛夏枯草味苦、甘，性寒。归肺、肝经。具有清热泻火，解毒消肿的功效。现代研究表明白毛夏枯草具有镇咳、祛痰、平喘、抑菌、抗病毒、抗炎、抗过敏等作用。

资源分布 金疮小草分布于华东、中南及西南地区，湖南、湖北等省有栽培。商品药材来源于野生，主产于江苏、安徽、浙江、江西、福建、湖北、湖南、广东、广西、四川、贵州、云南等省区。

资源再生 金疮小草为多年生草本。喜温暖湿润气候，喜阴湿。多生于路旁、林边、草地、村庄附近及沟边较阴湿肥沃的土壤上。栽培以疏松肥沃的夹沙土或腐殖质壤土为宜。常用种子繁殖和分株繁殖，种子繁殖采用育苗移栽法，春、夏、秋季均可播种育苗。第一年 9～10 月收获 1 次，以后每年 5～6 月和 9～10 月各收获 1 次。

（周日宝）

báipíngzǐ

白平子（Carthami Fructus） 菊科植物红花 *Carthamus tinctorius* L. 的干燥成熟果实。又称红花籽。收载于《北京市中药材标准》（1998 年版）、《甘肃省中药材标准》（2009 年版）、《上海市中药材标准》（1994 年版）等。白平子主要含有脂肪油（其中有亚油酸 73.6%～78.0%、油酸 12.0%～15.2%、肉豆蔻酸、棕榈酸、硬脂酸、棕榈油酸）等化学成分。白平子味辛，性温。归心、肝经。具有活血解毒的功效。现代研究表明白平子具有较强的活血化瘀、降低胆固醇和血脂作用。白平子可榨油，为优质食用油，不饱和脂肪酸含量高，油还可以制造人造乳酪、油漆、蜡纸及润滑油等。资源分布和资源再生见红花。

（陈虎彪）

báiqián

白前（Cynanchi Stauntonii Rhizoma Et Radix） 萝藦科植物柳叶白前 *Cynanchum stauntonii* (Decne.) Schltr. ex Lévl. 或芫花叶白前 *Cynanchum glaucescens* (Decne.) Hand.-Mazz. 的干燥根茎及根。秋季采挖，洗净，晒干。收载于《中华人民共和国药典》（2015 年版）。以根茎粗、须根长者为佳。白前主要含有三萜皂苷类（如白前皂苷、海罂粟苷元 A、海罂粟苷元 B、海罂粟苷 A 及海罂粟苷元 C-黄花夹竹桃单糖苷）化学成分。白前味辛、苦，性微温。归肺经。具有降气、消痰、止咳的功效。现代研究表明白前具镇咳、祛痰、抗炎、镇痛、抗血栓、抗

流感病毒等作用，临床用于治疗感冒咳嗽、哮喘、气管炎、百日咳、肝炎、胃痛等。

资源分布 柳叶白前与芫花叶白前均分布于江苏、安徽、浙江、江西、福建、湖北、湖南、广东、广西、四川、云南、贵州等省区。商品药材以野生柳叶白前为主。

资源再生 柳叶白前与芫花叶白前均为多年生直立半灌木。喜温暖湿润，忌干燥，适宜土层深厚肥沃的腐殖土壤栽培。种子繁殖或块根繁殖，种子繁殖：春季 2 月、3 月播种育苗，4 月底或 5 月初可移栽；块根繁殖：在春季分离带芽块根栽种，于栽种第二年秋季可采挖。病害有线虫病；虫害有蚜虫。

（张永勋）

báiqūcài

白屈菜（Chelidonii Herba） 罂粟科植物白屈菜 *Chelidonium majus* L. 的干燥全草。夏、秋二季采挖，除去泥沙，阴干或晒干。收载于《中华人民共和国药典》（2015 年版）。白屈菜含有生物碱类（如白屈菜碱、白屈菜红碱、白屈菜默碱）、萜类、有机酸类、甾体类、挥发油等化学成分。药典规定白屈菜中白屈菜红碱不少于 0.02%。白屈菜味苦，性凉；有毒。归肺、胃经。具有解痉止痛、止咳平喘的功效。现代研究表明白屈菜具有抗肿瘤、抗炎抑菌等作用。蒙药习用白屈菜的干燥根茎入药，称"白屈菜根"，具有散瘀、止血、止痛、解蛇毒的功效。

资源分布 白屈菜分布于东北、华北、西北地区及江苏、江西、四川等省。商品药材来源于野生或栽培，主产于东北及华北地区。

资源再生 白屈菜为多年生草本。喜温暖湿润气候，耐寒。栽培以疏松肥沃，排水良好的砂质壤土和壤土为宜。种子繁殖。春播或秋播。主要虫害为棉红蜘蛛。

（孙稚颖）

báisháo

白芍（Paeoniae Radix Alba） 毛茛科植物芍药 *Paeonia lactiflora* Pall. 的干燥根。又称白芍药。夏、秋二季采挖，除头尾及细根，煮后除外皮或去皮后再煮，晒干。收载于《中华人民共和国药典》（2015 年版）。药材以根粗长、匀直、质坚实、粉性足、表面洁净者为佳。白芍含有单萜苷类（如芍药苷、氧化芍药苷、苯甲酰芍药苷）、鞣质（如 1,2,3,6-四没食子酰基葡萄糖、1,2,3,4,6-五没食子酰基葡萄糖）、酚类（如苯甲酸）、三萜类、黄酮类等化学成分。药典规定白芍中芍药苷不少于 1.6%。白芍味苦、酸，性微寒。归肝、脾经。具有平肝止痛、养血调经、敛阴止汗的功效。现代研究表明白芍具有解痉、镇痛、免疫调节、保肝、抗菌等作用。可用作保健食品。

资源分布 芍药栽培于安徽、浙江、四川、河南、山东、贵州、山西等省，主产于安徽亳州。以浙江产者质量最佳，俗称"杭白芍"，亳州产者称"亳白芍"，四川产者称"川白芍"。

资源再生 芍药为多年生草本。喜温暖湿润，耐严寒、耐旱、怕涝，宜选阳光充足、土层深厚、排水良好、肥沃、疏松、含腐殖质的壤土或砂质壤土栽培；忌连作，可与红花、菊花、豆科作物轮作。种子繁殖或块根繁殖，种子繁殖：多秋季播种；块根繁殖：秋季分离带芽块根栽种，生长 3

到 5 年可采挖。病害为褐斑病、立枯病、根腐病、灰霉病、锈病等，虫害有红蜘蛛、蚜虫、蛴螬、地老虎等。

（张永勋）

báishǒuwū

白首乌（Cynanchi Auriculati Radix）

萝藦科植物牛皮消 *Cynanchum auriculatum* Royle ex Wight 或白首乌 *Cynanchum bungei* Decne 的干燥块根。又称白何首乌。早春或秋末采收，除去残茎和须根，晒干，或切片晒干。收载于《江苏省中药材标准》（1989 年版）、《山东省中药材标准》（2002 年版）。药材以粗大、粉足、断面白色者为佳。白首乌含有磷脂（如磷脂酰胆碱、磷脂酰乙醇胺、磷脂酰肌醇）、C_{21} 甾体酯苷（如隔山消苷 C3N、C1N、C1G、K1N）等化学成分。白首乌味苦，性平。归肝、肾、脾胃经。具有补肝肾、强筋骨、益精血、健脾消食、解毒疗疮功效。现代研究表明白首乌具有强心、抗肿瘤、调节免疫功能、抗氧化损伤、保肝和降血脂等作用。民间用作保健品。

资源分布 牛皮消分布于华东、华中、华南地区及河北、陕西、甘肃、台湾、四川、贵州、云南等省，山东、江苏有栽培；白首乌分布于辽宁、内蒙古、河北、山西、陕西、甘肃、山东、河南等省区。商品药材来源于栽培，以牛皮消为主，主要产于江苏。

资源再生 牛皮消为蔓性半灌木。喜欢温暖、湿润、耐阴、忌干旱，在土层深厚、疏松肥沃、富含腐殖质的砂质壤土生长良好。种子繁殖：春播或夏播。春种发根快，成活率高，但须根多，产量低，质量差。夏种地温高，阳光充足，种后新根易于膨大，产量高。虫害有中华萝藦叶甲；病害有叶斑病、根腐病。

（张永勋）

báitóuwēng

白头翁（Pulsatillae Radix）

毛茛科植物白头翁 *Pulsatilla chinensis* (Bunge) Regel 的干燥根。春、秋季采挖，剪去地上部分，除去泥土，晒干。收载于《中华人民共和国药典》（2015 年版）。药材以根条粗长、质坚实者为佳。白头翁主要含有皂苷类（如白头翁皂苷 A ~ D、A_3、B_4）、内酯类（如白头翁素、原白头翁素）等化学成分。药典规定白头翁中白头翁皂苷 B_4 不少于 4.6%。白头翁味苦，性寒。归胃、大肠经。具有清热解毒、凉血止痢的功效。现代研究表明白头翁具有抗菌、抗阿米巴原虫及其他病原体、抗肿瘤、抗氧化等作用。

资源分布 白头翁分布于秦岭—淮河一线及以北地区。商品药材为野生，主产于东北、华北地区及陕西、江苏、安徽、河南等省。

资源再生 白头翁为多年生草本。喜凉爽、干燥气候，耐寒、耐旱，不耐高温，以土层深厚、排水良好的砂质壤土生长最好。种子繁殖或分株繁殖，种子有休眠特性，早春或晚秋播种，种植 3 ~ 4 年可收获；分株繁殖在早春，1 ~ 2 年可收获。

（王德群）

báiwēi

白薇（Cynanchi Atrati Radix Et Rhizoma）

萝藦科植物白薇 *Cynanchum atratum* Bge. 或蔓生白薇 *Cynanchum versicolor* Bge. 的干燥根和根茎。春、秋二季采挖，洗净，干燥。收载于《中华人民共和国药典》（2015 年版）。药材以根色黄棕、粗壮、条匀、断面白色实心者为佳。白薇含有挥发油（如白薇素）、强心苷类（如白前苷 C、H，直立白薇苷 A、B、C、D、E）等化学成分。白薇味苦、咸，性寒。归胃、肝、肾经。具有清热凉血、利尿通淋、解毒疗疮的功效。现代研究表明白薇具有解热、抗炎、强心等作用。

资源分布 白薇分布于东北、华中、华南、西南、华东地区及河北、山西、陕西等省；蔓生白薇分布于吉林、辽宁、河北、山西、山东、江苏、安徽、浙江、河南、四川等省。商品药材主要来源于野生，主产于山东、辽宁、安徽。

资源再生 白薇和蔓生白薇均为多年生草本。喜温暖湿润、以排水良好、肥沃、土层深厚、富含腐殖质的砂质壤土或壤土为宜。种子繁殖，可直播或育苗，春天播种，育苗当年移栽，生长 2 至 3 年后采收。病害有根腐病；虫害有蚜虫。

（张永勋）

báixiānpí

白鲜皮（Dictamni Cortex）

芸香科植物白鲜 *Dictamnus dasycarpus* Turcz. 的干燥根皮。春、秋二季采挖根部，除去泥沙和粗皮，剥取根皮，干燥。收载于《中华人民共和国药典》（2015 年版）。药材以卷筒状、无木心、皮厚者为佳。白鲜皮含有生物碱类（如白鲜碱、异白鲜皮胆碱）、黄酮类（如黄柏酮、桴酮）、皂苷类等化学成分。药典规定白鲜皮中桴酮不少于 0.05%，黄柏酮不少于 0.15%。白鲜皮味苦，性寒。归脾、胃、膀胱经。具有清热燥湿、祛风解毒等功效。现代研究表明白鲜皮具有抗炎、抗肿瘤、抗菌、改善心血管系统、抗生育、杀虫、调节免疫力、抗衰老等作用。

资源分布 白鲜分布于东北地区，以及河北、山东、河南、安徽、江苏、江西、四川、贵州、陕西、甘肃、内蒙古等省区。商品药材主要来源于野生。主产于辽宁、河北、四川、江苏、浙江、安徽等省。也有朝鲜进口。

资源再生 白鲜为多年生草本。生长于丘陵土坡或平地灌丛、草地、疏林下，石灰岩山地。喜温暖湿润气候，耐寒怕旱，怕涝，怕强光照。种子繁殖。2～3年可采收。病害有霜霉病、菌核病、锈病、白绢病。虫害有地老虎、蝼蛄、金龟子幼虫、种蝇等。

(王振月)

báiyàozǐ
白药子（Stephaniae Cepharanthae Radix）
防己科植物头花千金藤 *Stephania cepharantha* Hayata 的干燥块根。又称白药根。全年或秋末冬初采挖，除去须根、泥土，洗净，切片，晒干。收载于《中华人民共和国卫生部药品标准·中药材·第一册》（1992年版）。药材以片大、断面色白、粉性足者为佳。白药子主要含有生物碱类（如左旋异紫堇定、头花千金藤碱、异粉防己碱）等化学成分。白药子味辛、苦，性凉；有小毒。归肺、胃经。具有清热解毒、祛风止痛、凉血止血的功效。现代研究表明白药子具有解蛇毒、抗结核、抗麻风、抗变态反应、活化造血组织、促进骨髓组织增生等作用。

资源分布 头花千金藤分布于江苏、浙江、安徽、福建、江西、湖南、广东、广西、贵州、台湾等省区。商品药材来源于野生，主产于湖南、浙江等省。

资源再生 头花千金藤为多年生落叶藤本。喜半阴环境和温暖气候，适宜生长于肥沃、疏松的土壤中。

(孙稚颖)

báiyīng
白英（Solani Lyrati Herba）
茄科植物白英 *Solanum lyratum* Thunb. 的干燥全草。又称排风藤、白毛藤。夏、秋季采收，洗净，晒干。收载于《北京市中药材标准》（1998年版）、《广西中药材标准》（1996年版）、《贵州省中药材、民族药材质量标准》（2003年版）等。药材以茎粗、叶绿、无果者为佳。白英主要含有甾体皂苷类（如薯蓣皂苷、蜘蛛抱蛋苷）、甾体生物碱类（如澳洲茄碱）等化学成分。白英味甘、苦，性寒；有小毒。归肝、胆、肾经。具有清热利湿、解毒消肿的功效。现代研究表明白英具有抗肿瘤、抗菌、抗炎作用。

资源分布 白英分布于华东、华中、华南、西南地区及山西、陕西、甘肃、台湾等省。商品药材为野生，主产于浙江、江苏、安徽。

资源再生 白英为多年生草质藤本。喜温暖湿润气候，耐阴湿。适宜砂质壤土及黏壤土栽培。种子繁殖或分根繁殖，种子不耐贮藏，2年种子已无发芽力。

(王德群)

báizhǐ
白芷（Angelicae Dahuricae Radix）
伞形科植物白芷 *Angelica dahurica* (Fisch. ex Hoffm.) Benth. et Hook. f. 或杭白芷 *Angelica dahurica* (Fisch. ex Hoffm.) Benth. et Hook. var. *formosana* (Boiss.) Shan et Yuan 的干燥根。夏、秋间叶黄时采挖，除去须根和泥沙，晒干或低温干燥。收载于《中华人民共和国药典》（2015年版）。药材以独支、条粗壮、质硬、体重、香气浓者为佳。白芷含有香豆素类（如异欧前胡素、欧前胡素、佛手柑内酯、珊瑚菜素、氧化前胡素）、挥发油等化学成分。药典规定白芷中欧前胡素含量不少于0.08%。白芷味辛，性温。归胃、大肠、肺经。具有解表散寒、祛风止痛、宣通鼻窍、燥湿止带、消肿排脓等功效。现代研究表明白芷具有抗菌、抗炎、解热镇痛、解痉、抗癌、抗辐射等作用。白芷野生类型的根在东北作独活用，商品称"香大活"。白芷还是常用的食用香料，可用于保健食品及化妆品等。

资源分布 白芷分布于东北、华北地区，多栽培；杭白芷栽培于浙江、四川、湖北、湖南、江西、江苏、安徽等省。商品均来源于栽培。传统产于四川、河北、河南的白芷药材分别称为"川白芷""祁白芷""禹白芷"；产于浙江的杭白芷药材称为"杭白芷"。均为道地药材，现主产于安徽、四川、河北、河南等省。

资源再生 白芷、杭白芷均为多年生草本。性喜温和湿润、光照充足的气候环境，主根粗长，入土较深，宜栽种在土层深厚、疏松肥沃湿润而又排水良好的砂壤土。种子繁殖，种子不耐储藏，隔年陈种子发芽率低。宜直播，移栽根部易分叉而降低药材外观质量。春播在当年10月下旬、秋播在第二年8月下旬采收。病害有灰斑病和斑枯病，虫害有蚜虫、食心虫和黄凤蝶等。

(张永清)

báizhú
白术（Atractylodis Macrocephalae Rhizoma）
菊科植物白术 *Atractylodes macrocephala* Koidz. 的干燥根茎。又称于术。冬季下部叶枯黄、上部叶变脆时采挖，除去泥沙，烘干或晒干，除去须根。收载于《中华人民共和国药典》（2015年版）。药材以个大、质坚实、断面黄白色、香气浓者为佳。白术含有挥发油、倍半萜内酯类、多炔类等化学成分。白术味苦、甘，性温。归脾、胃经。具有健脾益气、燥湿利水、止汗、安胎的功效。现代研究表明白术具有利尿、抗癌、抗胃溃疡、解痉等作用。

资源分布　白术栽培于江苏、浙江、福建、江西、安徽、四川、湖北、湖南等省，江西、湖南、浙江、四川有野生。商品药材来源于栽培，主产于浙江、安徽、河北、四川、重庆等省市，以浙江产为道地药材，是著名的"浙八味"之一。

资源再生　白术为多年生草本。喜凉爽气候，怕高温多湿，忌积水。对土壤要求不严，以排水良好、土层深厚、表土疏松、肥力较高的砂质壤土或壤土为宜。不宜在低洼地、盐碱地种植。忌连作，须隔 5 ~ 10 年才能再种。用种子繁殖和育苗移栽，育苗于 3 月下旬至 4 月上旬为适宜，育苗地宜选用较瘠薄土地，肥沃土地使白术苗枝叶过于柔嫩，抗病力减弱。在 10 月下旬至 11 月中旬白术茎叶转枯竭时收获。主要病害为白绢病。

（韩建萍）

bǎibù

百部（Stemonae Radix）　百部科植物直立百部 *Stemona sessilifolia* （Miq.） Miq.、蔓生百部 *Stemona japonica*（Bl.）Miq. 或对叶百部 *Stemona tuberosa* Lour. 的干燥块根。春、秋二季采挖，置沸水中略烫或蒸至无白心，取出，晒干。收载于《中华人民共和国药典》（2015 年版）。药材以肥壮、灰白色、无染质者为佳。百部含有生物碱类（如百部碱、次百部碱、异次百部碱、原百部碱）、有机酸

类（如苹果酸、琥珀酸、草酸）等化学成分。百部味甘、苦，性微温。归肺经。具润肺下气、止咳、杀虫之效。现代研究表明百部具有抗菌、抗炎、杀虫、止咳祛痰等作用。

资源分布　直立百部分布于山东、河南、安徽、江苏、浙江、福建、江西等省；蔓生百部分布于山东、安徽、江苏、浙江、福建、江西、湖南、湖北、四川、陕西等省；对叶百部分布于台湾、福建、广东、广西、湖南、湖北、四川、贵州、云南等省区。商品药材均来源于野生，主要为对叶百部，主产于广西、广东等省。也有进口。

资源再生　蔓生百部为多年生草本。喜较温暖、潮湿环境，耐寒，忌积水。以土层深厚、疏松肥沃、排水良好的砂质壤土栽培为宜。种子繁殖或分株繁殖。种子繁殖用育苗移栽法：北方 3 月下旬至 4 月上旬、南方 8 ~ 9 月播种，第 2 年春季出苗，冬季移栽。分株繁殖：药材收获时，分出具壮芽 1 ~ 2 个和小块根 2 ~ 3 个的小株栽种，定植 2 到 3 年即可采挖。病害有叶斑病，虫害有棉红蜘蛛、蛞蝓。

（张永勋）

bǎihé

百合（Lilii Bulbus）　百合科植物卷丹 *Lilium lancifolium* Thunb.、百合 *Lilium brownii* F. E. Brown var. *viridulum.* Baker 或细叶百合 *Lilium pumilum* DC. 的干燥肉质鳞叶。秋季采挖，洗净，剥取鳞叶，置沸水中略烫，干燥。收载于《中华人民共和国药典》（2015 年版）。药材以片厚、色黄白、质坚、无黑片及油片、味苦者为佳。百合含有多糖、甾体皂苷类（如百合皂苷、去酰百合皂苷）、生物碱类

（如秋水仙碱）、萜类、氨基酸等化学成分。百合味甘，性寒。归心、肺经。具有养阴润肺、清心安神的功效。现代研究表明百合具有镇咳、祛痰、镇静、抗疲劳、抗缺氧、抗过敏、降血糖、调节免疫等作用。百合常食用，也用于药膳和保健食品。

资源分布　卷丹分布于华东、华南、西南、西北地区及河南、河北、山西，野生或栽培，商品药材来源于栽培，主产于安徽、湖南、江西、江苏、浙江等省，江苏宜兴、吴江和浙江湖州为传统道地产区，安徽霍山和湖南龙山为新兴主产区；百合分布于湖南、湖北、江西、浙江、云南、贵州、四川、河南、河北、陕西、甘肃等省，栽培或野生，商品药材主要来源于栽培，主产湖南隆回、邵阳，江西万载、泰和、永丰，甘肃兰州等地，称"龙牙百合"，主要供食用；细叶百合分布于东北、华北、西北地区及河南、山东等省，商品药材主要来源于野生。

资源再生　百合为多年生宿根草本。喜凉爽湿润，耐阴，怕积水、干旱。栽培以地势较高、土层深厚、富含腐殖质、排水抗旱方便的微酸性砂质壤土为宜。用种球繁殖，种球可直接来源于小鳞茎或由鳞片扦插繁育（后者需 2 ~ 3 年育苗），9 ~ 10 月播种，适宜生长温度 16 ~ 24℃，生育周期 270 ~ 290 天。不宜连作或与茄科、葱属植物轮作，轮作需间隔 3 年以上。病害主要为病毒病和立枯病，虫害有蚜虫。

（刘　勇）

bǎizǐrén

柏子仁（Platycladi Semen）　柏科植物侧柏 *Platycladus orientalis* （L.） Franco 的干燥成熟种仁。

秋、冬二季采收成熟种子，晒干，除去种皮，收集种仁。收载于《中华人民共和国药典》（2015 年版）。药材以粒饱满、黄白色、油性大而不泛油、无皮壳杂质者为佳。柏子仁含有挥发油（如柏木醇）、脂肪油（约占 14%，其中含不饱和脂肪酸约 60%）、二萜类、皂苷类、甾醇类等化学成分。柏子仁味甘，性平。归心、肾、大肠经。具有养心安神、润肠通便、止汗等功效。现代研究表明柏子仁具有改善睡眠、改善记忆等作用。资源分布和资源再生见侧柏叶。

（张永清）

bàijiàngcǎo

败酱草（Patriniae Scabiosaefoliae Herba）　败酱科植物黄花败酱 *Patrinia scabiosaefolia* Fisch. 或白花败酱 *Patrinia villosa* (Thunb.) Juss. 的干燥全草。又称败酱、北败酱。野生者夏秋季采挖，栽培者可在当年开花前采收，洗净，晒干。收载于《黑龙江省中药材标准》（2001 年版）、《辽宁省中药材标准·第一册》（2009 年版）、《山东省中药材标准》（2002 年版）等。败酱草含有三萜皂苷类（如常春藤皂苷，黄花败酱皂苷 A、B、C、D、E、F、G）、黄酮类（如槲皮素）、环烯醚萜类（如莫罗忍冬苷、番木鳖苷、白花败酱苷）、香豆素类（如东莨菪内酯、七叶内酯）、挥发油、甾醇类等化学成分。败酱草味辛、苦，性微寒。归胃、大肠、肝经。具有清热解毒、消痈排脓、祛瘀止痛的功效。现代研究表明败酱草具有镇静、抗菌、抗炎、抗病毒、抗肿瘤、保肝的作用。败酱草还可食用、饲用。贵州常鲜用全草。台湾习用苣荬菜 *Sonchus brachyotus* DC. 及其近缘植物的带根全草，作为败酱草药用。

资源分布　黄花败酱分布于东北、华北、华东、华南地区及四川、贵州等省；白花败酱分布于东北、华北、华东、华南和西南等地区。商品药材来源于野生，黄花败酱主产于辽宁、吉林、黑龙江、内蒙古、河北、山东、江西、河南、湖南及云南等省区；白花败酱主产于河南、四川、福建、江西、湖南等省。

资源再生　黄花败酱为多年生草本。喜稍温暖湿润气候，耐寒。一般土地均可栽培，但以较肥沃的砂质壤土为佳。种子繁殖或分株繁殖。适宜生长温度为 20 ~ 30℃。病虫害危害较为轻微。

（孙稚颖）

bǎnlángēn

板蓝根（Isatidis Radix）　十字花科植物菘蓝 *Isatis indigotica* Fort. 的干燥根。秋季采挖，除去泥沙，晒干。收载于《中华人民共和国药典》（2015 年版）。药材以条长、粗大、体实者为佳。板蓝根含有生物碱类（如靛蓝、靛玉红）、含硫化合物［如（R，S）-告依春］、核苷类、多糖、有机酸类等化学成分。药典规定板蓝根中含（R，S）-告依春不少于 0.02%。板蓝根味苦，性寒。归心、胃经。具有清热解毒、凉血利咽的功效。现代研究表明板蓝根具有抗菌抗病毒、抗内毒素、抗炎、抗肿瘤、免疫调节等作用。

资源分布　菘蓝全国各地均有栽培。商品药材来源于栽培，主产于安徽太和，黑龙江八井子，河北唐自头、玉田、郭家屯等地。

资源再生　菘蓝为二年生草本。喜湿暖环境，耐寒、怕涝，宜选排水良好、疏松肥沃的砂质壤土。种子繁殖。第二年秋季或初冬采收。板蓝根病害主要有霉病和白粉病。主要虫害为蚜虫、菜青虫等。

（郭巧生）

bànbiānlián

半边莲（Lobeliae Chinensis Herba）　桔梗科植物半边莲 *Lobelia chinensis* Lour. 的干燥全草。又称细米草。夏季采收，除去泥沙，洗净，晒干。收载于《中华人民共和国药典》（2015 年版）。药材以干燥、叶绿、根黄、无泥沙者为佳。半边莲主要含有生物碱类（如 L-山梗菜碱、山梗菜酮碱）、黄酮类、皂苷类等化学成分。半边莲味辛、性平。归心、小肠、肺经。具有清热解毒、利尿消肿之功效。现代研究表明半边莲具有利尿、利胆、呼吸兴奋、催吐、抗溃疡等作用，对神经系统和心血管系统亦有作用。

资源分布　半边莲分布于江苏、安徽、浙江、江西、福建、台湾、湖北、湖南、广东、广西、四川、贵州、云南等省区。商品药材多来源于野生，主产于江苏、浙江、安徽等省。

资源再生　半边莲为多年生矮小草本。喜温暖湿润气候，怕旱，耐寒、耐涝。栽培以疏松肥沃的黏壤土为宜，分株繁殖或扦插繁殖，栽种后可连续收获多年。

（谈献和）

bànxià

半夏（Pinelliae Rhizoma）　天南星科植物半夏 *Pinellia ternata* (Thunb.) Breit. 的干燥块茎。夏、秋二季采挖，洗净，除去外皮和须根，晒干。常炮制后使用，根据炮制方法不同，分别称生半夏、法半夏、清半夏和姜半夏。收载于《中华人民共和国药典》（2015 年版）。药材以个大、质坚实、色白、粉性足者为佳。半夏含有挥发油（如 3-乙酰氨基-5-甲基异噁唑、丁基乙烯基醚）、生物碱类（如左旋麻黄碱、胆碱）、半夏蛋白（如半夏凝集素 PTL）、有机酸类（如琥珀酸）等化学成分。药典规定半夏中琥珀酸含量不少于0.25%。半夏味辛、性温；有毒。归脾、胃、肺经，具有燥湿化痰、降逆止呕、消痞散结的功效。生半夏、姜半夏、法半夏、清半夏等不同炮制品功效有差异。现代研究表明半夏有镇吐、镇咳祛痰、抗癌、抗生育、抗早孕、抗心律失常等作用。半夏生品有刺激作用，各种炮制可以降低其毒性，其所含的草酸钙针晶及针晶结合蛋白是主要的刺激性成分。

资源分布 半夏分布于除内蒙古、新疆、青海、西藏外全国各地，各地有栽培。商品药材来源于栽培或野生。主产于甘肃、贵州、四川、河北、山西等省。

资源再生 半夏为多年生草本。喜肥，性喜温和、湿润气候及荫蔽环境，适宜在半阴半阳环境中生长，土壤含水量最好在20%~40%。半夏于8~10℃萌芽出苗，最适生长温度15~26℃。多采用块茎和珠芽繁殖，也可种子繁殖育苗或组织培养繁殖。种子繁殖培育3年；珠芽繁殖培育在第2年收获；块茎繁殖春栽当年9月下旬至11月收获。半夏病害有叶斑病。虫害有红天蛾。

(郭巧生)

bànzhīlián

半枝莲（Scutellariae Barbatae Herba） 唇形科植物半枝莲 *Scutellaria barbata* D. Don 的干燥全草。夏、秋二季茎叶茂盛时采挖，洗净，晒干。收载于《中华人民共和国药典》（2015 年版）。药材以色绿、味苦者为佳。半枝莲含有黄酮类（如野黄芩苷、汉黄芩素）、二萜类、挥发油及多糖等化学成分。药典规定半枝莲中野黄芩苷含量不少于0.2%。半枝莲味辛、苦，性寒。归肺、肝、肾经。现代研究表明半枝莲具有抗肿瘤、抗氧化、抗菌及调节免疫等作用。

资源分布 半枝莲分布于华东、华南、西南地区及河北、河南、山西、陕西、台湾等省。商品药材来源于野生或栽培，野生药材主产于河南、江苏、江西、福建、广东、广西等省区，栽培主产于河南。

资源再生 半枝莲为多年草本。喜温暖湿润气候，宜选疏松肥沃、排水良好的壤土或砂质壤土栽培。种子繁殖或分株繁殖。种子繁殖：直播，北方春季3~4月播种，南方以秋播10月上旬播种为好。分株繁殖：在春、秋季进行。

(秦民坚)

bǎnggā

榜嘎（Aconiti Navicularis Herba） 毛茛科植物船盆乌头 *Aconitum naviculare*（Bruhl.）Stapf 或甘青乌头 *Aconitum tanguticum*（Maxim.）Stapf 的干燥全草。又称查干泵阿、唐古特乌头。藏族和蒙古族习用药材。7~9月花期采集带根全草，洗净、切断，晒干或者晾干。收载于《中华人民共和国卫生部药品标准·藏药·第一册》（1995 年版）。榜嘎含有生物碱类（如阿替新、异叶乌头碱、苯甲酰异叶乌头碱、唐乌碱、大麦芽碱）化学成分。榜嘎味苦，性凉。归肝、胃、肺经。具有清热解毒、利湿的功效，现代研究表明榜嘎具有镇痛、抗炎和抗肿瘤作用。有毒性，可引起心律失常和室颤。

资源分布 船盆乌头分布于西藏；甘青乌头分布于青海、甘肃、陕西、四川、云南、新疆和西藏。商品药材来源于野生，自产自销。西藏主要用船盆乌头，青海和四川主要用甘青乌头。

资源再生 船盆乌头和甘青乌头为多年生草本。分布于海拔3200~5000m 的山坡、沼泽草地或灌丛中。

(郭宝林)

bàojīngkǔmǎicài

抱茎苦荬菜（Ixeris Sonchifoliae Herba） 菊科植物抱茎苦荬菜 *Ixeris sonchifolia*（Bunge）Hance 的干燥地上部分。又称苦碟子，苦荬菜。5~6月间开花时采收全草，晒干。收载于《中华人民共和国卫生部药品标准·蒙药分册》（1998 年版）。抱茎苦荬菜含有黄酮类、三萜类、倍半萜内酯类等化学成分。抱茎苦荬菜味苦、辛，性平。具有清热解毒，止痛消肿的功效。现代研究表明抱茎苦荬菜具有改善心脑血管系统功能、抗肿瘤、抗病毒、镇痛、镇静、降血脂、保肝等作用。

资源分布 抱茎苦荬菜分布于东北、华北和华东地区。商品药材主要来源于野生，主产于东北地区。

资源再生 抱茎苦荬菜为多年生草本。生于荒野、山坡、路旁及疏林下。种子繁殖，夏季种子成熟时可随采随播。

(秦民坚)

bàomǎzǐpí

暴马子皮（Syringae Cortex） 木犀科植物暴马丁香 *Syringa reticulata*（Bl.）Hara var. *mandshurica*（Maxim.）Hara 的干燥干皮或枝皮。春、秋二季剥取，干燥。收载于《中华人民共和国药典》（2015 年版）。暴马子皮主要含有香豆素类、有机酸酯类（如暴马子醛酸甲酯）等化学成分。暴马子皮味苦，性微寒。归肺经。具有清肺祛痰，止咳平喘的功效。现代研究表明暴马子皮具有抗菌、平喘等作用。

资源分布 暴马丁香分布于东北地区及内蒙古、河北、陕西、宁夏、甘肃等省区。商品药材主要来源于野生，主产于东北地区及河北、陕西、甘肃等省。

资源再生 暴马丁香为木本。生于海拔 100～1200m 的山坡灌丛、林缘或针阔叶混交林中。

（谈献和）

běidòugēn

北豆根（Menispermi Rhizoma）

防己科植物蝙蝠葛 *Menispermum dauricum* DC. 的干燥根茎。春、秋二季采挖，除去须根和泥沙，干燥。收载于《中华人民共和国药典》（2015 年版）。药材以条粗、外皮黄棕色、断面浅黄色者为佳。北豆根含有生物碱类（如蝙蝠葛碱、蝙蝠葛苏林碱、蝙蝠葛诺林碱、木兰花碱、尖防己碱）等化学成分。北豆根味苦，性寒；有小毒。归肺、胃、大肠经。具有清热解毒、祛风止痛等功效。现代研究表明北豆根具有抗心律失常、抗高血压、降低心肌耗氧量、保护心肌缺血、抗肿瘤等作用。

资源分布 蝙蝠葛分布于东北、华北、华东地区及陕西、宁夏、甘肃等省区。商品药材来源于野生，主产于东北和华北地区。

资源再生 蝙蝠葛为多年生藤本植物。对气候、土壤要求不严格，以在温暖环境和疏松肥沃土壤里生长发育良好，种植时宜选择土层深厚、肥沃、疏松、有灌溉条件的砂质壤土地块。种子繁殖或根茎繁殖，种植周期一般为 3 年，秋后植株叶片黄枯时采收。

（张永清）

běiliújìnú

北刘寄奴（Siphonostegiae Herba） 玄参科植物阴行草 *Siphonos-*

tegia chinensis Benth. 的干燥全草。又称刘寄奴。秋季采收，除去杂质，晒干。收载于《中华人民共和国药典》（2015 年版）。药材以叶绿、花穗黄而多者为佳。北刘寄奴含有黄酮类（如芹菜素、木犀草素、芹菜苷）、挥发油、强心苷类等化学成分。北刘寄奴味苦，性寒。归脾、胃、肝、胆经。具有活血祛瘀，通经止痛，凉血，止血，清热利湿功效。现代研究表明北刘寄奴具有抗菌、抗炎、降压、抗氧化、抗过敏、抗突变等作用。江苏、江西、广西、福建等地习用菊科植物奇蒿 *Artemisia anomala* S. Moore 的地上部分或全草，称南刘寄奴或刘寄奴。湖南习用藤黄科植物黄海棠 *Hypericum ascyron* L. 或元宝草 *H. sampsonii* Hance 的地上部分。

资源分布 阴行草分布于东北、西南、华中地区及河北、山东、山西、江苏、安徽、浙江、江西、福建、广东、广西、陕西、甘肃等省区。商品药材来源于野生，主产于东北地区，及河北、河南、山东等省。

资源再生 阴行草为一年生草本。生于山坡、树林下、荒地或丘陵草丛中。

（王振月）

běishāshēn

北沙参（Glehniae Radix） 伞形科植物珊瑚菜 *Glehnia littoralis* Fr. Schmidt ex Miq. 的干燥根。又称莱胡参。夏秋二季采挖，除去须根，洗净，稍晾，置沸水中烫后，除去外皮，干燥，或洗净直接干燥。收载于《中华人民共和国药典》（2015 年版）。药材以粗细均匀、长短一致、去净栓皮、色黄白者为佳。北沙参主要含有香豆素类（如补骨酯素、佛手柑内酯、异欧前胡素、欧前胡素）、

多糖、聚炔类、黄酮类、有机酸类等化学成分。北沙参味甘、微苦，性微寒。归肺、胃经。具有养阴清肺、益胃生津、消肿排脓的功效。现代研究表明北沙参具有抗肿瘤、抗氧化、抗菌、解热镇痛、调节免疫、镇咳等作用。北沙参在滋补配方、保健药膳及食品中也有应用。

资源分布 珊瑚菜分布于河北、辽宁、江苏、浙江、福建、山东、广东、台湾等省。珊瑚菜列入《中国珍稀濒危保护植物名录》《国家重点保护野生植物名录》，为Ⅱ级保护植物。商品药材来源于栽培。主产于河北、内蒙古、山东等省。

资源再生 珊瑚菜为多年生草本。喜温暖湿润气候。耐旱，耐盐碱，忌水涝，喜光，对土壤要求不严格，以土层深厚，土质肥沃、疏松，排水良好的砂壤土或淤沙土、风沙土为佳。种子繁殖，种子寿命约为 1～2 年。生长适宜温度为 18～22℃，栽种 1 年即可收获。主要病害有锈病和根腐病，虫害主要是蚜虫、钻心虫等。

（孙稚颖）

běixiāngrú

北香薷（Elsholtziae Ciliatis Herba） 唇形科植物香薷 *Elsholtzia ciliate* (Thunb.) Hyland. 的干燥地上部分。又称土香薷。夏、秋季采收，切段，晒干，或鲜用。收载于《辽宁省中药材标准·第一册》（2009 年版）。药材以枝嫩、穗多、气香浓者为佳。北香薷含有黄酮类、甾醇类、三萜类、有机酸等化学成分。北香薷味辛，性微温。归肺、胃经。具有发汗解暑、化湿利尿的功效。现代研究表明北香薷具有镇痛、抗炎、抗氧化等作用。

资源分布 香薷分布于除青海、新疆以外的全国各地。商品

药材来源于野生，主产于云南、贵州等省。

资源再生 香薷为一年生草本。生于路旁、山坡、荒地、林内、河岸，海拔可达3400m。对土壤要求不严格，一般土地都可以栽培，黏土生长较差，碱土不宜栽培，怕旱，不宜重茬。

(孙稚颖)

bìbō

荜茇（Piperis Longi Fructus）胡椒科植物荜茇 *Piper longum* L. 的干燥近成熟或成熟果穗。又称鼠尾。果穗由绿变黑时采收，除去杂质，晒干。收载于《中华人民共和国药典》（2015年版）。药材以饱满肥大、坚实、色黑褐、气味浓者为佳。荜茇主要含有生物碱类（如胡椒碱、荜茇酰胺、胡椒酰胺）、木脂素类（如芝麻脂素、细辛脂素）、挥发油等化学成分。药典规定荜茇中胡椒碱含量不少于2.5%。荜茇味辛，性热。归胃、大肠经。具有温中散寒、下气止痛的功效。现代研究表明荜茇具有抗溃疡、抗心律失常、耐缺氧抗心肌缺血、降血脂、镇静、解热镇痛等作用。

资源分布 荜茇分布于云南东南至西南部，福建、广东和广西有栽培。商品药材来源于栽培，主产于云南、广东、海南等省区，或进口。

资源再生 荜茇为多年生草质藤本。原产热带，喜生长于高温潮湿气候，栽培以山间、盆地、沟边湿润、疏松、肥沃的壤土为宜。扦插繁殖或压条繁殖：保持母株优良性状及控制雌雄株比例，可提高开花结实。种子繁殖：种子阴干，气温22~25℃时播种，播前可用30~40℃草木灰液浸2小时，除去种子表层蜡质有利于出苗。幼苗需适度遮阴，否则易由于光照过强而抑制生长，影响产量。

(陈虎彪)

bìchéngqié

荜澄茄（Litseae Fructus）樟科植物山鸡椒 *Litsea cubeba*（Lour.）Pers. 的干燥成熟果实。又称澄茄子、山苍子、木姜子。秋季果实成熟时采收，除去杂质，晒干。收载于《中华人民共和国药典》（2015年版）。药材以个大、气味浓厚、有油质者为佳。荜澄茄含有挥发油（如柠檬醛、柠檬烯、蒎烯）、生物碱类（如波尔定、石斛碱）、黄酮类（如槲皮素、木犀草素、灰叶素）等化学成分。荜澄茄味辛，性温。归脾、胃、肾、膀胱经。具有温中散寒，行气止痛的功效。现代医学研究表明荜澄茄具有改善心血管系统、抗肿瘤、抗炎、平喘、抗过敏、抗氧化等作用。山鸡椒的果实、外果皮和叶，为提取芳香油及香料的重要原料。

资源分布 山鸡椒分布于浙江、福建、江西、湖北、湖南、广东、广西、四川、云南等省区。商品药材来源于野生，主产于浙江、广西、四川、贵州等省区。

资源再生 山鸡椒为多年生落叶灌木或小乔木，雌雄异株。喜温暖、耐贫瘠、抗逆性强，适于向阳丘陵、土壤肥沃、排水良好的红壤、砖红壤。种子繁殖，采种后翌年春播。种植2年后采收。主要病害为锈病，虫害为小地老虎。

(丁平)

bìmázǐ

蓖麻子（Ricini Semen）大戟科植物蓖麻 *Ricinus communis* L. 的干燥成熟种子。秋季采摘成熟果实，晒干，除去果壳，收集种子。收载于《中华人民共和国药典》（2015年版）。药材以粒大、饱满、赤褐色、有光泽者为佳。蓖麻子主要含有脂肪油、蓖麻毒蛋白（如蓖麻毒蛋白D、酸性蓖麻毒蛋白、碱性蓖麻毒蛋白）、生物碱类（如蓖麻碱）、酚类等化学成分，其中蓖麻子毒蛋白和蓖麻碱为有毒成分。蓖麻子味甘、辛，性平；有毒。归大肠、肺经。具消肿拔毒，泻下通滞的功效。现代研究表明蓖麻子具有致泻、抗肿瘤、免疫抑制、抗人类免疫缺陷病毒（HIV）、抗生育等作用；提取出的蓖麻油，具润肠通便功效。另蓖麻油可作为航空液压油、刹车油等，茎秆可制作特殊纤维。

资源分布 蓖麻全国均有栽培。商品多各地自产自销。

资源再生 蓖麻为一年生高大草本。喜温暖湿润，耐瘠薄，适应性强，以略带沙性、土层较厚的土质为优。种子繁殖，春季播种。病害有根腐病，虫害有红蜘蛛等。

(张永勋)

biǎnlěi

扁蕾（Gentianopsis Herba）龙胆科植物扁蕾 *Gentianopsis barbata*（Froel.）Ma 的干燥全草。蒙古族习用药材。春、夏季采收，洗净，晾干。收载于《中华人民共和国卫生部药品标准·蒙药分册》（1998年版）。扁蕾主要含有黄酮类、三萜类（如齐墩果酸、熊果酸）等化学成分。扁蕾味苦、性寒。归心、肝经。具清热解毒、消肿止痛的功效。现代研究表明扁蕾具有抑菌、抗氧化、调整免疫功能、抗炎等作用。

资源分布 扁蕾分布于东北、华北、西北、西南地区，以及湖北等省。商品药材来源于野生。主产于内蒙古。

资源再生　扁蕾为一或二年生草本。生于海拔 700～4400m 的水沟边、山坡草地、灌丛中。

（王振月）

biānxù

萹蓄 （Polygoni Avicularis Herba）

蓼科植物萹蓄 *Polygonum aviculare* L. 的干燥地上部分。又称萹竹。夏季叶茂盛时采收，除去根和杂质，晒干。收载于《中华人民共和国药典》（2015 年版）。药材以质嫩、叶多、色灰绿者为佳。萹蓄含有黄酮类（如山柰酚、槲皮素）、酚酸类、甾醇类、木脂素类、多糖等化学成分。药典规定萹蓄中杨梅苷含量不少于 0.03%。萹蓄味苦，性微寒。归膀胱、大肠经。具有利水通淋、杀虫止痒的功效。现代研究表明萹蓄具有利尿、降压、抗菌等作用。

资源分布　萹蓄分布于全国各地。商品药材来源于野生。各地自产自销。

资源再生　萹蓄为多年生草本。对气候的适应性强，生于山坡、田野、路旁等处。

（秦民坚）

bīnláng

槟榔 （Arecae Semen）

棕榈科植物槟榔 *Areca catechu* L. 的干燥成熟种子。春末至秋初采收成熟的果实，水煮，干燥，除去果皮，取出种子，干燥。收载于《中华人民共和国药典》（2015 年版）。药材以个大、身重、断面颜色鲜亮、无破裂为佳。槟榔含有生物碱类（如槟榔碱、去甲槟榔碱、槟榔次碱、去甲槟榔次碱）、酚类、脂肪酸类等化学成分。药典规定槟榔药材中槟榔碱不少于 0.2%。槟榔味苦、辛，性温。归胃、大肠经。具有杀虫、消积、行气、利水、截疟的功效。现代研究表明，槟榔具有抑制或杀灭多种寄生虫、增加肠蠕动、抗肿瘤、镇痛、消炎、抗氧化等作用。

资源分布　槟榔分布于华南地区，以及福建、云南等省区。商品药材来源于栽培，主产于广西、云南等省区。

资源再生　槟榔为多年生常绿乔木，无主根，树干单一挺直。生长于热带地区，不耐寒，喜生于阳光充足的林间、河岸。种子繁殖，砂藏催芽处理翌年春播。种植后 7～8 年可采收。主要病害为黄花病、炭疽病、根腐病，虫害是红脉穗螟、透明圆盾蚧。

（丁　平）

bīngpiàn

冰片 （Borneolum Syntheticum）

以樟脑为原料人工合成。又称合成龙脑、片脑。收载于《中华人民共和国药典》（2015 年版）。冰片的主要化学成分是右旋龙脑。冰片为无色透明或白色半透明的片状松脆结晶，具挥发性，点燃发生浓烟，并有带光的火焰。药典规定冰片中右旋龙脑不少于 55.0%，樟脑不超过 0.5%。冰片味辛、苦，微寒。归心、脾、肺经；具开窍醒神、清热止痛的功效。现代研究表明冰片具有促进药物吸收、抗炎镇痛、抗菌、抗生育、改善心脑血管等作用。樟脑提取自樟科植物樟 *Cinnamomum camphora*（L.）Presl 的叶和茎枝。樟的资源分布和资源再生见香樟。

（王振月）

bōléngguāzǐ

波棱瓜子 （Herpetospermi Semen）

葫芦科植物波棱瓜 *Herpetospermum pedunculosum*（Ser.）C. B. Clarke 的干燥成熟种子。藏族、蒙古族习用药材。藏族名色吉美多，蒙古族名阿拉坦 – 其其格。6～10 月采收成熟的果实，切开，取出种子，晒干。收载于《中华人民共和国卫生部药品标准·藏药·第一册》（1995 年版）。波棱瓜子含有脂肪油（如油酸、亚油酸）、木脂素类（如波棱素、波棱酮、波棱酚）等化学成分。波棱瓜子味苦，性寒。具有泻肝火、祛胆热、解毒的功效。现代研究表明波棱瓜子具有保肝、抑制肝病毒、抗疲劳和抗氧化等作用。

资源分布　波棱瓜分布于西藏、四川、云南，以及与西藏邻接的印度、尼泊尔等地，四川康定、西藏林芝有栽培。商品药材来源于野生或栽培，主产于西藏、四川。

资源再生　波棱瓜为一年生攀缘草本，雌雄异株。生长于高寒山区，喜肥、喜光，不耐渍水，宜栽培于地势高岗、土壤肥沃的向阳地块。种子繁殖，春天播种，当年可采收。种子具有休眠特性，宜用 50℃ 的温水浸种后，采用 300mg/L 的赤霉素溶液处理。移栽后及时搭架，开花结果后须及时施肥。波棱瓜花期不一，宜分批采果，当果实微黄、果尖稍开裂即可采收。

（严铸云）

bòhe

薄荷 （Menthae Haplocalycis Herba）

唇形科植物薄荷 *Mentha haplocalyx* Briq. 的干燥地上部分。夏、秋二季茎叶茂盛或花开至三轮时，选晴天，分次采割，晒干或阴干。收载于《中华人民共和国药典》（2015 年版）。药材以叶多、色绿深、气味浓者佳。薄荷含有挥发油（左旋薄荷醇约80%、左旋薄荷酮约10%）、黄酮类、有机酸类、三萜类等化学成分。药典规定薄荷中挥发油不少于 0.8%。薄荷味辛，性凉。归肺、肝经。具有疏散风热，清利头目、利咽、透疹、疏肝行气之功效。现代研究表明薄荷具有抗病毒、抑菌、抗生育等作用，外用具有促进其他药物透皮吸收作用。薄荷可用于提制薄荷精油、薄荷醇（薄荷脑），薄荷油为常用食品调味剂；薄荷脑用于日化产品，还可作为烟草香精。

资源分布 薄荷全国各地普遍分布。商品药材主要来源于栽培，主产于河南、江苏、安徽等省。

资源再生 薄荷为多年生草本。喜温暖湿润气候，适应性强；栽培以土质肥沃、地势平坦、排灌方便、阳光充足的地块为宜。用种子、扦插、分枝和根茎繁殖。一般于秋季或春季采用根茎繁殖法，选粗壮、节短色白的根茎，切成 7 ~ 10cm 长小段，按行株距 30cm×16cm 开沟条栽，沟深 7 ~ 10cm，根茎在 5 ~ 6℃ 可萌发出苗，植株生长适宜温度为 20 ~ 30℃。通常一年收割 2 ~ 3 次。

（段金廒）

bǔgǔzhī

补骨脂（Psoraleae Fructus） 豆科植物补骨脂 Psoralea corylifolia L. 的干燥成熟果实。又称破故纸。秋季果实成熟时采收果序，晒干，搓出果实，除去杂质。收载于《中华人民共和国药典》（2015 年版）。药材以粒大、饱满、色黑为佳。补骨脂中含有香豆素类（如补骨脂素、异补骨脂素等）、黄酮类、酚类（如补骨脂酚）等化学成分。药典规定补骨脂中补骨脂素和异补骨脂素含量之和不少于 0.7%。补骨脂味辛、苦，性温。归肾、脾经。具有温肾助阳，纳气平喘，温脾止泻，外用消风祛斑的功效。现代研究表明补骨脂具有雌激素样作用、光敏作用，以及抗衰老、扩张冠状动脉、抗癌等作用。补骨脂有一定的损害肾组织毒性。

资源分布 补骨脂野生分布于云南西双版纳，在北京、上海、陕西、江苏、重庆、河南、湖北、山西、河北、四川、江西、广西、云南等省区市有栽培，重庆合川等地产者称为"川故纸"、河南焦作等地产者称为"怀故纸"，为道地药材，现商品药材来源于进口，主产于缅甸，野生。

资源再生 补骨脂为一年生草本。喜温暖湿润气候，阳光充足，一般土地均可种植，以富含腐殖质的砂壤土为好。种子繁殖，春季播种。病害主要是根腐病，虫害为地老虎，苗期危害。

（郭宝林）

bùzhāyè

布渣叶（Microctis Folium） 椴树科植物破布叶 Microcos paniculata L. 的干燥叶。夏秋二季采收，除去枝梗杂质，阴干或晒干。收载于《中华人民共和国药典》（2015 年版）。药材以叶大、完整、色绿者为佳。布渣叶含有黄酮类、生物碱类、三萜类、甾体类、有机酸类、强心苷类、挥发油等化学成分。布渣叶味微酸，性平。归脾、胃经。具有消食化滞、清热利湿的功效。现代研究表明布渣叶具有解热、抗炎镇痛、改善消化系统、抗衰老、杀虫等作用。布渣叶在临床及保健凉茶中有广泛应用，适合于广东湿热气候。民间常代茶饮。

资源分布 破布叶分布于广东、海南、云南、广西等省区。商品来源于野生，主产于广东、广西等省区。

资源再生 破布叶为常绿灌木或小乔木。生于丘陵、山坡灌丛中或平地路旁，以排水良好、土层深厚而肥沃的壤土栽培为宜。

用种子繁殖，秋季果实成熟时采种，翌年 3 月条播。

（韩建萍）

cāng'ěrzǐ

苍耳子（Xanthii Fructus） 菊科植物苍耳 Xanthium sibiricum Patr. 干燥成熟带总苞的果实。秋季果实成熟时采收，干燥，除去梗、叶等杂质。收载于《中华人民共和国药典》（2015 年版）。药材以粒大、饱满、色棕黄为佳。苍耳子含有苷类（如苍术苷、欧龙牙草苷）、酚类（如氢醌）、脂肪油（如亚油酸、油酸、棕榈酸）、毒蛋白等化学成分。苍耳子味辛、苦，性温；有毒。归肺经。具有散风寒，通鼻窍，祛风湿的功效。现代研究表明苍耳子具有抗炎镇痛、抗肿瘤、降血糖、抗病毒、抗菌、镇咳的作用。毒性主要是对肾、肝损害，过量服用可致死。

资源分布 苍耳广布于全国各地。商品药材来源于野生，主产于内蒙古、黑龙江、山东等地。

资源再生 苍耳为一年生草本，是常见田间杂草。适应性强，尤其田野、路旁、田边等向阳处。种子繁殖，直播或育苗移栽。直播以选疏松肥沃、排水良好的砂质壤土栽培为宜。

（韩建萍）

cāngzhú

苍术（Atractylodis Rhizoma） 菊科植物茅苍术 Atractylodes lancea (Thunb.) DC.，或北苍术 Atractylodes chinensis (DC.) Koidz. 的干燥根茎。前者又称南苍术，后者又称华苍术。春秋二季采挖，除去泥沙，晒干，撞去须根。收载于《中华人民共和国药典》（2015 年版）。药材以质坚实、断面朱砂点多、香气浓郁为佳。苍术含有挥发油（如苍术素、3 β-乙酰氧基苍术酮、3 β-羟基苍术酮、白术内酯)、聚炔类、糖醛类、苷类等化学成分。药典规定苍术中苍术素含量不少于 0.3%。苍术味辛、苦,性温。归脾、胃、肝经。具有燥湿健脾、祛风散寒、明目功效。现代研究表明苍术能调整胃肠运动功能,具有抗菌、抗溃疡、保肝、抗肿瘤等作用。

资源分布 茅苍术分布于江西、江苏、浙江、安徽、河南、山东、湖北、四川等省。商品药材来源于栽培。北苍术分布于东北、华北地区及陕西、宁夏、甘肃、山东、河南等省区。商品药材来源于野生。主产内蒙古、河北等省区。

资源再生 茅苍术为多年生草本。最适生长温度 15～22℃,幼苗能耐 -15℃ 左右低温。茅苍术喜凉爽气候,耐寒、耐旱、忌积水。栽培以半阴半阳、土壤深厚、疏松肥沃、富含腐殖质、排水良好的砂质壤土为宜。茅苍术用种子繁殖或根茎繁殖,春季播种,栽培 2～3 年后于秋冬或初春采挖。病害主要有根腐病,5～6 月多发。虫害主要有蚜虫,为害幼叶和嫩梢,尤以春夏最为严重。

(谈献和)

cāosū
糙苏(Phlomis Radix) 唇形科植物块根糙苏 Phlomis tuberosa L. 的干燥块根。蒙古族习用药材。夏秋季采收,洗净、晒干。收载于《中华人民共和国卫生部药品标准·蒙药分册》(1998 年版)。糙苏含有环烯醚萜类(如山栀苷甲酯,8-O-乙酰山栀苷甲酯,phloyoside Ⅰ、Ⅱ)、苯乙醇苷类(如连翘酯苷 B、类叶升麻苷)、黄酮类、二萜类、三萜类等化学成分。糙苏味微苦,性平。具有解毒消肿、活血调经的功效。河南习用糙苏 P. umbrosa Turcz. 的地上部分。

资源分布 块根糙苏分布于新疆、内蒙古和黑龙江。商品药材来源于野生,主产于新疆。

资源再生 块根糙苏为多年生草本。生长在海拔 200～3200m 的树林下、林缘、草丛、路旁草坡上。

(郭宝林)

cǎodòukòu
草豆蔻(Alpiniae Katsumadai Semen) 姜科植物草豆蔻 Alpinia katsumadai Hayata 的干燥近成熟种子。又称草蔻,草蔻仁。夏、秋二季采收,晒至九成干,或用水略烫,晒至半干,除去果皮,取出种子团,晒干。收载于《中华人民共和国药典》(2015 年版)。药材以个大、种子饱满、气味浓为佳。草豆蔻含有黄酮类(如山姜素、乔松素、小豆蔻明、桤木酮)、挥发油(如法呢醇、桉叶油素、α-蒎烯)、二苯庚烷、二苯乙烯等化学成分。药典规定草豆蔻中挥发油不少于 1%(ml/g),山姜素、乔松素、小豆蔻明的总量不少于 1.35%,桤木酮不少于 0.5%。草豆蔻味辛,性温。归脾、胃经。具有燥湿行气、温中止呕的功效。现代研究表明草豆蔻具有促进胃肠运动、镇吐、抗氧化、抑菌、抗肿瘤等作用。临床用于治疗呕吐、胃溃疡、腹胀等。

资源分布 草豆蔻分布于华南地区以及云南等省区。商品药材来源于栽培,栽培主产于云南等省。

资源再生 草豆蔻为多年生草本。生长于热带、亚热带地区,喜温暖、湿润的环境,不耐寒,耐阴,以肥沃、深厚、湿润的夹沙土种植。种子繁殖和分株繁殖。种子繁殖:秋季或次年春播;分株繁殖:将母株带芽的根茎挖出,分株种植,每丛有苗 2～3 株,随挖随

种。栽种 3 年后采收。主要病害是立枯病,虫害是钻心虫。

(丁 平)

cǎoguǒ
草果(Tsaoko Fructus) 姜科植物草果 Amomum tsao-ko Crevost et Lemaire 的干燥成熟果实。又称草果仁、草果子。秋季果实成熟时采收,除去杂质,晒干或低温干燥。收载于《中华人民共和国药典》(2015 年版)。药材以个大、饱满、色红棕、气味浓为佳。草果含有挥发油(如1,8-桉叶油素、香叶醇、对丙基苯甲醛)、黄酮类等化学成分。药典规定草果药材种子团含挥发油不得少于 1.4%,草果仁含挥发油不得少于 1.0%。草果味辛,性温。归脾、胃经。具有燥湿温中、截疟除痰的功效。现代研究表明草果具有促进胃肠运动、抗氧化、抑菌、降脂、降糖、抗肿瘤的作用。草果为常用调味品,可作为保健食品。

资源分布 草果分布于福建、广西、海南、贵州、云南等省区。商品药材来源于栽培,栽培主产于云南等省区。

资源再生 草果为多年生常绿草本。生长于热带、亚热带区域,喜温暖湿润气候,怕热,怕旱,怕霜冻。主产区年平均温度 18～20℃,荫蔽度 50%～60%,喜疏松肥沃、富含腐殖质的砂质壤土。种子繁殖或分株繁殖:种子繁殖:以清水浸种后沙藏,翌年春季播种;分株繁殖:春季挖出带芽的丛株根茎,分株栽植。栽培 2 年后采收。主要病害是立枯病,虫害是钻心虫。

(丁 平)

cǎowū
草乌(Aconiti Kusnezoffii Radix) 毛茛科植物北乌头 Aconitum kusnezoffii Reichb. 的干燥块根。又称

金鸦、五毒根、耗子头。秋季茎叶枯萎时采挖，除去须根和泥沙，干燥。收载于《中华人民共和国药典》（2015年版）。药材以个大、质坚实、断面灰白色为佳。草乌主要含有生物碱类（如乌头碱、次乌头碱、新乌头碱）等成分。药典规定含乌头碱、次乌头碱和新乌头碱的总量范围0.1%～0.5%。草乌味辛、苦，性热；有毒。归心、肝、肾、脾经。具有祛风除湿、温经止痛的功效。现代研究表明草乌具有镇痛、抗炎、抑菌等作用。草乌有剧毒，炮制后方可入药。块根可作农药。

资源分布　北乌头分布于东北和华北地区。商品药材来源于野生，主产于辽宁、吉林、河北、山西、内蒙古等省区。

资源再生　北乌头为多年生草本。喜凉爽湿润环境，耐寒，土壤以肥沃疏松的砂质土壤为宜，黏土或低洼易积水地区不宜栽培。分根繁殖或种子繁殖，以分根繁殖为主。每年秋季或早春，挖取老根旁所生的子根栽种。春、秋干旱时防治红蜘蛛。

（韩建萍）

cǎowūyè

草乌叶（Aconiti Kusnezoffii Folium）　毛茛科植物北乌头 *Aconitum kusnezoffii* Reichb. 的干燥叶。蒙古族习用药材。夏季叶茂盛花未开时采收，除去杂质，及时干燥。收载于《中华人民共和国药典》（2015年版）。草乌叶主要含有生物碱类（如乌头碱、次乌头碱、新乌头碱）等化学成分。草乌叶味辛、涩，性平；有小毒。具有清热、解毒、止痛的功效。现代研究表明草乌叶具有抗炎、镇痛、麻醉、消炎、降压、抗癌等作用。资源分布和资源再生见草乌。

（韩建萍）

cèbǎiyè

侧柏叶（Platycladi Cacumen）　柏科植物侧柏 *Platycladus orientalis* (L.) Franco 的干燥枝梢和叶。多在夏、秋二季采收，阴干。收载于《中华人民共和国药典》（2015年版）。药材以叶嫩、青绿色、无碎末为佳。侧柏叶含有挥发油（如α-侧柏酮、侧柏烯、小茴香酮、蒎烯、石竹烯）、黄酮类（如香橙素、槲皮素、杨梅树皮素、扁柏双黄酮、穗化杉双黄酮、槲皮苷）、脂肪酸类（如棕榈酸、硬脂酸、月桂酸）等化学成分。药典规定侧柏叶中槲皮苷含量不少于0.1%。侧柏叶味苦、涩，性寒。归肺、肝、脾经。具有凉血止血、化痰止咳、生发乌发等功效。现代研究表明侧柏叶具有止血、抗炎、抗肿瘤、镇咳、祛痰、平喘等作用。

资源分布　侧柏为中国特有种，华北地区有野生。除青海、新疆外，全国均有栽培。商品药材来源于野生或栽培，主产于山东、河南、河北等省。

资源再生　侧柏为常绿乔木。喜光，幼时稍耐阴，适应性强，对土壤要求不严，喜生于湿润肥沃、排水良好的钙质土壤，在干燥、贫瘠的山地上生长缓慢。植株浅根性，但侧根发达，萌芽性强、耐修剪、寿命长。种子繁殖。

（张永清）

cháihú

柴胡（Bupleuri Radix）　伞形科植物柴胡 *Bupleurum chinense* DC. 或狭叶柴胡 *Bupleurum scorzonerifolium* Willd. 的干燥根。分别习称"北柴胡"和"南柴胡"。春、秋两季均可采挖。抖净泥土，晒干。收载于《中华人民共和国药典》（2015年版）。药材以条粗长、须根少者为佳。柴胡主要含有三萜皂苷类（如柴胡皂苷a、d、c、b）、挥发油（如柠檬烯、戊酸、己酸）、甾醇类、黄酮类、香豆素类等化学成分。药典规定柴胡中柴胡皂苷a和柴胡皂苷d的总量不少于0.3%。柴胡味苦，性微寒。归肝、胆、肺经。具有疏散退热、升阳舒肝的功效。现代研究表明柴胡具有解热、镇痛、抗炎、调节免疫功能、抗肝损伤及抗辐射损伤等作用。

资源分布　柴胡分布于东北、华北地区及甘肃、山东、陕西、湖北、河南、江苏等省；狭叶柴胡分布于东北、华北地区及山东、江苏、湖北、甘肃、四川等省。商品药材来源于栽培或野生。北柴胡为市场主流。主产于山西、甘肃、陕西、河北等省。

资源再生　柴胡为多年生草本。喜温暖湿润气候。耐寒、耐旱、怕涝，适宜生长的温度20～25℃。宜选干燥山坡，土层深厚、疏松肥沃、富含腐殖质的砂质壤土栽培。不宜在黏土和低洼地栽种。种子繁殖，春播或秋播均可。种植第二年可采收，主要病害有锈病和根腐病，虫害为地老虎。

（董诚明）

chángshān

常山（Dichroae Radix）　虎耳草科植物常山 *Dichroa febrifuga* Lour. 的干燥根。秋季采挖，除去须根，洗净，晒干。收载于《中华人民共和国药典》（2015年版）。药材以质坚实而重、形如鸡骨，表面及断面淡黄色、光滑者为佳。常山含有生物碱类（如常山碱甲、异常山碱、常山碱乙）、香豆素类、甾体类等化学成分。常山味苦、辛，性寒；有毒。归肺、肝、心经。具有涌吐痰涎、截疟等功效。现代研究表明常山具有抗疟、抗阿米巴原虫、解热、改善心血管、催吐等作用。

资源分布　常山分布于西南、华南、华中、华东地区及陕西、甘肃等省。商品药材来源于野生和栽培。主产于四川、贵州、湖南、湖北。

资源再生　常山为多年生落叶灌木。喜阴凉湿润环境，生长期气温10~35℃，空气相对湿度平均70%以上。要求土壤肥沃疏松，排水良好，在含腐殖质较多的细沙土、夹沙土中生长最好。扦插繁殖或种子繁殖。栽培4年以上收获。

（王振月）

chēqiáncǎo

车前草（Plantaginis Herba）
车前科植物车前 *Plantago asiatica* L. 或平车前 *Plantago depressa* Willd. 的干燥全草。夏季采挖，除去泥沙，晒干。收载于《中华人民共和国药典》（2015年版）。药材以叶片完整、色灰绿者为佳。车前草含有苯丙素苷类（如毛蕊花糖苷、大车前苷）、环烯醚萜苷类、黄酮类等化学成分。药典规定车前草中大车前苷不少于0.10%。车前草味甘，性寒。归肝、肾、肺、小肠经。具有清热利尿通淋、祛痰、凉血、解毒的功效。现代研究表明车前草具有利尿、镇咳、祛痰、降压等作用。车前分布于全国各地；商品药材来源于栽培或野生，主产于江西、河南等省，是车前草主流来源。资源分布和资源再生见车前子。

（刘　勇）

chēqiánzǐ

车前子（Plantaginis Semen）
车前科植物车前 *Plantago asiatica* L. 或平车前 *Plantago depressa* Willd. 的干燥成熟种子。夏、秋两季种子成熟时采收果穗，晒干，搓出种子，除去杂质。收载于《中华人民共和国药典》（2015年版）。药材以粒大、色黑、饱满、无杂质者为佳。车前子含有环烯醚萜类（如京尼平苷酸、桃叶珊瑚苷）、苯丙素苷类（如毛蕊花糖苷）、黄酮类（如车前苷、高车前苷）、多糖、生物碱类、三萜类、甾醇类等化学成分。药典规定车前子中京尼平苷酸含量不少于0.5%，毛蕊花糖苷不得少于0.4%。车前子味甘，性寒。归肝、肾、肺、小肠经。具有清热利尿、通淋、渗湿止泻、明目、祛痰的功效。现代研究表明车前子具有利尿、免疫调节、缓泻、抗病毒、祛痰、镇咳、抗衰老、抗炎、抗氧化、降血糖、降血脂等作用。欧洲、北非和亚洲其他国家用欧车前 *P. psyllium* L.、卵叶车前 *P. ovata* Forskal 和印车前 *P. indica* L. 的种子和果壳作为缓泻剂。

资源分布　车前分布于全国各地。商品药材来源于栽培，主产于江西、河南等省。江西吉安、泰和、新干、樟树为道地产区，称"江车前"，种子较大，也习称"凤眼车前"；平车前分布于东北、华北及西北等地区，商品药材主要来源于野生，主产黑龙江。

资源再生　车前为多年生草本。喜温暖、阳光充足的湿润环境，耐寒、耐旱。平原、丘陵、山区均可栽培，以微酸性、湿润、肥沃的砂质冲积壤土为好。种子繁殖，分春播（3~4月）和秋播（10~11月），秋播为主，育苗后移栽，生育周期220~250天。

（刘　勇）

chénxiāng

沉香（Aquilariae Lignum Resinatum）
瑞香科植物白木香 *Aquilaria sinensis* (Lour.) Gilg 含有树脂的木材。又称沉水香、土沉香。全年均可采收，割取含树脂的木材，除去不含树脂的部分，阴干。收载于《中华人民共和国药典》（2015年版）。沉香药材以体重、色棕黑油润、燃之有油渗出、香气浓烈为佳。沉香含有挥发油（如沉香螺旋醇、α-沉香呋喃、白木香酸）、2-（2-苯乙基）色酮（如沉香四醇、异沉香四醇）、三萜类（如羟基何帕酮）、倍半萜类、单萜类等化学成分。药典规定沉香药材中含沉香四醇不得少于0.1%。沉香味辛、苦，性微温。归脾、胃、肾经。具有行气止痛、温中止呕、纳气平喘的功效。现代研究表明沉香具有解痉、止喘、镇静、镇痛、降压、抗菌、促进胃肠运动、抗心肌缺血、抑制中枢神经系统的作用。

资源分布　白木香分布于华南地区以及云南等省区，野生种分布于华南地区，栽培于福建、四川等省区。列入《中国珍稀濒危保护植物》《国家重点保护野生植物》，为Ⅱ级保护植物。商品药材来源于栽培或野生，以栽培为主，少量为进口。栽培主产于广东、广西、海南、云南等地，进口沉香 *Aquilaria agallocha* Roxb. 主产于印度尼西亚、马来西亚和越南等地。广东东莞为道地产地，所产药材称为莞香。

资源再生　白木香为多年生常绿乔木。多分布于热带及亚热带，海拔低于1000m的山地和丘陵的常绿阔叶混交林中，喜温暖、湿润、土壤肥沃的环境。种子繁殖，随采随播或次年春季播种。栽培10年后即可采用物理、化学伤害或真菌感染等方法刺激进行结香。主要病害为根线结虫病，虫害为黄野螟、天牛等。

（丁　平）

chénpí

陈皮（Citri Reticulatae Pericarpium）
芸香科植物橘 *Citrus reticulata* Blanco 及其栽培变种的干燥

成熟果皮。采摘成熟果实，剥取果皮，晒干或低温干燥。收载于《中华人民共和国药典》（2015 年版）。药材以瓣大、完整、颜色鲜、质柔软油润、气浓辛香、味稍甜后感苦辛者为佳。陈皮中含有挥发油（如柠檬烯、γ-松油烯、β-蒎烯）、黄酮类（如橙皮苷、新橙皮苷）等化学成分。药典规定陈皮含橙皮苷不少于 2.5%。陈皮味辛、苦，性温。归肺、脾经。具有理气健脾，燥湿化痰的功效。现代研究表明陈皮具有调理消化系统，祛痰、平喘、预防动脉硬化等作用。

资源分布 橘栽培于西南、华东、华南地区及湖南、陕西、台湾等省。分为橘、福橘、朱橘、柑、茶枝柑等栽培品种。陈皮药材也分为"陈皮"和"广陈皮"。陈皮来自于大红袍、温州蜜柑、福橘等品种的果皮，主产于四川、浙江、福建、江西、湖南等省。广陈皮为茶枝柑品种果皮，主产于广东新会、四会等地，也称"新会陈皮"，广陈皮品质佳。

资源再生 橘为乔木。喜高温多湿的亚热带气候，不耐寒，稍能耐阴，生长适宜温度 23 ~ 27℃，高到 37℃ 则停止生长，低于 −5℃ 则造成冻害。橘常用种子繁殖或嫁接繁殖，以嫁接繁殖为主。嫁接砧木可选生长快、根系发达、抗逆性强、与接穗亲和力强、抗寒的品种，有枳橙、枸头橙、红柠檬、酸橘等。病害有疮痂病、炭疽病，虫害有螨、蜡蚧。

（周日宝）

chìsháo

赤芍（Paeoniae Radix Rubra）

毛茛科植物芍药 Paeonia lactiflora Pall. 或川赤芍 P. veitchii Lynch 的干燥根。又称赤芍药。春、秋二季采挖，除去根茎、须根及泥沙、晒干。收载于《中华人民共和国药典》（2015 年版）。以根条粗长、质松者为优质药材。赤芍含有单萜苷类（如芍药苷、羟基芍药苷、芍药苷元酮、苯甲酰芍药苷）、酚类（如丹皮酚、丹皮酚原苷、丹皮酚苷）、有机酸类（如苯甲酸、香荚兰酸）、挥发油等化学成分。药典规定赤药中芍药苷含量不少于 1.8%。赤芍味苦，性微寒。归肝经。具有清热凉血、散瘀止痛的功效；忌与藜芦配伍同用。现代研究表明赤芍具有抗血栓、抗凝血、镇静、抗炎、抑菌、降脂等作用。四川、新疆、云南、贵州尚习用草芍药 P. obovata Maxim.、毛叶草芍药 P. obovata Maxim. var. willmottiae（Stapf.）Stern、单花赤芍 P. veitchii Lynch var. uniflora K. Y. Pan、美丽芍药 P. mairei Lévl.，药材也称"川赤芍"或"狗头赤芍"；云南还用紫牡丹 P. delavayi Franch. 和黄牡丹 P. lutea Franch.。

资源分布 芍药分布于甘肃、陕西、山西、河北、内蒙古、宁夏、四川；川赤芍分布于四川、甘肃、陕西、青海、西藏、云南、山西。商品药材来源于野生，主产于内蒙古、黑龙江等省区。内蒙古多伦地区产赤芍具有"糟皮粉碴"的特点，质量最佳，习称"多伦赤芍"。

资源再生 芍药为多年生宿根草本。生长于北方海拔 500 ~ 1500m 的草原和山地，喜光、抗旱及耐寒，川赤芍生长于青藏高原海拔 3000 ~ 3500m 的山原和峡谷地。分株繁殖，芽头栽培 3 ~ 4 年可收获。主要病害为灰霉病和锈病，主要虫害为蛴螬、地老虎。

（严铸云）

chìxiǎodòu

赤小豆（Vignae Semen） 豆科

植物赤小豆 Vigna umbellata Ohwi et Ohashi 或赤豆 Vigna angularis Ohwi et Ohashi 的干燥成熟种子。秋季果实成熟而未开裂时拔取全株，晒干，打下种子，除去杂质，再晒干。收载于《中华人民共和国药典》（2015 年版）。药材以颗粒饱满、色紫红发暗者为佳。赤小豆含有皂苷类、黄酮类、鞣质、脂肪酸等化学成分。赤小豆味甘、酸，性平。归心、小肠经。具有利水消肿、解毒排脓的功效。现代研究表明赤小豆具有抗氧化、降血糖、将血脂等功效。赤小豆为粮食作物。

资源分布 赤小豆原产亚洲热带地区，中国南部广泛栽培；赤豆南北均有栽培。商品药材主产于吉林、天津、河北、陕西、江苏、浙江、江西、湖南、广东、四川等省市。

资源再生 赤小豆为一年攀缘生草本。喜温、喜光、抗涝。种子繁殖，春播或夏播，主要虫害有蚜虫、红蜘蛛、豆荚螟。

（向 丽）

chōngwèizǐ

茺蔚子（Leonuri Fructus） 唇形科植物益母草 Leonurus japonicus Houtt. 的干燥成熟果实。秋季果实成熟时采割地上部分，晒干，打下果实，除去杂质。收载于《中华人民共和国药典》（2015 年版）。药材以粒大、饱满者为佳。茺蔚子主要含有生物碱类（如益母草碱、水苏碱、益母草啶、益母草宁）、黄酮类（如汉黄芩素、大豆素、洋芹素、芫花素、槲皮素、山奈素）、脂肪酸类（如月桂酸、油酸、亚油酸）、苯丙醇苷类（如薰衣草叶苷、毛蕊花苷、益母草苷 A、B）、二萜类等化学成分。茺蔚子味辛、苦，性微寒。归心包、肝经。具有活血调经、清肝明

目等功效。现代研究表明茺蔚子具有降压、兴奋离体子宫等作用。商品药材全国大部分地区均产。资源分布和资源再生见益母草。

（张永清）

chónglóu

重楼（Paridis Rhizoma） 百合科植物云南重楼 *Paris polyphylla* Smith var. *yunnanensis*（Franch.）Hand.-Mazz. 或七叶一枝花 *Paris polyphylla* Smith var. *chinensis*（Franch.）Hara 的干燥根茎。又称蚤休、草河车。秋季采挖，除去须根，洗净，晒干。收载于《中华人民共和国药典》（2015年版）。药材以条粗大、质坚实、断面色白、粉性足者为佳。重楼含有甾体皂苷类（如重楼皂苷Ⅰ、Ⅱ、Ⅵ、Ⅶ）、植物蜕皮激素类（如β-蜕皮激素）、植物甾醇类、氨基酸、黄酮类等化学成分。药典规定重楼中重楼皂苷Ⅰ、Ⅱ、Ⅵ和Ⅶ的总量不少于0.6%。重楼味苦，性微寒；有小毒。归肝经。具有清热解毒、消肿止痛、凉肝定惊的功效。现代研究表明重楼具有抗肿瘤、抗菌消炎、止血、镇痛镇静、止咳平喘、抗氧化、抗生育、保护肾脏等作用。浙江习用同属植物狭叶重楼 *P. polyphylla* Smith var. *stenophylla* Franch.。

资源分布 云南重楼分布于西南地区及湖北、湖南、广西等省区的部分地区；七叶一枝花分布于陕西、四川等省。云南已经栽培成功。商品药材来源于野生，主产于云南、四川、广西、陕西等省区，也有从东南亚国家和尼泊尔进口。

资源再生 云南重楼和七叶一枝花均为多年生草本。喜阴湿环境，肥沃砂质土壤或腐殖质土壤。种子繁殖或根茎繁殖，种子秋季（9～10月）成熟，经过层积处理后熟后于翌春播种，育苗3年后可移栽；根茎繁殖秋季切块栽种。种植7～8年后可采收。

（王文全）

chòulíngdāncǎo

臭灵丹草（Laggerae Herba） 菊科植物翼齿六棱菊 *Laggera pterodonta*（DC.）Benth. 的干燥地上部分。秋季茎叶茂盛时采割，干燥。收载于《中华人民共和国药典》（2015年版）。药材以色绿、叶多、气浓者为佳。臭灵丹草含有黄酮类（如洋艾素、金腰素乙、3,5-二羟基-6,7,3′,4′-四甲氧基黄酮）、倍半萜类（如臭灵丹二醇、冬青酸）、挥发油类等化学成分。药典规定臭灵丹草中洋艾素含量不少于0.1%。臭灵丹草味辛、苦，性寒；有毒。归肺经。具清热解毒、止咳祛痰功能。现代研究表明臭灵丹草具有抗病原微生物、抗炎、祛痰、抗肿瘤、镇痛等作用。

资源分布 翼齿六棱菊主要分布于贵州、云南、四川、广西、湖北等省区。商品药材来源于野生，主产于云南省。

资源再生 翼齿六棱菊为多年生草本植物，全草高1m左右。生长于海拔180～2400m的地区，多生长于空旷草地上或山谷疏林中，尚未由人工引种栽培。秋季茎叶茂盛时采割，干燥。

（王振月）

chòuwútóng

臭梧桐（Clerodendri Trichotomi Folium） 马鞭草科植物海州常山 *Clerodendrum trichotomum* Thunb. 的干燥嫩枝和叶。6～10月采收，捆扎成束，晒干。收载于《山东省中药材标准》（2002年版）、《湖南省中药材标准》（2009年版）。臭梧桐含有黄酮类（如海州常山黄酮苷）、生物碱类等化学成分。臭梧桐味苦、微辛，性平。归肝、膀胱经。具有祛风除湿、平肝降压、解毒杀虫等功效。现代研究表明臭梧桐具有降压、抗炎、镇痛、镇静等作用。海州常山为园林树种。

资源分布 海州常山分布于华北、华东、中南、西南等地区。商品药材来源于野生和栽培。主产于江苏、安徽、浙江、湖北、四川等省。

资源再生 海州常山为灌木或小乔木。生于海拔2400m以下的山坡灌丛中。喜温暖湿润气候，但能耐寒。对土壤要求不严，除碱土及砂土外，一般土壤均可种植。分根繁殖。

（王振月）

chǔshízǐ

楮实子（Broussonetiae Fructus） 桑科植物构树 *Broussonetia papyrifera*（L.）Vent. 的干燥成熟果实。秋季果实成熟时采收，洗净，晒干，除去灰白色膜状宿萼和杂质。收载于《中华人民共和国药典》（2015年版）。药材以色红、饱满者为佳。楮实子中主要含有皂苷类、生物碱类、多糖等化学成分。楮实子味甘，性寒。归肝、肾经。具有补肾清肝、明目、利尿的功效。现代研究表明楮实子具有抗氧化、调节免疫、降血脂、抗肿瘤、保肝等作用。贵州习用同种植物的干燥叶，药材名为"构树叶"，具有凉血止血、利尿解毒的功效。楮实子鲜果可食用。

资源分布 构树分布于全国大部分地区。商品药材来源于野生或栽培，主产于湖南、湖北、山西、甘肃、河南等省。

资源再生 构树为落叶乔木。喜温暖湿润气候，适应性较强，耐干旱、耐湿热。对土壤的选择不严，以向阳、土层深厚、疏松肥沃的土壤栽培为宜。用分根繁殖，也可分蘖繁殖和压条繁殖。栽培以雌株为主，适当种植雄株，以便授粉。

（孙稚颖）

chuānbèimǔ

川贝母（Fritillariae Cirrhosae Bulbus）

百合科植物川贝母 *Fritillaria cirrhosa* D. Don、暗紫贝母 *Fritillaria unibracteata* Hsiao et K. C. Hsia、甘肃贝母 *Fritillaria przewalskii* Maxim.、棱砂贝母 *Fritillaria delavayi* Franch.、太白贝母 *Fritillaria taipaiensis* P. Y. Li 或瓦布贝母 *Fritillaria unibracteata* Hsiao et K. C. Hsia var. *wabuensis* (S. Y. Tang et S. C. Yue) Z. D. Liu, S. Wang et S. C. Chen 的干燥鳞茎。按性状不同分别习称"松贝""青贝""炉贝"和"栽培品"。夏、秋二季或积雪融化时采挖，除去须根、粗皮及泥沙，晒干或低温干燥；忌水洗、堆沤，忌在石坝或铁器上晾晒；外皮未变粉白时不宜翻动，翻动宜用竹、木器，以免变"油子"或"黄子"。收载于《中华人民共和国药典》（2015年版）。药材以质坚实、粉性足、味苦者为佳。川贝母主要含有生物碱类（如川贝母碱、西贝母碱、青贝碱、炉贝碱）、酚酸类（如阿魏酸、咖啡酸）、皂苷类等化学成分。药典规定川贝母中总生物碱不少于 0.05%。川贝母味苦、甘，性微寒。归肺、心经。具有清热润肺、化痰止咳、散结消痈的功效；不宜与乌头类药物同用。现代研究表明川贝母具有镇咳、祛痰、平喘、抑菌、镇痛、镇静、降压和抗缺氧等作用。

资源分布 川贝母分布于四川、云南、西藏等省区；暗紫贝母分布于四川西北部和青海东南部；甘肃贝母分布于甘肃南部、青海东部和南部、四川西部；棱砂贝母分布于云南西北部、四川西部、青海南部和西藏；太白贝母分布于陕西秦岭及其以南地区、甘肃东南部、四川东北部和湖北西北部。在《中国野生药材保护名录》中前4种列为Ⅲ级保护品种。商品药材来源于野生或栽培。"松贝"主要来源四川西部产暗紫贝母、甘肃贝母和川贝母；"青贝"主要来源于四川西部、西藏东南部、青海西南部、云南西北部、甘肃南部产川贝母、暗紫贝母和甘肃贝母；"炉贝"主要来源于四川西部、西藏东南部、青海西南部产棱砂贝母；"栽培品"主要来源于四川茂县和黑水县栽培的瓦布贝母，四川万源、重庆城口、陕西太白栽培的太白贝母，四川西部和青海栽培的川贝母。四川西部为道地产地，尤以四川松潘一带所产"松贝"的品质最优。

资源再生 川贝母为多年生宿根草本。川贝母、暗紫贝母、甘肃贝母生长于温带高山、高原地带的高山灌丛中或草地间，棱砂贝母生长于海拔 4400～4600m 高寒流石滩地带。喜冷凉、湿润、荫蔽环境、耐寒、怕高温，喜生长于土层深厚、质地疏松、富含腐殖质中。以种子繁殖或鳞茎繁殖，种子 8～9月成熟，采集进行后熟处理，9～10月下雪前播种或早春播种。播种 3 或 4 年后可采收。鳞茎繁殖时选取健康小鳞茎，下雪前播种或早春播种，播种第 1～2 年后可收获。年生长期约 90～120 天，气温超过 30℃ 或日照过强易造成幼苗枯萎。主要病害为锈病，立枯病。主要虫害为金针虫。

（严铸云）

chuānliànzǐ

川楝子（Toosendan Fructus）

楝科植物川楝 *Melia toosendan* Sieb. et Zucc. 的干燥成熟果实。又称金铃子、川楝实。冬季果实成熟时采收，除去杂质，干燥。收载于《中华人民共和国药典》（2015年版）。药材以表面金黄色、肉黄白色、厚而松软者为佳。川楝子含有萜类（如川楝素、苦楝子萜酮、苦楝子萜醇、川楝苷 A）、黄酮类（如槲皮素、芦丁）、挥发油等化学成分。药典规定川楝子中川楝素含量范围 0.06%～0.2%。川楝子味苦，性寒；有小毒。归肝、小肠、膀胱经。具有舒肝行气、止痛、驱虫的功效。现代研究表明川楝子具有驱虫、抗生育、抗炎、抑菌、抗癌、收缩胆囊等作用。生品毒性大，需炮制后入药。

资源分布 川楝分布于西南、华中地区及甘肃南部。商品药材来源于栽培，也有野生，主产于四川、湖北、贵州、河南等省。四川为道地产地。

资源再生 川楝为落叶乔木。生长于土壤湿润、肥沃的杂木林和疏林内；生长迅速，耐湿及耐碱性强。栽培以土层较厚、肥沃湿润、地势向阳的土壤为宜。种子繁殖，2月下旬至 3月下旬播种，培育 1 年后，冬季或春季发芽前移栽，3 年结果。

（严铸云）

chuānmùtōng

川木通（Clematidis Armandii Caulis）

毛茛科植物小木通 *Clematis armandii* Franch. 或绣球藤 *Clematis montana* Buch. -Ham. 的干燥藤茎。春、秋二季采收，除去粗皮，晒干，或趁鲜切薄片，晒干。收载于《中华人民共和国药典》（2015年版）。药材以条粗、断面黄白者为佳。川木通主要含有皂苷类（如绣红藤苷 A、B、C）、黄酮类、木脂素类等化学成分。川木通味苦，性寒。归心、小肠、膀胱经。具有利尿通淋、清心除烦、通经下乳的功效。现代研究表明川木通具有利尿、抗炎等作用。

资源分布 小木通分布于西南地区，以及陕西、浙江、江西、甘肃、福建、湖北、湖南、广东、广西等省区。绣球藤分布于西南、华中地区及安徽、陕西、甘肃、宁夏、广西、江西、福建、台湾等省区。商品药材来源于野生。小木通主产于陕西、甘肃、福建、四川等省；绣球藤主产于四川、西藏、贵州、云南、台湾等省区。

资源再生 小木通为常绿木质藤本。生于山地林边、路边灌丛中、水沟旁。绣球藤为多年木质藤本。生于山坡、山谷灌丛中、林边或沟旁。种子繁殖或扦插繁殖。

（赵中振）

chuānmùxiāng

川木香（Vladimiriae Radix） 菊科植物川木香 *Vladimiria souliei*（Franch.）Ling 或灰毛川木香 *Vladimiria souliei*（Franch.）Ling var. *cinerea* Ling 的干燥根。又称铁杆木香、槽子木香。秋季采挖，除去须根、泥沙及根头上的胶状物，干燥。收载于《中华人民共和国药典》（2015 年版）。药材以质坚实、气味芳香、油性大者为佳。川木香含有二萜类（如川木香内酯、川木香醇 A、B、C、D、E、F，去木香内酯）、三萜类、甾体类、挥发油等化学成分。川木香味辛、苦，性温。归脾、胃、大肠、胆经。具有行气止痛的功效。现代研究表明川木香具有调节胃肠运动、抑制胃溃疡形成、抗炎镇痛、保肝、抑菌、降血糖和抗肿瘤等作用。

资源分布 川木香分布于四川、西藏等省区；灰毛川木香分布于四川、云南、西藏等省区。列入《濒危藏药物种》中Ⅱ级保护物种。商品药材来源于野生。主产于四川，四川西部为道地产区。

资源再生 川木香为多年生草本。生长于海拔 3700～3800m 的高山草地或山脊，喜冷凉湿润、耐寒。栽培以排水、保水性能良好、土层深厚肥沃的砂壤土为宜。种子繁殖，春季或秋季直播，3 年可采收。

（严铸云）

chuānniúxī

川牛膝（Cyathulae Radix） 苋科植物川牛膝 *Cyathula officinalis* Kuan 的干燥根。又称甜牛膝。秋、冬二季采挖，除去芦头、须根及泥沙，烘或晒至半干，堆放回润，再炕干或晒干。收载于《中华人民共和国药典》（2015 年版）。药材以条粗壮、质柔韧、分支少、断面色浅黄者为佳。川牛膝含有甾酮类（如杯苋甾酮、异杯苋甾酮、5-表杯苋甾酮、羟基杯苋甾酮）、三萜皂苷类、生物碱类、多糖等化学成分。川牛膝味甘、微苦，性平。归肝、肾经。具有逐瘀通经、通利关节、利尿通淋的功效。现代研究表明川牛膝具有抗炎、降压、抗肿瘤、抗生育、抗病毒等作用。

资源分布 川牛膝分布于四川、云南、贵州、湖北、重庆等省市。商品药材主要来源于栽培。主产于四川，四川天全、荥经、宝兴、金口河为其道地产区。

资源再生 川牛膝为多年生宿根草本。喜凉爽、温润，耐旱能力差。栽培以海拔 1500～1800m 的山区，土层深厚、富含腐殖质的土壤，忌连作。种子繁殖，种子寿命约 1 年，最适宜发芽温度

25℃。播种后 3～4 年为最佳收获期，4 年以上老根逐渐枯死。主要病害为白锈病，虫害为毛虫、红蜘蛛。

（严铸云）

chuānshègàn

川射干（Iridis Tectori Rhizoma） 鸢尾科植物鸢尾 *Iris tectorum* Maxim. 的干燥根茎。又称铁扁担。全年均可采挖，除去须根及泥沙，干燥。收载于《中华人民共和国药典》（2015 年版）。川射干主要含有黄酮类（如鸢尾黄素、射干苷、茶叶花宁、点地梅双糖苷）化学成分。药典规定川射干中射干苷含量不少于 3.6%。川射干味苦，性寒。归肺经。具有清热解毒、祛痰、利咽的功效。现代研究表明川射干具有抗病毒、抗菌、消炎等作用。

资源分布 鸢尾分布全国各省区。商品药材主要来源于栽培，主产于重庆、四川等省市。

资源再生 鸢尾为多年生草本。耐寒性强，喜排水良好、适度湿润的土壤，以含石灰质的弱碱性土壤最为适宜。分株繁殖，每隔 2～4 年进行一次，分株时间可选春、秋两季或花后进行。

（秦民坚）

chuāntóngpí

川桐皮（Kalopanacis Cortex） 五加科植物刺楸 *Kalopanax septemlobus*（Thunb.）Koidz. 或毛叶刺楸 *Kalopanax septemlobus*（Thunb.）Koidz. var. *magnificus*（Zabel.）Hand.-Mazz. 的干燥树皮。又称海桐皮、川海桐皮。春季剥取树皮，晒干。收载于《四川省中药材标准》（2010 年版）、《湖南省中药材标准》（2009 年版）。药材以皮厚实、钉刺多者为佳。川桐皮主要含有黄酮类、香豆素类、生物碱类、挥发油等化学成分。川桐皮

味微苦，性平；有小毒。归脾、胃经。具有祛风湿、通络、止痛的功效。现代研究表明川桐皮具有抑菌、镇痛、镇静、抗炎作用。刺楸春季的嫩叶可食用。

资源分布 刺楸、毛叶刺楸分布于南北各地。商品药材来源于野生，主产于贵州、四川、湖南。

资源再生 刺楸为落叶乔木。喜阳光充足和湿润的环境，稍耐阴，耐寒冷。扦插繁殖或种子繁殖。

（严铸云）

chuānwū

川乌（Aconiti Radix）

毛茛科植物乌头 Aconitum carmichaelii Debx. 的干燥母根。6月下旬至8月上旬采挖，除去子根、须根及泥沙，晒干。收载于《中华人民共和国药典》（2015年版）。商品来自于栽培。药材以饱满、质坚实、断面色白者为佳。川乌所含有的化学成分与附子近似，主要含有生物碱类（如次乌头碱、乌头碱、新乌头碱）等化学成分。药典规定乌头中含乌头碱、次乌头碱和新乌头碱的总量应为 0.05%~0.17%。川乌味辛、苦，性热；有大毒。归心、肝、肾、脾经。具有祛风除湿、温经止痛等功效。服用不当可引起中毒，现代研究表明川乌具有镇痛抗炎、降压、强心、降血糖、抗肿瘤等作用。乌头的毒性来自于其中的双酯型二萜生物碱，其中乌头碱人口服致死量为 2~5mg，需炮制后用。资源分布和资源再生见附子。

（韩建萍）

chuānxiōng

川芎（Chuanxiong Rhizoma）

伞形科植物川芎 Ligusticum chuanxiong Hort. 的干燥根茎。夏季当茎上的节盘显著突出，并略带紫色时采挖，除去泥沙，晒后炕干，再去须根。收载于《中华人民共和国药典》（2015年版）。药材以个大饱满、质坚实、油性足、香气浓烈者为佳。川芎含有挥发油（如藁本内酯、3-丁酞内酯等）、生物碱类（如川芎嗪、佩洛立灵）、酚酸类（如阿魏酸、瑟丹酸、咖啡酸、原儿茶酸）等化学成分。药典规定川芎药材含阿魏酸不少于 0.1%。川芎味辛，性温。归肝、胆、心包经。具有活血行气、祛风止痛的功效。现代研究表明川芎具有抗心肌缺血、抗动脉硬化、抗血栓、抗脑缺血、抗老年性痴呆、抗纤维化、镇痛、镇静、抗炎、解热、抑菌、抗肿瘤等作用。江西、湖北、云南、甘肃等地将栽培藁本 L. sinense Oliv. 及其变种的根茎也作川芎使用，云南称"金芎"或"云芎"、甘肃称"西芎"、江西称"抚芎"；吉林延边地区尚习用东川芎 Cnidium offcinale Makino，药材名"东川芎"或"东芎"。日本规定使用东川芎。

资源分布 川芎栽培于四川、云南、贵州、广西、湖北、江西、浙江、江苏、陕西、甘肃等省区。商品药材主产于四川都江堰、彭州、眉山等地。四川岷江上游金马河流域为道地产地，尤以四川都江堰所产最著名。

资源再生 川芎为多年生草本，为阳生植物。喜温暖湿润，稍能耐旱，怕荫蔽和水涝，宜栽培于地势向阳、土层深厚、排水良好、肥沃的中性或微酸性壤土中。地上茎节（苓子）繁殖，大暑后栽培，小满后10天内采挖。病害有根腐病、白粉病、叶枯病，轮作可减轻病害发生。四川采用"山地育苓，平坝栽培"生产技术，能减少病害发生和增加产量。

（严铸云）

chuānpòshí

穿破石（Cudraniae Radix）

桑科植物构棘 Cudrania cochinchinensis (Lour.) Kudo 和柘 Cudrania tricuspidata (Carr.) Bur. ex Lavallee 的干燥根。收载于《湖北省中药材质量标准》（2009年版）、《湖南省中药材标准》（2009年版）、《贵州省中药材、民族药材质量标准》（2003年版）。穿破石含有呫吨酮类、黄酮类等化学成分。穿破石味微苦，性凉。归心、肝经。具有祛风通络、清热除湿、解毒消肿功效。现代研究表明穿破石具有保肝作用。

资源分布 构棘分布于东南部至西南部的亚热带地区，柘分布于华北、华东、中南、西南地区的各省区。商品药材来源于野生。

资源再生 构棘为常绿灌木。喜温暖气候，对土壤要求不严，忌干燥和盐碱地。种子繁殖。

（郭宝林）

chuānshānlóng

穿山龙（Dioscoreae Nipponicae Rhizoma）

薯蓣科植物穿龙薯蓣 Dioscorea nipponica Makino 的干燥根茎。又称穿龙骨、穿地龙、地龙骨。春、秋二季采挖，洗净，除去外皮及须根，晒干。收载于《中华人民共和国药典》（2015年版）。药材以粗壮、粉性足者为佳。穿山龙主要含有皂苷类（如薯蓣皂苷、薯蓣皂苷元、纤细薯蓣皂苷、穗菝葜甾苷）、有机酸类（如对羟基苯基酒石酸）等化学成分。药典规定穿山龙中薯蓣皂苷不少于 1.3%。穿山龙味甘、苦，性温。归肝、肾、肺经。具有祛风除湿、舒筋通络、活血止痛、止咳平喘的功效。现代研究表明穿山龙具有免疫调节、抗动脉粥样硬化、镇咳祛痰平喘、抗菌抗病毒、强心等作用。

资源分布　穿龙薯蓣分布于东北、华北地区及陕西、甘肃、宁夏、青海、山东、河南、安徽、浙江、四川等省。商品药材来源于野生或栽培，主产于辽宁、吉林、黑龙江等省。

资源再生　穿龙薯蓣为多年生缠绕藤本。耐寒、耐旱，适应能力强。栽培以土质疏松、土壤肥沃、排水良好的砂质土壤为宜。穿山龙适宜生长温度为 8～35℃，以 15～25℃ 最适宜。种子和根茎均可繁殖，幼苗后期至成龄植株喜光照。

（陈虎彪）

chuānxīnlián
穿心莲（Andrographis Herba）
爵床科植物穿心莲 *Andrographis paniculata* (Burm. f.) Nees 的干燥地上部分。又称一见喜、斩蛇剑。秋初茎叶茂盛时采割地上部分，晒干。收载于《中华人民共和国药典》（2015 年版）。药材以植株肥壮、带有花、无泥土者为佳。穿心莲主要含有二萜类（如穿心莲内酯、脱水穿心莲内酯、14-去氧穿心莲内酯、新穿心莲内酯）、黄酮类（如木蝴蝶素、汉黄芩素、穿心莲黄酮）、多酚类等化学成分。药典规定穿心莲中穿心莲内酯和脱水穿心莲内酯总量不少于 0.80%。穿心莲味苦，性寒。归心、肺、大肠、膀胱经。具有清热解毒、凉血、消肿的功效，为常用的清热解毒中药。现代研究表明穿心莲具有解热、抗病原微生物、抗炎、调节免疫功能、抗血栓、保肝利胆、抗肿瘤等作用。

资源分布　穿心莲原产亚洲热带地区，中国已广为引种。华南地区及四川、陕西、江苏、贵州、云南等省均有栽培。商品药材来源于栽培。主产于广东、广西、海南等省区。

资源再生　穿心莲为一年生草本。怕寒、怕旱，喜温暖湿润、光照充足的环境。栽培以土质疏松、土壤肥沃、排水良好的微酸性和中性砂质土壤为宜，pH 5.5～7.0。穿心莲可用种子繁殖，直播或育苗移栽。穿心莲种子发芽和幼苗适宜生长温度为 25～30℃。穿心莲种子表皮有一层蜡质，生产上可通过机械处理擦伤种皮至种子，失去光泽，去掉蜡质层，45℃温水浸种，24 小时催芽，促进种子萌发。

（陈虎彪）

chuípéncǎo
垂盆草（Sedi Herba）
景天科植物垂盆草 *Sedum sarmentosum* Bunge 的干燥全草。又称佛指甲。夏、秋二季采收，除去杂质，干燥。收载于《中华人民共和国药典》（2015 年版）。垂盆草主要含有黄酮类（如槲皮素、木犀草素、异鼠李素）、氰苷类（如垂盆草苷）、三萜类、甾醇类等类化学成分。药典规定垂盆草中槲皮素、山奈素和异鼠李素的总含量不少于 0.1%。垂盆草味甘、淡，性凉。归肝、胆、小肠经。具有利湿退黄、清热解毒的功效。现代研究表明垂盆草具有保肝、免疫抑制、抑菌等作用。

资源分布　垂盆草分布于东北、华东、华中、西南、西北等地区。商品药材来源于野生。主产于江苏、浙江、安徽等地。

资源再生　垂盆草为多年生草本。生于向阳山坡、石隙、沟边及路旁湿润处。

（秦民坚）

chūnpí
椿皮（Ailanthi Cortex）
苦木科植物臭椿 *Ailanthus altissima* (Mill.) Swingle 的干燥根皮或干皮。又称椿根皮。全年均可剥取，晒干，或刮去粗皮晒干。收载于《中华人民共和国药典》（2015 年版）。药材以无粗皮、肉厚、内面黄白色者为佳。椿皮含有三萜类（如苦木素、新苦木素）、黄酮类、生物碱类、甾醇类等化学成分。椿皮味苦、涩，性寒。归大肠、胃、肝经。具有清热燥湿、收涩止带、止泻、止血的功效。现代研究表明椿皮具有抑菌、抗癌等作用。

资源分布　臭椿分布于华北、东北、华东及西南地区。商品药材主要来源于栽培，主产于浙江、河北。

资源再生　臭椿为落叶乔木，喜温暖湿润气候，耐高温、耐严寒、耐旱、耐盐碱，不耐阴、潮湿。以阳光充足、土层深厚、疏松肥沃、排水良好的砂质壤土或壤土栽培为宜。种子繁殖，春、秋、冬季均可播种。虫害有臭椿樗蚕蛾。

（秦民坚）

cìméiguǒ
刺玫果（Rosae Davuricae Fructus）
蔷薇科植物山刺玫 *Rosa davurica* Pall. 的干燥果实。又称刺莓果。秋季果实近成熟时摘下，晒干，除去宿存萼片，或将新鲜果实切成两半，除去果核，晒干。收载于《中华人民共和国卫生部药品标准·蒙药分册》（1998 年版）。刺玫果主要含有机酸类、黄酮类（如儿茶素）等化学成分。刺玫果味酸、苦，性温。归脾、肝、肺经。具有健脾消食、活血调经、敛肺止咳的功效。现代研究表明刺玫果具有延缓衰老、调节免疫、抗癌、保肝、抗疲劳、耐缺氧等作用。刺玫果还可用于食品添加剂、保健品及化妆品。

资源分布　山刺玫分布于东

北、华北等地区。商品药材主要来源于野生，主产于黑龙江省小兴安岭以南地区。

资源再生 山刺玫为多年生直立落叶灌木。耐寒，喜温暖湿润的气候，能在 −39℃ 安全越冬，故南北各地均可栽培。种子繁殖或扦插繁殖。种子需要在湿润发芽床上冷冻 3～6 个月，解除生理休眠，扦插繁殖在春季育苗。

（陈虎彪）

cìwǔjiā

刺五加 （Acanthopanacis Senticosi Radix Et Rhizoma Seu Caulis）

五加科植物刺五加 *Acanthopanax senticosus* (Rupr. et Maxim.) Harms 的干燥根和根茎或茎。又称刺拐棒、五加参。春、秋二季采收，洗净，晒干。收载于《中华人民共和国药典》（2015年版）。药材以粗长、皮厚、气味浓者为佳。刺五加含有皂苷类（如刺五加苷 A、B、B₁、C、D、E、F、G）、多糖（如刺五加多糖 AS-Ⅱ、AS-Ⅲ、PES-A、PES-B）等化学成分。药典规定刺五加中紫丁香苷（又称刺五加苷 B）不少于 0.05%。刺五加味辛、微苦，性温。归脾、肾、心经。具有益气健脾、补肾安神的功效，为常用的补益药。现代研究表明刺五加具有中枢神经系统镇静、抗疲劳、抗缺氧、抗心肌缺血、抗心律失常、调血脂、抗肿瘤、免疫调节、延缓衰老、抗炎、抗病毒等作用。刺五加可用作保健食品。

资源分布 刺五加分布于东北、华北等地区。列入《国家重点保护野生植物》Ⅲ级保护植物。商品药材主要来源于野生，主产于辽宁、吉林、黑龙江、河北、山西等地。

资源再生 刺五加为落叶灌木。耐寒、耐微荫蔽，喜温暖湿润气候，栽培以向阳、腐殖质层深厚的微酸性砂质土壤为宜。种子繁殖，种子有形态休眠和生理休眠特性。种植七至八年后可以采收。

（陈虎彪）

cùjiāngcǎo

酢浆草 （Oxalis Herba）

酢浆草科植物酢浆草 *Oxalis corniculata* L. 的全草。又称酢浆。全年均可采收，尤以夏、秋季为宜，洗净，晒干或鲜用。酢浆草含有黄酮类（如牡荆素、异牡荆素）、有机酸类（如酒石酸、苹果酸）等化学成分。酢浆草味酸，性寒。归大肠、小肠经。具有清热利湿，凉血散瘀，解毒消肿的功效。现代研究表明酢浆草具有抑菌等作用。酢浆草是常见园艺植物。

资源分布 酢浆草分布于全国各省区。商品药材来源于野生。各地多自产自销。

资源再生 酢浆草为多年生草本。喜阴湿环境，土壤以富含腐殖质、排水良好的砂质壤土较为适宜。种子繁殖或分株繁殖。种子繁殖在 4 月播种。在高温条件下酢浆草易发生叶斑病和红蜘蛛危害，强烈荫蔽条件下易发生蚜虫和蜗牛危害。

（秦民坚）

dàfēngzǐ

大风子 （Hydnocarpi Semen）

大风子科植物大风子 *Hydnocarpus anthelminthicus* Pierre ex Laness. 或海南大风子 *Hydnocarpus hainanensis* (Merr.) Sleum. 干燥成熟种子。又称大枫子、麻风子。4～6 月采摘成熟果实，除去果皮，取出种子，晒干。收载于《儿茶等 43 种进口药材标准》（2004年版）。药材以个大、种仁饱满、色白、油性足者为佳。大风子主要含有苷类（如乙基-β-D-呋喃果糖苷、异叶大风子腈苷、表-异叶大风子腈苷）、氨基酸（如环戊烯基甘氨酸）、脂肪酸类（如环戊烯脂肪酸）等化学成分。大风子味辛，性热。归肝、脾、肾经。具有祛风、攻毒、杀虫之效。现代研究表明大风子具抗菌作用，毒性大，应慎用。

资源分布 大风子原产泰国等地，栽培于台湾、云南及海南等省；海南大风子分布于海南、广西等省区，商品药材来源于栽培，主产于云南、台湾、广西等省区。也有进口。

资源再生 大风子为常绿乔木。喜高温多湿。宜在土层深厚、肥沃的壤土或轻黏土栽植。种子繁殖：2～3 月播种；扦插繁殖：30～40 天生根。种植后 4～6 年开花结果。虫害有毒蛾、蛱蝶，病害有叶斑病。

（张永勋）

dàfùpí

大腹皮 （Arecae Pericarpium）

棕榈科植物槟榔 *Areca catechu* L. 的干燥果皮。冬季至次春采收未成熟的果实，煮后干燥，纵剖两瓣，剥取果皮，习称"大腹皮"；春末至秋初采收成熟果实，煮后干燥，剥取果皮，打松，晒干，习称"大腹毛"或"大腹绒"。收载于《中华人民共和国药典》（2015年版）。大腹皮药材以色深褐、皮结实者为佳，大腹毛药材以色黄白、质柔韧者为佳。大腹皮含有生物碱类（如槟榔碱、槟榔次碱、去甲槟榔碱、去甲槟榔次碱）、黄酮类（如 α-儿茶素）等化学成分。药典规定大腹皮中槟榔碱含量不少于 0.20%。大腹皮味辛，性微温。归脾、胃、大肠、小肠经。具有行气宽中、行水消肿的作用。现代研究证明大腹皮具有显著的调节胃肠动力的作用。

资源分布和资源再生见槟榔。

（丁平）

dàhóngpáo

大红袍（Campylotropis Hirtellae Radix） 豆科植物毛杭子梢 Campylotropis hirtella (Franch.) Schindl. 的干燥根。又称锈钉子。秋季采挖，洗净，切片，晒干。收载于《湖南省中药材标准》（2009 年版）、《云南省中药材标准》（2005 年版）。大红袍主要含有黄酮类（如表儿茶精，原矢车菊素 B_1、B_2、B_5、C_1）等化学成分。大红袍味微苦、涩，性微温。具有活血调经、理气止痛、清热利湿的功效。用于治疗月经不调、痛经、崩漏、胃和十二指肠溃疡等。

资源分布 毛杭子梢分布于四川、贵州、云南等地。商品药材主要来自于野生，主产于云南、贵州等地。

资源再生 毛杭子梢为灌木。适应力强，生长于海拔 900～4100m 灌丛、林下林缘及山坡、向阳草地。

（陈虎彪）

dàhuáng

大黄（Rhei Radix Et Rhizoma） 蓼科植物掌叶大黄 Rheum palmatum L.、唐古特大黄 Rheum tanguticum Maxim. ex Balf. 或药用大黄 Rheum officinale Baill. 的干燥根和根茎。又称将军、锦纹。秋末茎叶枯萎和次春发芽前采挖，除去细根，刮去外皮，切瓣或段，绳穿成串干燥或直接干燥。收载于《中华人民共和国药典》（2015 年版）。药材以髓部断面"星点""锦纹""槟榔碴"等特征明显、质坚实、气清香、味苦而微涩者为佳。大黄含有蒽醌类（如芦荟大黄素、大黄酸、大黄素、大黄酚、大黄素甲醚）、蒽酮类（如番泻苷 A、B、C、D、E、F）、二苯乙烯类（如土大黄苷）、苯丁酮类、鞣质类、多糖等化学成分。药典规定大黄中芦荟大黄素、大黄素、大黄酸、大黄酚、大黄素甲醚的总量不少于 1.5%。大黄味苦，性寒。归脾、胃、大肠、肝、心包经。具有泻下攻积、清热泻火、凉血解毒、逐瘀通经、利湿退黄的功效。现代研究表明大黄具有致泻、保肝、利胆、抗菌、抗炎、抗病毒、止血、降血脂、降血压、利尿、抗衰老等作用。甘肃习用三种大黄的支根，药材名为"水根"，具有类似功效。大黄的炮制品——制大黄和熟大黄可用于保健食品原料；大黄也可用于化妆品。

资源分布 掌叶大黄分布于甘肃、青海、四川等省，甘肃有栽培；唐古特大黄分布四川、西藏、甘肃、青海、宁夏等省，来源于掌叶大黄和唐古特大黄的商品药材又称为"西大黄""北大黄"，栽培或野生，主产于甘肃、青海等地。药用大黄分布于河南西部、湖北西部、四川、贵州、云南、陕西南部等地，四川等地有栽培，商品药材称"南大黄""川大黄"。商品药材来源于栽培或野生，主产于四川、湖北、贵州、云南、陕西等地。以掌叶大黄产量大，唐古特大黄次之，药用大黄较少。

资源再生 掌叶大黄、唐古特大黄和药用大黄均为多年生高大草本。喜冷凉气候，耐寒、耐旱、耐瘠薄、忌高温。栽培以土层深厚、富含腐殖质、排水良好的壤土或砂质壤土最为适宜。种子繁殖或根芽繁殖，以种子繁殖为主，根芽繁殖生长较快。一般栽培 3 年后采收。主要病害为根腐病。

（王文全）

dàjǐ

大戟（Euphorbiae Pekinensis Radix） 大戟科植物大戟 Euphorbia pekinensis Rupr. 的干燥根。又称京大戟。秋、冬二季采挖，洗净，晒干。收载于《中华人民共和国药典》（2015 年版）。药材以条粗、断面白色者为佳。大戟含有三萜类（如大戟苷）、生物碱类、鞣质、有机酸类等化学成分。大戟味苦、性寒；有毒。大戟归肺、脾、肾经。具有泻下逐饮、消肿散结的功效。现代研究表明大戟具有促进肠蠕动、扩张末梢血管、兴奋子宫、镇痛等作用。大戟过量服用能引起咽喉肿胀、充血、呕吐、剧烈腹痛及腹泻，继而累及中枢神经系统甚至死亡。

资源分布 大戟除西藏和新疆外，各省区均有分布。商品药材来源于野生。主产于江苏南京、扬州、邳州（原邳县）等地。

资源再生 大戟为多年生草本。喜温暖湿润气候，耐旱、耐寒、喜潮湿，对土壤要求不严，以土层深厚、疏松肥沃、排水良好的砂质壤土或黏质壤土栽培为好。种子繁殖或分根繁殖，种子繁殖：4 月上旬播种，育苗后当年移栽，分根繁殖：秋季枯叶后或者早春萌芽前，挖掘根部进行分根种植。

（郭宝林）

dàjì

大蓟（Cirsii Japonici Herba） 菊科植物蓟 Cirsium japonicum Fisch. ex DC. 的干燥地上部分。夏、秋二季花开时采割地上部分，除去杂质，晒干。又称马蓟、虎蓟。收载于《中华人民共和国药典》（2015 年版）。药材以色绿者为佳。大蓟含有黄酮类（如柳穿鱼叶苷、柳穿鱼素）、挥发油（如邻苯二甲酸双-2-乙基己酯、邻苯二甲酸二异辛酯、邻苯二甲酸单-2-乙基己基酯）、生物碱类等化学成分。药典规定大蓟中柳穿鱼叶苷含量不少于 0.2%。大蓟味甘、苦，性凉。归心、肝经。具有凉血止血、行瘀消肿的功效。现代研究表明大蓟具有止血、抗菌、强心和收缩血管的作用。

资源分布 大蓟分布于西南、华东、华南地区，以及河北、湖北、湖南、陕西等地。商品药材来源于野生或栽培，各地均产。

资源再生 大蓟为多年生草本。生于山坡、路边等处。喜冷凉气候，适宜肥沃、土层深厚的土壤栽培。用种子或分株繁殖。可在秋季 9 月、春季 3 ~ 4 月播种。栽种第 3 年即可采收。

（韩建萍）

dàsuàn

大蒜（Allii Sativi Bulbus） 百合科植物大蒜 *Allium sativum* L. 的鳞茎。又称蒜。夏季叶枯时采挖，除去须根和泥沙，通风晾晒至外皮干燥。收载于《中华人民共和国药典》（2015 年版）。药材以个大、肥厚、味辛辣者为佳。大蒜主要含有含硫化合物，如大蒜素、二烯丙基二硫醚、二烯丙基硫醚、二烯丙基甲硫醚等。药典规定大蒜中含大蒜素不少于 0.15%。大蒜味辛，性温。归脾、胃、肺经。具有解毒消肿、杀虫、止痢的功效。现代研究表明大蒜具有降血脂、保肝、抗菌、抗癌等作用。大蒜是常用蔬菜和调味料。

资源分布 大蒜原产亚洲西部和欧洲，全国各地均有栽培。商品药材主产于山东、吉林、陕西等省。

资源再生 大蒜为多年生草本。喜温暖气候，以土层深厚肥沃、排水良好的土壤为宜。10 月中旬将蒜分瓣植入土中，第二年 6 月采收。

（黄林芳）

dàqīngyè

大青叶（Isatidis Folium） 十字花科植物菘蓝 *Isatis indigotica* Fort. 的干燥叶。夏、秋二季分 2 ~ 3 次采收，除去杂质，晒干。收载于《中华人民共和国药典》（2015 年版）。药材以叶大、色绿者为佳。大青叶含有生物碱类（如靛玉红、靛蓝）、菘蓝苷 B 等化学成分。药典规定大青叶含靛玉红不少于 0.02%。大青叶味苦、性寒。归心、胃经。具有清热解毒、凉血消斑的功效。现代研究表明大青叶具有抗菌、抗癌、解热、利胆、抗炎等作用。资源分布和资源再生见板蓝根。

（郭巧生）

dàxuèténg

大血藤（Sargentodoxae Caulis） 木通科植物大血藤 *Sargentodoxa cuneata* (Oliv.) Rehd. et Wils. 的干燥藤茎。又称大活血、红皮藤、红藤。秋、冬二季采收，除去侧枝，切段，干燥。收载于《中华人民共和国药典》（2015 年版）。药材以条匀、质坚韧、断面纹理明显者为佳。大血藤含有蒽醌类（如大黄素、大黄素甲醚、大黄酚）、三萜类（如崩大碗酸）、甾体类（如胡萝卜苷）、木脂素类（无梗五加苷、野菰苷）、酚类（如毛柳苷、原儿茶酸、香荚兰酸）、多糖类、挥发油类等化学成分。大血藤味苦，性平。归大肠、肝经。具有清热解毒、活血、祛风止痛的功效。现代研究表明大血藤具有抗菌、消炎、抗缺氧、抗过敏、抗血栓、改善冠状动脉血流、抗肿瘤、防辐射等作用。

资源分布 大血藤分布于华中地区，以及江苏、安徽、浙江、江西、福建、广西、贵州、云南、四川、重庆、陕西等省区。商品药材来源于野生，主产于安徽、江西、浙江、福建、湖北、河南、湖南、广东、广西等省区。

资源再生 大血藤为落叶木质藤本。喜温暖气候，选择坡地栽培，以土层深厚、肥沃、疏松、排水良好、富含腐殖质的壤土为好。种子繁殖或压条繁殖，以压条繁殖为主，栽培 4 ~ 5 年后可采收。

（刘 勇）

dàyèzǐzhū

大叶紫珠（Callicarpae Macrophyllae Folium） 马鞭草科植物大叶紫珠 *Callicarpa macrophylla* Vahl 的干燥叶或带叶嫩枝。又称紫珠草、白骨风。夏、秋二季采摘，晒干。收载于《中华人民共和国药典》（2015 年版）。药材以叶片完整、带绿色者为佳。大叶紫珠主要含有黄酮类（如毛蕊花糖苷、木犀草素、芹菜素）、三萜类（如熊果酸）、有机酸类等化学成分。药典规定大叶紫珠中毛蕊花糖苷的含量不少于 0.15%。大叶紫珠味辛、苦，性平。归肝、肺、胃经。具有散瘀止血、消肿止痛的功效。现代研究表明大叶紫珠具有止血、抗氧化等作用。

资源分布 大叶紫珠分布于广东、广西、贵州、云南等省区。商品药材来源于野生，主产于福建、广东、云南等省。

资源再生 大叶紫珠为灌木，稀为小乔木。喜温暖湿润气候。对土地要求不严，一般生长于山坡地。栽培以土壤肥沃、水分和阳光充足向阳的地区为宜。主要以扦插繁殖。夏秋季育苗均需要盖草。

（陈虎彪）

dàzǎo

大枣（Jujubae Fructus） 鼠李科植物枣 Ziziphus jujuba Mill. 的干燥成熟果实。又称红枣、枣。秋季果实成熟时采收，晒干。收载于《中华人民共和国药典》（2015年版）。药材以色红、肉厚、饱满、核小、油润者为佳。大枣主要含有三萜类（如白桦脂酸、齐墩果酸、熊果酸）、黄酮类、核苷类（如环磷酸腺苷、环磷酸鸟苷）、糖类、脂肪酸类等化学成分。大枣味甘，性温。归脾、胃、心经。具有补中益气、养血安神的功效。现代研究表明大枣具有免疫调节、抗氧化、抗衰老、改善造血功能、保肝、降脂、抗肿瘤等作用。大枣为鲜食、干食果品，还可用作保健食品。枣树为园艺树种，也用于木材。

资源分布 枣为中国分布广泛的果树之一，除黑龙江、西藏外，各省区均有栽培，以黄河流域及新疆产量较大。商品药材来源于栽培，主产于陕西、新疆、甘肃、宁夏、河北、山西、山东、河南等省区。

资源再生 枣为落叶小乔木，稀灌木。喜温、喜光、抗逆性强、耐寒、耐旱、耐盐碱、耐瘠薄、抗风沙能力强，对土壤要求不严。枣树的繁殖方式有嫁接法、扦插法和分株法等，以嫁接法最为常用，其常见砧木除本砧外，北方常用酸枣、南方常用铜钱树。扦插育苗又可分为根插和枝插两种方式。种植后3～5年可结实。主要病虫害有枣疯病、枣锈病、裂果病、缩果病等。

（段金廒）

dàzàojiǎo

大皂角（Gleditsiae Sinensis Fructus） 豆科植物皂荚 Gleditsia sinensis Lam. 的干燥成熟果实。又称皂角。秋季果实成熟时采摘，晒干。收载于《中华人民共和国药典》（2015年版）。药材以肥厚、色紫褐者为佳。大皂角含有三萜皂苷类、鞣质等化学成分。大皂角味辛、咸，性温；有小毒。归肺、大肠经。具有祛痰开窍、散结消肿的功效。大皂角还可作为化工原料。资源分布和资源再生见皂角刺。

（孙稚颖）

dānshēn

丹参（Salviae Miltiorrhizae Radix Et Rhizoma） 唇形科植物丹参 Salvia miltiorrhiza Bge. 的干燥根和根茎。春、秋二季采挖，除去泥沙，干燥。收载于《中华人民共和国药典》（2015年版）。药材以条粗壮、色紫红者为佳。丹参主要含有二萜醌类（如丹参酮Ⅰ、Ⅱ$_A$、Ⅱ$_B$，隐丹参酮，异丹参酮，二氢丹参酮Ⅰ）、酚酸类（如丹酚酸A、B、C，迷迭香酸，紫草酸B，原儿茶酸，原儿茶醛）、黄酮类、三萜类等化学成分。药典规定丹参中丹参酮Ⅱ$_A$含量不少于0.2%，丹酚酸B含量不少于3.0%。丹参味苦，性微寒。归心、肝经。具有活血祛瘀、通经止痛、清心除烦、凉血消痈的功效。现代研究表明丹参对心脑血管和微循环具有广泛而显著的作用，还具有抗氧化、抗肿瘤、抗菌等作用。丹参可用于化妆品和保健食品。

资源分布 丹参分布于华中地区及河北、山西、辽宁、江苏、浙江、安徽、福建、江西、山东、广西、四川、贵州、陕西、宁夏、甘肃等省区。商品药材主要来源于栽培，主产于山西、山东、内蒙古、四川、陕西等省区。

资源再生 丹参为多年生草本。喜温和湿润气候，耐寒、适应性强，生长最适温度20～26℃，空气相对湿度为80%。以地势向阳、土层深厚、中等肥力，排水良好的砂质壤土栽培。种子繁殖或根段繁殖。种子繁殖：当年种子采收后播种，或第二年春天播种。春播为当年采收，秋播于第二年秋季采收。根段繁殖：选取健壮、直径1cm左右的新根截成5～7cm长的根段栽植。病害有叶斑病、菌核病、根腐病和根结线虫。虫害有粉纹夜蛾和棉铃虫。

（郭宝林）

dànzhúyè

淡竹叶（Lophatheri Herba） 禾本科植物淡竹叶 Lophatherum gracile Brongn. 的干燥茎叶。夏季未抽花穗前采割，晒干。收载于《中华人民共和国药典》（2015年版）。药材以叶大、质轻、色绿、不带根及花穗者为佳。淡竹叶含有三萜类（如芦竹素、白茅素、蒲公英赛醇、无羁萜）、甾醇类（如菜油甾醇）、酚类、有机酸类、糖类等化学成分。淡竹叶味甘、淡，性寒。归心、胃、小肠经。具有清热泻火、除烦止渴的功效。现代研究表明淡竹叶具有清凉解热和利尿的作用。淡竹叶还可用于食品和保健品。

资源分布 淡竹叶分布于华东、华中地区，以及广东、广西、四川、贵州、云南等省区。商品来源于野生。野生分布于浙江、江苏、湖南、湖北、广东。此外，安徽、江西、四川、福建、河南等省亦产。以浙江量大质佳。其中淡竹叶分布于长江流域以南及西南等地，中华淡竹叶分布于江苏、浙江、江西、福建、湖南等地。

资源再生 淡竹叶为多年生草本。野生于山坡疏林下或阴湿地。

（韩建萍）

dāngguī

当归 (Angelicae Sinensis Radix)

伞形科植物当归 Angelica sinensis (Oliv.) Diels 的干燥根。秋末采挖，除茎叶残基与泥沙，晾晒或熏烘至干燥。根据药用部位分为"全归""归头""归身"和"归尾"等商品规格。收载于《中华人民共和国药典》（2015年版）。药材以主根粗长、油润、外皮色黄棕、断面色黄白、气味浓厚者为佳。当归主要含有挥发油（如藁本内酯、正丁烯基酰内酯）、酚酸类（如阿魏酸）、多糖类等化学成分。药典规定当归中总挥发油含量不少于 0.4%，阿魏酸含量不少于 0.05%。当归味甘、辛，性温。归肝、心、脾经。具有补血活血、调经止痛、润肠通便等功效。在妇科疾病的治疗中多见应用，素有"十方九归"之称。现代研究表明当归具有抑制血小板聚集、抑制子宫收缩、调节机体免疫功能、抗肿瘤等作用。当归也是重要的膳食滋补品，以及用作化妆品等。韩国、朝鲜等国使用朝鲜当归 A. gigas Nakai，吉林省延边朝鲜族自治州部分地区亦习用。日本使用东当归 A. acutiloba (Sieb. et Zucc.) Kitag.。

资源分布 当归分布于甘肃、四川、云南、湖北和陕西等省。主产于甘肃岷县、宕昌等地，又称"岷归"；云南大理、丽江、曲靖等地产者称"云归"，四川雅安、甘孜等地产者称"川归"，湖北恩施产者称"窑归"，野生者少见。"岷归"为道地药材。

资源再生 当归为多年生草本。喜凉爽湿润气候，适宜在中国西北、西南地区海拔 2000～3000m 的山区生长。喜肥，忌涝，忌高温，土壤为黑土类或褐土类。种子繁殖，一般在海拔 3000m 以上的山地育苗，翌年春季移栽至低海拔大田，高山育苗可减少早期抽薹率的发生。当年秋末采挖收获根部。留种植株待第三年种子近成熟时采收。种子繁殖种子需经后熟处理后播种。病害有麻口病、根腐病等。避免轮作，防止根部积水，可降低发生率。

(段金廒)

dāngyào

当药 (Swertiae Herba)

龙胆科植物瘤毛獐牙菜 Swertia pseudochinensis Hara 的干燥全草。夏、秋二季采挖，除去杂质，晒干。收载于《中华人民共和国药典》（2015年版）。药材以花多、味苦者为佳。当药含有环烯醚萜苷类（如獐牙菜苦苷、龙胆苦苷、当药苷、苦当药酯苷、苦龙苷）、呫吨酮类（如当药呫吨酮、甲基当药呫吨酮、去甲基当药呫吨酮、对叶当药呫吨酮）、黄酮类（如当药素、异牡荆素）、生物碱类（如龙胆碱）等化学成分。药典规定当药中獐牙菜苦苷含量不少于3.5%。当药味苦，性寒。归肝、胃、大肠经。具有清湿热、健胃的功效。现代研究表明当药具有改善肝功能的作用。

资源分布 瘤毛獐牙菜分布于华北、东北地区以及山东、河南等省。商品药材来源于野生。主产于华北地区，以及吉林、山东、河南等省。

资源再生 瘤毛獐牙菜为一年生草本。生于坡上、河滩、林下和灌丛中，花、果期 9～10 月。

(韩建萍)

dǎngshēn

党参 (Codonopsis Radix)

桔梗科植物党参 Codonopsis pilosula (Franch.) Nannf.、素花党参 Codonopsis pilosula Nannf. var. modesta (Nannf.) L. T. Shen 或川党参 Codonopsis tangshen Oliv. 的干燥根。秋季采挖，洗净，晒干。收载于《中华人民共和国药典》（2015年版）。药材以条长粗壮、皮肉相连、横纹紧密、体结质柔、断面黄白、气香味甜、嚼之无渣者为佳。党参含有多糖、苯丙素苷类（如党参苷 Ⅰ、Ⅱ、Ⅲ、Ⅳ、丁香苷）、聚炔类（如党参炔苷）、三萜类（如蒲公英萜醇、木栓酮）、生物碱类（如党参碱、胆碱）、香豆素类（如白芷内酯、补骨脂素、琥珀酸）、挥发油（如苍术内酯 Ⅲ）等化学成分。党参味甘，性平。归脾、肺经。具有健脾益肺、养血生津的功效。现代研究表明党参具有提高机体应激能力、调节机体免疫功能、镇静、抗血栓、抑制血小板聚集、延缓衰老、升高血糖等作用。

资源分布 党参分布于华北、东北、西南、西北及河南、湖南等省。商品药材主要来源于栽培，主产于甘肃、内蒙古、河南、陕西等省区，山西长治、平顺、黎城、潞城、五台等地为道地产区，称为"潞党"，甘肃（陇西、渭源、岷县、临洮等县）为中国党参的最大产区，药材习称"白条党参"；素花党参分布于四川、云南、陕西、甘肃及青海等省。商品药材主要来源于栽培，主产于四川、甘肃、陕西，药材称为"纹党"或"西党"，甘肃陇南、文县以及四川九寨沟、松潘、平武和陕西凤县等地为道地产区，以陕西凤党最著名；川党参分布于湖北、湖南、重庆、四川、贵州、陕西等省市。商品药材主要来源于栽培或野生，主产于湖北、重庆、四川等省市，药材也称为"板党"，湖北恩施与重庆巫溪等地为道地产区。

资源再生 党参为深根性草

质藤本。喜冷凉且较阴湿的气候，幼苗喜荫蔽、怕强光，成株喜阳光、耐寒、怕涝，以山地阴坡或半阴坡生长较好。栽培以土层深厚、疏松、肥沃、排水良好的夹砂壤土、黄绵土或腐殖质土为宜；种子繁殖，有直播和育苗移栽两种方法，药材生产中以育苗移栽为主，少直播。春播 3～4 月，秋播 9～10 月，播种前种子需在 40～50℃ 水中浸泡，苗高 10～20cm 时可移栽，育苗时可采用与玉米、小麦间作套种模式；党参的合理采收期应以 3～4 年为好，药材主产区多采用育苗 1 年、移栽生长 1 年后采收药材（即从播种到药材采收期为 2 年）。轮作需间隔 3 年以上。

（刘　勇）

dāodòu

刀豆（Canavaliae Semen）　豆科植物刀豆 *Canavalia gladiata* (Jacq.) DC. 的干燥成熟种子。又称刀豆子、刀巴豆。秋季采收成熟果实，剥取种子，晒干。收载于《中华人民共和国药典》（2015 年版）。药材以粒大、饱满、色淡红者为佳。刀豆含有蛋白（如尿素酶、血球凝集素）、胺类（如刀豆四胺、γ-胍氧基丙胺、氨丙基刀豆四胺、氨丁基刀豆四胺）、糖类、类脂等化学成分，以及刀豆氨酸等成分。刀豆味甘，性温。归胃、肾经。具有温中、下气、止呃的功效。胃热盛者慎服。现代研究表明刀豆具有抗肿瘤、抗病原微生物等作用。

资源分布　刀豆原产于美洲热带。中国长江以南普遍栽培。商品药材来源于栽培。主产于江苏、安徽、浙江、湖北、广西、四川等省区。

资源再生　刀豆为一年生缠

绕状草质藤本。喜温暖，不耐寒霜。种子繁殖，于 4 月上旬清明前后播种，种子先用水浸泡一昼夜后再播。刀豆栽培于气候温暖地带，以排水良好而疏松的砂壤土栽培为好。虫害有斑蝥咬食花果，可在早晨露水未干时，戴手套捕捉，用开水烫死。

（韩建萍）

dēngxīncǎo

灯心草（Junci Medulla）　灯心草科植物灯心草 *Juncus effusus* L. 的干燥茎髓。又称灯芯草、虎须草。夏末至秋季割取茎，晒干，取出茎髓，理直，扎成小把。收载于《中华人民共和国药典》（2015 年版）。药材以色白、条长、粗壮、有弹性者为佳。灯心草主要含有菲类（如灯心草酚、灯心草二酚、6-甲基灯心草二酚、灯心草酮）、黄酮类（如木犀草素）等化学成分。灯心草味甘、淡，性微寒。归心、肺、小肠经。具有清心火、利小便的功效。现代研究表明灯心草具有抗氧化、利尿止血、抗微生物、抗肿瘤等作用。

资源分布　灯心草分布于长江下游以及福建、四川、贵州、陕西等省。商品药材主要来源于野生，主产于江苏、福建、四川、贵州等省，为江苏特产药材。

资源再生　灯心草为多年生草本。耐寒、忌干旱，喜温暖湿润环境，栽培以潮湿、疏松、肥沃的土壤为宜。种子直播繁殖。

（陈虎彪）

dēngzhǎnxìxīn

灯盏细辛（Erigerontis Herba）　菊科植物短葶飞蓬 *Erigeron breviscapus* (Vant.) Hand.-Mazz. 的干燥全草。又称灯盏花。夏、秋二季采挖，除去杂质，晒干。收载于《中华人民共和国药典》（2015 年

版）。药材以根多、具香气者为佳。灯盏细辛含有黄酮类（如野黄芩苷、芹菜素、木犀草素）、萜类、鞣质、挥发油、甾醇类、内酯类等化学成分。药典规定灯盏细辛中野黄芩苷含量不少于 0.3%。灯盏细辛味辛、微苦，性温。归心、肝经。具有活血通络止痛、祛风散寒的功效。现代研究表明灯盏细辛具有改善微循环、抗凝、抗氧化作用。

资源分布　短葶飞蓬分布于湖南、广西、重庆、四川、贵州、云南等省区市。商品药材来源于野生。主产于云南。

资源再生　短葶飞蓬为多年生草本。喜光。具有较强的耐旱、耐寒能力，对环境的适应性较强。生于向阳坡地，种子繁殖或分株繁殖，常种子繁殖。

（陈士林）

dìdǎncǎo

地胆草（Elephantopi Herba）　菊科植物地胆草 *Elephantopus scaber* L. 的干燥全草。夏秋采收，去杂质，洗净晒干或鲜用。收载于《广东省中药材标准·第一册》（2010 年版）、《广西壮族自治区壮药质量标准》（2008 年版）、《湖南省中药材标准》（2009 年版）等。药材以根条粗长、黄色或黄棕色、无碎断者为佳。地胆草主要含有倍半萜类、三萜类、黄酮类、甾醇类等化学成分。地胆草味苦，性凉。具有清热解毒、消肿利尿，凉血利润的功效。现代研究表明地胆草具有抗菌、抗炎、抑制肿瘤作用。彝族常鲜用入药。

资源分布　地胆草分布于浙江、福建、江西、湖南、广东、广西、贵州、云南、台湾等省区。商品来源于野生。主产于浙江、福建、江西等省。

资源再生　地胆草为多年生

草本。常生于海拔300~1500m的开旷山坡、路边或山谷林缘。

(韩建萍)

dìfēngpí

地枫皮（Illicii Cortex） 木兰科植物地枫皮 Illicium difengpi K.I.B. et K.I.M. 的干燥树皮。又称追地风、钻地风等。春、秋二季剥取，晒干或低温干燥。收载于《中华人民共和国药典》（2015年版）。药材以质松脆、香气浓烈、油性大者为佳。地枫皮含有挥发油（如α-蒎烯、β-蒎烯、莰烯、月桂烯、桉叶素、芳樟醇、樟脑）、苷类（如槲皮苷）等化学成分。地枫皮微辛、涩，性温；有小毒。归膀胱、肾经。具有祛风除湿、行气止痛的功效。现代研究表明地枫皮有抗炎、镇痛作用。

资源分布 地枫皮分布于广西都安、马山、德保、龙州等地，列入《国家重点保护野生植物》，为Ⅱ级保护植物。商品药材来源于野生。主产于广西西南部地区。

资源再生 地枫皮为常绿木本植物。生于海拔200~500m的石灰岩石山顶、有土的石缝或石山疏林下。海拔700~1200m的石山也有分布。用种子繁殖。

(韩建萍)

dìfūzǐ

地肤子（Kochiae Fructus） 藜科植物地肤 Kochia scoparia（L.）Schrad. 的干燥成熟果实。秋季采收植株，晒干，打下果实，除去杂质。收载于《中华人民共和国药典》（2015年版）。药材以饱满、色灰绿者为佳。地肤子主要含有皂苷类（如地肤子皂苷、齐墩果酸）、甾体类、挥发油、黄酮类、生物碱类等化学成分。药典规定地肤子中地肤子皂苷Ⅰc含量不少于1.8%。地肤子味辛、苦，性寒。归肾、膀胱经。具有清热利湿、祛风止痒的功效。现代研究表明地肤子具有抗炎、抗过敏、抗瘙痒、降血糖、抑菌、兴奋胃肠等作用。地肤子还可作为植物源农药、杀虫剂、杀螨剂等。地肤嫩苗可作为蔬菜食用。

资源分布 地肤全国分布。商品药材来源于栽培，主产于东北地区及河北、江苏、山东、四川、河南等省。

资源再生 地肤为一年生草本。喜温暖湿润气候，耐旱，喜阳。栽培以选向阳、富含腐殖质、排水良好的壤土为宜。用种子繁殖。地肤生育期一般100~110天。果实刚成熟时采收为佳。虫害有地老虎。

(孙稚颖)

dìgǔpí

地骨皮（Lycii Cortex） 茄科植物枸杞 Lycium chinense Mill. 或宁夏枸杞 Lycium barbarum L. 的干燥根皮。春初或秋后采挖根部，洗净，剥取根皮，晒干。收载于《中华人民共和国药典》（2015年版）。药材以筒粗、肉厚、整齐、无木心及碎片者为佳。地骨皮主要含有生物碱类（如苦可胺A、B）、环肽类（如枸杞环八肽A、B、C、D）、有机酸类、甾醇类等化学成分。地骨皮味甘，性寒。归肺、肝、肾经。具有凉血除蒸、清肺降火的功效。现代研究表明地骨皮具有解热、降血压、降血糖、降血脂等作用。宁夏枸杞的果实为中药枸杞子。上海等地习用枸杞的嫩茎叶，称"枸杞叶"，具补虚益精、清热明目的功效。

资源分布 枸杞分布于全国大部分地区，山西、河南等省有栽培；宁夏枸杞分布于河北北部、山西北部、内蒙古、陕西北部、甘肃、宁夏、青海、新疆等地，内蒙古、宁夏、青海、甘肃等省区有栽培。商品药材来源于野生或栽培，以野生枸杞为主，主产于山西、浙江、江苏、河南、甘肃等省。

资源再生 枸杞和宁夏枸杞为灌木或经栽培后为大灌木，适应性强，耐寒，-25.6℃下越冬无冻害，喜光照、忌荫蔽。为长日照植物，全年日照时数2600~3100小时。肥沃、排水良好的中性或微酸性轻壤土为宜，盐碱土的含盐量不能超过0.2%。种子繁殖或插扦繁殖。病害主要有根腐病等。

(赵中振)

dìhuáng

地黄（Rehmanniae Radix） 玄参科植物地黄 Rehmannia glutinosa Libosch. 的新鲜或干燥块根。秋季采挖，除去芦头、须根及泥沙。鲜者入药称"鲜地黄"；干燥者称"生地黄"，习称"生地"。酒浸拌蒸制后再干燥者称"熟地黄"，习称"熟地"。收载于《中华人民共和国药典》（2015年版）。鲜地黄以粗壮、色红黄者为佳；生地黄以块大、体重、断面乌黑者为佳。地黄主要含有环烯醚萜苷类（如梓醇、地黄苷A、桃叶珊瑚苷）、糖苷类（如毛蕊花糖苷）、多糖、寡糖等化学成分。药典规定生地黄中梓醇不少于0.2%；生地黄、熟地黄中毛蕊花糖苷均不少于0.02%。鲜地黄味甘、苦，性寒。归心经、肝经、肾经。具有清热、凉血、生津的功效。生地黄味甘、苦，性寒。归心经、肝经、肾经。具有清热、滋阴、生津、养血的功效。熟地黄味甘，性寒，归肝经、肾经。具有补血滋润、益精填髓的功效。现代研究表明地黄具有止血、补血、增强心脏收缩力、稳定血压、降血糖、调节免疫、镇静、抗衰老、抗炎、利尿等作用。

资源分布 地黄药用仅限于栽培类型，栽培于河北、山西、内蒙古、辽宁、山东、江苏、安徽、浙江、湖北、湖南、河南、四川、陕西、甘肃等省区。主产于河南温县、孟州、武陟、山西临汾、运城、长治、河北邯郸、衡水等地，山东省聊城、烟台、浙江仙居等地。河南温县、孟州、武陟等地古称"怀庆府"栽培历史最长，所产为地道药材，称"怀地黄"，为"四大怀药"之一。

资源再生 地黄为多年生草本。喜温暖气候，较耐寒，以阳光充足、土层深厚、疏松、肥沃中性或微碱性的砂质壤土栽培为宜。地黄种植不能重茬，轮作年限 8～10 年。块根繁殖，春播当年采收。病害有斑枯病、枯萎病、病毒病，病毒病可以通过组培生产脱毒苗解决；虫害有红蜘蛛、地老虎等，地黄的栽培品种有温 85－5、北京 1 号、金状元、白状元等。

（董诚明）

dìjiāo

地椒（Thymi Herba） 唇形科植物百里香 Thymus mongolicus Ronn. 或兴凯百里香 Thymus przewalskii（Kom.）Nakai 的干燥地上部分。夏、秋两季均可采收，花盛期割取地上全草，除去残根及杂质，阴干或晒干。收载于《甘肃省中药材标准》（2009 年版）、《山西省中药材标准》（1987 年版）。药材以花叶多、色绿、气香浓者为佳。地椒含有挥发油（如香荆芥酚、1-甲基-3-异丙基苯、百里香酚、芳樟醇、龙脑）、三萜类（如熊果酸、齐墩果酸）、黄酮类（如圣草酚、芫花素）等化学成分。

地椒味甘，性平；有小毒。归肺、胃经。具有温中散寒、祛风止痛的功效。现代研究表明地椒具有抗氧化、抗菌、抗炎、抗肿瘤等作用。

资源分布 百里香分布于河北、山西、辽宁、河南等地。兴凯百里香分布于华北、东北地区以及河南、陕西、甘肃等省。商品药材来源于野生或栽培。主产于辽宁、陕西、甘肃、青海等省。

资源再生 百里香为多年生小灌木状草本。生长于干燥山坡砂质地。百里香抗逆性强，耐干旱，可用作干旱土壤的水土保持植物。种子繁殖、扦插繁殖、压条繁殖或分株繁殖。

（韩建萍）

dìjǐncǎo

地锦草（Euphorbiae Humifusae Herba） 大戟科植物地锦 Euphorbia humifusa Willd. 或斑地锦 Euphorbia maculata L. 的干燥全草。夏、秋二季采挖，除去杂质，晒干。收载于《中华人民共和国药典》（2015 年版）。药材以叶色绿、茎色绿褐或带紫红色、具花果者为佳。地锦草含黄酮类（如槲皮素、山柰酚、芹菜素-7-O-葡萄糖苷）、鞣质（如没食子酸、鞣花酸、短叶苏木酚）、三萜类、香豆素类等化学成分。药典规定地锦草中槲皮素含有量不少于0.1%。地锦草味辛，性平。归肝、大肠经。具有清热解毒，凉血止血，利湿退黄的功效。现代研究表明地锦草具有抗病毒、抗菌、护肝、止血、抗氧化、抗衰老、抗过敏、免疫调节、降血糖、抗癌、降血脂等作用。

资源分布 地锦除华南地区外，分布全国各地；斑地锦分布于江苏、浙江、安徽、江西、山东、湖北和台湾等省。商品药材

来源于野生。

资源再生 地锦与斑地锦均为一年生草本。喜温暖湿润气候，稍耐阴，较耐湿。栽培以疏松肥沃，排水良好的砂质壤土或壤土为宜。种子繁殖。

（孙稚颖）

dìtáohuā

地桃花（Urenae Herba） 锦葵科植物肖梵天花 Urena lobata L. 的干燥地上部分。又称天下捶。地桃花全年均可采收，洗净，鲜用或晒干。收载于《湖南省中药材标准》（2009 年版）和《广西中药材标准》（1990 年版）。地桃花含有黄酮类（如芒果苷、槲皮素）、甾醇类等化学成分。地桃花味甘、辛，性凉。归脾、肺经。具有祛风利湿、活血消肿、清热解毒功效，现代研究表明地桃花具有抗菌等作用。

资源分布 肖梵天花分布于中国长江以南地区。商品药材来源于野生，主产于福建、江西、湖南、广西、贵州等省区。

资源再生 肖梵天花为亚灌木状直立草本，喜温暖湿润气候，生于干热的空旷地、草地或疏林下。适应性强，较干旱贫瘠的土地也能生长，以向阳、疏松、肥沃的砂壤土为好。种子繁殖。

（谈献和）

dìyú

地榆（Sanguisorbae Radix） 蔷薇科植物地榆 Sanguisorba officinalis L. 或长叶地榆 Sanguisorba officinalis L. var. longifolia（Bert.）Yü et Li 的干燥根。后者习称"绵地榆"。春季将发芽时或秋季植株枯萎后采挖，除去须根，洗净，干燥，或趁鲜切片，干燥。收载于《中华人民共和国药典》（2015 年版）。药材以条粗、质坚、断面粉红色者为佳。地榆含有鞣质（没

食子酸、没食子鞣质）、三萜皂苷类（如地榆糖苷Ⅰ，地榆糖苷Ⅱ，地榆苷A、B、E）等化学成分。药典规定地榆中鞣质含量不少于8.0%，没食子酸含量不少于1.0%。地榆味苦、酸、涩，性微寒。归肝、大肠经。具有凉血止血、解毒敛疮等功效。现代研究表明地榆具有止血、抗氧化、抗肿瘤、抗菌、抗炎消肿等作用。

资源分布 地榆分布于华北、东北、华中、西南、西北地区，有栽培；长叶地榆分布于华北、东北、华中、西南及西北。商品药材主要来源于野生，主产于东北、华北和华东地区。

资源再生 地榆和长叶地榆为多年生草本植物，对气候、土壤要求不严格，宜选择排水良好、土层深厚、疏松肥沃的地块种植。种子繁殖或分株繁殖，种子繁殖者栽培周期为2~3年，分株繁殖者栽培周期为1年。

（张永清）

diānjīxuèténg

滇鸡血藤（Kadsurae Caulis）

木兰科植物内南五味子 *Kadsura interior* A. C. Smith 的干燥藤茎。又称鸡血藤、散血香。秋季采收，除去枝叶，切片，晒干。收载于《中华人民共和国药典》（2015年版）。滇鸡血藤含有木脂素类（如南五味子酯甲、南五味子酯乙、南五味子素、内南五味子素、异型南五味子丁素）等化学成分。药典规定滇鸡血藤中异型南五味子丁素含量不少于0.05%。滇鸡血藤味苦、甘，性温。归肝、肾经。具有活血补血，调经止痛，舒筋通络的功效。现代研究表明滇鸡血藤具有抗氧化、抗凝血、抗肿瘤、钙拮抗作用。贵州用异型南五味子 *Kadsura heteroclita* (Roxb.) Craib. 的藤茎熬制的煎膏，称"鸡

血藤膏"。

资源分布 内南五味子分布于云南西南部的保山、凤庆、临沧、耿马等地。商品药材来源于野生，主产云南西南部。

资源再生 内南五味子为攀缘灌木。生于海拔1200~2500m的乔灌木林中。喜温暖湿润气候。栽培以在酸性、中性，排水良好的土壤。种子繁殖。

（严铸云）

diānqiécǎo

颠茄草（Belladonnae Herba）

茄科植物颠茄 *Atropa belladonna* L. 的干燥全草。在开花至结果期内采挖，除去粗茎和泥沙，切段干燥。收载于《中华人民共和国药典》（2015年版）。颠茄草主要含有生物碱类（如莨菪碱、阿托品、东莨菪碱、颠茄碱）成分。药典规定颠茄草中莨菪碱含量不少于0.3%。颠茄草为抗胆碱类药，具有解痉、镇痛作用。颠茄提取物出口用作药物原料。

资源分布 颠茄原产于欧洲，引进栽培，药材主产于浙江、山东等省。

资源再生 颠茄为多年生草本。喜温暖湿润气候，最适宜生长温度为20~25℃，超过30℃生长缓慢，经受短期0℃低温；宜选向阳、排水良好、土层深厚肥沃的砂壤土种植，忌连作。用种子繁殖，3月份下旬至4月份上旬，或在9月份上旬播种。播前种子温浸24小时，然后用清水淋洗，催芽后播种，苗高10~15cm时移栽，移栽后一年收获。雨季须注意排水与培土，以免生长旺盛而倒伏。病害主要有疫病等。虫害为枸杞负泥虫和茄二十八星瓢虫。

（郭宝林）

dīnggōngténg

丁公藤（Erycibes Caulis） 旋花

科植物丁公藤 *Erycibe obtusifolia* Benth. 或光叶丁公藤 *Erycibe schmidtii* Craib 的干燥藤茎。又称包公藤。全年均可采收，切段或片，晒干。收载于《中华人民共和国药典》（2015年版）。药材以块大、中心无明显的髓、质坚者为佳。丁公藤主要含有香豆素类（如东莨菪内酯、东莨菪苷、包公藤甲素、包公藤丙素）、酚酸类（如绿原酸、异绿原酸A）等化学成分。药典规定丁公藤药材中东莨菪内酯含量不少于0.05%。丁公藤味辛，性温；有小毒。归肝、脾、胃经。具有祛风除湿、消肿止痛的作用。现代研究表明丁公藤具有缩瞳、降眼压、镇痛、抗炎等作用。

资源分布 丁公藤分布于广东中部及沿海岛屿，光叶丁公藤分布于广西、广东、海南、云南等省区。商品药材来源于野生，主产于广西、云南等省区。

资源再生 丁公藤为多年生藤本。喜凉爽湿润的气候，较耐寒、耐干旱瘠薄，不耐涝。以深厚、肥沃、富含腐殖质的砂质壤土栽培较好。分株繁殖。种植3年后采收。

（丁平）

dīngxiāng

丁香（Caryophylli Flos） 桃金娘

科植物丁香 *Eugenia caryophyllata* Thunb. 的干燥花蕾。又称公丁香。当花蕾由绿色转红时采摘，晒干。收载于《中华人民共和国药典》（2015年版）。丁香药材以完整、个大、油性足、颜色深红、香气浓郁、入水下沉者为佳。丁香主要含有挥发油（如丁香酚、异丁香酚、石竹烯）、黄酮类（如槲皮素-3-O-葡萄糖醛酸苷、槲皮素-3-O-葡萄糖苷）等化学成分。药典规定丁香中丁香酚含量不少

于 11.0%。丁香味辛，性温。归脾、胃、肺、肾经。具有温中降逆、补肾助阳的作用。现代研究表明丁香具有抑菌、抗炎、抗氧化、健胃、镇痛、止泻、驱蚊等作用。丁香的叶、花蕾、果实可以提取丁香油，具有抗菌、抗炎、镇痛、祛风、驱虫的作用，广泛用于食品、化妆品、香精和香料等。

资源分布 丁香原产坦桑尼亚、马来西亚、印度尼西亚，现广东、广西、海南有栽培。商品药材主要来源于进口，少量栽培产于海南。

资源再生 丁香为多年常绿乔木。喜高温，适宜年平均气温 23～24℃。种子繁殖，果实采收后，不能日晒，取出种子即行播种。种植 5～6 年进入花期后采收。主要病害为褐斑病，主要虫害为红蜘蛛、红蜡介壳。

（丁 平）

dōngchóngxiàcǎo

冬虫夏草（Cordyceps） 麦角菌科真菌冬虫夏草菌 Cordyceps sinensis（BerK.）Sacc. 寄生在蝙蝠蛾科昆虫幼虫上的子座和幼虫尸体的干燥复合体。又称虫草。夏初子座出土、孢子未发散时挖取，晒至六七成干，除去似纤维状的附着物及杂质，晒干或低温干燥。收载于《中华人民共和国药典》（2015 年版）。药材以虫体色泽黄亮、丰满肥大、断面黄白色、子座短小、条整不碎、不空心、气香味鲜者为佳。冬虫夏草主要含有核苷类（如腺苷、尿嘧啶、腺嘌呤、腺嘌呤核苷）、甾醇类（如麦角甾醇、麦角甾醇过氧化物、胆甾醇棕榈酸酯）、糖类（如半乳甘露聚糖、虫草酸）等化学成分。药典规定冬虫夏草中腺苷的含量不少于 0.01%。冬虫夏草味甘，

性平。归肺、肾经。具有补肾益肺、止血化痰的功效，为中国独有的一种珍稀名贵滋补中药材。现代研究表明冬虫夏草具有镇静、激素样作用、抗心肌缺血及心律失常、调节免疫、抗癌、抗炎、抗惊厥、抗菌等作用。冬虫夏草还可用于保健品。冬虫夏草人工培养的菌丝体，药材名"冬虫夏草菌丝体"，具有类似功效。

资源分布 冬虫夏草分布于四川、云南、西藏、甘肃、青海等省区。商品药材主要源于野生，主产于四川、云南、西藏、青海等地。以西藏那曲、丁青、青海玉树、果洛产量大、质量好，习称"藏草""青海草"。"川草"为北起甘肃岷山，南至喜马拉雅山及云南玉龙雪山，东自四川凉山，西至西藏的普兰县所产的虫草，一般虫体偏小，子座长。

资源再生 冬虫夏草为兼性腐生菌，以鳞翅目蝙蝠蛾科虫草蝙蝠蛾的幼虫为寄生，染菌致病幼虫冬季潜入土中，死亡后虫体上形成菌核，翌年春季在较温暖、潮湿的环境下，虫体头部生长出有柄棒状棕色的子实体。冬虫夏草人工培育技术难度大，有"室内培植"与"半野生培植"。

（陈虎彪）

dōngkuíguǒ

冬葵果（Malvae Fructus） 锦葵科植物冬葵 Malva verticillata L. 的干燥成熟果实。蒙古族习用药材，蒙古名玛宁占巴、额布勒珠尔其其格。夏、秋二季果实成熟时采收除去杂质，阴干。收载于《中华人民共和国药典》（2015 年版）。冬葵果含有酚酸类（如阿魏酸、咖啡酸）、黄酮类（如芦丁）、挥发油等化学成分。药典规定冬葵果中总酚酸含量不少于 0.15%。冬葵果味甘、涩，性凉。归肾经。

具有清热利尿、消肿的功效。现代研究表明冬葵果具有止痛、止血、抗氧化、抗炎症、抗风湿、抗肝毒、抗溃疡等作用。维药习用冬葵的种子，药材称"冬葵子"。冬葵的嫩苗可供蔬食。

资源分布 冬葵分布于全国各地。商品药材来源于野生。主产于河北、黑龙江、辽宁等地。

资源再生 冬葵为两年生草本植物。在海拔 500～3000m 的山坡、林缘、草地、路旁常见之。常生于平原旷野、村落附近和路旁，呈半野生状态，不择土壤。

（王振月）

dōnglíngcǎo

冬凌草（Rabdosiae Rubescentis Herba） 唇形科植物碎米桠 Rabdosia rubescens（Hemsl.）Hara 的干燥地上部分。夏、秋季茎叶繁茂时采割，晒干。收载于《中华人民共和国药典》（2015 年版）。药材以叶多、色绿者为佳。冬凌草主要含有二萜类（如冬凌草甲素、乙素）、挥发油（如 α-蒎烯、β-蒎烯、棕榈酸）、三萜类（如 β-谷甾醇）、黄酮类、有机酸类等化学成分。药典规定冬凌草中冬凌草甲素含量不少于 0.25%。冬凌草味苦、甘，性微寒。归肺、胃、肝经。具有清热解毒、活血止痛功效。现代研究表明冬凌草具有抗肿瘤、抗菌、抗炎等作用。

资源分布 碎米桠分布于河北、山西、河南、湖北、湖南、广西、四川、贵州、西藏、陕西、甘肃等省区，商品药材来源于野生或栽培，野生主产于山西、河南等太行山区，栽培主产于河南等省。

资源再生 碎米桠为多年生草本或亚灌木。适应性强，略喜阴，适宜生长温度为 25～30℃，对土壤要求不严，可选土层深厚、肥沃的砂质壤土。种子繁殖或分

根繁殖，当年采收，连续采收五年后产量和质量有所下降，需重新种植。

（董诚明）

dòukòu

豆蔻 （Amomi Fructus Rotundus）

姜科植物白豆蔻 Amomum kravanh Pierre ex Gagnep. 或爪哇白豆蔻 Amomum compactum Soland ex Maton 的干燥成熟果实。按产地不同，前者为"原豆蔻"，后者为"印尼白蔻"，去掉果皮的种子团称"豆蔻仁"。收载于《中华人民共和国药典》（2015 年版）。药材以个大、饱满、果皮薄而完整、气味浓者为佳。豆蔻主要含有挥发油（如桉油精，蒎烯，芳樟醇）等化学成分。药典规定挥发油含量原豆蔻仁中不少于 5.0%（ml/g），印尼白蔻仁中不少于 4.0%（ml/g）；豆蔻仁中桉油精含量不少于 3.0%。豆蔻味辛，性温。归肺、脾、胃经。具有化湿行气、温中止呕，开胃消食的功效。现代研究表明豆蔻具有抗氧化、驱蚊、止呕、解酒等作用。

资源分布 白豆蔻原产于泰国、柬埔寨，中国华南及福建等地有栽培；爪哇白豆蔻原产于印度尼西亚，中国华南及福建、云南等省有栽培。商品药材主源于进口，产地为印度尼西亚和马来西亚，少量栽培产于云南。

资源再生 白豆蔻为多年生草本。为热带、半阴性植物，宜种植于气候温暖、潮湿、富含腐殖质、排水及保肥性良好的土壤中。种子繁殖或分株繁殖。种子繁殖：播种前催芽，随收随种；分株繁殖：取有 2~3 个地上茎的根茎，随挖随种。种植 3 年后采收。主要病害为猝倒病、烂花烂果病。

（丁 平）

dúhuó

独活 （Angelicae Pubescentis Radix）

伞形科植物重齿毛当归 Angelica pubescens Maxim. f. biserrata Shan et Yuan 的干燥根。春初苗刚发芽或秋末茎叶枯萎时采挖，除去须根和泥沙，烘至半干，堆置 2~3 天，发软后再烘至全干。收载于《中华人民共和国药典》（2015 年版）。药材以根粗壮、质软、油润、香气浓者为佳。独活主要含有香豆素类（如欧芹酚甲醚、二氢山芹醇当归酸酯、蛇床子素、香柑内酯、异欧前胡素）、挥发油、甾醇类等化学成分。药典规定独活中蛇床子素含量不少于 0.5%，二氢山芹醇当归酸酯含量不少于 0.08%。独活味辛、苦，性微温。归肾、膀胱经。具有祛风除湿、通痹止痛的功效。现代研究表明独活具有镇痛、镇静、抗炎、解痉、抗肿瘤、抗菌、改善心血管系统、抗凝血等作用。

资源分布 重齿毛当归分布于浙江、江西、湖北、重庆、四川、贵州、陕西等省市。商品药材来源于栽培。主产于湖北等省。

资源再生 重齿毛当归为多年生高大草本。喜阴凉潮湿气候、耐寒。以上层深厚，富含腐殖质的黑色灰泡土、黄沙土栽培，不宜在土层浅、积水地和黏性土壤上种植。种子繁殖，或直播育苗移栽，育苗移栽的在当年 10~11 月，直播的在生长 2 年后收获。

（王振月）

dúyīwèi

独一味 （Lamiophlomis Herba）

唇形科植物独一味 Lamiophlomis rotata （Benth.） Kudo 的干燥地上部分。藏族习用药材。秋季花果期采割，洗净，晒干。收载于《中华人民共和国药典》（2015 年版）。独一味含有环烯醚萜类（如 8-O-乙酰山栀苷甲酯，山栀苷甲酯，胡麻属苷，独一味素 A、B、C）、黄酮类、苯乙醇苷类等化学成分。药典规定独一味中山栀苷甲酯和 8-O-乙酰山栀苷甲酯的总量不少于 0.5%。独一味味甘、苦，性平。归肝经。具有活血止血、祛风止痛的功效。现代研究表明独一味具有镇痛、止血、抗炎、抗肿瘤等作用。

资源分布 独一味分布于四川、云南、西藏、甘肃和青海。商品药材来自于野生，主产于四川、云南、西藏和青海。

资源再生 独一味为多年生草本。分布于海拔 2700~4500m 的高山风化的碎石滩中或石质高山草甸、河滩地。

（郭宝林）

dùhéng

杜衡 （Asari Forbesii Herba）

马兜铃科植物杜衡 Asarum forbesii Maxim. 或小叶马蹄香 Asarumi changense C. Y. Cheng et C. S. Yang 的全草、根茎或根。收载于《上海市中药材标准》（1994 年版）、《湖北省中药材质量标准》（2009 年版）。药材以根多、香气浓者为佳。杜衡主要含有挥发油（如甲基丁香油酚、1,8-桉叶素）、酯类（如杜衡素 A、B、C、D）、有机酸类等化学成分。杜衡味辛，性温；有小毒。归肺、肾经。具有祛风散寒、消痰行水、活血止痛、解毒的功效。现代研究表明杜衡具有镇静、抗惊厥、降脂、抗过敏等作用。

资源分布 杜衡分布于江苏、浙江、安徽、江西、河南、湖北、四川等省，小叶马蹄香分布于浙江、安徽、福建、江西、湖北、湖南、广东、广西等省区。商品药材来源于野生，主产于江苏、浙江、安徽、江西、湖北。

资源再生 杜衡及小叶马蹄香均为多年生草本，生于海拔800m以下林下沟边阴湿地。

（赵中振）

dùjuānhuā

杜鹃花（Rhododendri Simsii Flos） 杜鹃花科植物杜鹃 *Rhododendron simsii* Planch.、陇蜀杜鹃 *Rhododendron przewalskii* Maxim. 或大阪山杜鹃 *Rhododendron dabanshanense* Fang 的干燥花。4～5月花盛开时采收，烘干。又名红踯躅、映山红。收载于《中华人民共和国卫生部药品标准·藏药·第一册》（1995年版）。杜鹃花主要含有黄酮类（如芸香苷、杜鹃黄苷、杜鹃黄素）等化学成分。杜鹃花味甘、酸，性平。具有和血调经、止咳、祛风湿、解疮毒的功效。现代研究表明杜鹃花具有止咳祛痰、抗白内障等作用。广西习用杜鹃的根，药材名"杜鹃花根"，具有和血止血，消肿止痛的功效。

资源分布 杜鹃分布于长江以南各地；陇蜀杜鹃分布于四川、陕西、甘肃及青海；大阪山杜鹃分布于甘肃、青海。商品药材主要来源于野生。主产于中国长江以南地区。

资源再生 杜鹃为落叶或半常绿灌木。喜阳光但忌烈日曝晒，喜凉爽湿润的气候。栽培以酸性土壤为宜，pH 4.5～6.0，忌含石灰质的碱土。种子繁殖、分株繁殖或扦插、压条繁殖。

（陈虎彪）

dùzhòng

杜仲（Eucommiae Cortex） 杜仲科植物杜仲 *Eucommia ulmoides* Oliv. 的干燥树皮。4～6月剥取，刮去粗皮，堆置"发汗"至内皮呈紫褐色，晒干。收载于《中华

人民共和国药典》（2015年版）。药材以皮厚、刮净粗皮、断面白丝多、内表皮黑褐色为佳。杜仲主要含有木脂素类（如松脂醇二葡萄糖苷）、黄酮类（如山柰酚、槲皮素、芦丁）、酚酸类（如香豆酸、咖啡酸乙酯、绿原酸）等化学成分。药典规定杜仲中松脂醇二葡萄糖苷含量不少于0.1%。杜仲味甘，性温。归肝、肾经。具有补肝肾、强筋骨、安胎的功效。现代研究表明杜仲具有降压、调节免疫、镇静、镇痛、抗菌、利尿、抗氧化、健脑提神、保肝等作用。杜仲还可用于保健食品，杜仲叶、果实、树皮等可提取杜仲胶，为工业用材料。

资源分布 杜仲分布于华东、华中、西南地区，以及广东、广西、陕西、甘肃等省区，全国各地广泛栽培。《中国珍稀濒危植物名录》把杜仲列为国家Ⅱ级保护植物。商品药材来源于栽培，主产于华中地区，以及四川、贵州、陕西等省。以四川、贵州产量大，质量佳。

资源再生 杜仲为多年生木本。杜仲栽培以选择地势向阳、土质疏松肥沃、排灌方便、富含腐殖质的壤土或砂壤土为宜，pH 5.5～8.5均可。常种子繁殖，杜仲种子属短命种子，常温下只能贮存半年。播种前用层积法和热水浸泡法处理提高种子的透水性。杜仲栽培10～20年后，可采用半环剥法剥取树皮或砍树剥皮。杜仲常见的病虫害有立枯病、褐斑病、角斑病和刺蛾、木蠹蛾等为害。

（周日宝）

dùzhòngyè

杜仲叶（Eucommiae Folium） 杜仲科植物杜仲 *Eucommia ulmoides* Oliv. 的干燥叶。收载于

《中华人民共和国药典》（2015年版）。药材以完整、色绿者为佳。杜仲叶含有和杜仲相似的化学成分。药典规定杜仲叶中绿原酸含量不少于0.08%。杜仲叶味微辛，性温。归肝、肾经。具有补肝肾、强筋骨、降血压的功效。现代研究表明杜仲叶具有镇静、镇痛、降血压、调节免疫功能、抗炎等作用。杜仲叶可作为保健食品。资源分布和资源再生见杜仲，商品药材主产于河南、湖北、四川、贵州、云南、陕西等省。

（周日宝）

duànxuèliú

断血流（Clinopodii Herba） 唇形科植物灯笼草 *Clinopodium polycephalum* (Vaniot) C. Y. Wu et Hsuan 或风轮菜 *Clinopodium chinense* (Benth.) O. Kuntze 的干燥地上部分。夏季开花前采收，除去泥沙，晒干。收载于《中华人民共和国药典》（2015年版）。药材以茎枝幼嫩、叶多、色绿、气微香者为佳。断血流主要含有三萜皂苷类（如风轮菜皂苷A、醉鱼草皂苷Ⅳ）、黄酮类（如香蜂草苷、芹菜素、异樱花素）、挥发油（反式石竹烯、柠檬烯和匙叶桉油烯醇）等化学成分。断血流味微苦、涩，性凉。归肝经。具有收敛止血的功效，是止血良药。现代研究表明断血流具有止血、抑制免疫功能、抗炎、抑菌、抗氧化、平喘等作用。

资源分布 灯笼草分布于河北、华东、华中、西南地区，以及广西、陕西、甘肃等省区；风轮菜分布于华东地区及湖北、湖南、广东、广西、云南等省区。商品药材来源于野生，主产于安徽霍山、金寨、六安等地。

资源再生 灯笼草为多年生草本。喜温暖湿润，耐阴，不耐

干旱和严寒，生于山坡、路旁、林下、灌丛或草地。

（王德群）

duōyèjídòu

多叶棘豆（Oxytropis Myriophyllae Herba）

豆科植物多叶棘豆 *Oxytropis myriophylla*（Pall.）DC. 的干燥全草。蒙古族习用药材。夏、秋季采收，除去残根及杂质，洗净泥土，晒干，切段备用。收载于《中华人民共和国卫生部药品标准·蒙药分册》（1998 年版）。多叶棘豆主要含有黄酮类、酚类、甾体皂苷类、糖类等化学成分。多叶棘豆味甘，性寒。具有清热解毒、消肿、祛风湿、止血之功效。现代研究表明多叶棘豆具有抗氧化等作用。

资源分布　多叶棘豆分布于华北、东北地区，以及内蒙古等省区。商品药材来源于野生。主产于东北地区和内蒙古。

资源再生　多叶棘豆为旱生多年生草本植物。喜光，生于草原地带和草甸草原群落中对土壤条件要求不严，耐旱、耐瘠薄，喜生于砾石性较强，或砂质性土壤，或固定风沙土壤上。

（王振月）

édàxià

莪大夏（Oxytropis Falcatae Herba）

豆科植物镰形棘豆 *Oxytropis falcata* Bge. 或轮叶棘豆 *Oxytropis chiliophylla* Royle 的干燥全草。又称大夏、达夏。藏族习用药材。收载于《藏药标准》（1979 年版）。莪大夏主要含有黄酮类（如 3,5,4′-三羟基-7-甲氧基黄酮及糖苷）成分。莪大夏味苦，性寒；有毒。具有清热解毒，生肌止痛的功效。现代研究表明莪大夏具有肾上腺激素样作用。

资源分布　镰形棘豆分布于四川、西藏、甘肃、青海、新疆；轮叶棘豆分布于山西、内蒙古、西藏、宁夏、新疆。商品药材来自于野生，以镰形棘豆为主，自产自销。

资源再生　镰形棘豆和轮叶棘豆均为多年生草本。镰形棘豆分布于海拔 2700～4300m 的河滩、沙地、沟谷、山坡、灌木林、草甸。轮叶棘豆分布于海拔 4500～5200m 的山坡碎石地、山顶、山坡草地、河滩、湖盆地。

（郭宝林）

ézhú

莪术（Curcumae Rhizoma）

姜科植物蓬莪术 *Curcuma phaeocaulis* Val.、温郁金 *Curcuma wenyujin* Y. H. Chen et C. Ling 或广西莪术 *Curcuma kwangsiensis* S. G. Lee et C. F. Liang 的干燥根茎。冬季茎叶枯萎后采挖，洗净，蒸或煮至透心，晒干或低温干燥后，除去须根及杂质。收载于《中华人民共和国药典》（2015 年版）。药材以质坚实、断面淡绿色，气味香者为佳。莪术含有挥发油（如莪术醇、莪术二酮、莪术烯醇、异莪术烯醇）、姜黄素（如脱甲氧基姜黄、双脱甲氧基姜黄素、姜黄素）等化学成分。药典规定莪术中挥发油含量不少于 1.5%。莪术味苦、辛，性温。归肝、脾经。具有破血行气、消积止痛的功效。现代研究表明莪术具有抗肿瘤、抗血栓、抑菌、抗炎、抗病毒、抗脑缺血、抑制肝纤维化等作用。

资源分布　温郁金栽培于浙江瑞安，蓬莪术分布于台湾、福建、江西、广东、广西、四川、云南等省区，广西莪术分布于广西、云南。商品药材以蓬莪术、广西莪术为主流品种，二者均来自栽培。蓬莪术主产于四川双流、崇州，为道地产区，广西莪术主产于广西上思、贵县，为道地产区。温郁金主产于浙江瑞安，为道地产区。

资源再生　莪术三种原植物均为多年生草本。喜温暖湿润，怕严寒霜冻、干旱、积水；以土层肥沃深厚，上层疏松，下层较紧密的砂质壤土栽培；忌连作。栽培时要施足有机肥作基肥，生长期每 1～2 个月施肥 1 次；开花前施加磷、钾肥，能促进根茎肥大。栽培温郁金需稍荫蔽的环境，蓬莪术需光照充足、雨量充沛的环境，广西莪术在全日照、半日照的环境均可栽培。根茎繁殖，当植株茎叶逐渐枯萎，块根已生长充实，即可采收。

（严铸云）

éshēn

峨参（Anthrisci Radix）

伞形科植物峨参 *Anthriscus sylvestris*（L.）Hoffm. 的干燥根。又称土田七。秋后采挖，刮去粗皮，置沸水中略烫，干燥。收载于《湖南省中药材标准》（2009 年版）、《四川省中药材标准》（2010 年版）。药材以根条粗壮、坚实、黄棕色、半透明者为佳。峨参含有木脂素类（如峨参内酯、异峨参内酯）、香豆素类（如紫花前胡苷、东莨菪苷）、黄酮类（如深黄水芹酮、芹菜素、槲皮素）、挥发油（如 α-蒎烯、β-月桂烯、D-柠檬烯、对-聚伞花素）等化学成分。峨参味甘、辛，性微温。归脾、胃、肺经。具有益气健脾、活血止痛的功效。现代研究表明峨参具有抗癌、抗病毒、抗炎、抗过敏、抗氧化、调节免疫、抗衰老和杀虫等作用。

资源分布　峨参分布于华北、华中地区，以及辽宁、四川、云南、陕西、甘肃、新疆等省区，四川有栽培。商品药材主要来源于野生，也有栽培，主产于江苏、湖南、四川、云南等省。

资源再生 峨参为二年生或多年生草本。生长于低山丘陵至海拔4500m的高山山坡林下、路旁或山谷溪边，喜寒凉湿润，抗寒力强。栽培以中山或高山阴处和半阴处，排水良好，富含腐殖质、肥沃疏松的夹沙壤土。种子繁殖或分株繁殖，8~9月采收成熟种子，秋播（9~10月）或春播（3~4月）。也可选小苗在未萌芽前栽植，栽后2~3年可收获。

（严铸云）

ébùshícǎo

鹅不食草（Centipedae Herba）
菊科植物鹅不食草 *Centipeda minima*（L.）A. Br. et Aschers. 的干燥全草。又称石胡荽。夏、秋二季花开时采收，洗去泥沙，晒干。收载于《中华人民共和国药典》（2015年版）。药材以色灰绿、刺激性气味重者为佳。鹅不食草主要含有愈创木内酯类（如山金车内酯C、D，千里光酰二氢堆心菊灵）、三萜类（如3α，21β，22α，28-四羟基-12-齐墩果烯）、黄酮类（如芹菜素，槲皮素2-甲酯，槲皮素-3，3'-二甲酯）、酚类、甾醇类、脂肪酸类等化学成分。鹅不食草味辛，性温。归肺经。具有发散风寒、通鼻窍、止咳的功效。现代研究表明鹅不食草具有抗过敏、抗菌、抗炎、抗诱变、抗肿瘤等作用。

资源分布 鹅不食草分布于全国各地。商品药材主要来源于野生。主产于浙江、江苏、湖北、广东等地。

资源再生 鹅不食草为多年生草本。喜温暖湿润环境，适宜砂质壤土和壤土栽培。春季或秋季用种子繁殖或分株繁殖。

（秦民坚）

érchá

儿茶（Catechu）
豆科植物儿茶 *Acacia catechu*（L. f.）Willd. 的去皮枝、干的干燥煎膏。又称孩儿茶、乌丁泥。冬季采收枝、干，除去外皮，砍成大块，加水煎煮，浓缩，干燥。收载于《中华人民共和国药典》（2015年版）。药材以黑色略带棕色、不焦不碎、味微苦而涩者为佳。儿茶含有黄酮类（如儿茶素、表儿茶素、槲皮万寿菊素）、鞣质（如赭朴鞣质、焦儿茶鞣质）、多糖等化学成分。药典规定儿茶中儿茶素和表儿茶素的总量不少于21.0%。儿茶味苦、涩，性微寒。归肺、心经。具有活血止痛、止血生肌、收湿敛疮、清肺化痰的功效。现代研究表明儿茶具有保肝、抑菌、抑制肠蠕动、降压、抗血栓、抗肿瘤等作用。

资源分布 儿茶分布于华南地区，以及浙江、福建、四川、云南、台湾等省。商品药材来源于栽培，主产于云南省，也有进口。

资源再生 儿茶为落叶小乔木。喜温暖湿润，不耐干旱、积水和严寒。宜选向阳，土层深厚、排水良好的壤土或轻黏土栽培。种子繁殖，儿茶主要病害为猝倒病，虫害有地老虎、蟋蟀、粉蚧及鳞翅目多种幼虫。

（郭巧生）

fānxièyè

番泻叶（Sennae Folium）
豆科植物狭叶番泻 *Cassia angustifolia* Vahl 或尖叶番泻 *Cassia acutifolia* Delile 的干燥小叶。又称泻叶。狭叶番泻在开花前摘下叶片，阴干；尖叶番泻在果实将成熟时剪下枝条，摘取叶片，晒干。收载于《中华人民共和国药典》（2015年版）。药材以叶片大、完整、色绿、梗少者为佳。番泻叶含有蒽醌类（如番泻苷A、B，芦荟大黄素，大黄酸，大黄酚）等化学成分。药典规定番泻叶中含番泻苷A和番泻苷B的总量不得少于1.1%。番泻叶味甘、苦，性寒。归大肠经。具有泻热行滞、通便、利水的功效。现代研究表明番泻叶具有泻下、抗菌和止血等作用。

资源分布 狭叶番泻和尖叶番泻分布于印度等国，海南、云南有栽培。商品药材来源于进口，主产于印度南端的丁内未利，埃及和苏丹亦产。

资源再生 狭叶番泻和尖叶番泻均为草本状小灌木。喜温暖气候，不耐积水和严寒。栽培宜选少雨地区，地势高燥、排水方便的向阳地，疏松肥沃的砂壤土。

（刘合刚）

fānbáicǎo

翻白草（Potentillae Discoloris Herba）
蔷薇科植物翻白草 *Potentilla discolor* Bge. 的干燥全草。夏、秋二季开花前采挖，除去泥沙和杂质，干燥。收载于《中华人民共和国药典》（2015年版）。药材以根肥大、叶灰绿色者为佳。翻白草主要含有黄酮类（如槲皮素）、萜类、甾体类、鞣质、有机酸类等化学成分。翻白草味甘、微苦，性平。归肝、胃、大肠经。具有清热解毒、止痢、止血的功效。现代研究表明翻白草具有消炎镇痛、降血糖、抗氧化、抗病毒、抗菌的作用。

资源分布 翻白草分布于华北、东北、华东、华中、华南地区，以及四川、陕西等省。商品药材来源于野生或栽培，主产于河北、辽宁、安徽、山东等省。

资源再生 翻白草为多年生草本。喜温和湿润气候。栽培以土质疏松肥沃的砂质壤土为宜。种子繁殖。虫害有蚜虫。

（孙稚颖）

fángfēng

防风（Saposhnikoviae Radix）

伞形科植物防风 Saposhnikovia divaricata (Turcz.) Schischk. 的干燥根。春、秋二季采挖未抽花茎植株的根，除去须根和泥沙，晒干。《中华人民共和国药典》（2015年版）。药材以条粗壮、外皮细而紧、断面皮部浅棕色、木部浅黄色者为佳。防风含有色原酮类（如升麻素苷、5-O-甲基维斯阿米醇苷、防风色原酮）、香豆素类（如防风灵、香柑内酯、欧前胡素、川白芷内酯）、挥发油（如人参炔醇、β-没药烯）、黄酮类（如杨芽黄素）、聚炔类、多糖等化学成分。药典规定防风中升麻素苷和5-O-甲基维斯阿米醇苷的总量不少于0.24%。防风味辛、甘，性微温。归膀胱、肝、脾经。具有祛风解表、胜湿止痛、止痉的功效。现代研究表明防风具有解热、镇痛、抗炎、抗菌、镇静、抗过敏、抗凝血、抗肿瘤等作用。

资源分布　防风分布于华北、东北地区，以及山东、河南、陕西、甘肃、青海、宁夏等省区。列入《国家重点保护野生药材物种名录》Ⅲ级保护物种。商品药材来源于栽培或野生。古今防风的产区变化较大，古代产区多在河北、山东、河南省境内，现野生防风主产于东北地区及内蒙古自治区，药材称"关防风"，栽培主产于东北地区，以及河北、山西、内蒙古、陕西、宁夏等省区。

资源再生　防风为多年生草本。喜阳光充足、凉爽气候，耐寒、耐旱、怕涝，栽培选择地势较高、土层深厚、疏松、肥沃、排水良好的砂质壤土为宜。种子或根插繁殖，多用种子繁殖，直播或育苗移栽，生产上以育苗移栽为主，第一年秋播育苗，经过一个生长期，可于第二年秋季移栽或第三年春季移栽。秋季采收。病害有白粉病、斑枯病和根腐病，虫害有黄凤蝶和黄翅蛔香螟。

（刘　勇）

fángjǐ

防己（Stephaniae Tetrandrae Radix）

防己科植物粉防己 Stephania tetrandra S. Moore 的干燥根。又称汉防己。秋季采挖，洗净，除去粗皮，晒至半干，切段，个大者再纵切，干燥。收载于《中华人民共和国药典》（2015年版）。药材以去净栓皮、质重、粉性大、纤维少者为佳。防己含有生物碱类（如粉防己碱、防己诺林碱、轮环藤酚碱）、黄酮类、酚类、有机酸类等化学成分。药典规定防己中粉防己碱和防己诺林碱的总量不少于1.6%。防己味苦，性寒。归膀胱、肺经。具有祛风止痛、利水消肿的功效。现代研究表明防己具有镇痛、抗炎、抗过敏、降压、抗心律失常、抗癌、保肝、降糖、降脂等作用。

资源分布　粉防己分布于华东地区，以及湖北、湖南、广东、广西、贵州等省区。商品药材多来源于野生。主产于浙江、安徽、江西、湖北、湖南等省。

资源再生　粉防己为多年生落叶缠绕藤本。喜生长于阳光充足、温暖湿润的环境，忌干旱、怕水涝。栽培以排水良好、土层深厚、肥沃的砂质壤土或壤土为宜。分根繁殖。

（陈士林）

fēiyángcǎo

飞扬草（Euphorbiae Hirtae Herba）

大戟科植物飞扬草 Euphorbia hirta L. 的干燥全草。又称大飞扬草。夏、秋二季采挖，洗净，晒干。收载于《中华人民共和国药典》（2015年版）。药材以茎粗壮、叶多、色绿者为佳。飞扬草含有黄酮类（如槲皮苷）、三萜类（如无羁萜）等化学成分。飞扬草味酸，性凉；有小毒。归肺、膀胱、大肠经。具有清热解毒、利湿止痒、通乳的功效。现代研究表明飞扬草具有抗过敏、镇静、抗焦虑、镇痛、止泻、抗病原微生物、抗炎、退热、利尿、抗肿瘤、兴奋子宫等作用。

资源分布　飞扬草分布于华南地区，以及浙江、福建、江西、湖南、四川、贵州、云南、台湾等省。商品药材来源于野生，主产于福建、广东等省。

资源再生　一年生草本，全日照、半日照较适宜，对土质不苛求，但以砂质壤土为优，抗旱性、耐热性甚佳。种子繁殖。

（王振月）

fěizi

榧子（Torreyae Semen）

红豆杉科植物榧 Torreya grandis Fort. 的干燥成熟种子。又名榧实、香榧等。秋季种子成熟时采收，除去肉质假种皮，洗净，晒干。收载于《中华人民共和国药典》（2015年版）。药材以粒大、种仁饱满、富油性、味微甜而涩者为佳。榧子含有脂肪酸类（如亚油酸、油酸、山萮酸）、甾醇类、多糖类、挥发油类、鞣质等化学成分。榧子味甘，性平。归肺、胃、大肠经。具有杀虫消积、润肺止咳、润燥通便的功效。现代研究表明榧子具有驱虫、收缩子宫、润肺止咳、润肠通便等作用。榧子是食用干果。

资源分布　榧分布于江苏、浙江、安徽、福建、江西、湖南及贵州等省。商品药材来源于栽培。主产于浙江、安徽、福建、江西等省。

资源再生　榧为常绿乔木。

喜凉爽多雾、潮湿的环境，幼时耐阴，开花结果期则需充足光照。栽培以土层深厚、疏松肥沃、排水良好的酸性或微酸性壤土为宜。种子繁殖或扦插、压条、分根等无性繁殖均可。种子繁殖采用育苗移栽的方式，秋播或春季2～3月上旬播种，第二年春季移栽。扦插繁殖采用硬枝扦插，第二年早春定植。压条繁殖和分根繁殖均在春季进行。定植5年后需进行嫁接及整枝、修剪。

（郭巧生）

fěnbìxiè

粉萆薢（Dioscoreae Hypoglaucae Rhizoma）

薯蓣科植物粉背薯蓣 *Dioscorea hypoglauca* Palibin 的干燥根茎。又称萆薢。秋、冬季采挖，除去须根，洗净，切片，晒干。收载于《中华人民共和国药典》（2015年版）。药材以片大而薄，切面黄白色者为佳。粉萆薢主要含有甾体皂苷类（如薯蓣皂苷、粉背皂苷A、原粉背皂苷A、纤细薯蓣皂苷）、二芳基庚烷类（薯蓣皂苷元、鲁可斯皂苷元）等化学成分。粉萆薢味苦，性平。归肾、胃经。具有利湿去浊，祛风除痹的功效。现代研究表明粉萆薢具有预防动脉粥样硬化、调节免疫、治疗痛风等作用。

资源分布 粉背薯蓣分布于浙江、安徽、福建、江西、河南、湖北、湖南、广东、广西、台湾等省区。商品药材来源于野生，主产于浙江、安徽、江西、湖南等省。

资源再生 粉背薯蓣为多年生藤本。喜亚热带气候，生于山坡灌丛、林缘、沟谷边及路旁，以生长在肥力较高的山地黄壤和山地棕壤土为宜。种子繁殖或根茎繁殖。

（王德群）

fěngě

粉葛（Puerariae Thomsonii Radix）

豆科植物甘葛藤 *Pueraria thomsonii* Benth. 的干燥根。秋、冬二季采挖，除去外皮，稍干，截段或再纵切两半或斜切成厚片，干燥。收载于《中华人民共和国药典》（2015年版）。药材以块大、质坚实、色白粉性足、纤维少者为佳。粉葛成分与葛根相同。药典规定粉葛中葛根素含量不少于0.3%。粉葛味甘、辛，性凉。归脾、胃经。具有解肌退热、生津止渴、透疹、升阳止泻、通经活络、解酒毒的功效。现代研究表明粉葛具有解热、降血压、降血糖等作用。粉葛含淀粉可供食用，称为"葛粉"。

资源分布 甘葛藤分布于江西、广东、广西、海南、四川、云南、西藏等省区，野生或栽培。商品药材来源于栽培，主产广东、广西等省区。

资源再生 甘葛藤为多年生木质藤本植物。种子繁殖：温水浸种后播种。扦插繁殖：秋季选健壮藤茎剪成25～30cm 插条湿沙假植，第二年春季扦插。栽后2～3年秋冬季采收。

（王文全）

fēngxiāngzhī

枫香脂（Liquidambaris Resina）

金缕梅科植物枫香树 *Liquidambar formosana* Hance 的干燥树脂。又称枫香、白胶香。秋季11月至次年早春3月间采收树脂，自然干燥。收载于《中华人民共和国药典》（2015年版）。药材以淡黄色至黄棕色、质脆、断面具光泽、气香、味淡者为佳。枫香脂主要含有三萜类（如模绕酮酸、模绕酸、阿姆布二醇酸、路路通酮酸）、挥发油等化学成分。药典规定枫香脂中挥发油的含量不少于

1.0%。枫香脂味辛、苦，性平。归脾、肺、肝经。具有祛风活血、解毒止痛、止血、生肌的功效。现代研究表明枫香脂具有抗血栓、止血、抗缺氧、抗肿瘤等作用。

资源分布 枫香树分布于黄河以南各地。商品药材多来源于栽培，主产于山东、河南、广东、四川、云南、西藏、台湾等地。

资源再生 枫香树为落叶乔木。喜温暖湿润气候，性喜光，幼树稍耐阴，耐干旱瘠薄土壤，不耐水涝。在湿润肥沃而深厚的红黄壤土上生长良好。深根性，抗风力强，不耐移植及修剪。种子繁殖，冬播或春播。种子有隔年发芽的习性。生产枫香树脂一般选择20年以上大树。

（段金廒）

fèngxiānhuā

凤仙花（Impatientis Flos）

凤仙花科植物凤仙花 *Impatiens balsamina* L. 的干燥花。夏、秋季开花时采收，鲜用或阴、烘干。收载于《中华人民共和国卫生部药品标准·蒙药分册》（1998年版）。凤仙花主要含有黄酮类（如山柰酚-3-芸香糖苷）、醌类（如甲花醌、1,4-萘醌）等化学成分。凤仙花味甘、苦，性微温。具有祛风除湿、活血止痛、解毒杀虫功效。体虚及孕妇慎服。现代研究表明凤仙花具有抗过敏、抗真菌、抗细菌等作用。

资源分布和资源再生见急性子。商品药材多来源于栽培，主产于江苏、浙江、安徽、湖北、四川、新疆等省区。

（谈献和）

fèngxiāntòugǔcǎo

凤仙透骨草（Impatientis Caulis）

凤仙花科植物凤仙花 *Impatiens balsamina* L. 的干燥茎。收载于《北京市中药材标准》（1998年版）、

《河南省中药材标准》（1993 年版）、《湖南省中药材标准》（2009 年版）。凤仙透骨草主要含有黄酮类（如山柰酚-3-芸香糖苷、槲皮素-3-芸香糖苷、蹄纹天竺素-3-芸香糖苷）等化学成分。凤仙透骨草味苦、辛，性温；有小毒。具有祛风湿、活血止痛、解毒的功效。现代研究表明凤仙透骨草具有抗微生物、镇痛、抗炎等作用。资源分布和资源再生见急性子。

（谈献和）

fóshǒu

佛手 （Citri Sarcodactylis Fructus）

芸香科植物佛手 *Citrus medica* L. var. *sarcodactylis* Swingle 的干燥果实。又名佛手柑、五指柑。秋季果实尚未变黄或变黄时采收，纵切成薄片，晒干或低温干燥。收载于《中华人民共和国药典》（2015 年版）。药材以皮黄肉白、香气浓郁者为佳。佛手主要含有挥发油（如柠檬烯、γ-松油烯）、黄酮类（如橙皮苷、香叶木苷）、香豆素（如柠檬油素、佛手柑内酯）、多糖、二萜类、有机酸类等化学成分。药典规定佛手中橙皮苷含量不少于 0.03%。佛手味辛、苦、酸，性温。归肝、脾、胃、肺经。具有疏肝理气、和胃止痛、燥湿化痰的功效。现代研究表明佛手具有平喘祛痰、解痉挛、中枢镇静、降压、抗炎等作用。佛手是食用水果。

资源分布 佛手栽种于长江以南各地。商品药材来源于栽培，主产于广东、广西、四川等地。

资源再生 佛手为常绿灌木或小乔木。喜温暖湿润气候，怕严霜、干旱，耐阴、耐瘠、耐涝，最适生长温度 22 ~ 24℃。喜阳光，栽培以土层深厚、疏松肥沃、富含腐殖质、排水良好的微酸性砂质壤土为宜。扦插繁殖或嫁接繁殖。扦插繁殖于春、夏、秋三季均可进行，硬枝或软枝扦插。嫁接繁殖用切接法。病害有黄龙病、炭疽病、溃疡病，虫害有柑橘红蜘蛛、柑橘潜叶蛾、柑橘粉虱。

（郭巧生）

fúfāngténg

扶芳藤 （Euonymi Fortunei Caulis Et Folium）

卫矛科植物扶芳藤 *Euonymus fortunei* （Turcz.） Hand.-Mazz.、冬青卫矛 *Euonymus japonicus* Thunb. 或无柄卫矛 *Euonymus subsessilis* Sprague 的干燥地上部分。全年可采，清除杂质，切碎，晒干。收载于《浙江省中药材标准》（2000 年版）、《广东省中药材标准·第一册》（2004 年版）、《广西中药材标准》（1996 年版）。扶芳藤含有甾醇类（如卫矛醇）、黄酮苷类（如槲皮苷、山柰苷）、三萜类等化学成分。扶芳藤味甘、苦、微辛，性微温。归肝、肾、胃经。具有益肾壮腰、舒经活络、止血消瘀的功效。现代研究表明扶芳藤具有止血、调节机体免疫力、保护脑组织、抗血栓、抗炎形成等作用。

资源分布 扶芳藤分布于山西、江苏、安徽、浙江、江西、山东、河南、湖北、湖南、广西、贵州、云南、陕西等省区；冬青卫矛为引进植物，栽培于全国各地；无柄卫矛分布于湖北、湖南、四川、贵州、云南等省。商品药材来源于野生，主产于浙江、广东、广西。

资源再生 扶芳藤为藤本状灌木。喜阴凉湿润的气候，在雨量充沛、云雾多、土壤和空气湿度大的条件下生长好，含腐殖质多而肥沃的砂质土壤为宜。种子繁殖，种子有休眠习性，在室内贮藏，生活力可保持 2 年。

（王德群）

fúpíng

浮萍 （Spirodelae Herba）

浮萍科植物紫萍 *Spirodela polyrrhiza* （L.） Schleid. 的干燥全草。又名水萍、田萍。6 ~ 9 月采收，洗净，除去杂质，晒干。收载于《中华人民共和国药典》（2015 年版）。药材以色绿、背紫者为佳。浮萍含有黄酮类（如荭草素、异红草素、木犀草素、牡荆素）、脂肪酸类等化学成分。浮萍味辛，性寒。归肺经。具有宣散风热、透疹、利尿的功效。现代研究表明浮萍具有解热、强心、利尿、升血压、抗感染、抗病毒等作用。紫萍也为饲料植物。

资源分布 紫萍分布于中国南北各地。商品药材来源于栽培，主产于江苏、浙江、福建、湖北、四川等省。

资源再生 紫萍为多年生细小草本，飘浮水面。喜温暖气候和潮湿环境，忌严寒。栽培以水田、池沼、湖泊为宜。种子繁殖或分株繁殖，种子繁殖：成熟的种子随采随播，将种子用黄泥包成小团，每团包 2 ~ 3 粒种子，丢进栽培的水面里。分株繁殖：于春、夏季，捞取部分母株，分散丢进栽培的水面里。栽培期间保持水面静止，防止干旱。

（郭巧生）

fùzǐ

附子 （Aconiti Lateralis Radix Praeparata）

毛茛科植物乌头 *Aconitum carmichaeli* Debx. 子根的加工品。6 月下旬至 8 月上旬采挖，除去母根、须根和泥沙，再加工成"盐附子""黑顺片""白附片"入药。收载于《中华人民共和国药典》（2015 年版）。药材以个大、质坚实、灰黑色、表面光滑者为佳。附子含有生物碱类（如新乌头碱、次乌头碱、乌头碱、苯甲酰新乌头原碱、苯甲酰乌头原碱、苯甲酰次乌头原碱）等化学成分，其中双酯型生物碱毒性大，加工降低该类成分含量，从而降低毒性。药典规定附子中含双酯型生物碱新乌头碱、次乌头碱和乌头碱的总量不得过 0.01%。总生物碱含量不少于 1.0%；苯甲酰新乌头原碱、苯甲酰乌头原碱和苯甲酰次乌头原碱的总量，不少于 0.01%。附子味辛、甘，性大热。归心、肾、脾经。具有回阳救逆，补火助阳，散寒止痛等功效。附子具有大毒，药材需经炮制加工后方可使用。现代研究表明附子具有强心、抗心律失常、抗炎、镇痛等作用。

资源分布　乌头分布于辽宁、江苏、浙江、安徽、江西、山东、河南、湖北、湖南、广东、四川、贵州、云南、陕西等省。商品药材来源于栽培，主产于四川江油、布拖，陕西汉中等地，江油为道地产地。

资源再生　乌头为多年生草本。喜温和湿润的气候环境，充足的阳光，可栽培于平坝、丘陵或山地。土壤以腐殖质壤土或砂质壤土为优。块根繁殖或种子繁殖。种源培育须在海拔 800～1100m、气候凉爽的山区进行，栽培过程在海拔 500～600m 的平坝地区进行，12 月移栽，第二年 7 月收获。

（韩建萍）

fùpénzǐ

覆盆子（Rubi Fructus）蔷薇科植物华东覆盆子 Rubus chingii Hu 的干燥果实。又名覆盆。夏初果实由绿变绿黄时采收，除去梗、叶，置沸水中略烫或略蒸，取出，干燥。收载于《中华人民共和国药典》（2015 年版）。药材以个大、饱满、色黄绿、无叶和梗、味酸者为佳。覆盆子含有黄酮类（如山奈酚-3-O-芸香糖苷）、有机酸类（如鞣花酸、覆盆子酸）、三萜类等化学成分。药典规定覆盆子中鞣花酸含量不少于 0.2%、山奈酚-3-O-芸香糖苷含量不少于 0.03%。覆盆子味甘、酸，性温。归肝、肾、膀胱经。具有益肾固精缩尿、养肝明目的功效。现代研究表明覆盆子具有调节免疫、改善记忆、抗诱变及雌激素样作用。华东覆盆子成熟果实可鲜食。湖南习用山莓 Rubus corchorifolius L. f. 的干燥果实，又称"小覆盆子"。

资源分布　华东覆盆子分布于江苏、浙江、安徽、福建、江西、湖北、湖南、广西。商品药材来源于野生或栽培。主产于江苏、浙江、安徽、福建、江西等省。

资源再生　华东覆盆子为落叶灌木。喜温暖，要求散射光，怕涝；栽培以富含腐殖质、排水良好的微酸性黄壤、红壤土、砂壤土为佳，扦插繁殖、分根繁殖或种子繁殖。

（刘　勇）

gānjiāng

干姜（Zingiberis Rhizoma）姜科植物姜 Zingiber officinale Rosc. 的干燥根茎。冬季采挖，除去须根和泥沙，晒干或低温干燥。趁鲜切片晒干或低温干燥者称为"干姜片"。收载于《中华人民共和国药典》（2015 年版）。药材以质坚实，外皮灰黄色、内灰白色、断面粉性足、少筋脉者为佳。干姜主要含有挥发油（如 α-姜烯、牻牛儿醇、β-甜没药烯、橙花醇、1,8-桉叶素、α-松油醇、龙脑、β-水芹烯、芳樟醇、甲基壬基酮、樟烯、柠檬烯、倍半水芹烯、α-姜黄烯）、酚类（如6-姜辣醇、6-姜辣酮、8-姜辣烯酮、5-去氧-6-姜辣醇、6-辣辣二醇、6-姜辣二醇-5-乙酸酯）等化学成分。药典规定，干姜中挥发油含量不少于 0.8%，6-姜辣素（6-姜辣醇）含量不少于 0.6%。干姜味辛，性热。归脾、胃、肾、心、肺经。具有温中散寒、回阳通脉、温肺化饮等功效。现代研究表明干姜具有抗氧化、抗炎、解热、改善心脑血管系统功能、保护胃黏膜损伤等作用。

资源分布　干姜主产于四川、贵州、福建、湖北、广东、广西亦产，以四川所产者味辣，粉性足，质量好，尤以四川犍为所产者为最佳，称为"犍干姜"。

资源再生　见生姜。

（张永清）

gānqī

干漆（Toxicodendri Resina）漆树科植物漆树 Toxicodendron vernicifluum (Stokes) F. A. Barkl. 的树脂经加工后的干燥品。一般收集漆树分泌物或盛漆器具底部的漆渣，干燥。收载于《中华人民共和国药典》（2015 年版）。药材以块整、色黑、坚硬、漆臭重者为佳。干漆主要含有黄酮类（如黄颜木素、非瑟酮、硫菊黄素、紫铆因）、酚类、多糖等化学成分。干漆味辛，性温；有毒。归肝、脾经。具有破瘀通经、消积杀虫的功效。现代研究表明干漆具有抗血栓、解痉挛、抗凝血等作用。干漆可作为木材和金属的涂料。

资源分布　漆树分布于安徽、四川、贵州、云南等省，四川、贵州等省有栽培。商品药材来源于野生或栽培。野生主产于四川、贵州、云南，栽培主产于四川、贵州等省。

资源再生　漆树为灌木。喜生长在背风向阳、光照充足、温和而湿润的环境。适应性较强，能耐一定的低温和干旱。栽培以土层深厚、疏松肥沃、排水良好、通风向阳的微酸性砂壤土为宜。种子繁殖或分根繁殖。种子繁殖采用育苗移栽的方式，选择12～20年生长旺盛的漆树作为采种母树，播种前需对种子进行人工脱蜡和催芽处理。分根繁殖采用根段扦插。移栽在春季或秋季进行。

（郭巧生）

gāncǎo

甘草 （Glycyrrhizae Radix Et Rhizoma）

豆科植物甘草（乌拉尔甘草） *Glycyrrhiza uralensis* Fisch. 、胀果甘草 *Glycyrrhiza inflata* Bat. 或光果甘草 *Glycyrrhiza glabra* L. 的干燥根及根茎。又名国老。春、秋二季采挖，除去须根，晒干。收载于《中华人民共和国药典》（2015年版）。药材以条粗、外皮深红、内质淡黄、体重坚实、粉性大、切口断面光洁者为佳。甘草含有三萜皂苷类（如甘草酸、甘草次酸）、黄酮类（如甘草苷、异甘草苷）、香豆素类、有机酸类、糖类等化学成分。药典规定甘草中甘草酸含量不少于2.0%，甘草苷含量不少于0.5%。甘草味甘，性平。归心、肺、脾、胃经。具有补脾益气、清热解毒、祛痰止咳、缓急止痛、调和诸药的功效，广泛应用于中医临床，有"十方九草"之说。现代研究表明甘草具有抗病毒、抗菌、抗溃疡、保肝、抗炎、镇咳祛痰、抗肿瘤、抗突变、抗氧化、解毒、免疫调节、增强记忆力及神经保护等作用。此外，甘草也是制作保健食品和化妆品的原料，还是制造糖果、卷烟、酱油和饮料的添加剂或调味剂。

资源分布 甘草主要分布于北纬36°～50°、东经75°～123°的区域内，包括河北、山西、内蒙古、辽宁、吉林、黑龙江、山东、陕西、甘肃、青海、宁夏、新疆等省区。胀果甘草分布于甘肃酒泉以西和新疆地区；光果甘草又称欧甘草或洋甘草，分布于新疆伊利和塔里木河流域。均被列入《国家重点保护野生药材物种名录》Ⅱ级保护物种。商品药材主要源于栽培，新疆、甘肃、宁夏、内蒙古等地有野生品产出。野生甘草商品，习惯上根据产地分为西草（或西北草）、东草和新疆草。西草为产于内蒙古西部、陕西北部、甘肃东部和宁夏等地者，其中产于鄂尔多斯高原杭锦旗黄河南岸（库布齐沙梁以外）地区的药材又称为"梁外草"；东草为产于山西东北部、河北北部、内蒙古东部以及辽宁、吉林、黑龙江西部等地者；新疆草产于新疆各地，通常是源于甘草、胀果甘草和光果甘草三种植物的混合品。也有从西亚进口。

资源再生 甘草、胀果甘草和光果甘草均为多年生草本植物。喜光、耐旱、耐热、耐盐碱和耐寒，宜选择土层深厚、土质疏松、排水良好、地下水位较低的砂质壤土栽培，涝洼和地下水位高的地区不宜种植。种子繁殖或根茎繁殖，主要用种子繁殖，播种前宜用机械碾磨处理种子。种植3～4年采收。主要病害为锈病、褐斑病，虫害有红蜘蛛、食心虫。

（王文全）

gānqīngqīnglán

甘青青兰 （Dracocephali Tangutici Herba）

唇形科植物甘青青兰 *Draocephalum tanguticum* Maxim. 干燥地上部分。又名唐古特青兰。藏族习用药材。7～8月采收，晾干。收载于《中华人民共和国卫生部药品标准·藏药·第一册》（1995年版）。甘青青兰含有黄酮类（如胡麻素、芹菜素、5,7,4'-三羟基-3',5'-二甲氧基黄酮）、三萜类、挥发油等化学成分。甘青青兰味辛、苦，性寒。具有清热利湿、化痰止咳的作用。现代研究表明甘青青兰具有抗氧化、抗缺氧、抑菌、抗病毒、保肝等作用。

资源分布 甘青青兰分布于于四川西部、西藏东南部、甘肃南部及青海东部。商品药材来自于野生，主产于西藏和青海。

资源再生 甘青青兰为多年生草本。生长于海拔1900～4000m的干燥河谷的河岸、田野、草滩或松林间。

（郭宝林）

gānsōng

甘松 （Nardostachyos Radix Et Rhizoma）

败酱科植物甘松 *Nardostachys jatamansi* DC. 的干燥根及根茎。又名香松、甘松香。春、秋季采挖，除去泥沙和杂质，晒干或阴干。收载于《中华人民共和国药典》（2015年版）。药材以条长、根粗、香气浓者为佳。甘松含有挥发油（如缬草萜酮、甘松醇、甘松酮、甘松新酮）、环烯醚萜类（如甘松二酯）、三萜类（如齐墩果酸、熊果酸）等化学成分。药典规定甘松中挥发油含量不少于2.0%，甘松新酮含量不少于0.1%。甘松味辛、甘，性温。归脾、胃经。具有理气止血、开郁醒脾的功效。现代研究表明甘松具有抗心律失常、镇静、解痉和抗菌、抗抑郁、抗氧化等作用。

资源分布 甘松分布于四川、云南、西藏、甘肃、青海等省区。商品药材来源于野生，主产于四川阿坝，此外，西藏、甘肃、青海亦产。

资源再生 甘松为多年生草本。喜凉爽、耐寒，生于高山草原地带，海拔达 3500～4500m，根茎繁殖。

（王德群）

gānsuì

甘遂（Kansui Radix）　大戟科植物甘遂 Euphorbia kansui T. N. Liou ex T. P. Wang 的干燥块根。春季开花前或秋末茎叶枯萎后采挖，撞去外皮，晒干。收载于《中华人民共和国药典》（2015 年版）。药材以块根肥大、表面色洁白、断面粉性足者为佳。甘遂主要含有二萜类（如 20-去氧巨大戟萜醇、巨大戟萜醇、13-氧化巨大戟萜醇、甘遂萜酯 A、甘遂萜酯 B）、三萜类（如大戟二烯醇、大戟醇、甘遂甾醇、α-大戟甾醇）等化学成分。药典规定甘遂中大戟二烯醇的含量不少于 0.12%。甘遂味苦，性寒；有毒。归肺、肾、大肠经。具有泻水逐饮、消肿散结的功效。现代研究表明甘遂具有抗白血病、抗精神分裂等作用。对口腔、胃肠道及皮肤黏膜具有严重刺激性，还具有致炎、促发肿瘤等毒性。

资源分布　甘遂分布于山西、河南、陕西、甘肃、宁夏等省区。商品药材来源于野生或栽培，主产于山西、河南、陕西等省。

资源再生　甘遂为多年生草本。适应性强，耐寒耐旱，野生于海拔 300～600m 范围之内的向阳低山坡、沟底、路旁或田埂等。种子繁殖（常育苗移栽）或分根繁殖。一般根段栽植 2～3 年，种子繁殖 3～4 年即可采收。严重积水地不宜栽种。

（段金廒）

gǎngméi

岗梅（Ilicis Asprellae Radix）　冬青科植物岗梅 Ilex asprella (Hook. et Arn.) Champ. ex Benth. 的干燥根。又称岗梅根。秋、冬采挖，晒干，或切片晒干。收载于《广东省中药材标准·第一册》（2004 年版）、《湖南省中药材标准》（2009 年版）、《贵州省中药材、民族药材质量标准》（2003 年版）等。药材以质坚、色白者为佳。岗梅主要含有三萜类（如 3-O-α-L-阿拉伯吡喃糖基-19α-羟基-乌苏酸，冬青苷 X、IX）、木脂素类（如丁香脂素）、甾醇类、黄酮类、苯丙素类、有机酸类（如原儿茶酸）、生物碱类等化学成分。岗梅味苦、甘，性寒。归肺、胃经。具有清热解毒、生津止渴、利咽消肿、散瘀止痛等功效。现代研究表明岗梅具有抗炎、抗病毒、抗菌、抗肿瘤、镇咳等作用。岗梅是广东凉茶的常用原料。

资源分布　岗梅分布于福建、江西、湖南、广东、广西、台湾等省区。商品药材来源于野生。主产于福建、江西、湖南、广东、广西等省区。

资源再生　岗梅为落叶灌木。常生于海拔 400～1000m 的山谷路旁灌丛中或阔叶林中。喜温暖湿润、日照充足的气候。对土壤要求不严，适宜在疏松、排水良好的砂质土壤上栽培。种子或扦插繁殖。虫害主要有蚜虫。

（陈士林）

gàngbǎnguī

杠板归（Polygoni Perfoliati Herba）　蓼科植物杠板归 Polygonum perfoliatum L. 的干燥地上部分。又称蛇倒退。夏季开花时采割，晒干。收载于《中华人民共和国药典》（2015 年版）。药材以叶多、色绿者为佳。杠板归主要含有黄酮类（如牡荆素、异牡荆素、槲皮素）、强心苷类、蒽醌类、酚类、生物碱类等化学成分。药典规定杠板归中槲皮素含量不少于 0.15%。杠板归归味酸，性微寒。归肺、膀胱经。具有清热解毒、利水消肿、止咳功效。现代研究表明杠板归具有抗菌、抗病毒、抗寄生虫、止咳化痰等作用。

资源分布　杠板归分布于全国各地。商品药材主要来源于野生。主产于江苏、浙江、福建、江西、广东、广西、四川、贵州、云南等省区。

资源再生　杠板归为多年生草本。喜温暖、向阳环境，土壤以较肥沃的砂质壤土为好。种子繁殖。

（陈士林）

gāoliángjiāng

高良姜（Alpiniae Officinarum Rhizoma）　姜科植物高良姜 Alpinia officinarum Hance 的干燥根茎。又名良姜、海良姜。夏末秋初采挖，除去须根和残留的鳞片，洗净，切段，晒干。收载于《中华人民共和国药典》（2015 年版）。药材以分枝少、色红棕、香气浓、味辣者为佳。高良姜含有挥发油（如 1,8-桉叶油素、蒎烯、莰烯）、黄酮类（如高良姜素、山奈素、槲皮素）、二苯庚烷类、苯丙素类等化学成分。药典规定高良姜中高良姜素含量不少于 0.7%。高良姜味辛，性热。归脾、胃经。具有温胃止呕、散寒止痛的功效。现代研究表明高良姜具有抗菌、抗病毒、抗肿瘤、抗氧化、抗溃疡、镇痛、抗炎等作用。可用作调味品。

资源分布　高良姜分布于福建、江西、广东、广西、海南、云南、台湾等省区。商品药材来源于栽培。主产于广东和广西。广东徐闻为高良姜的道地产区，所产药材称为"徐闻良姜"。

资源再生　高良姜为多年生草本。喜温暖、湿润的气候，耐旱，怕涝。适于偏酸性的红壤土及有一定荫蔽的环境。种子繁殖或根茎繁殖。种子繁殖：8~10月采收成熟果实，堆放后取出种子于翌年播种；根茎繁殖：选2年生健壮、带5~6个芽的嫩根茎用于繁殖。栽培3~5年可采收。主要病害为烂根病，虫害为钻心虫和卷心虫。

（丁 平）

gāoshānlàgēncài

高山辣根菜（Pegaeophyti Radix Et Rhizoma）

十字花科植物无茎荠 *Pegaeophyton scapiflorum* (Hook. f. et Thoms.) Marq. et Shaw 的干燥根和根茎。秋季采挖，除去须根和泥沙，晒干。收载于《中华人民共和国药典》（2015年版）。药材以完整、匀净为佳。高山辣根菜含有黄酮类（如木樨草素、芹黄素、苜蓿素）、木脂素类等化学成分。高山辣根菜味苦、辛，性寒。归肺、肝经。具有清热解毒、清肺止咳、止血、消肿的功效。现代研究表明高山辣根菜具有抗炎、抗病毒等作用。藏族常用，药名"索罗嘎保"，用于退热，治肺咯血，解食物中毒，以及外用治刀伤。

资源分布 无茎荠分布于青海、四川西南部、云南西北部及西藏。商品药材来源于野生。主产于西藏夏河、碌曲、玛曲、迭部、卓尼。

资源再生 无茎荠为多年生矮小丛生草本植物。常生于海拔3500~5400m的山坡潮湿地、高山草地、林内水沟边和流水滩地。耐寒性强，忌夏季高温多雨。

（黄林芳）

gǎoběn

藁本（Ligustici Rhizoma Et Radix）

伞形科植物藁本 *Ligusticum sinense* Oliv. 或辽藁本 *Ligusticum jeholense* Nakai et Kitag. 的干燥根茎和根。秋季茎叶枯萎或次春出苗时采挖，除去泥沙，晒干或烘干。收载于《中华人民共和国药典》（2015年版）。药材以气香浓者为佳。藁本主要含有苯丙酸类（如阿魏酸）、挥发油（如藁本内酯、蛇床内酯、新蛇床内酯）。药典规定藁本中阿魏酸含量不少于0.05%。藁本味辛，性温。归膀胱经。具有祛风、散寒、除湿、止痛的功效。现代研究表明藁本具有抗炎镇痛、抗血小板凝聚等作用。幼嫩的藁本地上部分可食用。

资源分布 藁本分布于浙江、福建、安徽、江西、河南、湖北、湖南、广西、四川、云南、陕西、甘肃等省区，野生或栽培。商品药材主要来源于栽培，主产于江西、湖南、四川、甘肃等省，河南、湖北、陕西等省亦有栽培，江西、湖北、湖南、四川等省栽培的藁本药材习称"西芎"；辽藁本分布于华北、东北地区以及山东省，野生或栽培。主产于河北、内蒙古、辽宁、黑龙江等省区，有小规模种植，药材称"北藁本"。

资源再生 藁本为多年生草本。喜阴凉，耐寒，怕涝、怕高温。选择土层深厚、肥沃、排水良好的山地栽培为宜，以根茎（习称"节盘"）繁殖或种子繁殖。药材采挖时选取3~4cm长的健壮根茎作繁殖用，并置浅沟内覆盖茅草和壤土保藏。栽培多在11月进行，药材生长期1~2年，忌连作。

（刘 勇）

gégēn

葛根（Puerariae Lobatae Radix）

豆科植物野葛 *Pueraria lobata* (Willd.) Ohwi 的干燥根。秋、冬二季采挖，趁鲜切成厚片或小块，干燥。收载于《中华人民共和国药典》（2015年版）。药材以块大、质坚实、色白、粉性足、纤维少者为佳。葛根含有黄酮类（如大豆苷元、大豆苷、葛根素）、三萜皂苷类、香豆素类、生物碱类等化学成分。药典规定葛根中葛根素含量不少于2.4%。葛根味甘、辛，性凉。归脾、胃、肺经。具有解肌退热、生津止渴、透疹、升阳止泻、通经活络、解酒毒的功效。现代研究表明葛根具有抗心律失常、降血压、降血脂、降血糖、改善脑循环、抗氧化、抗肿瘤、调节免疫等作用。

资源分布 除西藏、青海及新疆外，野葛分布于全国各地。商品药材来源于野生，主产于湖南、湖北、四川、贵州、浙江、河南、广东等省。

资源再生 野葛为多年生木质藤本。对气候环境要求不严。压条或扦插繁殖，育苗移栽2年后，秋冬季采收。

（王文全）

géhuā

葛花（Puerariae Lobatae Flos）

豆科植物野葛 *Pueraria lobata* (Willd.) Ohwi 的干燥花或花蕾。秋季采摘，去掉梗叶，晒干。收载于《广东省中药材标准·第一册》（2004年版）、《湖南省中药材标准》（1993年版）、《江苏省中药材标准》（1989年版）等。葛花含有黄酮类、挥发油、三萜皂苷类、甾醇类等化学成分。葛花味甘，性凉。归胃经。具有解酒毒、除胃热的功效。现代研究表明葛花具有保肝、缓解乙醇中毒、降血糖、降血脂、抗菌等作用。资源分布和资源再生见葛根。

（王文全）

gōngláomù

功劳木（Mahoniae Caulis）

小檗科植物阔叶十大功劳 *Mahonia*

bealei（Fort.）Carr. 或细叶十大功劳 *Mahonia fortunei*（Lindl.）Fedde 的干燥茎。全年均可采收，切块片、干燥。收载于《中华人民共和国药典》（2015 年版）。药材以质硬、木部黄色、髓部色较深者为佳。功劳木主要含有生物碱类（如尖刺碱、非洲防己碱、药根碱、巴马汀、小檗碱、小檗胺）、酚酸类、苯丙素类等化学成分。药典规定功劳木中非洲防己碱、药根碱、巴马汀、小檗碱的总量不少于 1.5%。功劳木味苦，性寒。归肝、胃、大肠经。具有清热燥湿、泻火解毒的功效。现代研究表明功劳木具有消炎、抑菌、镇痛、抗氧化作用。广西、贵州习用上述两种植物的干燥叶，药材称"十大功劳叶"或"功劳叶"。阔叶十大功劳和细叶十大功劳是园林观赏植物。

资源分布　阔叶十大功劳分布于浙江、安徽、福建、江西、河南、湖北、湖南、四川、陕西等省；细叶十大功劳分布于江苏、浙江、福建、江西、湖北、湖南、广东、广西、贵州等省区，各地多栽培于庭园。商品药材来源于野生或栽培，主产于浙江、湖南、广西、四川，贵州亦产。

资源再生　细叶十大功劳为常绿灌木。喜凉爽，不耐寒，适宜阴湿、疏松肥沃的砂质壤土或冲积土。种子繁殖、扦插繁殖或分株繁殖，种子繁殖：播期 4 月上旬；扦插繁殖：于 2～3 月选择硬枝，或 6～7 月用嫩枝扦插；分株繁殖：则在早春 2～3 月，当年可采收。虫害有介壳虫。

（王德群）

gōuténg

钩藤（Uncariae Ramulus Cum Uncis）　茜草科植物钩藤 *Uncaria rhynchophylla*（Miq.）Miq. ex Ha-

vil.、大叶钩藤 *Uncaria macrophylla* Wall.、毛钩藤 *Uncaria hirsuta* Havil.、华钩藤 *Uncaria sinensis*（Oliv.）Havil. 或无柄果钩藤 *Uncaria sessilifructus* Roxb. 的干燥带钩茎枝。秋、冬二季采收，去叶，切段、晒干。收载于《中华人民共和国药典》（2015 年版）。药材以带双钩、茎细、钩结实、色紫红或黄褐色、无枯枝钩者为佳。钩藤主要含有生物碱类（如钩藤碱、异钩藤碱、赛鸡纳碱）、三萜类（如常春藤苷元）、黄酮类（如槲皮素、槲皮苷、金丝桃苷）、香豆素类等化学成分。钩藤味甘，性凉。归肝、心包经。具有息风定惊、清热平肝的功效。现代研究表明钩藤碱具有降压、抑制血小板聚集、抗血栓、抗癌等作用。

资源分布　钩藤分布于浙江、安徽、福建、江西、湖北、湖南、广东、广西、重庆、四川、贵州、云南等省区市；商品药材来源于野生或栽培，为钩藤药材主要品种，主产于福建、江西、湖南、广东、广西、贵州等省区；大叶钩藤分布于广东、广西、海南、云南等省区，野生；毛钩藤分布于福建、广东、广西、四川、贵州、云南、台湾等省区，药材为野生；华钩藤分布于江西、湖北、湖南、广西、四川、贵州、云南、陕西、甘肃等省区，药材为野生；无柄果钩藤分布于广东、广西、云南等省区，药材为野生。

资源再生　钩藤为常绿藤状灌木。喜阴凉湿润气候，怕涝；选择荒山荒坡、杂木林下或疏林下栽培，以土层深厚、肥沃、疏松、排水良好的壤土或砂质土为佳。种子繁殖、分株繁殖或扦插繁殖，栽培 3～4 年可采收药材，秋季要注意打顶增枝。

（刘勇）

gǒujǐ

狗脊（Cibotii Rhizoma）　蚌壳蕨科植物金毛狗脊 *Cibotium barometz*（L.）J. Sm. 的干燥根茎。秋、冬二季采挖，除去泥沙，干燥；或去硬根、叶柄及金黄色绒毛，切厚片，干燥，为"生狗脊片"；蒸后，晒至六、七成干，切厚片，干燥，为"熟狗脊片"。收载于《中华人民共和国药典》（2015 年版）。药材以肥大、质坚实无空心、外表略有金黄色茸毛者为佳。熟狗脊以质坚硬无毛、不易折断、无臭、不空心者为佳。狗脊含有酚酸类（如原儿茶酸、咖啡酸）、黄酮类（如山奈素、金粉蕨素、金粉蕨素-2'-O-β-D-葡萄糖苷）、皂苷类（如金毛狗脊皂苷）等化学成分。药典规定狗脊中含原儿茶酸不得少于 0.020%。狗脊味苦、甘，性温。归肝、肾经。具有祛风湿、补肝肾、强腰脊的功效。现代研究表明狗脊具有止血、抗肿瘤、防治骨质疏松、镇痛、抑菌、抗炎、抗风湿、保肝、抗氧化等作用。云南习用同种植物根茎上的细毛，药材名"狗脊毛"。具有镇痛和活血作用。

资源分布　金毛狗脊分布于华南、西南地区，以及浙江、福建、江西、湖南、台湾等省。商品药材来源于野生或栽培，野生主产于福建宁德、四川（宜宾、乐山、江津等）。栽培主产于福建、四川、云南等省。

资源再生　金毛狗脊为多年生蕨类植物。喜温暖潮湿，畏严寒，忌烈日。栽培以疏松肥沃，排水良好，富含腐殖质的酸性砂质土壤为宜。栽后 3～4 年采收。

（郭巧生）

gǒugǔyè

枸骨叶（Ilicis Cornutae Folium）

冬青科植物枸骨 *Ilex cornuta*

Lindl. ex Paxt. 的干燥叶。又称功劳叶。秋季采收，除去杂质，晒干。收载于《中华人民共和国药典》（2015 年版）。药材以叶大、色绿者为佳。枸骨叶含有酚酸类（如 3,5-二咖啡酰奎尼酸、3,4-二咖啡酰奎尼酸）、三萜皂苷类（如苦丁茶苷 A、B、C、D，地榆苷 Ⅰ、Ⅱ）、黄酮类、倍半萜类、糖脂、香豆素类、鞣质等化学成分。枸骨叶味苦、性凉。归肝，肾经。具有清热养阴、平肝益肾的功效。现代研究表明枸骨叶具有抗心肌缺血、降血脂、抗氧化、抗菌、免疫抑制、抗生育等作用。

资源分布　枸骨分布于上海、江苏、浙江、安徽、江西、河南、湖北、湖南、广东、广西、四川、云南、陕西、甘肃等省区市。商品药材来源于野生，主产于江苏、河南等省。

资源再生　枸骨为常绿小乔木或灌木。喜阳光充足，也能耐阴，抗寒性差。在气候温暖及排水良好的酸性、中性肥沃土壤中生长良好。扦插繁殖或种子繁殖，扦插繁殖为主。主要虫害有红蜡蚧。

（陈士林）

gǒuqǐzǐ
枸杞子（Lycii Fructus）

茄科植物宁夏枸杞 Lycium barbarum L. 的干燥成熟果实。夏、秋二季果实呈红色时采收，晾至皮皱后晒干，或热风烘干，除去果梗。收载于《中华人民共和国药典》（2015 年版）。药材以粒大、色红、肉厚、质柔润、籽少者为佳。枸杞子含有多糖、甜菜碱、类胡萝卜素等化学成分。药典规定药材中枸杞多糖的含量不少于 1.8%，甜菜碱含量不少于 0.3%。枸杞子味甘，性平。归肝、肾经。具有滋补肝肾、益精明目的功效。现代研究表明枸杞子

具有调节免疫、抗衰老、抗肿瘤、降血糖、降血脂、保肝、抗疲劳等作用。枸杞子广泛应用于保健食品中。宁夏、上海等地使用同种植物的叶、带宿萼的果梗药用。嫩叶可食用。台湾习用同属植物枸杞 Lycium chinense Mill. 的干燥成熟果实药用。

资源分布　宁夏枸杞分布于河北、山西、内蒙古、陕西、甘肃、青海、宁夏、新疆等省区。内蒙古、甘肃、青海、宁夏、新疆等省区栽培。商品药材来源于栽培，主产于宁夏、新疆、青海、甘肃等省区。通常称产于宁夏中宁、中卫、银川等地的栽培品为"西枸杞"。

资源再生　宁夏枸杞为落叶灌木或栽培整枝而成小乔木。适应性强，耐寒、耐旱、耐盐碱、耐肥、怕水渍、喜光照，栽培选择肥沃、排水良好的中性或微酸性轻壤土。种子繁殖或扦插繁殖。种子繁殖：于夏季采收果实，搓取种子，播种前用湿沙拌匀，催芽。扦插繁殖：在优良母株上采集已木质化一年生枝条作为插穗进行扦插。6~11 月果实成熟，分批采收。主要病害为炭疽病。虫害为负泥虫，实蝇。

（王文全）

gǔjīngcǎo
谷精草（Eriocauli Flos）

谷精草科植物谷精草 Eriocaulon buergerianum Koern. 的干燥带花茎的头状花序。秋季采收，将花序连同花茎拔出，晒干。收载于《中华人民共和国药典》（2015 年版）。药材以珠（花序）大而紧、色灰白、花茎短、色黄绿者为佳。谷精草主要含有黄酮类（如槲皮万寿菊素、万寿菊素、槲皮素）、挥发油等化学成分。谷精草味辛、甘，性平。归肝、肺经。具有疏散风

热、明目退翳的功效。现代研究表明谷精草具有较为广谱的抗菌作用。广东、广西、福建等地习惯使用华南谷精草 E. sexangulare L. 及毛谷精草 E. australe R. Br.，也称"谷精珠"。

资源分布　谷精草分布于华东、西南地区以及湖南、台湾等省。商品药材来源于野生或栽培。野生主产于浙江吴兴，江苏镇江、溧阳，湖北黄冈、孝感，栽培主产于浙江、江苏、湖北等省。浙江、江苏为道地药材产区。

资源再生　谷精草为一年生草本植物。喜温暖潮湿气候，忌干旱、忌严寒。栽培以水田或低湿地为宜。种子繁殖，春季撒播。生长期间注意保持土壤湿润。8~9 月采收。

（郭巧生）

gǔsuìbǔ
骨碎补（Drynariae Rhizoma）

水龙骨科植物槲蕨 Drynaria fortunei（Kunze）J. Sm. 的干燥根茎。全年均可采挖，除去泥沙、干燥，或再燎去茸毛（鳞片）。收载于《中华人民共和国药典》（2015 年版）。药材以条粗大、色棕色者为佳。骨碎补含有黄酮类（如柚皮苷、山奈酚、木犀草素、紫云英苷、儿茶精、金鱼草素）、酚酸类（如原儿茶酸、肉桂酸、咖啡酸）、三萜类等化学成分。药典规定骨碎补含柚皮苷不得少于 0.5%。骨碎补味苦，性温。归肝、肾经。具有疗伤止痛、补肾强骨的功效。现代研究表明骨碎补有促进骨伤愈合，抗骨质疏松、抗炎、改善软骨组织、降血脂等作用。

资源分布　槲蕨分布于江苏、浙江、安徽、福建、江西、湖北、湖南、广东、广西、海南、重庆、四川、贵州、云南、台湾。商品药材来源于野生，主产于贵州、

江西、湖北、广东、广西、四川。

资源再生 槲蕨为多年生蕨类植物，有附生习性。喜温暖阴湿环境，选排水良好的砂壤土栽培。根茎繁殖为主，也可采用分株繁殖或孢子繁殖，将根茎截成长 15cm，每段具 2～3 节，种植于大田，经常保持湿润和 50% 左右荫蔽度，2～3 年后采挖，全年均可采收。

（周日宝）

guālóu

瓜蒌（Trichosanthis Fructus）

葫芦科植物栝楼 *Trichosanthes kirilowii* Maxim. 或双边栝楼 *Trichosanthes rosthornii* Harms 的干燥成熟果实。秋季果实成熟时，连果梗剪下，置通风处阴干。收载于《中华人民共和国药典》（2015 年版）。药材以个整齐、皮厚、柔韧、杏黄色或红黄色、糖性足者为佳。瓜蒌主要含有黄酮类（如槲皮素-3-O-β-芸香糖苷、芹菜素-7-O-β-D-葡萄糖苷、香叶木素-7-O-β-D-葡萄糖苷、木犀草素、芹菜素、香叶木素）、有机酸类（如瓜蒌酸）、挥发油、核苷类（如腺嘌呤、鸟苷）、生物碱类（如栝楼酯碱）、三萜类、多糖等化学成分。瓜蒌味甘、微苦，性寒。归肺、胃、大肠经。具有清热涤痰、宽胸散结、润燥滑肠等功效。现代研究表明瓜蒌具有促进心脏冠状动脉血流、抗溃疡、抗菌、抗肿瘤、祛痰等作用。

资源分布 栝楼分布于江苏、安徽、山东、河南、四川、贵州、云南、陕西、甘肃等省；双边栝楼分布于江西、湖北、四川、陕西、甘肃、贵州、云南等省。商品来源于栽培，主产于河北、山西、浙江、福建、山东、河南等省。山东肥城、长清为瓜蒌道地产区，农家品种有"仁瓜蒌""糖瓜蒌"等。

资源再生 栝楼为多年生草质藤本植物。喜温暖湿润气候，较耐寒，喜阳光，能耐阴，不耐旱，也怕涝。对土壤要求不严，种植时以选择土层深厚肥沃、疏松通气透水的砂质壤土为好，盐碱地、干旱地及易积水的洼地不宜种植。种子繁殖、块根繁殖或压条繁殖，以种子和块根繁殖为主。种子繁殖当年主要进行营养生长，一般不开花，到第二年才开花结果；块根繁殖者当年即可开花结果。种植时搭设棚架和人工授粉，可显著提高瓜蒌药材产量。

（张永清）

guālóupí

瓜蒌皮（Trichosanthis Pericarpium）

葫芦科植物栝楼 *Trichosanthes kirilowii* Maxim. 或双边栝楼 *Trichosanthes rosthornii* Harms 的干燥成熟果皮。秋季采摘成熟果实，剖开，除去果瓤及种子，阴干。收载于《中华人民共和国药典》（2015 年版）。药材以外皮红黄色、内白色、瓣整齐、皮厚、无瓤者为佳。瓜蒌皮的化学成分与瓜蒌相似。瓜蒌皮味甘，性寒。归肺、胃经。具有清热化痰、利气宽胸等功效。现代研究表明瓜蒌皮具有祛痰、促进心脏冠状动脉血流、抗菌、抗肿瘤等作用。资源分布、资源再生见瓜蒌。

（张永清）

guālóuzǐ

瓜蒌子（Trichosanthis Semen）

葫芦科植物栝楼 *Trichosanthes kirilowii* Maxim. 或双边栝楼 *Trichosanthes rosthornii* Harms 的干燥成熟种子。又称为栝楼子、瓜蒌仁。收载于《中华人民共和国药典》（2015 年版）。药材以饱满、油性足者为佳。瓜蒌子含有脂肪酸类（如亚麻酸、亚油酸、油酸）、三萜类（如 3,29-二苯甲酰基栝楼仁三醇）、甾醇类、黄酮类、苯丙素类等化学成分。药典规定瓜蒌子中 3,29-二苯甲酰基栝楼仁三醇含量不少于 0.08%。瓜蒌子味甘，性寒。归肺、胃、大肠经。具有润肺化痰、滑肠通便等功效。现代研究表明瓜蒌子具有促进冠状动脉血流、抗艾滋病毒、调节免疫功能、降血糖、降血脂、镇咳祛痰、抗肿瘤、致泻等作用。资源分布、资源再生见瓜蒌。

（张永清）

guāzǐjīn

瓜子金（Polygalae Japonicae Herba）

远志科植物瓜子金 *Polygala japonica* Houtt. 的干燥全草。又名辰砂草。春末花开时采挖，除去泥沙，晒干。收载于《中华人民共和国药典》（2015 年版）。药材以叶多、有根者为佳。瓜子金主要含有三萜类（如远志醇，远志醇四乙酸酯，瓜子金皂苷甲、乙、丙、丁、己）、树脂等化学成分。药典规定瓜子金中瓜子金皂苷己（瓜子金皂苷Ⅵ）含量不少于 0.6%。瓜子金味辛、苦，性平。归肺经。具有祛痰止咳、活血消肿、解毒止痛功效。现代研究表明瓜子金具有镇静、催眠等作用。

资源分布 瓜子金分布于全国各地，商品药材来源于野生或栽培，主产于江苏、浙江、安徽等省。

资源再生 瓜子金为多年生草本。喜温暖湿润的气候。喜阳耐旱，生长于海拔 800～2100m 的山坡或田埂上。对土壤要求不严，以排水良好、肥沃而疏松的砂质壤土上生长为宜，重黏性土栽培生长不良。种子繁殖或根茎繁殖。

（谈献和）

guānhuángbò

关黄柏 （Phellodendri Amurensis Cortex） 芸香科植物黄檗 Phellodendron amurense Rupr. 的干燥树皮。剥取树皮，除去粗皮，晒干。收载于《中华人民共和国药典》（2015 年版）。药材以皮厚、色鲜黄、无栓皮者为佳。关黄柏含有生物碱类（如小檗碱、巴马汀、药根碱等）、酚类、三萜类、甾醇类等化学成分。药典规定关黄柏中盐酸小檗碱含量不少于 0.60%，盐酸巴马汀含量不少于 0.30%。关黄柏味苦，性寒。归肾、膀胱经。具有清热解毒、泻火除蒸、解毒疗疮的功效。现代研究表明关黄柏具有抗菌、抗炎、止泻、抗应激性溃疡、抗氧化、抗癌、抗病毒、抗心律失常、解热、降压、降血糖等作用。黄檗用于木材，树内黄皮可提取染料，木栓层可做成软木塞和隔热、隔音、防震材料。

资源分布 黄檗分布于北京、河北、山西、内蒙古、辽宁、吉林、黑龙江、河南、宁夏等省区。列入《国家重点保护野生植物名录》Ⅲ级保护植物，以及《国家重点保护野生药材物种名录》Ⅱ级保护物种。商品药材主要来源于野生，主产于辽宁、吉林、黑龙江等省。

资源再生 黄檗为落叶乔木。喜凉爽气候，喜光耐寒，抗风力强，怕干旱、怕涝。苗期稍耐阴。以选上层深厚，疏松肥沃，富含腐殖质的微酸性或中性壤土栽培为宜。种子繁殖，也可扦插繁殖。种植后 15～20 年即可采收。主要病害有锈病，虫害主要有花椒凤蝶、地老虎、蚜虫、蛞蝓等。

(陈士林)

guànyèjīnsītáo

贯叶金丝桃 （Hyperici Perforati Herba） 藤黄科植物贯叶金丝桃 *Hypericum perforatum* L. 的干燥地上部分。又称贯叶连翘。夏、秋二季开花时采割，阴干或低温烘干。收载于《中华人民共和国药典》（2015 年版）。药材以绿色、叶多、干燥无杂质者为佳。贯叶金丝桃主要含有双蒽酮类（如金丝桃素、伪金丝桃素、原金丝桃素、原伪金丝桃素）、黄酮类（如金丝桃苷、槲皮素）、间苯三酚衍生物（如藤黄酚、贯叶金丝桃素）、有机酸类、香豆素类、酚酸类、生物碱类、挥发油等化学成分。药典规定贯叶金丝桃中金丝桃苷的含量不得少于 0.1%。贯叶金丝桃味辛，性寒。归肝经。具有疏肝解郁，清热利湿，消肿通乳的功效。现代研究表明贯叶金丝桃具有抗抑郁、抗菌、抗病毒、抗焦虑、抗惊厥、抗肿瘤、抗菌、消炎止痛、改善记忆等作用。

资源分布 贯叶金丝桃分布于河北、江苏、江西、山东、河南、湖北、湖南、四川、贵州、陕西、甘肃、新疆等省区。商品药材主要来源于野生，主产湖北、陕西、甘肃等省。

资源再生 贯叶金丝桃为多年生草本。生于山坡、林下或草丛中。喜温暖湿润和阳光充足的气候条件，耐半阴和潮湿，抗寒性稍差，宜排水良好的富含腐殖质的砂壤土。种子繁殖或分株繁殖。栽培周期一般为一年，病虫害发生较少。

(陈士林)

guāngcígū

光慈菇 （Tulipae Bulbus） 百合科植物老鸦瓣 *Tulipa edulis* (Miq.) Baker 除去膜质皮和柔毛后的干燥鳞茎。又名老鸦头。春、秋、冬季均可采收。挖取鳞茎，洗净，除去须根及外皮，晒干或鲜用。收载于《中华人民共和国药典》（1977 年版）、《中华人民共和国卫生部中药材标准·中药材·第一册》（1992 年版）、《河南省中药材标准》（1991 年版）。药材以色白、体质饱满者为佳。光慈菇主要含有秋水仙碱等化学成分。光慈菇味甘、辛，性寒。具有清热解毒、散结消肿的功效。现代研究表明光慈菇具有抗肿瘤、抗痛风等作用。

资源分布 老鸦瓣分布于辽宁、江苏、浙江、安徽、江西、山东、湖北、湖南和陕西等省。商品药材来源于野生，主产于江苏、浙江、安徽等省。

资源再生 老鸦瓣为多年生草本。适宜生长于山坡草地及稀疏林下，对光强的适应范围较广。宜选疏松、肥沃湿润、排水良好的砂壤土种植。种子繁殖或鳞茎繁殖。变温层积处理可打破种子休眠。12 月初将破眠处理后的种子播种，育苗 2 年后移栽。种子繁殖 4～5 年收获，鳞茎繁殖视种茎大小 1～3 年可收获。

(郭巧生)

guāngpímùguā

光皮木瓜 （Chaenomelis Sinensis Fructus） 蔷薇科植物木瓜 *Chaenomeles sinensis* (Thouin) Koehne 的干燥近成熟果实。夏、秋二季，果实呈绿黄色时采收，置沸水中烫后，纵剖成二或四瓣，晒干。收载于《四川省中药材标准》（2010 年版）、《湖北省中药材质量标准》（2009 年版）、《湖南省中药材标准》（2009 年版）。药材以质坚实、味酸者为佳。光皮木瓜含有机酸类（如苹果酸、酒石酸、枸橼酸等）、黄酮类（如忍冬苷、儿茶素、广寄生苷、染料木素、金丝桃苷、木樨草素）、三萜类（如齐墩果烷、乌索烷、羽扇豆烷）、挥发油等化学成分。光皮

木瓜味酸，性温。归肝、脾经。具有平肝、舒筋、化湿、和胃的功效。现代研究表明光皮木瓜具有保肝、抑菌、抗肿瘤、强心、利尿、抗衰老等作用。果实可食用。木瓜为园艺植物。

资源分布 木瓜分布于山东、陕西、湖北、江西、安徽、江苏、浙江、广东、广西等省区。商品药材来源于栽培。主产于山东、陕西、湖北、四川等。

资源再生 木瓜为落叶灌木。属阳性树种，喜阳光，耐瘠薄，忌湿，耐旱。栽培以喜排水良好、深厚肥沃壤土为宜。扦插繁殖或种子繁殖。移栽4~5年开花结果。病害有叶斑病、炭疽病和干腐病。

（严铸云）

guǎngdōngzǐzhū

广东紫珠（Callicarpae Caulis Et Folium）

马鞭草科植物广东紫珠 *Callicarpa kwangtungensis* Chun 的干燥茎枝和叶。又称止血柴、金刀柴。夏、秋二季采收，切成10~20cm的段，干燥。收载于《中华人民共和国药典》（2015年版）。药材以叶片多、完整者为佳。广东紫珠含有苯丙素苷类（如连翘酯苷B、金石蚕苷）、黄酮类（如鼠李素、华良姜素、岳桦素）、三萜类（如齐墩果酸、熊果酸）、挥发油等化学成分。药典规定广东紫珠中含有连翘酯苷B和金石蚕苷的总量不少于0.5%。广东紫珠味苦、涩，性凉。归肝、肺、胃经。具有收敛止血、散瘀、清热解毒的功效。现代研究表明广东紫珠具有止血、镇痛、抑菌、抗炎等作用。

资源分布 广东紫珠分布于浙江、福建、江西、湖北、湖南、广东、广西、贵州、云南等省区。商品药材来源于野生，主产于广东。

资源再生 广东紫珠为多年生落叶灌木。喜温暖、湿润的气候，适生于海拔100~1000m、降水丰富的丘陵山地。种子繁殖或扦插繁殖。种子繁殖：8~9月份收集成熟果实，取出种子沙藏，翌年春播。扦插繁殖：取2~3年生健壮、性状优良的母树上已木质化的枝条，保留2~3个节，于春季扦插。种植1年后可采收。广东紫珠基本无病虫害，时有尺蠖等食叶害虫。

（丁 平）

guǎnghuòxiāng

广藿香（Pogostemonis Herba）

唇形科植物广藿香 *Pogostemon cablin* (Blanco) Benth. 的干燥地上部分。枝叶茂盛时采割，日晒夜闷，反复至干。收载于《中华人民共和国药典》（2015年版）。药材以叶多、香气浓者为佳。广藿香中含有挥发油（如百秋李醇、广藿香酮、丁香烯）、黄酮类（如5-羟基-3,7,3′,4′-四甲氧基黄酮、木犀草素、岳桦素）等化学成分。药典规定广藿香中百秋李醇含量不少于0.1%。广藿香味辛，性微温。归脾、胃、肺经。具有芳香化湿、和中止呕、发表解暑的功效。现代研究表明广藿香具有抗菌、抗病毒、抗炎、镇痛及解热等作用。

资源分布 广藿香原产于菲律宾，中国引种栽培于福建、广东、广西、海南、四川等省区。商品药材来源于栽培，主产于广东广州、肇庆、湛江和海南等地，按不同产地，分布于广州石牌、棠下的，商品称为"石牌藿香"或"牌香"，为广藿香的地道产地，现已无；栽培于肇庆高要区（原高要县）者，商品称为"肇香"，与"牌香"品质相近；产于湛江遂溪者，称"湛香"；产于海南者，称为"南香"，一般不供药用，作香料。

资源再生 广藿香为多年生草本植物。适于热带、亚热带地区种植。喜温暖、忌严寒，尤其怕霜冻，喜排水良好、土质肥沃、疏松、土层深厚的砂质壤土和黑砂土。扦插繁殖，选择当年生4~6个月的广藿香植株中茎秆粗壮、节密、无病虫害的枝条作插穗枝条，春秋两季扦插。种植后在当年枝叶茂盛，花序刚抽出还未绽开时采收。病害为斑枯病、根腐病，虫害为蚜虫、红蜘蛛。

（丁 平）

guǎngjīnqiáncǎo

广金钱草（Desmodii Styracifolii Herba）

豆科植物广金钱草 *Desmodium styracifolium* (Osb.) Merr. 的干燥地上部分。又名金钱草、落地钱。夏、秋二季采割，除去杂质，晒干。收载于《中华人民共和国药典》（2015年版）。药材以叶多、色绿者为佳。广金钱草主要含有黄酮类（如夏佛塔苷、异牡荆苷、洋芹素、异荭草苷）、生物碱类（如广金钱草碱）、内酯类（如广金钱草内酯）、三萜类（如羽扇豆醇）等化学成分。药典规定广金钱草中夏佛塔苷含量不少于0.13%。广金钱草味甘、淡，性凉。归肝、肾、膀胱经。具有利湿退黄、利尿通淋的功效。现代研究表明广金钱草具有抗菌、利尿、抗泌尿系统结石、镇痛、抗氧化等作用。

资源分布 广金钱草分布于福建、湖南、广东、广西、海南、四川、云南等省区。商品药材主要来源于栽培，主产于广东的遂溪、饶平、平远、阳春等，广西的玉林、金秀、北海、桂平等，海南的万宁、澄迈、琼中、陵水等。

资源再生 广金钱草为半灌木状草本植物。喜高温、长日照、喜水、喜肥，忌荫蔽，不耐寒，适宜肥沃疏松、腐殖质较多的砂质壤土。种子繁殖或扦插繁殖。种子繁殖：砂磨或热水浸种后春季播种；扦插繁殖：植株生长茂盛时，将匍匐茎剪下，3～4节剪成一段，于春季扦插。种植后于当年秋季采收。主要病害为疫病和立枯病，虫害为凤蝶、蚂蚁、蝼蛄等。

(丁 平)

guǎngzǎo
广枣 （Choerospondiatis Fructus）

漆树科植物南酸枣 *Choerospondias axillaris* （Roxb.） Burtt et Hill 的干燥成熟果实。蒙古族习用药材。秋季果实成熟时采收，除去杂质，干燥。收载于《中华人民共和国药典》（2015年版）。药材以个大、色黑褐、味酸涩者为佳。广枣中主要含有黄酮类（如南酸枣苷、柚皮素）、酚酸类（如没食子酸）、多糖等化学成分。药典规定广枣中没食子酸含量不少于0.06%。广枣味甘、酸，性平。具有行气活血、养心安神的功效。现代研究表明广枣具有改善心血管、抗氧化、调节免疫、抗肿瘤等作用。广枣在四川、江西、广东、云南等地常作为食用。在尼泊尔被加工成多种食品。南酸枣也是园艺树种。

资源分布 南酸枣分布于浙江、福建、江西、湖北、湖南、广东、广西、贵州、云南、西藏等省区。商品来源于野生或栽培，主产于江西、湖南、广东、广西和云南等省区。

资源再生 南酸枣为落叶乔木。喜光，速生，适应性强，土

壤要求低，于疏松湿润而深厚的土壤生长较好。分株繁殖、扦插繁殖或嫁接繁殖，一般5～7年后可结果。

(段金廒)

guǐzhēncǎo
鬼针草 （Bidentis Bipinnatae Herba）

菊科植物鬼针草 *Bidens bipinnata* L. 的干燥地上部分。又名婆婆针、鬼骨针。夏、秋季采收，晒干。收载于《甘肃省中药材标准》（2009年版）、《湖北省中药材质量标准》（2009年版）、《山东省中药材标准》（2002年版）等。鬼针草含有黄酮类（如金丝桃苷、奥卡宁、海生菊苷）、聚炔类、三萜类、甾醇类、香豆素类、生物碱类等化学成分。鬼针草味苦，性平。具有清热解毒、止泻的功效。现代研究表明鬼针草具有抗炎、抑菌、降血脂、抗血栓、保肝等作用。福建、湖北、湖南、广西、贵州等地习用三叶鬼针草 *Bidens pilosa* L.、白花鬼针草 *Bidens pilosa* L. var. *radiata* Sch. -Bip. 的干燥全草。

资源分布 鬼针草分布于全国大部分地区。商品药材来源于野生，主产于浙江、安徽、福建、江西、湖南、广东、广西等省区。

资源再生 鬼针草为一年生草本。生长适应性强，耐寒、耐旱、耐贫瘠，平原、丘陵、山区均可栽培。

(刘 勇)

guìzhī
桂枝 （Cinnamomi Ramulus）

樟科植物肉桂 *Cinnamomum cassia* Presl 的干燥嫩枝。春、夏二季采收，除去叶，晒干，或切片晒干。收载于《中华人民共和国药典》（2015年版）。药材以表面红棕色至棕色、切面皮部红棕色、木部黄白色至浅黄棕色、有特异香气

者为佳。桂枝主要含有挥发油、有机酸类、香豆素类等化学成分。药典规定桂枝中桂皮醛含量不少于1.0%。桂枝味辛、甘，性温。归心、肺、膀胱经。具有发汗解表、温通经脉、散寒止痛等功效。现代研究表明桂枝具有抑菌、抗病毒、抗过敏、抗肿瘤、利尿、镇痛、镇静、抗凝血、抑制酪氨酸酶等多种作用。资源分布和资源再生见肉桂。

(郭巧生)

hǎifēngténg
海风藤 （Piperis Kadsurae Caulis）

胡椒科植物风藤 *Piper kadsura* （Choisy） Ohwi 的干燥藤茎。又称爬岩香。夏、秋二季采割，除去根、叶，晒干。收载于《中华人民共和国药典》（2015年版）。海风藤含有木脂素类、甾醇类、挥发油等化学成分。海风藤味辛、苦，性微温。归肝经。具有祛风湿、通经络、止痹痛的功效。现代研究表明海风藤对心血管、肿瘤有作用。

资源分布 风藤分布于浙江、福建、广东、台湾等省。商品药材主要来源于野生，主产于浙江、福建、广东。

资源再生 风藤为木质藤本，植物资源极少。生于低海拔林中，常攀缘于树上或岩石上。

(谈献和)

hǎijīnshā
海金沙 （Lygodii Spora）

海金沙科植物海金沙 *Lygodium japonicum* （Thunb.） Sw. 的干燥成熟孢子。又名海金砂。秋季孢子未脱落时采割藤叶，晒干，搓揉或打下孢子，除去茎叶。收载于《中华人民共和国药典》（2015年版）。药材以色黄棕、质轻、能浮水、无泥沙杂质、引燃有火焰声响者为佳。海金沙含有脂肪酸类（如肉

豆蔻酸、棕榈酸、油酸、亚油酸）、酚酸类（如咖啡酸）等化学成分。海金沙味甘、咸，性寒。归膀胱、小肠经。具有清利湿热，通淋止痛的功效。现代研究表明海金沙具有抗菌、利尿、利胆、抗炎、镇痛、激活毛囊和抑制雄性激素等作用。

资源分布　海金沙分布于长江流域及其以南各地。商品药材来源于野生，主产于江苏、浙江、湖北、湖南、广东等省。

资源再生　海金沙为多年生草质藤本。喜温暖湿润，喜散射光，忌阳光直射。以排水良好的砂质壤土栽培。分株繁殖或孢子繁殖，高海拔地区采用分株繁殖，低海拔地区可采用孢子繁殖。

（严铸云）

hǎijīnshāténg

海金沙藤（Lygodii Herba）　海金沙科植物海金沙 *Lygodium japonicum*（Thunb.）Sw. 的干燥地上部分。又称海金沙草、金沙藤。夏、秋季采收，除去杂质，鲜用或晒干。收载于《湖南省中药材标准》（2009 年版）、《江西省中药材标准》（1996 年版）、《福建省中药材标准》（2006 年版）等。药材以茎叶完整、孢子囊多、无杂质者为佳。海金沙藤含有黄酮类（如田蓟苷、山柰酚、山柰酚-7-O-α-L-吡喃鼠李糖苷）、苯丙酸类（如对香豆酸）等化学成分。海金沙藤味甘，性寒。归膀胱、小肠经。具有清热解毒、利水通淋的功效。现代研究表明海金沙藤具有抑菌、利胆、排石、抗氧化等作用。湖南、福建、广西还习用狭叶海金沙 *L. microstachyum* Desv. 曲轴海金沙 *L. flexuosum*（L.）Sw.，广东还习用小叶海金沙 *L. scandens*（L.）Sw.。资源分布和资源再生见海金沙。商品药

材主产于浙江、江苏、湖北、湖南、广东等地。

（严铸云）

hǎitóngpí

海桐皮（Erythrinae Cortex）　豆科植物刺桐 *Erythrina variegata* L. 或乔木刺桐 *Erythrina arborescens* Roxb. 的干燥树皮。又称钉桐皮、鼓桐皮。夏初剥取树皮，晒干。收载于《山东省中药材标准》（2002 年版）、《黑龙江省中药材标准》（2001 年版）、《湖南省中药材标准》（2009 年版）等。药材以身干、皮张大、皮薄、钉刺多者为佳。海桐皮主要含有生物碱类（如刺桐碱、刺桐定碱、刺桐平碱、刺桐特碱、甜菜碱）、豆甾醇、有机酸类等化学成分。海桐皮味苦、辛，性平。归肝、肾经。具有祛风除湿、舒筋通络、杀虫止痒的功效。现代研究表明海桐皮具有镇痛、镇静、抑菌、抗炎、降压、增强心肌收缩力、松弛肠平滑肌等作用。北京、上海、黑龙江习用芸香科植物樗叶花椒 *Zanthoxylum ailanthoides* Sieb. et Zucc. 和朵椒 *Zanthoxylum molle* Rehd. 的树皮，药材也称"海桐皮"或"浙桐皮"。贵州、湖南习用五加科植物刺楸 *Kalopanax septemlobus*（Thunb.）Koidz. 的干燥树皮，药材也称"海桐皮"或"川桐皮"。见川桐皮。

资源分布　刺桐分布于福建、广东、广西、台湾等省区，乔木刺桐分布于四川、贵州、云南、西藏及海南。商品药材来源于栽培或野生，主产于浙江、福建、台湾、四川、贵州、云南等省。

资源再生　刺桐为落叶乔木。喜温暖湿润、阳光充足的环境，不甚耐寒。栽培选肥沃排水良好的砂壤土。扦插繁殖或种子繁殖，春季扦插，8 年左右可剥取

树皮。

（严铸云）

hǎizǎo

海藻（Sargassum）　马尾藻科植物海蒿子 *Sargassum pallidum*（Turn.）C. Ag. 或羊栖菜 *Sargassum fusiforme*（Harv.）Setch. 的干燥藻体。前者习称"大叶海藻"，后者习称"小叶海藻"。夏、秋季捞取或割取，去净杂质，用淡水洗净，晒干。收载于《中华人民共和国药典》（2015 年版）。药材以色黑褐、盐霜少、枝嫩者为佳。海藻主要含有糖类（如褐藻酸、褐藻多糖、岩藻糖、硫酸酯）、碘等卤族化合物、脂肪酸类等化学成分。药典规定海藻中海藻多糖含量不少于 1.7%。海藻味苦、咸，性寒。归肝、胃、肾经。具有消痰，软坚散结，利水消肿的功效。现代研究表明海藻具有抑制甲状腺功能亢进、降血压、调血脂、抑制人型结核杆菌、抑制流感病毒等作用。海藻还可用作食品、保健食品、养殖饲料及生物肥料等。

资源分布　海蒿子分布于辽宁、山东的沿海地区；羊栖菜分布于辽宁、浙江、福建、山东、广东的沿海地区。商品药材来自于野生或养殖，主产于福建、浙江、广东、江苏、山东、辽宁等省。

资源再生　海蒿子、羊栖菜生长于经常有浪水冲击的低潮和大干潮线下的岩石上或生长于低潮带的石沼中和大干潮线下 1～4m 深的岩石上，无性生殖或有性生殖，常有规则地交替进行，形成复杂的生活史。

（段金廒）

hēzǐ

诃子（Chebulae Fructus）　使君子科植物诃子 *Terminalia chebula*

Retz. 或绒毛诃子 *Terminalia chebula* Retz. var. *tomentella* Kurt. 的干燥成熟果实。又称诃黎勒。秋、冬二季果实成熟时采收，除去杂质，晒干。收载于《中华人民共和国药典》（2015 年版）。药材以肉厚、质坚实、个大、表面黄棕色有光泽、味酸涩者为佳。诃子含有鞣质（如诃子酸、诃黎勒酸、诃子次酸、原诃子酸）、三萜类、黄酮类、挥发油等化学成分。诃子味苦、酸、涩，性平。归肺、大肠经。具有涩肠止泻、敛肺止咳、降火利咽的功效。现代研究表明诃子具有抗氧化、降糖、抗微生物、抗菌、抗炎、镇痛等作用。临床用于治疗咽炎、久泄、久痢、遗精及尿频等。

资源分布 诃子和绒毛诃子分布于云南，广东、广西、云南等省区有栽培。商品药材多来自于进口，少量栽培于云南永德等地。

资源再生 诃子为多年生木本植物。喜温暖湿润、疏松、肥沃、排水良好的环境。种子繁殖或嫁接繁殖。种子繁殖时播种前先去壳。嫁接繁殖主要用芽接法及枝接法。种植 2 年后采收。主要病虫害为立枯病，虫害为褐天牛、诃子瘤蚜。

（丁 平）

héhuānhuā

合欢花（Albiziae Flos） 豆科植物合欢 *Albizia julibrissin* Durazz. 的干燥花序或花蕾。前者习称"合欢花"，后者习称"合欢米"。夏季花开放时择晴天采收或花蕾形成时采收，及时晒干。收载于《中华人民共和国药典》（2015 年版）。药材以身干色黄、无杂质、花不碎者为佳。合欢花含有挥发油（如芳樟醇、芳樟醇氧化物）、黄酮类（如槲皮素、槲皮苷）等化学成分。药典规定合欢花中槲皮苷的含量不少于 1.0%。合欢花味甘，性平。归心、肝经。具有解郁安神的功效。现代研究表明合欢花具有镇静催眠等作用。资源分布和资源再生见合欢皮。

（刘合刚）

héhuānpí

合欢皮（Albiziae Cortex） 豆科植物合欢 *Albizia julibrissin* Durazz. 的干燥树皮。夏、秋二季剥取，晒干。收载于《中华人民共和国药典》（2015 年版）。药材以皮质细嫩、皮孔明显者为佳。合欢皮含有木脂素类［如（－)-丁香树脂酚-4-O-β-D 呋喃芹糖基（1→2)-β-D-吡喃葡萄糖］、皂苷类（如金合欢苷元 B、美基豆酸内酯、美基豆酸）、鞣质等化学成分。药典规定合欢皮中（－)-丁香树脂酚-4-O-β-D 呋喃芹糖基（1→2)-β-D-吡喃葡萄糖苷的含量不少于 0.03%。合欢皮味甘，性平。归心、肝、肺经。具有解郁安神、活血消肿的功效。现代研究表明合欢皮具有镇静催眠、抗生育、抗病原微生物等作用。

资源分布 合欢分布于华东、华中地区，以及河北、辽宁、广东、广西、四川、贵州、云南等省区。商品药材来源于野生或栽培，主产于湖北、江苏、浙江和安徽等省。

资源再生 合欢为落叶乔木。喜光、耐旱、耐寒。栽培以地势向阳、肥沃、湿润、土层深厚的砂壤土为宜。种子繁殖，育苗 2～3 年后移栽，生长 10 年以上剥皮。

（刘合刚）

héshǒuwū

何首乌（Polygoni Multiflori Radix） 蓼科植物何首乌 *Polygonum multiflorum* Thunb. 的干燥块根。又称首乌。秋、冬二季叶枯萎时采挖，削去两端，洗净，个大的切成块，干燥。收载于《中华人民共和国药典》（2015 年版）。药材以体重、质坚实、粉性足者为佳。何首乌主要含有蒽醌类（如大黄素、大黄酚、大黄素甲醚、大黄酸、大黄酚蒽酮）、芪类（如 2,3,5,4′-四羟基二苯乙烯-2-O-β-D-葡萄糖苷、白藜芦醇、云杉新苷）、鞣质（如没食子酸）等化学成分。药典规定何首乌中 2,3,5,4′-四羟基二苯乙烯-2-O-β-D-葡萄糖苷的含量不少于 1.0%，结合蒽醌的含量不少于 0.1%。何首乌味苦、甘、涩，性微温。归肝、心、肾经。具有解毒、消痈、截疟、润肠通便的功效。现代研究表明何首乌具有降血脂及抗动脉粥样硬化、调节免疫功能、延缓衰老、抗遗传损伤、抗炎、镇痛等作用。何首乌可作为保健食品，在化妆品等日化产品也有应用。

资源分布 何首乌分布于华中、华东地区，以及河北、山西、广东、广西、四川、贵州、云南、陕西、甘肃、台湾等省区。商品药材来源于野生或栽培，野生主产于广东、广西，栽培主产于贵州。

资源再生 何首乌为多年生草质藤本。喜温暖潮湿气候，怕干旱和积水，以选土层深厚、疏松肥沃、排水良好、腐殖质丰富的砂质壤土栽培为宜。种子繁殖、压条繁殖或扦插繁殖，一般栽培 2～3 年即可以采收。

（周日宝）

hétaorén

核桃仁（Juglandis Semen） 胡桃科植物胡桃 *Juglans regia* L. 的干燥成熟种子。又称核桃。秋季果实成熟时采收，除去肉质果皮，晒干，再除去核壳和木质隔膜。收载于《中华人民共和国药典》（2015 年版）。药材以个大、饱满、色白、富油性者为佳。核桃仁主要含有脂肪油、酚类、甾醇类等化学成分。核桃仁味甘，性温，归肾、肺、大肠经。具有补肾、温肺、润肠的功效，现代研究表明核桃仁具有抗氧化、抗衰老、健脑益智、补肾壮阳、美容等功效。核桃仁为食用干果。

资源分布 胡桃分布于华北、西北、西南、华中、华南和华东等地区，中国南北各地均有栽培。商品药材来源于栽培。主产河北、山西、河南、甘肃、新疆等省区。

资源再生 胡桃为落叶乔木。喜凉爽干燥气候、耐干旱、寒冷，怕湿热、涝、盐碱。以阳光充足、土层深厚、疏松肥沃、排水良好的中性砂质土壤和壤土栽培为宜。种子繁殖、嫁接繁殖或压条繁殖。主要病害有黑斑病、核桃炭疽病等。虫害有木尺蠖、云斑天牛、绿肥大蚕蛾等。

（向　丽）

héyè

荷叶（Nelumbinis Folium）　睡莲科植物莲 *Nelumbo nucifera* Gaertn. 的干燥叶。夏、秋二季采收，晒至七八成干时，除去叶柄，折成半圆形或折扇形，干燥。收载于《中华人民共和国药典》（2015年版）。药材以叶大、完整、色绿、无斑点者为佳。荷叶含有生物碱类（如莲碱、荷叶碱、原荷叶碱）、黄酮类（如槲皮素、异槲皮素、莲苷）、有机酸类、挥发油等化学成分。药典规定荷叶中荷叶碱的含量不少于0.1%。荷叶味苦涩，性平。归肝、脾、胃经。具有清暑利湿、升发清阳、凉血止血等功效。现代研究表明荷叶具有降血脂、降胆固醇的作用。资源分布和资源再生见莲子。

（周日宝）

hèshī

鹤虱（Carpesii Fructus）　菊科植物天名精 *Carpesium abrotanoides* L. 的干燥成熟果实。秋季果实成熟时采收，晒干，除去杂质。收载于《中华人民共和国药典》（2015年版）。药材以粒匀、充实、尝之有黏性者为佳。鹤虱主要含有内酯类（如鹤虱内酯、天名精内酯酮）、脂肪酸类（如正己酸、棕榈酸、硬脂酸、油酸、亚油酸）等化学成分。鹤虱味苦、辛，性平；有小毒。归脾、胃经。具有杀虫消积的功效。现代研究表明鹤虱具有抗菌、杀虫作用。

资源分布 天名精分布于中国大部分地区。商品药材多来源于野生。主产于河南、山西、陕西、甘肃、贵州等省。

资源再生 天名精为多年生草本。生草地、山坡地等处。种子繁殖。9～10月采种，春季3～4月播种。

（周日宝）

hēilǎohǔgēn

黑老虎根（Kadsurae Coccineae Radix）　五味子科植物黑老虎 *Kadsura coccinea*（Lem.）A. C. Smith 的干燥根。全年均可采挖，洗净，切段，干燥。收载于《中华人民共和国药典》（1977年版）、《江西省中药材标准》（2014年版）、《湖南省中药材标准》（2009年版）等。药材以皮厚、香气浓者为佳。黑老虎根主要含有木脂素类（如新南五味子木脂宁、南五味子酸、冷饭团素、去氧五味子素）等化学成分。黑老虎根味辛、微苦，性温。具有行气止痛、散瘀通络的功效。现代研究证明黑老虎根具有抗炎、镇痛、保肝、抗氧化等作用。

资源分布 黑老虎分布于福建、江西、湖南、广东、广西、海南、四川、贵州、云南、香港等省区。商品药材来源于野生，主产于广东、广西、云南和海南。

资源再生 黑老虎为常绿木质藤本。喜温暖气候，耐阴，生长于山地沟谷林下或密林中。

（刘　勇）

hēizhīma

黑芝麻（Sesami Semen Nigrum）　脂麻科植物脂麻 *Sesamum indicum* L. 的干燥成熟种子。又称胡麻、芝麻。秋季果实成熟时采割植株，晒干，打下种子，除去杂质，再晒干。收载于《中华人民共和国药典》（2015年版）。药材以籽粒大、饱满、色黑者为佳。黑芝麻种子主要含有油脂（如油酸、亚油酸、棕榈酸）、木脂素类（如芝麻素、芝麻林酚素、芝麻酚）等化学成分。黑芝麻味甘，性平。归肝、肾、大肠经。具有补肝肾、益精血、润肠燥的功效。现代研究表明黑芝麻具有降血糖、降血压、抗氧化、调节脂质代谢、抗癌等功效。脂麻为油料作物。

资源分布 脂麻原产印度，全国除青藏高原外，各地区均有栽培。商品药材主产于山东、河北、河南、四川、安徽、江西、湖北等省。

资源再生 脂麻为一年生直立草本。喜气候干燥，排水良好土壤。种子繁殖。虫害有蚜虫、大青虫。

（向　丽）

hēizhǒngcǎozǐ

黑种草子（Nigellae Semen）　毛茛科植物腺毛黑种草 *Nigella glandulifera* Freyn et Sint. 的干燥成熟种子。维吾尔族习用药材。夏、秋二季果实成熟时采割植株，晒干，打下种子，除去杂质。收载于《中华人民共和国药典》（2015年版）。黑种草子主要含有黄酮类、皂苷类（如常春藤皂苷元）、甾醇类（如胆甾醇、豆甾醇）、脂肪酸类、挥发油、生物碱类（如附子碱）等化学成分。药典规定黑种草子中常春藤皂苷元含量不少于 0.5%。黑种草子味甘、辛，性温，归肝、肾经。具有补肾健脑、通经、通乳、利尿的功效，还可乌发、延缓衰老。现代研究表明黑种草子具有抗氧化、抗炎、降血糖、抗肿瘤的作用。云南等地习用黑种草 Nigella sativa L. 的种子。

资源分布　腺毛黑种草原产地中海沿岸及中亚地区，云南、西藏、新疆有栽培。商品药材来源于栽培，主产于新疆。

资源再生　腺毛黑种草为一年生草本。喜温暖和阳光充足的环境，土壤以肥沃疏松的砂质壤土为宜。种子繁殖，种子耐贮藏，3~4 月播种。

(孙稚颖)

hóngdàjǐ

红大戟（Knoxiae Radix）　茜草科植物红大戟 Knoxia valerianoides Thorel et Pitard 的干燥块根。又称红牙大戟，南大戟。夏、秋二季采挖，除去须根，洗净，置沸水中略烫，干燥。收载于《中华人民共和国药典》（2015 年版）。药材以个大、质坚实、色红褐色者为佳。红大戟主要含有蒽醌类（如虎刺醛、甲基异茜草素、3-羟基巴戟醌、芦西定）、三萜类等化学成分。药典规定红大戟中 3-羟基巴戟醌的含量不少于 0.03%，芦西定的含量应为 0.04%~0.15%。红大戟味苦，性寒；有小毒。归肺、脾、肾经。具有泻水逐饮、消肿散结的功效。现代研究表明红大戟具有抑菌、利尿等作用。

资源分布　红大戟分布于福建、广东、广西、贵州、云南、西藏、台湾等省区。商品药材来源于野生或栽培，主产于广西石

龙、邕宁、上思、隆安；云南弥勒、文山、个旧；广东阳江、电白、阳春等地。

资源再生　红大戟为多年生草本。喜温暖湿润气候，耐干旱、贫瘠。栽培以土壤微酸性的红壤、黄红壤土为宜，其次为砂质壤土。种子繁殖，直播。一般种植 2~3 年采收。主要病害是根腐病，主要虫害为地老虎。

(孙稚颖)

hóngdòukòu

红豆蔻（Galangae Fructus）　姜科植物大高良姜 Alpinia galanga Willd. 的干燥成熟果实。又称红蔻、良姜子。秋季果实变红时采收，除去杂质，阴干。收载于《中华人民共和国药典》（2015 年版）。药材以粒大、饱满、气味浓者为佳。红豆蔻主要含有挥发油（如 6-甲基-5-庚烯-2-酮、1,8-桉叶油素、芳樟醇）、黄酮类（如高良姜素、华良姜素）、萜类、苯丙素类等化学成分。药典规定红豆蔻种子中挥发油含量不少于 0.4%。红豆蔻味辛，性温。归脾、肺经。具有散寒燥湿、醒脾消食的功效。现代研究表明红豆蔻具有抗病原微生物、抗肿瘤、抗溃疡、抗菌、降血糖等作用。

资源分布　大高良姜分布于华南地区，以及云南等省区。商品药材来源于栽培，主产云南等省。

资源再生　大高良姜为多年生草本。适应性强，喜温暖、湿润的气候，能耐短暂 0℃左右的低温，耐旱，怕涝。土壤以疏松、肥沃、深厚、排水良好的壤土或黏土为好。种子繁殖或分株繁殖。种子繁殖：12 月份采序，采后沙藏，去掉果皮，第二年用种子播种。分株繁殖：选择生长 5 年的植株，6 月雨季，在旁

边挖小株丛定植。栽种 3 年后采收。主要病害为猝倒病、烂花烂果病。

(丁平)

hóngdùzhòng

红杜仲（Parabarii Cortex）　夹竹桃科植物杜仲藤 Parabarium micranthum（A. DC.）Pierre、红杜仲藤 Parabarium chunianum Tsiang、毛杜仲藤 Parabarium huaitingii Chun et Tsiang 或花皮胶藤 Ecdysanthera utilis Hay. et Kaw. 的干燥树皮。又称杜仲藤。壮族习用药材。秋季采收，剥取茎皮和根皮，切片，晒干。收载于《广西中药材标准》（1990 年版）、《广东省中药材标准》（2010 年版）。红杜仲含有生物碱类、酚类、有机酸类、糖类、黄酮类等化学成分。红杜仲味苦、微辛，性微温；有小毒。归肝、肾经。具有祛风湿、强筋骨的功效。

资源分布　杜仲藤分布于广东、广西、海南、四川、云南等省区；红杜仲藤分布于广东、广西、海南等省区；毛杜仲藤分布于湖南、广东、广西、贵州等省区；花皮胶藤分布于华南、西南等地区。商品药材来源于野生，主产于广东和广西。

资源再生　红杜仲原植物均为多年生攀缘藤本。杜仲藤生于海拔 300~800m 的山谷、疏林或密林、灌木丛、水旁等处；红杜仲藤生于海拔 250~500m 的山林密林中；毛杜仲藤生于海拔 200~1000m 的热带雨林中、疏林中湿润处；花皮胶藤生于海拔 200~1000m 的山地密林中。

(孙稚颖)

hónghànlián

红旱莲（Hyperici Ascyronis Herba）　藤黄科植物黄海棠 Hypericum ascyron L. 的干燥地上部

分。7~8月果实成熟时，割取地上部分，用热水泡过，晒干。收载于《河南省中药材标准》(1993 年版)、《江西省中药材标准》(1996 年版)、《上海市中药材标准》(1994 年版)等。药材以茎红棕色、果实内种子饱满者为佳。红旱莲主要含有黄酮类（如槲皮素、山柰酚、金丝桃苷）、挥发油等化学成分。红旱莲味苦，性寒。归肝、胃经。具有平肝、凉血止血、清热解毒的功效。现代研究表明红旱莲具有止咳祛痰、镇痛、抗菌等作用。

资源分布 黄海棠除新疆、青海外，中国各地均有分布。商品药材来源于野生，主产于浙江、江苏、安徽、湖南、湖北、辽宁、吉林、黑龙江等省。

资源再生 黄海棠为多年生草本。喜温暖湿润气候，喜光，较耐寒。栽培以疏松肥沃、排水良好的砂质壤土为宜。种子繁殖或扦插繁殖。

（孙稚颖）

hónghuā

红花（Carthami Flos）菊科植物红花 *Carthamus tinctorius* L. 的干燥花。又称红蓝花、刺红花。夏季花由黄变红时采摘，阴干或晒干。收载于《中华人民共和国药典》(2015 年版)。药材以花冠长、色红鲜艳、质柔润者为佳。红花主要含有黄酮类（如羟基红花黄色素 A、羟基红花黄色素 B、山柰酚、6-羟基山柰酚-3-O-葡萄糖苷、红花醌苷、新红花苷、槲皮素、槲皮黄苷、红花苷、前红花苷）、脂肪酸类、酚酸类（如绿原酸、咖啡酸）、酚类（如儿茶酚、多巴）、挥发油等化学成分。药典规定红花中羟基红花黄色素 A 的含量不少于 1.0%，山柰酚的含量不少于 0.05%。红花味辛，性温。

归心、肝经。具有活血通经、散瘀止痛的功效。现代研究表明红花具有抗心肌缺血、增加冠状动脉流量、耐缺氧、抗血凝血栓、兴奋子宫、抗炎、免疫调节等作用。红花中的红色素经处理后可形成从玫瑰红到樱桃红的成品，用于化妆品及蛋糕的配色中；黄色素可作为食用天然色素。果实为药材白平子。

资源分布 红花广泛栽培于华北、东北、华中、西南、西北地区及山东、浙江、江苏等省。商品药材主产于新疆、云南、四川、河南等省区。以河南封丘、延津为道地产区。

资源再生 红花为一年生草本。耐寒、耐旱、耐盐碱、耐瘠薄，喜温暖干燥气候，栽培以向阳、地势高燥、土层深厚、中等肥力、排水良好的砂质土壤为宜。种子繁殖，新疆及北方地区多春播，南方地区多秋播。红花怕高温高湿，尤其在花期怕涝怕梅雨，花期气温稳定在 21~32℃ 时，利于开花和种子成熟。病害有炭疽病，5 月易发。

（陈虎彪）

hónghuālóngdǎn

红花龙胆（Gentianae Rhodanthae Herba）龙胆科植物红花龙胆 *Gentiana rhodantha* Franch. ex Hemsl. 的干燥全草。又称小龙胆草、青鱼胆草。秋、冬二季采挖，除去泥沙，晒干。收载于《中华人民共和国药典》(2015 年版)。红花龙胆含有黄酮类（如芒果苷、异荭草素、槲皮素）、三萜类（如熊果酸）等化学成分。药典规定红花龙胆中芒果苷的含量不少于 2.0%。红花龙胆味苦，性寒。归肝、胆经。具有清热除湿、解毒、止咳的功效。

资源分布 红花龙胆分布于

河南、湖北、广西、四川、贵州、云南、陕西、甘肃。商品药材来源于野生。

资源再生 红花龙胆为多年生草本。生于海拔 570~1750m 的高山灌丛、草地及林下。

（郭宝林）

hónghuíxiānggēn

红茴香根（Illicii Henryi Radix Et Radicis Cortex）八角科植物红茴香 *Illicium henryi* Diels 或狭叶茴香 *Illicium lanceolatum* A. C. Smith 的干燥根及根皮。全年均可采割，洗净，切段，干燥。收载于《湖南省中药材标准》(2009 年版)、《湖北省中药材质量标准》(2009 年版)、《江西省中药材标准》(2014 年版)等。红茴香根含有黄酮类（如花旗松素、槲皮素、山柰酚）、酚类（如莽草毒素、伪莽草毒素、蛇菰脂醛素）、苯丙素类（如松柏醛、芥子醛）等化学成分。红茴香根味辛，性温；有大毒。具有活血止痛、祛风除湿的功效。现代研究表明红茴香根具有抗菌、抑制脂氧化酶等作用。

资源分布 红茴香分布于华东、华南、西南、华中地区，及陕西、甘肃等省区；狭叶茴香分布于华东地区，及湖北、湖南、贵州等省。商品药材来源于野生，主产于湖南、四川、浙江和江西等省。

资源再生 红茴香和狭叶红茴香均为常绿乔木或灌木，喜阴湿环境；生长于阴湿峡谷、沟边、混交林或密林中。狭叶红茴香生于混交林、疏林、灌丛中。

（刘勇）

hóngjǐngtiān

红景天（Rhodiolae Crenulatae Radix Et Rhizoma）景天科植物大花红景天 *Rhodiola crenulata* (Hook. f. et Thoms.) H. Ohba 的干

燥根和根茎。秋季花茎凋枯后采挖，除去粗皮，洗净，晒干。收载于《中华人民共和国药典》（2015年版）。红景天含有黄酮类（如大花红景天苷、质草素-7-O-α-鼠李糖苷、山柰酚）、醇苷类（如红景天苷、大花红景天素）、有机酸类、鞣质类等化学成分。药典规定红景天中红景天苷的含量不少于0.5%。红景天味甘、苦，性平。归肺、心经。具有益气活血、通脉平喘的功效。现代研究表明红景天具有抗缺氧、抗衰老、抗肿瘤等作用。红景天可用于保健食品。浙江、甘肃、青海、西藏等地习用库页红景天（高山红景天）*Rhodiola sachalinensis* A. Bor.、唐古特红景天 *Rhodiola algida*（Ledeb.）Fisch. et Mey. var. *tangutica*（Maxim.）S. H. Fu、四裂红景天 *Rhodiola quadrifida*（Pall.）Fisch. et Mey. 和狭叶红景天 *Rhodiola kirilowii*（Regel）Maxim.。

资源分布 大花红景天分布于四川、云南、西藏和青海。商品药材来源于野生，主产于西藏、云南和青海。

资源再生 大花红景天为多年生草本。生于海拔2800～5600m的山坡草地、灌丛中、石缝中。

（郭宝林）

hóngqí

红芪（Hedysari Radix） 豆科植物多序岩黄芪 *Hedysarum polybotrys* Hand. -Mazz. 的干燥根。春、秋二季采挖，除去须根和根头，晒干。收载于《中华人民共和国药典》（2015年版）。药材以条粗直均匀、表面棕红色、质坚硬而柔韧、内色黄白、粉性足、味甘者为佳。红芪含有黄酮类（如芒柄花素、甘草素、异甘草素）、有机酸及酯类（如γ-氨基丁酸、乌苏酸）、

香豆素类、多糖类、挥发油类等化学成分。红芪味甘，性微温。归肺、脾经。具有补气升阳、固表止汗、利水消肿、生津养血、行滞通痹、托毒排脓、敛疮生肌的功效。现代研究表明红芪具有调节免疫、抗应激、延缓衰老、抗炎、抗病毒、增强耐缺氧能力、镇静、镇痛、抗病原微生物等作用。

资源分布 多序岩黄芪分布于四川和甘肃。商品药材来源于栽培，药材主产于甘肃岷县、宕昌、武都、临潭，四川松潘、南坪、茂汶等地。

资源再生 多序岩黄芪为多年生草本。喜温和、凉爽气候，栽培以向阳、光照充足、土层深厚的斜坡地为宜。种子繁殖，栽培3年采挖。

（陈虎彪）

hóngyàozǐ

红药子（Polygoni Ciliinervis Radix） 蓼科植物毛脉蓼 *Polygonum ciliinerve*（Nakai）Ohwi. 的块根。又称朱砂七、雄黄连。全年可采，挖出后，除去茎叶、须根，晒干。收载于《北京市中药材标准》（1998年版）、《内蒙古中药材标准》（1988年版）、《云南省中药材标准·第二册·彝族药》（2005年版）等。红药子主要含有蒽醌类（如大黄素、大黄素甲醚、大黄素-8-β-D-葡萄糖苷）、鞣质等化学成分。红药子味苦、微涩，性凉。归肺、大肠、肝经。具有清热解毒、凉血、活血的功效。宁夏、甘肃习用虎耳草科植物鬼灯檠 *Rodgersia aesculifolia* Batal. 的干燥根茎，山西、内蒙古习用蓼科植物翼蓼 *Pteroxygonum giraldii* Damm. et Diels 的干燥块根，湖南习用薯蓣科植物薯莨 *Dioscorea cirrhosa*

Lour. 的干燥块茎作红药子药材。

资源分布 毛脉蓼分布于东北、西北地区以及湖北、四川、贵州等省。商品药材来源于野生，主产于陕西秦岭和大巴山。

资源再生 毛脉蓼为多年生蔓生草本。生于山坡路旁、沟边、滩地及乱石堆中。

（孙稚颖）

hónglián

洪连（Lagotidis Herba） 玄参科植物短筒兔耳草 *Lagotis brevituba* Maxim. 的干燥全草。藏族习用药材。又称兔耳草。夏、秋二季花开时采收，除去杂质，洗净，阴干。收载于《中华人民共和国药典》（2015年版）。药材以叶多、色绿带紫者为佳。洪连含有黄酮类（如木犀草素、柯伊利素、芹菜素）、苯乙醇苷类（如松果菊苷）、环烯醚萜类等化学成分。药典规定洪连中松果菊苷含量不少于0.8%。洪连味苦、甘，性寒。归肺、心、肝经。具有清热、解毒、利湿、平肝、行血、调经的功效。现代研究表明洪连具有抗溃疡、镇静的作用。云南等地习用革叶兔耳草 *Lagotis alutacea* W. W. Smith、全缘兔耳草 *L. integra* W. W. Smith，藏药还习用兔耳草 *L. glauca* Gaertn. 作为洪连药材。

资源分布 短筒兔耳草分布于甘肃、青海、西藏等省区。商品药材来源于野生，主产于青海、西藏。

资源再生 短筒兔耳草为多年生草本，野生于3000～4420m的高山草地及沙砾的坡地上。

（孙稚颖）

hòupò

厚朴（Magnoliae Officinalis Cortex） 木兰科植物厚朴 *Magnolia officinalis* Rehd. et Wils. 或凹叶厚

朴 *Magnolia officinalis* Rehd. et Wils. var. *biloba* Rehd. et Wils. 的干燥干皮、根皮及枝皮。4～6月剥取，根皮和枝皮直接阴干。收载于《中华人民共和国药典》（2015年版）。药材以皮厚、肉细、油性大、断面紫棕色、有小亮星、气味浓厚者为佳。厚朴主要含有挥发油（如β-桉叶醇、1,4-桉叶素、丁香烯等）、酚类（如厚朴酚、和厚朴酚、四氢厚朴酚）、生物碱类（如木兰箭毒碱、木兰花碱、鹅掌楸碱）等化学成分。药典规定厚朴中厚朴酚与和厚朴酚的总含量不少于2.0%。厚朴味苦、辛，性温。归脾、胃、肺、大肠经。具有燥湿消痰、下气除满的功效。现代研究表明厚朴具有抑制中枢、松弛肌肉、调节平滑肌、抗溃疡、抗菌等作用。

资源分布　厚朴分布于湖北、重庆、四川、贵州、陕西等省市；凹叶厚朴分布于浙江、安徽、福建、江西、湖南、广西等省区。商品药材来源于栽培。主产于四川、湖北、陕西、重庆等省市的称为"川朴"，产于浙江、福建、江西等省的称为"温朴"。其中湖北西南部所产厚朴，其皮厚肉细、油性大、断面紫红色、有亮星、香气浓厚、嚼之无渣、味辣而甜，又称为"紫油厚朴"。

资源再生　厚朴和凹叶厚朴均为落叶乔木。是亚热带特有树种，适应性强，喜凉爽湿润气候，适宜相对湿度大、阳光充足的环境。怕炙热，能耐寒，适当荫蔽才能生长良好。以土层深厚、肥沃疏松、呈酸性或微酸性的砂质壤土、壤土和腐殖质土壤最佳。种子繁殖为主，也可分蘖繁殖、压条繁殖或扦插繁殖。一般栽种10～15年即可采收。

（刘合刚）

hòupòhuā

厚朴花（Magnoliae Officinalis Flos）

木兰科植物厚朴 *Magnolia officinalis* Rehd. et Wils. 或凹叶厚朴 *Magnolia officinalis* Rehd. et Wils. var. *biloba* Rehd. et Wils. 的干燥花蕾。春季花未开放时采摘，稍蒸后，晒干或低温干燥。收载于《中华人民共和国药典》（2015年版）。药材以气香、花不碎者为佳。厚朴花主要含有挥发油、酚类、生物碱类等化学成分。药典规定厚朴花含厚朴酚与和厚朴酚的总量不得少于0.2%。厚朴花味苦，性微温。归脾、胃经。具有理气、化湿的功效。现代研究表明厚朴花具有中枢抑制、肌肉松弛、调节平滑肌、抗菌、抗病毒等作用。资源分布和资源再生见厚朴。

（刘合刚）

húhuánglián

胡黄连（Picrorhizae Rhizoma）

玄参科植物胡黄连 *Picrorhiza scrophulariiflora* Pennell 的干燥根茎。又称西藏胡黄连。秋季采挖。收载于《中华人民共和国药典》（2015年版）。药材以条粗长、无叶基细根、体轻质脆、苦味浓者为佳。胡黄连主要含有环烯醚萜类（如胡黄连苷Ⅰ、胡黄连苷Ⅱ、桃叶珊瑚苷）、苷类（如胡黄连醇）、甾醇类（如胡黄连甾醇）等化学成分。药典规定胡黄连中胡黄连苷Ⅰ与胡黄连苷Ⅱ的总含量不少于9.0%。胡黄连味苦，性寒。归肝、胃、大肠经。具有退虚热、除疳热、清湿热的功效。现代研究表明胡黄连具有抗真菌、降血脂、保肝利胆等作用。

资源分布　胡黄连分布于中国西藏南部、云南西北部等地。为列入《国家重点保护野生植物名录》Ⅱ级保护植物。商品药材主要来源于印度进口，少量来源于西藏和云南野生。

资源再生　胡黄连为多年生宿根草本。自然分布于雪线附近，喜冷凉、湿润环境，怕高温、怕涝；选择海拔2600～3200m、坡度10°～20°的阴坡或半阴坡栽培为宜，以土层深厚、疏松、肥沃、通透性好的棕壤土为好。种子繁殖或分株繁殖，种子发芽适温12～20℃，春秋二季播种均可，秋播（9月）在种子成熟时随采随播，春播以3月为宜，2年或2年以上种苗进行移栽（春季）；分株繁殖时挖取健壮带须根和顶芽的分株苗移栽，2年即可长成商品药材。

（刘　勇）

hújiāo

胡椒（Piperis Fructus）

胡椒科植物胡椒 *Piper nigrum* L. 的干燥近成熟或成熟果实。秋末至次春果实呈暗绿色时采收，晒干，为黑胡椒；果实变红时采收，用水浸渍数日，擦去果肉，晒干，为白胡椒。收载于《中华人民共和国药典》（2015年版）。药材以粒大、饱满、色黑、皮皱、气味强烈者为佳。胡椒含有生物碱类（如胡椒碱）、挥发油（如二氢香芹醇、胡椒醛）、脂肪酸类（葵酸、月桂酸、肉豆蔻酸）、木脂素类等化学成分。药典规定胡椒中胡椒碱含量不少于3.3%。胡椒味辛，性热。归胃、大肠经。具有温中散寒、下气、消痰的功效。现代研究表明胡椒有镇静、镇痛、抗氧化、抗炎、抗癌、保肝、杀虫等作用。胡椒是常用调味香料。

资源分布　胡椒原产于东南亚地区的印度、印度尼西亚、马来西亚等地，现广泛栽培于华南地区，以及云南等省区。商品药材来源于栽培，主产于海南等省，也有进口。

资源再生 胡椒为常绿藤本。喜高温、湿润、静风和土壤肥沃、排水良好的环境条件。扦插繁殖，选健壮主蔓，割取具5~7个节的插条，于春季扦插。种植3~5年采收。病害主要有胡椒瘟病、细菌性叶斑病、花叶病、炭疽病等，虫害有介壳虫类、蚜虫、盲蝽、网蝽、刺蛾、金龟子、蚂蚁、粉虱等。

(丁 平)

húlúbā

胡芦巴（Trigonellae Semen）

豆科植物胡芦巴 *Trigonella foenum-graecum* L. 的干燥成熟种子。夏季果实成熟时采割植株，晒干，打下种子，除去杂质。收载于《中华人民共和国药典》（2015年版）。药材以粒大、饱满、坚实者为佳。胡芦巴主要含有甾体皂苷类、黄酮类、生物碱类（如胡芦巴碱）、香豆素类、多糖（如胡芦巴胶）等化学成分。药典规定胡芦巴中胡芦巴碱含量不少于0.45%。胡芦巴味苦，性温。归肾经。具温肾助阳、祛寒止痛的功效。现代研究表明胡芦巴具有降血糖、降血脂、抗肿瘤、抗溃疡、脑缺血损伤保护、抗生育、抗雄激素作用等。胡芦巴含有的薯蓣皂苷元，是合成甾体激素的原料；胡芦巴茎叶常作为食用香料。胡芦巴胶用作食品添加剂，也用于石油、地质钻探等工业中。

资源分布 胡芦巴是外来引入植物，栽培于西北、华中等地区，或逸为野生。商品药材来源于栽培。主产于宁夏、甘肃、安徽等省。也有进口。

资源再生 胡芦巴为一年生草本植物。喜温暖干旱气候。对土壤、气候的适应性较强，一般以排水良好、肥沃疏松的砂质土壤为佳。种子繁殖。

(段金廒)

húluchá

葫芦茶（Desmodii Triquetri Herba）

豆科植物葫芦茶 *Desmodium triquetrum* (L.) Ohashi 的干燥全草。夏、秋季割取地上部分，洗净，晒干。收载于《广东省中药材标准·第一册》（2004年版）、《福建省中药材标准》（2006年版）、《广西壮族自治区壮药质量标准》（2008年版）。葫芦茶药材以叶多、干燥、色青带红、无粗梗者为佳。葫芦茶含有黄酮类（如 4′,7-二羟基异黄酮）、酚类（水杨酸、原儿茶酸、葫芦茶苷）、三萜类（如冬青素A、熊果酸）等化学成分。葫芦茶味微苦、涩，性凉。具有清热解毒、消积利湿、杀虫防腐的功效。现代研究表明葫芦茶具有杀灭椎实螺、杀虫、抗菌、抗过敏等作用。

资源分布 葫芦茶分布于华南地区，以及江西、云南、福建等省区。商品药材来源于野生，主产于广东、广西等省区。

资源再生 葫芦茶为半灌木或半灌木状草本。喜温暖、向阳的山坡地，不耐寒、怕涝、适宜砂质壤土和轻黏土。种子繁殖，春季播种。种植1年后采收。

(丁 平)

húběibèimǔ

湖北贝母（Fritillariae Hupehensis Bulbus）

百合科植物湖北贝母 *Fritillaria hupehensis* Hsiao et K. C. Hsia 的干燥鳞茎。又称板贝。夏初植株枯萎后采挖，用石灰水浸泡或清水浸泡，干燥。收载于《中华人民共和国药典》（2015年版）。药材以色白、粉性足、粒小者为佳。湖北贝母主要含有生物碱类（如贝母素甲、贝母素乙、湖贝甲素、湖贝甲素苷）、二萜类及聚合二萜类等化学成分。药典中规定湖北贝母中贝母素乙含量不少于0.16%。湖北贝母味微苦，性凉。归肺、心经。具有清热化痰、止咳、散结的功效。现代研究表明湖北贝母具有镇咳、祛痰、平喘、解痉、降压、耐缺氧、扩瞳和抑菌等作用。

资源分布 湖北贝母分布于湖北、重庆等省市。商品药材来源于栽培，主产于湖北恩施、重庆奉节。

资源再生 湖北贝母为多年生草本。喜凉爽潮湿，不怕霜雪，忌高温干燥。应选山区半阴半阳的晚阳山缓坡地，含腐殖质丰富，疏松肥沃，排水良好的土壤栽种。鳞茎繁殖为主，5月下旬至6月上旬植株枯萎后掘起鳞茎，种茎按大小分级后用腐殖土或湿沙贮藏过夏，9月中旬前栽种，也可随收随栽。苗期主要病害是立枯病和猝倒病。

(严铸云)

hújìshēng

槲寄生（Visci Herba）

桑寄生科植物槲寄生 *Viscum coloratum* (Komar.) Nakai 的干燥带叶茎枝。又称寄生。冬季至次春采割，除去粗茎，切段，干燥，或蒸后干燥。收载于《中华人民共和国药典》（2015年版）。药材以枝嫩、色黄绿、叶多者为佳。槲寄生主要含有黄酮类（如 3′-甲基鼠李素、3′-甲基鼠李素-3-葡萄糖苷、3′-甲基圣草素）、三萜类（如 β-香树脂醇、羽扇豆醇）、苯丙素类（如紫丁香苷）、甾醇类、挥发油、有机酸类、多糖、生物碱类等化学成分。药典规定槲寄生中紫丁香苷含量不少于0.04%。槲寄生味苦，性平。归肝、肾经。具有祛风湿、补肝肾、强筋骨、安胎元的功效。现代研究表明槲寄生具有抗肿瘤、抗氧化、抗衰老、抗心血管疾病、调节免疫、降血糖、降脂的作用。湖南习用扁枝槲寄生 Viscum articulatum Burm. f. 的干燥茎枝。

资源分布 槲寄生分布于东北、华北、华东、华中地区及广西、陕西、甘肃、青海、宁夏、台湾等省区。商品药材来源于野生，主产于河北、辽宁、吉林、内蒙古、安徽、湖南、浙江、河南等省区。

资源再生 槲寄生为半寄生性灌木或亚灌木。喜温暖阴湿环境，主要分布在海拔 500～2000m 的阔叶林中，寄生于榆、杨、柳、桦、栎、梨、李、苹果、枫杨、赤杨、椴等植物上。

（孙稚颖）

hǔzhǎngnánxīng

虎掌南星（Pinelliae Pedatisectae Rhizoma） 天南星科植物虎掌 Pinellia pedatisecta Schott 的干燥块茎。又称禹南星。夏、秋二季采挖。收载于《江苏省中药材标准》（1989 年版）和《湖北省中药材质量标准》（2009 年版）。药材以个大、色白、粉性足者为佳。虎掌南星含有生物碱类（如掌叶半夏碱 A、B、C、D、E、F、G）、核苷类、甾醇类、苷类、凝集素类（如掌叶半夏凝集素）等化学成分。虎掌南星味苦、辛，性温；有毒。归肺、肝、脾经。具有祛风定惊、化痰散结的功效。现代研究表明虎掌南星具有抗肿瘤、抗氧化、镇静镇痛、抗心律失常、抗惊厥等作用。

资源分布 虎掌分布于华北、华东、华中、华南、西南地区，以及陕西等省。商品药材来源于栽培，主产于河北、河南、山东、安徽、陕西、江苏等省。

资源再生 虎掌为多年生草

本。喜冷凉湿润气候和阴湿环境，怕强光，应适度荫蔽。栽培以湿润、疏松、肥沃的砂质壤土为宜。块茎繁殖或种子繁殖，以块茎繁殖为主。块茎繁殖的当年秋季采收。种子繁殖需要 2～3 年采收。

（孙稚颖）

hǔ'ěrcǎo

虎耳草（Saxifragae Herba） 虎耳草科植物虎耳草 Saxifraga stolonifera Curt. 的干燥全草。全年可采收，阴干。收载于《湖南省中药材标准》（2009 年版）、《湖北省中药材质量标准》（2009 年版）、《贵州省中药材、民族药材质量标准》（2003 年版）等。虎耳草主要含有酚类（如岩白菜素）、黄酮类（如槲皮素）、有机酸类（如原儿茶酸、琥珀酸、桦木酸）等化学成分。虎耳草味辛、微苦，性寒；有小毒。具有清热凉血、解毒的功效。现代研究表明虎耳草具有利尿、强心、抑菌、抗癌等作用。

资源分布 虎耳草分布于华东、中南、西南地区及河南、陕西等省。商品药材来源于野生，主产江苏、浙江、安徽、湖北、湖南、广东、福建、广西、贵州、四川等省区。

资源再生 虎耳草为多年生常绿草本。喜阴湿环境，忌干旱和强光直射。栽培以疏松肥沃、排水良好、富含腐殖质的壤土为宜。春季或秋季分株繁殖。

（刘 勇）

hǔzhàng

虎杖（Polygoni Cuspidati Rhizoma Et Radix） 蓼科植物虎杖 Polygonum cuspidatum Sieb. et Zucc. 的干燥根茎和根。春、秋二季采挖根和根茎，除去须根，洗净，趁鲜切短段或厚片，晒干。收载于《中华人民共和国药典》（2015 年

版）。药材以粗壮、坚实、断面色黄者为佳。虎杖主要含有蒽醌类（如大黄素-8-葡萄糖苷、大黄素甲醚-8-葡萄糖苷、大黄素、大黄酚）、芪类（如虎杖苷、白藜芦醇）、黄酮类等化学成分。药典规定虎杖中虎杖苷含量不少于 0.15%、大黄素含量不少于 0.6%。虎杖味微苦，性微寒。归肝、胆、肺经。具有利湿退黄、清热解毒、散瘀止痛、止咳化痰的功效。现代研究表明虎杖具有抗菌、抗炎、抗病毒、保肝、抗休克、改善微循环、抗氧化、降血脂、镇咳、抗肿瘤等作用。虎杖是提取白藜芦醇的重要资源植物。

资源分布 虎杖分布于华东、华南、华中、西南地区，以及辽宁、陕西、甘肃等省，野生或栽培。商品药材以野生为主，主产于安徽、江西、福建、湖北、湖南、广东、广西、四川、重庆、贵州、陕西、浙江、江苏等省区市。

资源再生 虎杖为多年生宿根粗壮草本或灌木状草本。喜温暖湿润环境，耐阴、耐寒、耐涝，适应性强；栽培以湿润疏松、肥沃、土层深厚的土壤为宜。种子繁殖：春季 3～4 月播种，种植 3 年可采收药材；分根繁殖：在春季或秋季，移栽带有 2～3 个芽的根茎，栽培 2 年可采收药材。

（刘 勇）

huājiāo

花椒（Zanthoxyli Pericarpium） 芸香科植物青椒 Zanthoxylum schinifolium Sieb. et Zucc. 或花椒 Zanthoxylum bungeanum Maxim. 的干燥成熟果皮。秋季采收成熟果实，晒干，去除种子和杂质。收载于《中华人民共和国药典》（2015 年版）。花椒药材以色红、

香气浓烈、麻辣味重而持久、无果梗和种子者为佳，青椒药材以色绿、皮厚、香气浓、无果梗和种子者为佳。花椒含有生物碱类（如茵芋碱、香草木宁碱、单叶芸香品碱、花椒朋碱、青花椒碱、N-甲基氟林辛）、酰胺类（如α-山椒素、脱氢-γ-山椒素、羟基-α-山椒素、羟基-β-山椒素、羟基-γ-山椒素）、香豆素类（如香柑内酯、脱肠草素、7-羟基-甲氧基香豆素、花椒毒酚）、挥发油（如柠檬烯、1,8-桉叶素）、木脂素类、黄酮类（如槲皮素-3-鼠李糖苷、金丝桃苷）等化学成分；药典规定花椒中挥发油含量不少于1.5%。花椒味辛，性温。归脾、胃、肾经。具有温中止痛、杀虫止痒的功效。现代研究表明花椒具有镇痛、抗炎、抑菌、杀虫、平喘、抗溃疡、抗血栓、抗氧化、抗肿瘤、局麻、保护心肌、调节肠管运动等作用。花椒果皮是食品调味剂，种子可榨油，叶子可食用。

资源分布 青椒分布于辽宁以南至五岭北坡大多数地区，除云南、台湾、海南和广东外，多地有栽培；花椒分布于东北南部至五岭北坡的大部分地区，除台湾、海南和广东外，各地多有栽培。商品药材来源于栽培，分青椒、花椒两类。青椒主产于辽宁海城、凤城、安东、绥中、本溪等地；花椒主产于四川、陕西、甘肃等省，四川西南部为道地产区，尤以四川汉源产的花椒品质最优。

资源再生 花椒为落叶灌木或小乔木。喜温暖湿润气候，喜阳光，不耐严寒，耐旱，较耐阴，不耐水湿，不抗风。栽培选土层深厚、疏松肥沃的砂质壤土。种子繁殖，育苗移栽。栽培5年进入结果期。

（严铸云）

huāmáo

花锚（Haleniae Herba） 龙胆科植物椭圆叶花锚 *Halenia elliptica* D. Don 或花锚 *Halenia corniculata* (L.) Cornaz 的干燥地上部分或全草。又称希赫日－地格达。夏、秋季采收，除去杂质，晾干，切段，揉搓出香气，阴干。收载于《中华人民共和国卫生部药品标准·藏药·第一册》（1995年版）和《中华人民共和国卫生部药品标准·蒙药分册》（1998年版）。花锚主要含有呫吨酮类（如花锚苷、异龙胆黄素）、环烯醚萜类（如当药苷、獐牙菜苦苷）、三萜类（如熊果酸、齐墩果酸）、倍半萜类、黄酮类（如芹菜素、青兰苷）、挥发油、生物碱类等化学成分。味甘苦，性寒。归心、肝经。具有清热利湿、平肝利胆、凉血止血的功效。现代研究表明花锚具有保肝、抗肝炎病毒、抗氧化、抗阿米巴原虫、降血糖、调节免疫等作用。

资源分布 椭圆叶花锚分布于华中、西北地区及山西、内蒙古、辽宁、四川、贵州、云南等省区。花锚分布于华北、东北地区及陕西等省。商品药材来源于野生，主产于吉林、辽宁、陕西、青海等省区。

资源再生 花锚为一年生草本。生于海拔200~1750m的林下、林缘、山沟水边湿草地。椭圆叶花锚在石砾土、草甸土、退耕地土上均能生长。对土壤的适宜性较强，能在弱酸性至弱碱性土壤中生长，喜温暖潮湿，不耐干旱、积水和严寒。主要为种子繁殖，4月进行播种。病害有立枯病伤害幼苗，猝倒病伤害种子。

（陈士林）

huàjúhóng

化橘红（Citri Grandis Exocarpium） 芸香科植物化州柚 *Citrus grandis* 'Tomentosa' 或柚 *Citrus grandis* (L.) Osbeck 的未成熟或近成熟的干燥外层果皮。前者习称"毛橘红"，后者习称"光橘红""光七爪""光五爪"。夏季果实未成熟时采收，置沸水中略烫后，将果皮割成5或7瓣，除去果瓤和部分中果皮，压制成形，干燥。收载于《中华人民共和国药典》（2015年版）。毛橘红药材以毛绒细密、色青、果皮薄者为佳，光橘红药材以色青或黄色、果皮厚薄均匀者为佳。化橘红含有黄酮类（如柚皮苷、野漆树苷、枳属苷、新橙皮苷）、挥发油、香豆素类（如异欧前胡素、佛手内酯）等化学成分。药典规定化橘红中柚皮苷含量不少于3.5%。化橘红味辛、苦，性温。归肺、脾经。具有理气宽中、燥湿化痰的功效。现代研究表明化橘红具有抗氧化、抗菌、抗炎、化痰、平喘的作用。

资源分布 化州柚分布于广东、广西、福建等省区；柚分布于浙江、福建、湖南、广东、广西、四川、贵州、云南等省区。商品药材来源于栽培，主产于广东、广西等省区，广东省化州为道地产区。

资源再生 化州柚为常绿乔木。适宜生于温暖、湿润环境，喜土层深厚、疏松肥沃、排水良好的山坡地。种子繁殖或嫁接繁殖等。种子繁殖，春季播种；嫁接繁殖：采用桔属植物柚、柑的种子育苗作为砧木。种植3年后采收。主要病害为黄龙病，主要虫害为天牛、红蜘蛛。

（丁平）

huàshānshēn

华山参（Physochlainae Radix） 茄科植物漏斗泡囊草 *Physochlaina*

infundibularis Kuang 的干燥根。春季采挖，除去须根，洗净，晒干。收载于《中华人民共和国药典》（2015 年版）。药材以体充实、断面色白者为佳。华山参含有生物碱类（如东莨菪素、莨菪碱、东莨菪碱、山莨菪碱、阿托品）、香豆素类（如东莨菪内酯）、黄酮类、多糖、甾醇类等化学成分。药典规定华山参中莨菪碱含量不少于 0.2%，东莨菪内酯含量不少于 0.08%。华山参味甘、微苦，性温；有毒。归肺、心经。具有温肺祛痰、平喘止咳、安神镇惊的功效。现代研究表明华山参具有镇咳、祛痰、平喘、抑制中枢系统等作用。

资源分布　漏斗泡囊草分布于山西、陕西、河南等省。商品药材来源于野生，主产于陕西秦岭、华山，河南西部地区和山西南部。

资源再生　漏斗泡囊草为多年生草本。野生于山坡、沟谷或草地。

（孙稚颖）

huáihuā

槐花（Sophorae Flos）

豆科植物槐 *Sophora japonica* L. 的干燥花及花蕾。前者习称"槐花"，后者习称"槐米"。夏季花开放时或花蕾形成时采收，及时干燥，除去枝、梗及杂质。收载于《中华人民共和国药典》（2015 年版）。药材以色黄白、整齐、无枝梗杂质者为佳。槐花主要含有三萜皂苷类（如赤豆皂苷 I、II、V、VI，大豆皂苷 I、III，槐花皂苷 I、II、III）、黄酮类（如芦丁，槐花米甲素、乙素和丙素）等化学成分。药典规定槐花中总黄酮含量不少于 8.0%，芦丁含量不少于 6.0%；槐米中总黄酮含量不少于 20.0%，芦丁含量不少于 15.0%。

槐花味苦，性微寒。归肝、大肠经。具有清热泻火、凉血止血的功效。现代研究表明槐花具有抗炎、解痉、强心等作用。

资源分布　槐原产中国，广泛栽培于中国大部分地区。商品药材来源于栽培，主产于河北、山东、河南、陕西、江苏、广东、广西、辽宁等省区。

资源再生　槐为高大落叶乔木。对气候适应性较强，中国大部分地区均可栽培。以湿润、深厚、肥沃、排水良好的砂质土壤为宜。以种子繁殖或分株繁殖，种子繁殖在 3 月下旬至 4 月上旬播种，分株繁殖 3～4 月从老树基部挖取分蘖苗进行移栽。

（刘合刚）

huáijiǎo

槐角（Sophorae Fructus）

豆科植物槐 *Sophora japonica* L. 的干燥成熟果实。又称槐实、槐子、槐豆。冬季采收，除去杂质，干燥。收载于《中华人民共和国药典》（2015 年版）。药材以肥大、角长、黄绿色、充实饱满者为佳。槐角主要含有黄酮类（如芦丁、槐角苷、槐角双苷、染料木苷、山柰酚）等化学成分。药典规定槐角中槐角苷含量不少于 4.0%。槐角味苦，性寒。归肝、大肠经。具有清热泻火、凉血止血的功效。现代研究表明槐角具有增高血糖、抗早期妊娠、抗菌等作用。资源分布和资源再生见槐花。

（刘合刚）

huángbò

黄柏（Phellodendri Chinensis Cortex）

芸香科植物黄皮树 *Phellodendron chinense* Schneid. 的干燥树皮。又称川黄柏。剥取树皮，除去粗皮，晒干。收载于《中华人民共和国药典》（2015 年版）。药材以皮厚、色鲜黄、无栓皮者为佳。黄柏主要含有生物碱类（如小檗碱、黄柏碱、木兰花碱、掌叶防己碱）、内酯类、甾醇类等化学成分。药典规定黄柏中盐酸小檗碱含量不少于 3.0%，盐酸黄柏碱含量不少于 0.34%。黄柏味苦，性寒。归肾、膀胱经。具有清热燥湿，泻火除蒸，解毒疗疮的功效。现代研究表明黄柏具有抗菌、抗炎、抗癌、抗病毒、抗心律失常、镇咳、抗应激性溃疡、解热、利尿、降压、降血糖等作用。黄柏可做木材应用，黄色内皮可提取染料，木栓层可做软木塞、救生圈和隔热、隔音、防震等材料。

资源分布　黄皮树分布于湖北、湖南、四川、安徽、云南、重庆等省市。列入《国家重点保护野生植物名录》II 级保护植物；以及《国家重点保护野生药材物种名录》II 级保护物种。商品药材来源于栽培或野生，主产于四川、贵州、重庆、湖北等省市。

资源再生　黄皮树为落叶乔木。喜凉爽气候，抗风力强，怕干旱、怕涝。苗期稍耐阴，成年树喜阳光，耐严寒。栽培以上层深厚，疏松肥沃，富含腐殖质的微酸性或中性壤土为宜。黄柏用种子繁殖或分根繁殖，以种子繁殖为主。栽培 10 年以上可采收。黄柏易发生锈病，危害叶片。虫害主要有花椒凤蝶、地老虎、蚜虫、蛞蝓，危害幼苗。

（陈士林）

huánghuādàoshuǐlián

黄花倒水莲（Polygalae Fallacis Radix）

远志科植物黄花倒水莲 *Polygala fallax* Hemsl. 的干燥根。又称黄花远志。秋、冬二季采挖根，洗净，切片晒干。收载于《湖南省中药材标准》（2009 年版）、《广西中药材标准》（1996

年版）。黄花倒水莲含有皂苷类、黄酮类、甾醇类、多糖等化学成分。黄花倒水莲味甘、微苦，性平。归肝、肾、脾经。具有补虚健脾、散瘀通络的功效。现代研究表明黄花倒水莲具有降血脂、抗氧化、降血压等作用。

资源分布 黄花倒水莲分布于福建、江西、湖南、广东、广西、云南等省区。商品药材来源于野生，主产于广西、江西、湖南、广东、福建等省区。

资源再生 黄花倒水莲为常绿灌木或小乔木。喜温暖湿润气候，忌干旱和强光；栽培以土层深厚、腐殖质丰富、疏松潮湿的壤土为宜。种子繁殖（3月），保持苗床土壤湿润，苗高约30cm时，选阴雨天移栽，次年的秋冬季可采挖药材。

（刘 勇）

huángjīng

黄精（Polygonati Rhizoma） 百合科植物滇黄精 Polygonatum kingianum Coll. et Hemsl. 、黄精 Polygonatum sibiricum Red. 或多花黄精 Polygonatum cyrtonema Hua 的干燥根茎。又称老虎姜、鸡头参。春、秋二季采挖，除去须根，洗净，置沸水中略烫或蒸至透心，干燥。收载于《中华人民共和国药典》（2015 年版）。药材以块大、色黄、断面透明、质润泽、习称"冰糖渣"者为佳。黄精中主要含有多糖（如黄精多糖 A、B、C）、甾体皂苷类（如黄精皂苷 A、B）、黄酮类、生物碱类（如黄精碱 A、B）、木脂素类、醌类等化学成分。药典规定黄精中黄精多糖含量不少于 7.0%。黄精味甘，性平。归脾、肺、肾经。具有补气养阴、健脾、润肺、益肾的功效。现代研究表明黄精具有调节免疫功能、降血压、降血糖、降血脂、

抗衰老、抗菌、抗病毒作用。黄精可食用，也可用于保健食品。

资源分布 滇黄精分布于广西、四川、贵州、云南等省区；黄精分布于华北、东北、华中地区及浙江、安徽、山东、重庆、四川、贵州、陕西、甘肃、宁夏等省区市；多花黄精分布于浙江、安徽、湖南、贵州等省。商品药材主要来源于野生，也有栽培。以黄精和滇黄精为主流物种，主产于河北、内蒙古、湖南、贵州等省区，也有进口。

资源再生 黄精为多年生草本植物。生于阴湿的山地灌丛中及林边。可选半高山或平地栽培，以土层深厚、肥沃、疏松、湿润的土壤为宜。宜阴湿气候，具有喜阴、怕旱、耐寒的特性。根茎繁殖或种子繁殖，以根茎繁殖为主。栽后 2～3 年收获。黑斑病为主要病害，危害叶片。蛴螬和地老虎为主要虫害，危害苗根或幼苗。

（陈士林）

huánglián

黄连（Coptidis Rhizoma） 毛茛科植物黄连 Coptis chinensis Franch. 、三角叶黄连 Coptis deltoidea C. Y. Cheng et Hsiao 或云连 Coptis teeta Wall. 的干燥根茎。分别习称味连、雅连、云连。秋季采挖，除去须根及泥沙，干燥，撞去残留须根。收载于《中华人民共和国药典》（2015 年版）。味连药材以条粗长、连珠状、质坚实、断面红黄色、有菊花心者为佳；雅连药材以粗壮、无须根、形如蚕者为佳；云连药材以干燥、条细、节多、须根少、色黄者为佳。黄连含有生物碱类（如小檗碱、黄连碱、巴马汀、表小檗碱）、木脂素类、黄酮类、挥发油等化学成分。药典规定味连中小檗碱含量

不少于5.5%，表小檗碱含量不少于0.8%，黄连碱含量不少于1.6%，巴马汀含量不少于1.5%；雅连中小檗碱含量不少于4.5%；云连中小檗碱含量不少于7.0%。黄连味苦，性寒。归心、脾、胃、肝、胆、大肠经。具有清热燥湿、泻火解毒的功效。现代研究表明黄连具有抗菌、抗炎、抗病毒、抗脑缺血、抗心律失常、利胆、降血压、降血糖、降血脂、抗肿瘤、免疫调节等作用。广东习用三种黄连的须根，药材名"黄连须"，具有相同功效。

资源分布 黄连分布于湖北、重庆、四川、贵州、陕西等省市；三角叶黄连分布于四川省西南部；云连分布于云南西北部、西藏南部。三种植物均为《国家野生药材保护名录》Ⅲ级保护物种。商品药材以味连为主，来源于栽培，主产于重庆石柱、南川，湖北恩施、利川、来凤等地；雅连主要来源于栽培，主产于四川峨眉、洪雅、马边等地；云连来源于野生或栽培，主产于云南西北部的德钦、维西、腾冲等地。

资源再生 黄连、三角叶黄连和云连均为多年生阴性草本。怕强光，喜冷凉，喜湿润，忌干旱。栽培宜选择土层深厚、疏松肥沃、富含腐殖质、排水力强、通透性能良好的林地，忌连作。黄连种子繁殖，7、8 月份采收种子，沙藏至 10～11 月播种，宜春出苗，第二年春季移栽。栽后 4～6 年的 10 月上旬和 11 月下旬采收。三角叶黄连多用 4 年生横走茎做生产繁殖材料。4～5 年收获。主要病害为白粉病。

（王文全）

huángqí

黄芪（Astragali Radix） 豆科植物蒙古黄芪 Astragalus membrana-

ceus（Fisch.）Bge. var. *mongholicus*（Bge.）Hsiao 或膜荚黄芪 *Astragalus membranaceus*（Fisch.）Bge. 的干燥根。又称黄耆。春秋二季采挖，除去须根和根头，晒干。收载于《中华人民共和国药典》（2015 年版）。药材以根条粗长、菊花心鲜明、空洞小、破皮少者为佳。黄芪含有三萜皂苷类（如黄芪皂苷Ⅳ、Ⅰ、Ⅱ、Ⅲ）、黄酮类（如毛蕊异黄酮、芒柄花素、毛蕊异黄酮葡萄糖苷）、多糖等化学成分。药典规定黄芪中黄芪甲苷（黄芪皂苷Ⅳ）含量不少于 0.04%；毛蕊异黄酮葡萄糖苷含量不少于 0.02%。黄芪味甘，性温。归肺、脾经。具有补气固表、利尿排脓、敛疮生肌的功效，为传统的补气药。现代研究表明黄芪具有调节免疫、抗衰老、抗应激、抗心肌缺血、抗菌、抗病毒、抗肿瘤等作用。黄芪还可用于保健品及化妆品。四川和青海习用金翼黄芪 *A. chrysopterus* Bunge、梭果黄芪 *A. ernestii* Comb.、东俄洛黄芪 *A. tongolensis* Ulbr.、黄花黄芪 *A. luteolus* Tsai et Yu、直立黄芪 *A. adsurgens* Pall.、马衔山黄芪 *A. mahoschanicus* Hand.-Mazz.。

资源分布 蒙古黄芪主要分布在山西、内蒙古、河北等省区；膜荚黄芪分布于华北、东北、华中、西北地区，以及山东、四川等省。均被《国家重点保护野生植物》列入Ⅱ级保护植物。商品主要来源于栽培的蒙古黄芪，主产于甘肃、内蒙古和山西。其中山西浑源一带所产蒙古黄芪绵性大、柴性小，粉性和甜味足，为道地药材。

资源再生 蒙古黄芪为多年生草本。耐寒、耐旱、耐瘠薄、怕热、怕涝。喜生长于凉爽气候，土壤为深厚、疏松、排渗力强的砂质或壤性土壤中。种子繁殖，春播或秋播。种子有硬实现象，播前常摩擦种皮，平地种植直播或育苗移栽，第三年采收，山坡直播，人工粗放管理，5 年以上采收。

（陈虎彪）

huángqín

黄芩（Scutellariae Radix）

唇形科植物黄芩 *Scutellaria baicalensis* Georgi 的干燥根。春、秋二季采挖，除去须根和泥沙，晒至半干后撞去粗皮，再晒干。收载于《中华人民共和国药典》（2015 年版）。药材以条长根头少、质坚实、色黄、空心少者为佳。黄芩含有黄酮类（如黄芩素、黄芩苷、汉黄芩素、汉黄芩苷、黄芩新素）、萜类、甾醇类、挥发油等化学成分。药典规定黄芩中黄芩苷含量不少于 9.0%。黄芩味苦，性寒。归肺、胆、脾、大肠、小肠经。具有清热燥湿、泻火解毒、止血、安胎的功效。现代研究表明黄芩具有抗病原微生物、抗炎、解热、抗免疫反应、保肝利胆、降脂、抗氧化、抗肿瘤等作用。黄酮化合物是黄芩的主要有效成分。

资源分布 黄芩分布于华北、东北地区，以及山东、河南、陕西、甘肃等省，各地均有栽培。列入《国家重点保护野生药材物种名录》Ⅲ级保护物种。商品药材来源于栽培或野生，以栽培为主，主产于山东、河北、山西，以承德野生"热河黄芩"为道地药材。

资源再生 黄芩为多年生深根性草本。喜温暖凉爽气候，耐寒、耐旱、耐贫瘠、怕涝。栽培选择地势较高、向阳、土层深厚、疏松、排水良好而富含腐殖质的砂质壤土为宜。采用种子繁殖、扦插繁殖或分株繁殖，以种子繁殖为主，直播或育苗移栽春播（4月）或秋播（10月）均可；种子寿命 3 年，当年发芽率 80% 以上；栽培 2~3 年可采收，以生长 3 年的黄芩药材质量为佳。

（刘勇）

huángshānyao

黄山药（Dioscorea Panthaicae Rhizoma）

薯蓣科植物黄山药 *Dioscorea panthaica* Prain et Burk. 的干燥根茎。又称姜黄草，黄姜。秋季采挖，除去须根，洗净，切片，晒干。收载于《中华人民共和国药典》（2015 年版）。黄山药含有甾体皂苷类（如薯蓣皂苷元、雅姆皂苷元、薯蓣皂苷、纤细薯蓣皂苷、伪原薯蓣皂苷）等化学成分。药典规定黄山药中伪原薯蓣皂苷含量不少于 0.05%。黄山药味苦，微辛，性平。归胃、心经。具有理气止痛、解毒消肿的功效。现代研究表明黄山药具有改善心肌缺血、降血脂和抗肿瘤等作用。

资源分布 黄山药分布于湖北、湖南、重庆、四川、贵州、云南等省市。商品主要来源于栽培。主产于云南。

资源再生 黄山药为草质藤本。喜温凉较湿润环境。常生长在山地和沟谷石灰岩裸露的高山栎林、针阔混交林、杂木林、草坡、河谷灌丛中。适应性强，但以向阳温暖的平原、丘陵环境生长更好。要求土层深厚、土质疏松、排水良好的砂质壤土。忌连作。种子育苗繁殖、根茎繁殖、茎叶扦插繁殖和植物组织培养等，大多采用根茎无性繁殖。最佳采挖期为栽培第三年的枯萎期和休眠期。

（郭巧生）

huángshǔkuíhuā

黄蜀葵花（Abelmoschi Corolla）

锦葵科植物黄蜀葵 *Abelmoschus*

manihot（L.）Medic. 的干燥花冠。又称"豹子眼睛花"。夏、秋两季花开时采摘，及时干燥。收载于《中华人民共和国药典》（2015 年版）。黄蜀葵花主要含有黄酮类（如槲皮素-3-洋槐糖苷、槲皮素-3-葡萄糖苷、金丝桃苷、杨梅素、槲皮素）等化学成分。药典规定黄蜀葵花中金丝桃苷含量不少于 0.5%。黄蜀葵花味甘，性寒。归肾、膀胱经。具有清利湿热、消肿解毒的功效。现代研究表明黄蜀葵花具有抗病毒、抗抑郁、保护肾小管、保护心脑缺血、抗炎、解热镇痛等作用。上海习用同种植物的干燥成熟的种子，药材名"秋葵子"，具有利水、通经、消肿解毒功效。贵州、云南、福建等省习用同种植物的叶，药材名"秋葵叶"，具有清热解毒、接骨生肌功效。

资源分布　黄蜀葵除东北、西北地区外，各地均有分布，江苏、安徽、江西等省有栽培。商品药材主要来源于栽培，主产于江苏、安徽、广西、福建、海南等省区。

资源再生　黄蜀葵为一年生或多年生草本。喜温暖气候，适应性较强，但不耐寒。对土壤要求不严，平地、丘陵山地均可栽培，以排水良好、疏松肥沃的砂壤土为好。黄蜀葵用种子繁殖，9~11 月采收种子，忌连作。

（谈献和）

huángténg

黄藤（Fibraureae Caulis）　防己科植物黄藤 *Fibraurea recisa* Pierre. 的干燥藤茎。又称土黄连，藤黄连。秋、冬二季采收，切段，晒干。收载于《中华人民共和国药典》（2015 年版）。药材以条粗、断面色黄者为佳。黄藤主要含有生物碱类（如巴马汀、黄藤素、

药根碱、伪非洲防己碱）、甾醇类、内酯类（如黄藤内酯）等化学成分。药典规定黄藤中盐酸巴马汀含量不少于 2.0%。黄藤味苦，性寒。归心、肝经。具有清热解毒、泻火通便的功效。现代研究表明黄藤具有抗炎、抑菌、抗病毒、调节免疫等作用。

资源分布　黄藤分布于广东、海南、广西。商品药材来自于栽培，主产于云南和广西。

资源再生　黄藤在生长过程中需一定的荫蔽条件，常攀缘在树体上向上生长。以种子繁殖或以半木质化枝条扦插繁殖。黄藤苗期生长对水、肥的需求量大，要注意适时浇水和追肥。定植后 4~5 年，当黄藤主干基部直径达 3cm 以上时即可采收。田鼠危害黄藤苗木和造林后幼藤。

（郭巧生）

huángyàozǐ

黄药子（Dioscoreae Bulbiferae Rhizoma）　薯蓣科植物黄独 *Dioscorea bulbifera* L. 的干燥块茎。将块茎挖出，去掉茎叶，洗净泥土，横切成厚 1~1.5cm 之片，晒干。收载于《中华人民共和国卫生部药品标准·中药材·第一册》（1992 年版）。药材以片大、外皮棕黑色、断面黄白色者为佳。黄药子主要含有甾体皂苷类（如薯蓣皂苷元、薯蓣次苷甲、箭根薯皂苷）、二萜类（如黄药子素）、黄酮类（如 3,7- 二甲氧基山柰酚、3,7- 二甲氧基槲皮素、山核桃素）等化学成分。黄药子味苦，性寒；有小毒。归肺、肝、心经。具有化痰散结消瘿、清热凉血解毒的功效。现代研究表明黄药子具有抗肿瘤、抗炎、抗菌、抗病毒等作用。不可大量服用，可引起较严重的药源性肝损伤。

资源分布　黄独分布于华东、

华中、华南、西南地区，以及陕西、甘肃、台湾等省。商品药材来源于栽培，主产于湖北、湖南、江苏等省；河南、山东、浙江、安徽、福建、云南、贵州、四川、广西等省区亦产。

资源再生　黄独为多年生缠绕草质藤本。喜温暖湿润气候，耐阴。栽培以阳光充足、土层深厚、疏松肥沃、排水良好的砂质壤土为宜。用零余子（小块茎）繁殖，于 3~4 月栽种，栽种 2~3 年后即可采收。

（孙稚颖）

huǒmárén

火麻仁（Cannabis Fructus）　桑科植物大麻 *Cannabis sativa* L. 的干燥成熟果实。又称麻子仁、大麻子。秋季果实成熟时采收，除去杂质，晒干。收载于《中华人民共和国药典》（2015 年版）。药材以粒大、种仁饱满者为佳。火麻仁主要含有脂肪酸类（如亚油酸、亚麻酸、油酸）、生物碱类（如胆碱、胡芦巴碱）等化学成分。火麻仁味甘，性平。归脾、胃、大肠经。具有润肠通便的功效。现代研究表明火麻仁具有缓泻、降压、降脂、抗血栓、抗心律失常、抗炎、抗氧化、镇痛、抗惊厥等作用。火麻仁榨油食用，称为"麻油"；大麻的茎皮纤维可作为纺织纤维。该植物的亚种 *Cannabis sativa* subsp. *indica* 可提取制备毒品"大麻"。

资源分布　大麻原产中亚，现栽培于东北、华北、华东、华中和华南等地区，也逸为野生。商品药材来源于栽培，各地均有生产。

资源再生　大麻为一年生草本植物。喜温暖湿润气候。对土壤要求不严，栽培以土层深厚、疏松肥沃、排水良好的砂质壤土

或黏质壤土为宜。种子繁殖，春季3~4月播种，穴播或条播。花序形成时，要除去大部分雄株。秋冬果实成熟时采收。大麻病害主要有菌核病、霜霉病、立枯病、斑点病等。

（郭巧生）

huǒtànmǔ

火炭母（Polygoni Chinensis Herba） 蓼科植物火炭母 Polygonum chinense L. 的干燥全草。夏、秋季采收，洗净，晒干。收载于《中华人民共和国药典》（1977年版）、《湖北省中药材质量标准》（2009年版）、《广西壮族自治区壮药质量标准》（2008年版）等。药材以叶多、色绿者为佳。火炭母含有黄酮类（如山奈酚、槲皮素、槲皮苷、金丝桃苷、芹菜素、木犀草素、异鼠李素）、酚酸类（如原儿茶酸、咖啡酸）、甾体类等化学成分。火炭母味微酸，性微凉。归肝、脾经。具有清热利尿、消滞解毒的功效。现代研究表明火炭母具有抗菌、抗乙肝病毒、降压等作用。广西、贵州习用同属植物粗毛火炭母 Polygonum chinense L. var. hispidum Hook. f.（又名硬毛火炭母）的干燥全草。

资源分布 火炭母分布于华东、华中、华南、西南地区，以及陕西、甘肃等省。商品主要来源于野生，广东有少量栽培，主产于广东、广西、贵州、四川、湖北、福建、江西等省区。

资源再生 火炭母为多年生亚灌木状草本。喜温暖湿润环境，忌干旱；栽培以疏松、富含腐殖质的壤土为宜。种子繁殖。

（刘 勇）

huòxiāng

藿香（Agastachis Herba） 唇形科植物藿香 Agastache rugosa（Fisch. et Mey.）O. Ktze. 的干燥地上部分。又称土藿香、杜藿香。第一次在6~7月开花时采收，第二次在10月采收，采后晒干或阴干。收载于《中华人民共和国药典》（2010年版），以及《甘肃省中药材标准》（2009年版）、《贵州省中药材质量标准》（1988年版）、《山东省中药材标准》（2002年版）等。药材以茎枝色绿、叶多、香气浓者为佳。藿香主要含有挥发油（如甲基胡椒酚、茴香脑、茴香醛、柠檬烯、对甲氧基桂皮醛、α-蒎烯、β-蒎烯）、黄酮类（如刺槐素、椴树素、蒙花苷、藿香苷）等化学成分。藿香味辛，性微温。归肺、脾、胃经。具有祛暑解表、化湿和胃的功效。现代研究表明藿香具有抗真菌、抗钩端螺旋体、抗病毒等作用。藿香可提取芳香油，全草和果实可作为食用香料。

资源分布 藿香分布于东北、华东、华中、西南地区，以及河北、广东、陕西等省。商品药材来源于栽培，主产于四川、江苏、浙江、湖南等省。

资源再生 藿香为多年生草本。喜温暖湿润气候，稍耐寒，在北京地区能在田间越冬。怕干旱。一般土壤均可栽培，但以排水良好的砂质土壤为好。种子繁殖。南方可于9~10月播种，北方3~4月播种。北方作一年生栽培，南方种后可连续收获两年，产量以第2年为高。病害有褐斑病、斑枯病和枯萎病。虫害有朱砂红叶螨。

（郭巧生）

jīgǔcǎo

鸡骨草（Abri Herba） 豆科植物广州相思子 Abrus cantoniensis Hance 的干燥全株。又称大黄草、土甘草。全年均可采挖，除去泥沙，干燥。收载于《中华人民共和国药典》（2015年版）。鸡骨草药材以根粗、茎叶全者为佳。鸡骨草中含有黄酮类（如7,3′,4′-三羟基-2-黄酮）、生物碱类（如相思子碱）等化学成分。鸡骨草味甘、微苦，性凉。归肝、胃经。具有利湿退黄、清热解毒、疏肝止痛的功效。现代研究表明鸡骨草具有降血脂、抗氧化、抗炎、抗菌、抗病毒、免疫调节、保肝等作用。

资源分布 广州相思子分布于湖南、广东、广西等省区。商品药材来源于栽培，主产于广西等地。

资源再生 广州相思子为藤状多年生小灌木。耐旱，喜高温气候，在土质疏松、阳光充足和干燥的地方生长良好。种子繁殖，于11月份采摘成熟果实，剥取种子于翌年播种。种植2年后采收。主要病害为根腐病，主要虫害为蚜虫。

（丁 平）

jīguānhuā

鸡冠花（Celosiae Cristatae Flos） 苋科植物鸡冠花 Celosia cristata L. 的干燥花序。秋季花盛开时采收，晒干。收载于《中华人民共和国药典》（2015年版）。药材以朵大而扁、色泽鲜明者为佳。鸡冠花含有甜菜碱类（如鸡冠花素、甜菜红素、甜菜黄素）、甾醇类、黄酮类等化学成分。鸡冠花味甘、涩，性凉。归肝、大肠经。具有收敛止血、止带、止痢的功效。现代研究表明鸡冠花具有止血、抗衰老、改善免疫功能、抗肿瘤等作用。

资源分布 鸡冠花原产于印度，现中国各地栽培，常见园艺花卉。商品来源于栽培，全国大部分地区均有生产。

资源再生 鸡冠花为一年生

草本植物。喜阳光充足、湿热、不耐霜冻、不耐瘠薄，疏松肥沃和排水良好的土壤。种子繁殖。苗期病害主要有猝倒病、叶斑病、疫病等，生长期易受蚜虫危害，在夏、秋高温多雨季节，易受叶斑病侵染。

(王振月)

jīxuèténg

鸡血藤 （Spatholobi Caulis）

豆科植物密花豆 Spatholobus suberectus Dunn 的干燥藤茎。秋、冬二季采收，除去枝叶，切片，晒干。收载于《中华人民共和国药典》（2015 年版）。药材以条粗如竹竿，略有纵棱、质硬，色棕红、切面树脂状分泌物多者为佳。鸡血藤含有黄酮类（如刺芒柄花素、芒柄花苷、大豆黄素、樱黄素、甘草查耳酮、异甘草素、表儿茶精）、香豆素类（如 9-甲氧基香豆雌酚、白芷内酯）、三萜类（如羽扇豆醇、羽扇豆酮）、蒽醌类（如大黄素甲醚）等化学成分。鸡血藤味苦、甘，性温。归肝、肾经。具有活血补血、调经止痛、舒筋活络的功效。现代研究表明鸡血藤具有改善造血功能、抗肿瘤、抗病毒、免疫调节、抗血栓、抗氧化、抗炎、镇静催眠等作用。四川、江西、福建、湖南尚习用香花崖豆藤 Milletia dielsiana Harms 的藤茎，药材也称"血风藤"；湖南、江西尚习用丰城崖豆藤 Milletia nitida Benth. var. hirsutissima Z. Wei 的根和藤茎，药材称"丰城鸡血藤"；湖南还习用白花油麻藤 Mucuna birdwoodiana Tutch. 的藤茎。

资源分布 密花豆分布于福建、广东、广西、云南等省区。商品药材主要来源于野生，主产于广西平乐、武鸣、马山、临桂等地。

资源再生 密花豆为攀缘藤本。喜光照，喜温暖，较耐阴、耐热、不耐寒，生于海拔 800～1700m 的山地疏林或密林沟谷或灌丛。

(严铸云)

jīxuěcǎo

积雪草 （Centellae Herba）

伞形科植物积雪草 Centella asiatica (L.) Urb. 的干燥全草。又称崩大碗、马蹄草等。夏、秋两季采收，除去泥沙，晒干。收载于《中华人民共和国药典》（2015 年版）。积雪草含有三萜类（如积雪草酸、积雪草苷、羟基积雪草苷）、多糖类等化学成分。药典规定积雪草中积雪草苷和羟基积雪草苷总含量不少于 0.8%。积雪草味苦、辛，性寒。归肝、脾、肾经。具有清热利湿、解毒消肿的功效。现代研究表明积雪草具有抗病原微生物、促进创伤愈合作用，对中枢神经系统的作用有抗抑郁。

资源分布 积雪草分布于西南地区及江苏、浙江、安徽、福建、江西、湖北、湖南、广东、广西、陕西、台湾等省区。商品药材来源于野生，主产于江苏、浙江、江西、湖南、福建、广东、广西、四川等省区。

资源再生 积雪草为多年生草本。生于旷野、路旁、沟边等阴湿处，喜阳光和较湿润的环境。

(谈献和)

jíxìngzǐ

急性子 （Impatientis Semen）

凤仙花科植物凤仙花 Impatiens balsamina L. 的干燥成熟种子。夏、秋季果实即将成熟时分批采收，晒干，除去果皮和杂质。收载于《中华人民共和国药典》（2015 年版）。药材以颗粒饱满者为佳。急性子主要含有三萜类（如凤仙萜四醇皂苷 A、凤仙萜四醇皂苷 K）、脂肪酸类（如十八碳四烯酸）、甾醇类（如凤仙甾醇、α-菠菜甾醇、β-谷甾醇）等化学成分。药典规定急性子中凤仙萜四醇皂苷 K 和凤仙萜四醇皂苷 A 总含量不少于 0.2%。急性子味微苦、辛，性温；有小毒。归肺、肝经。具有破血、软坚、消积的功效。现代研究表明急性子具有抗菌、抗癌、抗生育等作用。凤仙花为常见园艺花卉。

资源分布 凤仙花广泛栽培于中国南北各地。商品药材来源于栽培，主产于江苏、浙江、河北、安徽等省。

资源再生 凤仙花为一年生草本。适应性较强，在多种气候条件下均能生长，但以疏松肥沃的壤土为好，涝洼地或干旱贫瘠薄地生长不良。种子繁殖，适宜发芽温度为 25～30℃。忌连作。

(谈献和)

jílí

蒺藜 （Tribuli Fructus）

蒺藜科植物蒺藜 Tribulus terrestris L. 的干燥成熟果实。秋季果实成熟时采割植株，晒干，打下果实，除去杂质。收载于《中华人民共和国药典》（2015 年版）。药材以果粒均匀、饱满坚实、色灰白者为佳。蒺藜含有甾体皂苷类（如刺蒺藜皂苷 A、B、C、D、E）、黄酮类（如刺蒺藜苷）、脂肪酸类等化学成分。蒺藜味辛、苦，性微温；有小毒。归肝经。具有平肝解郁、活血祛风、明目、止痒的功效。现代研究表明蒺藜具有抗心肌缺血、降压调脂、延缓衰老、抗过敏、抗肿瘤、保肝、降血糖、性强壮等作用。蒺藜可用于保健食品。

资源分布 蒺藜在中国各地均有分布。商品药材来源于野生。药材主产于内蒙古、河南、河北、山东、安徽、江苏、四川、山西、陕西等省区。

资源再生 蒺藜为一年生草本。生于荒丘、田边、路旁及河边草丛。种子繁殖。

（赵中振）

jiānghuáng

姜黄（Curcumae Longae Rhizoma）

姜科植物姜黄 *Curcuma longa* L. 的干燥根茎。又称黄姜。冬季茎叶枯萎时采挖，洗净，煮或蒸至透心，晒干，除去须根。收载于《中华人民共和国药典》（2015年版）。药材以长圆柱形、断面色金黄、质地坚实饱满、香气浓厚者为佳。姜黄主要含有姜黄素（如姜黄素、脱甲氧基姜黄素、脱二甲氧基姜黄素）、挥发油（如姜黄酮、姜油烯、水芹烯、1，8-桉叶素、香桧烯、龙脑）等化学成分。药典规定姜黄中挥发油含量不少于7.0%，姜黄素含量不少于1.0%。姜黄味辛、苦，性温。归脾、肝经。具有破血行气、通经止痛的功效。现代研究表明姜黄具有抗病毒、抑菌、抗炎、抗肿瘤、抗氧化、利胆、降血脂等活性。姜黄可作调味品、色素、香料、染料、杀虫剂等。

资源分布 姜黄分布于福建、江西、广东、广西、四川、云南、台湾等省区。商品药材来源于栽培，药材主产于四川犍为、双流、崇州、福建武平、龙岩、广东佛山、江西铅山等地；四川犍为是其道地产区。

资源再生 姜黄为多年生宿根草本。喜温暖湿润，怕严寒霜冻。气温在-3℃以下，根会冻死。栽培选土层深厚、疏松肥沃、湿润、排水良好的砂壤土或壤土。根茎繁殖，清明前后栽种，当年可采收。

（严铸云）

jiàngxiāng

降香（Dalbergiae Odoriferae Lignum）

豆科植物降香檀 *Dalbergia odorifera* T. Chen 树干和根的干燥心材。全年均可采收，除去边材，阴干。收载于《中华人民共和国药典》（2015年版）。降香药材以色紫红、坚硬、气香、不带白色边材、入水下沉者为佳。降香主要含有挥发油（如橙花叔醇、氧化橙花叔醇、氧化石竹烯、蒎烯）、黄酮类（如芒柄花素、木犀草素、柚皮素、甘草素）等化学成分。药典规定降香药材中挥发油含量不少于1.0%（ml/g）。降香味辛，性温。归肝、脾经。具有化瘀止血、理气止痛的功效。现代研究表明降香具有抗氧化、抗炎、抗血栓、降血脂、镇痛等作用。

资源分布 降香檀分布于福建、海南、广东等省，越南、缅甸亦有分布。列入《中国珍稀濒危保护植物》、《国家重点保护野生植物》Ⅱ级保护物种。商品药材来源于栽培，主产于海南、广东等省。

资源再生 降香檀为半落叶乔木。适生于高温、多雨、褐色砖红壤和赤红壤中，为阳生树种。种子繁殖，10~12月采收成熟果实，取出种子，于翌年播种。栽培5年后采收。主要病害是炭疽病和细菌性穿孔病，虫害是螟蛾类蛀梢害虫。

（丁 平）

jiāomù

椒目（Zanthoxyli Semen）

芸香科植物青椒 *Zanthoxylum schinifolium* Sieb. et Zucc. 或花椒 *Zanthoxylum bungeanum* Maxim. 的干燥成熟种子。果实成熟时采摘，待果实开裂，果皮与种子分开时，取出种子。收载于《甘肃省中药材标准》（2008年版）、《贵州省中药材、民族药材质量标准》（2003年版）、《四川省中药材标准》（2010年版）等。药材以色黑、具光泽、饱满者为佳。椒目含有脂肪酸类（如油酸、亚油酸、亚麻酸）、挥发油（如芳樟醇、月桂烯、柠檬烯）等化学成分。椒目味苦，性辛、温；小毒。归脾、肺、膀胱经。具有利水消肿、祛痰平喘的功效。现代研究表明椒目具平喘、镇咳、抗炎等作用。资源分布和资源再生见花椒。

（严铸云）

jiǎohāo

角蒿（Incarvilleae Herba）

紫葳科植物密花角蒿 *Incarvillea compacta* Maxim. 的干燥全草。又称乌曲玛保。藏族习用药材。花盛期采集，洗净泥土，晾干。收载于《中华人民共和国卫生部药品标准·藏药·第一册》（1995年版）。药材以块根粗厚、根茎短为佳。角蒿含有挥发油、生物碱类、黄酮类等化学成分。角蒿味甘淡，性温。归肝、脾、肾经。具有调经活血、祛风湿、消炎利耳、益脉等功效。现代研究表明角蒿具有抗贫血、抗衰老、抗氧化、抗炎、镇痛等作用。

资源分布 密花角蒿分布于内蒙古、云南、青海、西藏等省区。商品药材来源于野生，主产于西藏各地。

资源再生 密花角蒿为多年生草本植物。喜阳，生长于山坡、路边、田边。

（王振月）

jiǎohuíxiāng

角茴香（Hypecoi Herba）

罂粟科植物节裂角茴香 *Hypecoum leptocarpum* Hook. f. et Thoms. 或角茴香 *Hypecoum erectum* L. 的干燥全草。藏族和蒙古族习用药材。收

载于《中华人民共和国卫生部药品标准·蒙药分册》（1998 年版）和《中华人民共和国卫生部药品标准·藏药·第一册》（1995 年版）。角茴香含有生物碱类［如原阿片碱、别隐品碱、（－)-N-甲基氢化小檗碱和（－)-N-甲基消旋金罂粟碱］、挥发油、黄酮类、有机酸类等化学成分。角茴香味苦、辛，性凉。归肺、肝经。具有清热解毒、镇咳止痛的功效。现代研究表明角茴香具有抗炎、抑菌、镇痛等作用。

资源分布　节裂角茴香分布于华北和西北地区，以及四川、云南、西藏等省区；角茴香分布于华北和西北地区，以及辽宁、黑龙江、山东、四川。商品药材来源于野生，主产于西藏、四川和青海。

资源再生　角茴香为一年生草本。生于海拔 400～1200m 的山坡草地或河边砂地。可种子繁殖，常育苗后移栽。

（郭宝林）

jiǎogǔlán

绞股蓝（Gynostemmae Herba）

葫芦科植物绞股蓝 *Gynostemma pentaphyllum*（Thunb.）Mak 的干燥地上部分或全草。又称七叶胆。秋季采割，除去杂质，晒干。收载于《福建省中药材标准》（2006 年版）、《湖南省中药材标准》（2009 年版）、《山东省中药材标准》（2002 年版）等。药材以体干、色绿、叶全、无杂质者为佳。绞股蓝含有三萜皂苷类（如绞股蓝糖苷 TN-1、TN-2、绞股蓝苷）、黄酮类（如芸香苷、商陆苷、商陆黄素）、甾醇类等化学成分。绞股蓝味苦、微甘，性微寒。归肺、脾、肾经。具有补气生津、清热解毒和止咳祛痰等功效。现代研究表明绞股蓝具有抗

癌、抗衰老、抗疲劳、调节免疫和降血脂等作用。绞股蓝还可用于茶饮、药膳、保健食品和化妆品等。

资源分布　绞股蓝分布于浙江、安徽、福建、江西、湖北、湖南、广东、广西、四川、云南、陕西等省区。商品药材来源于野生或者栽培，野生主产于陕西、安徽、浙江、四川、广西、江西等省区，栽培主产于陕西、广东、山东等省。

资源再生　绞股蓝为多年生草质攀缘性藤本。喜阴湿环境，忌烈日直射，耐旱性差，宜选山地林下或阴坡山谷，以肥沃疏松的砂壤土为宜，种子繁殖或扦插繁殖。种植当年即可收获。

（刘合刚）

jiēgǔmù

接骨木（Sambuci Williamsii Caulis）

忍冬科植物接骨木 *Sambucus williamsii* Hance 的干燥茎枝。又称接骨草、续骨木。夏、秋两季采收，割取全枝，截成短段，阴干或晒干。收载于《中华人民共和国卫生部药品标准·蒙药分册》（1998 年版）。药材以黄白色、无杂质者为佳。接骨木主要含有花色苷类、环烯醚萜类等化学成分。接骨木味甘、苦，性平。归肝经。具有接骨续筋、活血止痛、祛风利湿的功效。现代研究表明接骨木有利尿、抗病毒、降血脂和抗癌等作用。接骨木种子榨油可食用。接骨木的成熟果实也可食用，未成熟的果实有毒，禁食。

资源分布　接骨木分布于东北地区及江苏、浙江、安徽、福建、江西、湖北、四川等省。商品药材来源于野生，主产于辽宁、吉林、黑龙江、江苏、浙江、四川等省。

资源再生　接骨木为落叶灌木或小乔木。常生于山坡、灌丛、沟边及路旁，对气候适应性强，能适应温暖湿润及干旱寒冷的气候，适宜在土层较深、富含腐殖质、排水良好、pH 5.5～6.5 的土壤中生长。

（刘合刚）

jiégěng

桔梗（Platycodonis Radix）

桔梗科植物桔梗 *Platycodon grandiflorum*（Jacq.）A. DC. 的干燥根。又称苦桔梗。春、秋二季采挖，洗净，除去须根，趁鲜剥去外皮或不去外皮，干燥；或去芦切片，晒干。收载于《中华人民共和国药典》（2015 年版）。药材以根肥大、色白、质坚实、味苦者为佳。桔梗主要含有皂苷类（如桔梗皂苷 A、C、D，远志酸，桔梗酸）、多糖、黄酮类、聚炔类、甾体类、酚酸类、挥发油等化学成分。药典规定桔梗皂苷 D 含量不少于 0.1%。桔梗味苦、辛，性平。归肺经。具有宣肺、利咽、祛痰、排脓的功效。现代研究表明桔梗具有抗炎、抗胃溃疡、祛痰镇咳、解热镇痛、保肝、抗肿瘤、免疫调节、降血糖、降血脂等作用。桔梗也是食用蔬菜。还用于保健品和化妆品。

资源分布　桔梗分布于东北、华北、华东、华中地区，以及广东、广西、四川、贵州、云南、陕西等省区，各地有栽培。商品药材主要来源于栽培，主产于山东、安徽、河北、内蒙古、山西等省区。产于安徽、江苏、浙江等华东地区的习称"南桔梗"，主产于河北、山东、山西、内蒙古等华北及东北各省的习称"北桔梗"。南桔梗质量较好。

资源再生　桔梗为多年生草本。对气候环境要求不严。能耐

寒，以温和湿润、阳光充足的环境为宜。在土层深厚、土质疏松、富含腐殖质、排水良好的中性壤土中植株生长良好。低洼、积水之地不宜种植。种子繁殖，在较干旱地区可种子直播或育苗移栽，直播可早春播种或秋播。种植 2～3 年可采收。病害主要有线虫病、轮纹病、斑枯病和根腐病，危害叶片，虫害主要有拟地甲，危害根部，蚜虫、红蜘蛛危害幼苗和叶片。

（陈士林）

jièzǐ

芥子（Sinapis Semen） 十字花科植物白芥 *Sinapis alba* L. 或芥 *Brassica juncea*（L.）Czern. et Coss. 的干燥成熟种子。前者习称"白芥子"，后者习称"黄芥子"。夏末秋初果实成熟时采割植株，晒干，打下种子，除去杂质。收载于《中华人民共和国药典》（2015年版）。药材以籽粒饱满、均匀者为佳。芥子主要含有生物碱类（如芥子碱）、异硫氰酸酯类（如芥子苷、白芥子苷）、有机酸类（如芥子酸）等化学成分。药典规定芥子中芥子碱含量不少于 0.5%。芥子味辛，性温。归肺经。具有温中散寒、豁痰利窍、通络消肿之功效。现代研究表明芥子具有抗菌作用。芥子对皮肤有刺激作用。

资源分布 白芥和芥中国各地均有栽培。白芥子主产于安徽、河南、河北、山西、山东、四川等省。黄芥子主产于安徽、河南、山东、四川、河北、陕西、山西等省。以安徽、河南产量为大。

资源再生 白芥及芥均为一年或二年生草本植物。对土壤气候要求不严，但以肥沃的砂质土壤为好，种子繁殖，秋播或春播。

（董诚明）

jīnfèicǎo

金沸草（Inulae Herba） 菊科植物旋覆花 *Inula japonica* Thunb. 或条叶旋覆花 *Inula linariifolia* Turcz. 的干燥地上部分。夏、秋二季采割，晒干。收载于《中华人民共和国药典》（2015年版）。药材以绿褐色、叶多、带花者为佳。金沸草含有倍半萜类等化学成分。金沸草味苦、辛、咸，性温。归肺、大肠经。具有降气、消痰、行水等功效。现代研究表明金沸草具有抗菌、保肝等作用。资源分布和资源再生见旋覆花。商品药材主产于江苏、四川等地。

（张永清）

jīnguǒlǎn

金果榄（Tinosporae Radix） 防己科植物青牛胆 *Tinospora sagittata*（Oliv.）Gagnep. 或金果榄 *Tinospora capillipes* Gagnep. 的干燥块根。又称金榄、地苦胆。秋、冬二季采挖，除去须根，洗净，晒干。收载于《中华人民共和国药典》（2015年版）。金果榄药材以表面棕黄色或淡褐色、有深皱纹、质坚硬、色较深者为佳。金果榄含有生物碱类（如防己碱、药根碱）、二萜类（如古伦宾）、甾醇类等化学成分。药典规定金果榄中古伦宾含量不少于 1.0%。金果榄味苦，性寒。归肺、大肠经。具有清热解毒、利咽、止痛的功效。现代研究表明金果榄具有抗炎、镇痛、抑菌、抗应激、抗溃疡等作用。

资源分布 青牛胆分布于江西、湖南、广东、广西、四川、贵州等省区；金果榄分布于湖北、湖南、广西、四川等省区。商品药材多来源于野生，主产于广西、江西等省区。

资源再生 青牛胆为多年生缠绕藤本，生于疏林、灌丛中或石隙间。分根繁殖或扦插两种方法繁殖。

（丁 平）

jīnliánhuā

金莲花（Trollii Flos） 毛茛科植物金莲花 *Trollius chinensis* Bunge 的干燥花。夏季花盛开时采收，晾干。收载于《中华人民共和国卫生部药品标准·蒙药分册》（1998年版）。药材以花形完整、不破碎、色金黄、气微、微苦者为佳。金莲花主要含有黄酮类（如荭草苷、牡荆苷）、生物碱类（如藜芦酰胺）、有机酸类（如藜芦酸、金莲酸）等化学成分。金莲花味苦，性微寒。归肺、胃经。具有清热解毒、消肿、明目的功效。现代研究表明金莲花具有抗菌、抗病毒、抗肿瘤和抗氧化作用。黑龙江和北京还习用宽瓣金莲花 *T. asiaticus* L. 长瓣金莲花 *T. macropetalus* Fr. Schmidt. 或短瓣金莲花 *T. ledebouri* Reichb.。

资源分布 金莲花分布于中国温带地区。商品药材来源于野生，主产于黑龙江、辽宁、吉林、河北、河南、山西、新疆、内蒙古等省区。

资源再生 金莲花为多年生草本。耐寒，忌湿热。宜选荫蔽处排水良好的砂质壤土栽培，根系浅，需较厚土层。荫蔽有利于植株越夏。种子繁殖或分株繁殖。虫害有蝼蛄。

（王德群）

jīnlóngdǎncǎo

金龙胆草（Conyzae Herba） 菊科植物苦蒿 *Conyza blinii* Lévl. 的干燥地上部分。夏、秋二季采割，除去杂质，晒干。收载于《中华人民共和国药典》（2015年版）。金龙胆草含有三萜类（如苦蒿素、α-香树脂醇、β-香树脂醇、木栓醇、木栓酮、白酒草皂苷）、黄酮类（如芦丁、槲皮素、山柰酚）等化学成分。药典规定金龙胆草中苦蒿素含量不少于0.3%。金龙胆草味苦，性寒。归肺、肝经。具有清热化痰、解毒利湿、止咳平喘、凉血止血的功效。现代研究表明金龙胆草具有祛痰、平喘、止咳、抑菌等作用。

资源分布 苦蒿分布于四川、贵州、云南，云南、四川有栽培。商品药材来源于野生或者栽培，主产于四川省攀西地区、云南省中部和南部。

资源再生 苦蒿为多年生草本。喜温和湿润、阳光充足，又忌烈日曝晒。以土质疏松，土层较厚的土壤栽培。种子繁殖，忌连作，宜与小麦轮作，避免与豆科、十字花科、茄科和葫芦科植物轮作。在植株1/3至1/2的花开放时，选择晴天上午，割取地上部分，晾晒或风干。

（严铸云）

jīnqiáncǎo

金钱草（Lysimachiae Herba）

报春花科植物过路黄 *Lysimachia christinae* Hance 的干燥全草。又称铜钱草。春、秋二季采收，除去杂质，晒干。收载于《中华人民共和国药典》（2015年版）。药材以叶大、无杂质、须根少者为佳。金钱草主要含有酚类、黄酮类（如槲皮素、槲皮素3-O-葡萄糖苷、山柰素）、胆碱类等化学成分。药典规定金钱草中槲皮素和山柰素的总含量不少于0.1%。金钱草味甘、咸，性微寒。归肝、胆、肾、膀胱经。具有利湿退黄、利尿通淋、解毒消肿的功效。现代研究表明金钱草具有利尿、利胆、排石、抗菌和抗炎等作用。

资源分布 过路黄分布于华东、华中、华南、西南地区及山西、陕西、甘肃等省。商品药材

主要来源于野生，少量为栽培，主产于四川等地。

资源再生 过路黄为多年生草本。喜阴凉湿润环境，不耐寒。栽培以肥沃疏松、含腐殖质丰富的砂质壤土为宜。多扦插繁殖。扦插时间在3月开花之前进行。在栽种当年9～10月采收地上部分，以后每年分别在6月、9月采收两次。

（刘合刚）

jīnqiáomài

金荞麦（Fagopyri Dibotryis Rhizoma）

蓼科植物金荞麦 *Fagopyrum dibotrys*（D. Don）Hara 的干燥根茎。又称苦荞麦、天荞麦。冬季采挖，除去茎及须根，洗净，晒干。收载于《中华人民共和国药典》（2015年版）。药材以个大、质坚硬者为佳。金荞麦含有黄酮类（如表儿茶素、木犀草素、双聚原矢车菊素）、皂苷类（如海柯皂苷元）、有机酸类（如阿魏酸、苯甲酸、没食子酸）、三萜类（如赤杨酮、赤杨醇）等化学成分。药典规定金荞麦中表儿茶素含量不少于0.03%。金荞麦味微辛、涩，性凉。归肺经。具有清热解毒、排脓祛瘀的功效。现代研究表明金荞麦具有抑菌、抗癌、解热、镇痛、抗炎、抗过敏、镇咳、祛痰、降血糖、降血脂等作用。

资源分布 金荞麦分布于华中地区及江苏、浙江、安徽、江西、广东、四川、西藏等省区。列入《国家重点保护野生植物》Ⅱ级保护植物。商品药材来源于野生或栽培。

资源再生 金荞麦为多年生宿根草本。喜温暖气候。以肥沃疏松的砂壤土栽培。种子繁殖、根茎繁殖或扦插繁殖。金荞麦种子11～30℃范围内萌发，最适温度25℃。根茎繁殖时挖取健壮、

无病害根茎作种。

（严铸云）

jīntiěsuǒ

金铁锁（Psammosilenes Radix）

石竹科植物金铁锁 *Psammosilene tunicoides* W. C. Wu et C. Y. Wu 的干燥根。收载于《中华人民共和国药典》（2015年版）。药材以粗壮、质坚、断面粉质，有黄色菊花心者为佳。金铁锁中含有三萜皂苷类、环肽类、内酰胺类、有机酸类等化学成分。金铁锁味苦、辛，性温；有小毒。归肝经。具有祛风除湿、散瘀止痛、解毒消肿的功效。现代研究表明金铁锁具有止痛、止血、抗炎、调节免疫等作用。

资源分布 金铁锁分布于四川、贵州、云南、西藏，云南有少量栽培。列入《中国珍稀濒危保护植物》，《国家重点保护野生植物》，为Ⅱ级保护物种。商品药材来源于野生，主产于云南。

资源再生 金铁锁为多年生草本。适宜于温度较为温和、年温差较小、光照和降水比较充足、空气比较湿润、热量充足的气候条件，红壤或黄砂壤、雨季利水效果较好的土壤。种子繁殖，直播或育苗移栽，直播在4月底5月初播种，移栽选择秋末地上部分枯萎后或春初萌芽前。移栽时不剪根，防感染和保障好的根形，直播2年可采收，育苗移栽一般需3年采收。主要病害有立枯病、叶斑病和根腐病，虫害为地老虎。

（郭宝林）

jīnyínhuā

金银花（Lonicerae Japonicae Flos）

忍冬科植物忍冬 *Lonicera japonica* Thunb. 的干燥花蕾或带初开的花。又称双花、二花。花蕾开放前采收，晒干或烘干。收载于

《中华人民共和国药典》（2015 年版）。药材以花未开放、色黄白、肥大者为佳。金银花主要含有酚酸类（如绿原酸、异绿原酸）、黄酮类（如木犀草素、木犀草苷）、挥发油（如芳樟醇）等化学成分。药典规定金银花中绿原酸含量不少于 1.5%，木犀草苷含量不少于 0.05%。金银花味甘，性寒。归肺、心、胃经。具有清热解毒、疏散风热等功效。现代研究表明金银花具有抗菌、抗病毒、解热、抗炎、利胆、保肝、降脂、抗肿瘤、调节免疫力等作用。金银花是清热解毒的重要药物。金银花也用于食品、保健食品、化妆品、动物营养和兽药。金银花也是常见园艺花卉。

资源分布　忍冬在中国大部分省区均有分布。商品药材来源于栽培，主产于山东平邑、河南封丘、河北巨鹿等地。山东产金银花习称为"东银花""济银花"，河南产金银花习称为"密银花"，均品质优良，属于道地药材。

资源再生　忍冬为多年生木质藤本植物。适应性很强，中国大部分地区均可种植。性喜温暖环境，耐寒、耐旱、耐盐碱，种植时宜选择肥沃、土层深厚、质地疏松的砂质土壤。种子繁殖或扦插繁殖，以扦插最为常用，一般扦插后 3 年即可进入丰产期。影响金银花产量的主要因素有品种、施肥、修剪、病虫害等。主要病害有白粉病、褐斑病等，主要虫害有蚜虫、金银花尺蠖、咖啡虎天牛、中华锯花天牛、柳干木蠹蛾、豹纹木蠹蛾等。

（张永清）

jīnyīngzǐ

金樱子（Rosae Laevigatae Fructus）　蔷薇科植物金樱子 *Rosa laevigata* Michx. 的干燥成熟果实。10 ～ 11 月果实成熟变红时采收，干燥，除去毛刺。收载于《中华人民共和国药典》（2015 年版）。药材以个大、色红黄、有光泽、去净毛刺者为佳。金樱子含有黄酮类、甾体类、三萜类（如齐墩果酸、乌苏酸）、有机酸类（如苹果酸、柠檬酸）、鞣质、皂苷类、多糖等化学成分。药典规定金樱子中金樱子多糖含量不少于 25.0%。金樱子味酸、甘、涩，性平。归肾、膀胱、大肠经。具有固精缩尿、固崩止带、涩肠止泻的功效。现代研究表明金樱子具有减少排尿次数，抑制平滑肌收缩，抗病原体，抗氧化的作用。金樱子可用于保健食品。

资源分布　金樱子分布于江苏、浙江、安徽、福建、江西、湖北、湖南、广东、广西、四川、贵州、云南、陕西、台湾等省区。商品药材来源于野生。

资源再生　金樱子为多年生攀缘状灌木。金樱子喜温暖干燥的气候。以排水良好、疏松、肥沃的砂质壤土栽培为宜。种子繁殖或扦插繁殖，以扦插繁殖为主。

（周日宝）

jīngǔcǎo

筋骨草（Ajugae Herba）　唇形科植物筋骨草 *Ajuga decumbens* Thunb. 的干燥全草。春季花开时采收，除去泥沙，晒干。收载于《中华人民共和国药典》（2015 年版）。药材以身干、色黄绿、披白毛、无杂质为佳。筋骨草含有甾酮类（如蜕皮甾酮，杯苋甾酮，筋骨草甾酮 B、C）、黄酮类（如木犀草素）、环烯醚萜类（如乙酰哈巴苷）、生物碱类等化学成分。药典规定筋骨草中乙酰哈巴苷含量不少于 0.4%。筋骨草味苦，性寒。归肺经。具有清热解毒、凉血消肿的功效。现代研究表明筋骨草具有镇咳、祛痰、平喘、抗炎、免疫、抗菌、抗病毒等作用。

资源分布　筋骨草分布于河北、山西、上海、江苏、浙江、安徽、山东、河南、四川、贵州、云南、陕西、甘肃等省市。商品药材来源于野生，主产于江苏、安徽、湖北、湖南等省。

资源再生　筋骨草为多年生草本。喜半阴和湿润气候，在酸性、中性土壤中生长良好，耐涝、耐旱、抗逆性强，种子繁殖或分株繁殖。

（董诚明）

jǐndēnglong

锦灯笼（Physalis Calyx Seu Fructus）　茄科植物酸浆 *Physalis alkekengi* L. var. *francheti*（Mast.）Makino. 的干燥宿萼或带果实的宿萼。秋季果实成熟、宿萼呈红色或橙红色时采收，干燥。收载于《中华人民共和国药典》（2015 年版）。药材以个大、体轻、质柔韧，宿萼表面橙红色或橙黄色者为佳。锦灯笼主要含有甾体类（如酸浆素 A、B、D，酸浆苦素 P）、黄酮类（如木犀草苷）、生物碱类等化学成分。药典规定锦灯笼中木犀草苷含量不少于 0.1%。锦灯笼味苦，性寒。归肺经。具有清热解毒，利咽化痰，利尿通淋的功效。现代研究表明锦灯笼具有镇痛作用。

资源分布　酸浆中国广泛分布，各地有栽培。商品药材来源于栽培或野生。主产于东北地区和内蒙古。

资源再生　酸浆为多年生草本。喜温暖、潮湿气候，但能耐寒，在北方稍冷的地方也可生长。以肥沃、排水良好的砂质壤土栽培。种子繁殖或分根繁殖。

（周日宝）

jīngjiè

荆芥 （Schizonepetae Herba）

唇形科植物荆芥 Schizonepeta tenuifolia Briq. 的干燥地上部分。夏、秋二季花开到顶、穗绿时采割，除去杂质，晒干。收载于《中华人民共和国药典》（2015 年版）。药材以色淡黄绿、穗密而长、香气浓者为佳。荆芥含有挥发油（如薄荷酮、胡薄荷酮、右旋柠檬烯、β-月桂烯）、黄酮类、有机酸类、三萜类、甾体类等化学成分。药典规定荆芥中胡薄荷酮含量不少于 0.02%。荆芥味辛，性微温。归肺、肝经。具有解表散风、透疹、消疮的功效。现代研究表明荆芥具有抗炎、镇痛、抗病毒、止血、抗菌、抗氧化、抗肿瘤等作用。

资源分布　荆芥分布于河北、山西、辽宁、黑龙江、河南、四川、贵州、陕西、甘肃、青海等省，各地有栽培。商品药材来源于栽培，主产于河北、江苏、浙江、江西、湖北、湖南等省。

资源再生　荆芥为一年生草本。喜温暖湿润气候，耐寒。栽培以疏松肥沃、排水良好的砂质壤土和壤土为宜，忌连作。种子繁殖，春播的荆芥于当年收割，秋播的于第二年收获。荆芥病害主要有立枯病、茎枯病和黑斑病。虫害主要有地老虎、蝼蛄、银纹夜蛾等。

（孙稚颖）

jīngjièsuì

荆芥穗 （Schizonepetae Spica）

唇形科植物荆芥 Schizonepeta tenuifolia Briq. 的干燥花穗。夏、秋二季花开到顶、穗绿时采摘，除去杂质，晒干。收载于《中华人民共和国药典》（2015 年版）。荆芥穗主要含有挥发油（如胡薄荷酮）、黄酮类、酚酸类等化学成

分。药典规定荆芥穗挥发油含量不少于 0.4%，胡薄荷酮含量不少于 0.08%。荆芥穗性味归经及功效同荆芥。资源分布和资源再生见荆芥。

（孙稚颖）

jīngsānléng

荆三棱 （Scirpi Rhizoma）

莎草科植物荆三棱 Scirpus yagara Ohwi 的干燥块茎。秋季采挖，除去根茎及须根，洗净，或削去外皮晒干。收载于《山东省中药材标准》（2002 年版）、《黑龙江省中药材标准》（2001 年版）。药材以个大、坚实者为佳。荆三棱主要含有苊类、黄酮类等化学成分。荆三棱味辛、苦，性平。归肝、脾经。具有破血行气、消积止痛的功效。现代研究表明荆三棱具有抗炎、抗氧化、抗肿瘤、保护心血管等作用。

资源再生　荆三棱主要分布于黄河流域、长江下游及东北地区。商品药材主要来源于野生，主产于吉林、安徽、江苏等省。

资源分布　荆三棱为多年生水生植物。喜光、耐寒、适应性强，通常生长在海拔较低的沼泽或浅水区。

（段金廒）

jǐngtiānsānqī

景天三七 （Sedi Aizoonis Herba）

景天科植物景天三七（费菜）Sedum aizoon L. 或堪察加费菜 Sedum kamtschaticum Fisch. 新鲜或干燥全草。又称土三七、养心草。全草随用随采，或秋季采集晒干。收载于《上海市中药材标准》（1994 年版）、《山东省中药材标准》（2002 年版）、《湖南省中药材标准》（2009 年版）等。药材以色绿者为佳。景天三七主要含有黄酮类（如槲皮素、杨梅素）、三萜类（如齐墩果酸、熊果酸）、生物碱类（如消旋 - 甲基异

石榴皮碱、左旋景天宁、消旋景天胺）等化学成分。景天三七味甘、微酸，性平。归心、肝经。具有散瘀、止血、宁心安神、解毒功效。现代研究表明景天三七具有扩张动脉血管、兴奋心脏、降压、镇静、活血、止血、安神等作用。

资源分布　景天三七分布于东北、华北地区及江苏、浙江、安徽、江西、山东、湖北、四川、陕西、甘肃、青海、宁夏等省区，药材主产于山西、浙江、江苏等省；堪察加费菜分布于河北、山西、内蒙古、吉林等省。商品药材来自于野生，主产于山西、浙江、江苏等省。

资源再生　景天三七为多年生肉质草本，生于温暖向阳的山坡岩石上或草地；堪察加费菜为多年生草本。景天三七栽培品采用分株和扦插繁殖，喜温暖湿润气候，耐旱又耐严寒，不耐涝。对土壤要求不严格，以砂质壤土和腐殖质壤土生长较好。生长期间注意松土除草，雨季宜注意排水。

（王振月）

jiǔjiéchāngpú

九节菖蒲 （Anemones Altaicae Rhizoma）

毛茛科植物阿尔泰银莲花 Anemone altaica Fisch. ex C. A. Mey 的干燥根茎。5~6 月叶枯倒苗前采挖，晒干后搓去须根，簸去杂质。收载于《中华人民共和国卫生部药品标准·中药材·第一册》（1992 年版）。药材以色棕黄、断面色白者为佳。九节菖蒲含有三萜皂苷类、黄酮类、有机酸类等化学成分。九节菖蒲味辛，性温。归心、肝、脾经。具有化痰开窍、祛风除湿、消食醒脾、解毒的功效。现代研究表明九节菖蒲具有镇静、镇痛、中枢神经抑制的作用。

资源分布 阿尔泰银莲花分布于山西、河南、湖北、陕西。商品药材来源于野生或栽培，主产于陕西的太白、洛南、华县、华阴、宝鸡、蓝田等地。

资源再生 阿尔泰银莲花为多年生草本。喜高山阴湿环境。荫蔽度为 60%～70%。以疏松肥沃、土层深厚的腐殖质土栽植为宜。种子繁殖或根茎繁殖。种子繁殖：5～6 月叶片枯黄时采下成熟种子，湿沙储存解除休眠（包括胚发育和生理后熟两个阶段），7～9 月撒播畦面，覆土。幼苗翌年 3～4 月出土，育苗一年，秋季移栽，覆土。夏季、秋季勤除草，冬季在畦面覆盖一层落叶。栽培 5 年以上采收。

(周日宝)

jiǔlǐxiāng

九里香（Murrayae Folium Et Cacumen） 芸香科植物九里香 *Murraya exotica* L. 和千里香 *Murraya paniculata*（L.）Jack 的干燥叶和带叶嫩枝。全年均可采收，除去老枝，阴干。收载于《中华人民共和国药典》（2015 年版）。药材以叶多、色绿、香气浓者为佳。九里香主要含有黄酮类（如 6,7,8,3′,4′-五甲氧基二氢黄酮、5,7,3′,4′,5′-五甲氧基二氢黄酮）、香豆素类、挥发油、甾醇类、生物碱类等化学成分。九里香味辛、微苦，性温；有小毒。归肝、胃经。具有行气止痛、活血散瘀的功效。现代研究表明九里香具有抗生育、局部麻醉、解痉挛、抗炎、消炎、杀虫、降血糖、抗甲状腺作用。

资源分布 九里香分布于福建、广东、广西、云南、台湾等省区。中国各地栽培，为园艺植物。千里香分布于华南地区，以及福建、湖南、贵州、云南、台湾等

省。商品药材来源于栽培。主产于广东省。

资源再生 九里香为小乔木，喜温暖湿润气候，耐旱，不耐寒，北方冬季室内越冬，最低温度不低于 5℃。以阳光充足、土层深厚、疏松肥沃的微碱性土壤栽培为宜。种子繁殖或扦插繁殖，以扦插繁殖为主。

(周日宝)

jiǔtóushīzǐcǎo

九头狮子草（Peristrophis Japonicae Herba） 爵床科植物九头狮子草 *Peristrophe japonica*（Thunb.）Bremek. 的干燥全草。又称接骨草。夏、秋季采收，割取全草，去泥沙，晒干。收载于《湖南省中药材标准》（2009 年版）、《贵州省中药材、民族药材质量标准》（2003 年版）、《湖北省中药材质量标准》（2009 年版）。药材以叶多、色绿者为佳。九头狮子草含有甾醇类（如羽扇豆醇、豆甾醇）等化学成分。九头狮子草味辛、微苦，性凉。归肺、心、肝经。具有清热解毒、发汗解表、活血消肿、镇痉、化痰、接骨、止血的功效。现代研究表明九头狮子草具有抗菌、镇咳、祛痰、抗炎、解热、调节免疫功能等作用。

资源分布 九头狮子草分布于江苏、浙江、安徽、福建、江西、湖北、湖南、四川、贵州等省。商品药材多来源于野生，少量为栽培，主产于江苏、浙江、福建、湖南等省。

资源再生 九头狮子草为多年生草本。喜生于温暖湿润的林下或溪沟边，低山及平坝地区都可栽培。土壤以较阴湿、肥沃、疏松者为好。种子和分株繁殖。种植当年即可采收。

(刘合刚)

jiǔyǎndúhuó

九眼独活（Araliae Cordatae Rhizoma Et Radix） 五加科植物食用土当归 *Aralia cordata* Thunb.、柔毛九眼独活 *Aralia henryi* Harms 或甘肃土当归 *Aralia kansuensis* G. Hoo 的干燥根茎和根。除去地上茎及泥土，晒干。收载于《甘肃省中药材标准》（2009 年版）、《贵州省中药材、民族药材质量标准》（2003 年版）、《四川省中药材标准》（1987 年版）等。药材以独根、粗壮、有油性者为佳。九眼独活主要含有皂苷类、二萜类、聚炔类、香豆素类、挥发油等化学成分。九眼独活味辛苦，性温。归肾、膀胱经。具有祛风、胜湿、散寒、止痛等功效。现代研究表明九眼独活具有镇静、催眠、镇痛、抗炎、改善心血管系统等作用。九眼独活的嫩枝叶可食用。

资源分布 食用土当归分布于四川、云南、贵州、湖北、山西等省，四川、云南有栽培；柔毛九眼独活分布于陕西、四川、湖北和安徽；甘肃土当归分布于甘肃东南部，商品药材来源于野生和栽培，主产于四川。

资源再生 食用土当归为多年生草本。生于海拔 1800～3500m 的山地。主要通过种子繁殖。4～10 月挖取根部。

(王振月)

jiǔcàizǐ

韭菜子（Allii Tuberosi Semen） 百合科植物韭菜 *Allium tuberosum* Rottl. ex Spreng. 的干燥成熟种子。秋季果实成熟时采收果序，晒干，搓出种子，除去杂质。收载于《中华人民共和国药典》（2015 年版）。药材以粒饱满、色黑、无杂质者为佳。韭菜子主要含有黄酮类（如山柰酚葡萄糖苷、槲皮素葡萄糖苷、芹菜素葡萄糖

苷)、硫化物 [如甲基烯丙基二硫化物、二甲基二硫化物、2 - 丙烯基（烯丙基）二硫化物] 等化学成分。韭菜子味辛、甘，性温。归肝、肾经。具有温补肝肾、壮阳固精的功效。现代研究表明韭菜子具有改善性功能、抑菌、抗氧化、抗诱变、护肝降脂等功效。韭菜为食用蔬菜。

资源分布 韭菜原产亚洲东南部。全国各地均有栽培。

资源再生 韭菜为多年生草本。适应性强，抗寒耐热，对土壤要求不严，但以耕作层深厚、富含有机质、保水力强、透气性好的壤土最为适宜。种子繁殖，北方多采用春播，南方适合秋播。病虫害有灰霉（白点）病、菌核病、白绢病、韭菜病毒病、韭蛆等。

（向 丽）

jiùbìyìng

救必应（Ilicis Rotundae Cortex）

冬青科植物铁冬青 *Ilex rotunda* Thunb. 的树皮或根皮。夏、秋二季剥取，晒干。收载于《中华人民共和国药典》（2015 年版）。药材以皮厚、苦味浓者为佳。救必应主要含有苯丙素类（如紫丁香苷、丁香醛、芥子醛、芥子醛葡萄糖苷）、三萜类（如长梗冬青苷、铁冬青酸、3-乙酸齐墩果酸、β-香树脂醇）等化学成分。药典规定救必应中紫丁香苷含量不少于 1.0%，长梗冬青苷含量不少于 4.5%。救必应味苦，性寒。归大肠、肺、胃、肝经。具有清热解毒、利湿止痛的功效。现代研究表明救必应具有抑菌、抗炎、抗血栓、抗缺氧、降压、抗心肌缺血、增加冠状动脉流量等作用。铁冬青枝叶可作造纸原料，树皮可提制染料和栲胶。

资源分布 铁冬青分布于江苏、浙江、安徽、福建、江西、湖南、广东、广西、云南、台湾等省区。商品药材主要来源于野生，主产于广西、广东、贵州。

资源再生 铁冬青为常绿乔木或灌木。喜光照、温暖湿润，稍耐寒。生于海拔 400 ~ 1100m 的山坡常绿阔叶林中和林缘。以土层深厚而肥沃的砂质壤土栽培。

（严铸云）

júhuā

菊花（Chrysanthemi Flos） 菊科植物菊 *Chrysanthemum morifolium* Ramat. 的干燥头状花序。10 ~ 11 月花盛开时分批采收。收载于《中华人民共和国药典》（2015 年版）。药材以花朵完整不散瓣、色白（黄）、香气浓郁、无杂质者为佳。菊花主要含有挥发油（如龙脑、樟脑、菊油环酮）、黄酮类（如槲皮苷、木犀草苷、芹菜素-7-O-β-D-葡萄糖苷）、酚酸类（如3,5-O-二咖啡酰基奎宁酸、绿原酸）等化学成分。药典规定菊花中绿原酸含量不少于 0.2%，木犀草苷含量不少于 0.08%，3,5-O-二咖啡酰基奎宁酸含量不少于 0.7%。菊花味甘、苦，性微寒。归脾、肝经。具有散风清热、平肝明目、清热解毒的功效。现代研究表明菊花具有抗菌、扩张冠状动脉、解热、抗肿瘤、保肝等作用。

资源分布 菊栽培于全国各地，药用菊花栽培于河南、河北、山东、安徽、浙江、江苏、江西、湖北、陕西、四川等省。根据栽培地和加工方法区分为下列商品名称："亳菊" 主产于安徽亳州，"怀菊" 主产于河南武陟，"祁菊" 主产于河北安国，上述三种的加工方法是将花序阴干，药用，其中以亳菊为佳；"滁菊" 产于安徽滁州，加工方法是将花序杀青后晒干，药用或饮用；"杭菊"，主产于浙江桐乡，目前江苏射阳、湖北麻城及山西芮城广泛种植，加工方法是用水蒸气杀青后晒干，主要饮用，也药用；"贡菊" 产于安徽歙县，加工方法是用炭火直接烘干，主要饮用，兼药用。

资源再生 菊为多年生草本。喜温暖湿润气候，阳光充足，忌遮阴，耐寒，稍耐旱，怕水涝，喜肥，对土壤要求不严，以地势高燥、背风向阳、疏松肥沃、含丰富的腐殖质、排水良好、pH 6 ~ 8的砂质壤土栽培为宜，忌连作。扦插繁殖或分株繁殖，4 ~ 5 月扦插或分株，当年可采收。

（王德群）

jújù

菊苣（Cichorii Herba；Cichorii Radix） 菊科植物毛菊苣 *Cichorium glandulosum* Bioss. et Huet 或菊苣 *Cichorium intybus* L. 的干燥地上部分或根。维吾尔族习用药材。夏秋二季采割地上部分或秋末挖根，除去泥沙和杂质，晒干。收载于《中华人民共和国药典》（2015 年版）。菊苣全草中含有倍半萜类（如山莴苣素、山莴苣苦素、二氢莴苣素）、三萜类、黄酮类、香豆素类、生物碱类、有机酸类等化学成分。菊苣味微苦、咸，性凉。归肝、胆、胃经。具有清肝利胆、健胃消食、利尿消肿的功效。现代研究表明菊苣具有保肝、抗菌、降血糖、调血脂、抗高尿酸血症等作用。新疆习用毛菊苣的种子，药材名 "菊苣子"，具有清热解毒，利尿消肿的功效。菊苣的叶可做蔬菜，菊苣根可制成饮品。

资源分布 毛菊苣分布于新疆的阿克苏和且末，新疆有栽培；菊苣分布于陕西和新疆等省区，北京、山西、辽宁、江西等地有栽培。商品药材来源于野生和栽培。主产于新疆南疆，以毛菊苣的栽培品为主。

资源再生 毛菊苣为多年生草本。适应性强，喜温暖干燥的环境，对土壤要求不严，不宜在低洼或排水不良的地方种植。种子繁殖，直播，4 月上、中旬播种。

（郭宝林）

júsānqī

菊三七（Gynurae Segeti Radix）

菊科植物菊三七 *Gynura segetum* (Lour.) Merr. 的干燥根茎。秋季茎叶枯萎时采挖，除去泥沙及须根，干燥。收载于《中华人民共和国卫生部药品标准·中药材·第一册》（1992 年版）。药材以干燥、整齐、质坚、无杂质、断面明亮者为佳。菊三七主要含有生物碱类（如菊三七碱、千里光宁碱、菊三七碱甲、菊三七碱乙）、黄酮类、香豆素类、甾体类等化学成分。菊三七味甘、苦，性温；有小毒。归肝、胃经。具有祛风除湿、散瘀消肿、止痛止血的功效。现代研究表明菊三七具有止血、抗疟等作用。

资源分布 菊三七主要分布于浙江、安徽、福建、江西、湖北、湖南、广西、四川、贵州、云南、陕西、台湾等省区。商品药材来源于野生或栽培，主产于广西、贵州、云南、四川等省区。

资源再生 菊三七为多年生草本。生于沟边及屋舍旁肥厚湿润的土壤中。喜湿润、荫蔽环境，以疏松肥沃的砂质壤土最好。根茎繁殖或扦插繁殖，7～8 月间生长茂盛时采收，或随用随采。

（段金廒）

júhé

橘核（Citri Reticulatae Semen）

芸香科植物橘 *Citrus reticulata* Blanco 及其栽培变种的干燥种子。果实成熟后收集，洗净，晒干。收载于《中华人民共和国药典》（2015 年版）。药材以色白、饱满、籽粒均匀者为佳。橘核主要含有黄酮类（如橙皮苷）、三萜类（如柠檬苦素、黄柏酮、闹米林）、甾体类等化学成分，其苦味成分为黄柏内酯和闹米林。橘核味苦，性平。归肝、肾经。具有理气、散结、止痛的功效。现代研究表明橘核具有抗炎、镇痛等作用。资源分布和资源再生见陈皮。

（周日宝）

júhóng

橘红（Citri Exocarpium Rubrum）

芸香科植物橘 *Citrus reticulata* Blanco 及其栽培变种的干燥外层果皮。秋末冬初果实成熟后采收，用刀削下外果皮，晒干或阴干。收载于《中华人民共和国药典》（2015 年版）。药材以皮薄、片大、色红、油润者为佳。橘红含有黄酮类（如橙皮苷、柚皮素、芹菜素）、香豆素类（如异欧前胡素）、三萜类（如熊果酸、柠檬苦素、黄柏酮、闹米林）、挥发油等化学成分。药典规定橘红中橙皮苷含量不少于 1.7%。橘红味辛、苦，性温。归肺、脾经。具有理气宽中，燥湿化痰的功效。现代研究表明橘红具有祛痰、镇咳、抗炎、镇痛、促进胃液分泌、降低胆固醇等作用。资源分布和资源再生见陈皮。药材主产于福建、浙江、广东、广西、江西、湖南、贵州、云南、四川等省区。

（周日宝）

juǎnbǎi

卷柏（Selaginellae Herba） 卷柏科植物卷柏 *Selaginella tamariscina* (Beauv.) Spring 或垫状卷柏 *Selaginella pulvinata* (Hook. et Grev.) Maxim. 的干燥全草。全年均可采收，除去须根和泥沙，晒干。收载于《中华人民共和国药典》（2015 年版）。药材以绿色、叶多、完整不碎者为佳。卷柏主要含有黄酮类（如穗花杉双黄酮、苏铁双黄酮、扁柏双黄酮）、多酚类、苯丙素类、有机酸类、核苷类等化学成分。药典规定卷柏中穗花杉双黄酮含量不少于 0.3%。卷柏味辛，性平。归肝、心经。具有活血通经的功效。现代研究表明卷柏具有抗肿瘤、止血、抑菌、解痉等作用。

资源分布 卷柏中国各地均有分布，垫状卷柏多分布于华北、西南地区。商品药材来源于野生，主产于广西、福建、四川、陕西、湖南、江西、浙江等省区。

资源再生 卷柏为多年生草本植物。喜光，具很强的抗旱能力，多生于向阳的山坡岩石上，或干旱的岩石缝中。在温度 20℃左右潮湿的地方均可生长。分茎繁殖为主，也可孢子繁殖。

（段金廒）

juémíngzǐ

决明子（Cassiae Semen） 豆科植物决明 *Cassia obtusifolia* L. 或小决明 *Cassia tora* L. 的干燥成熟种子。秋季采收成熟果实，晒干。收载于《中华人民共和国药典》（2015 年版）。药材以籽粒饱满、色绿棕者为佳。决明子主要含有蒽醌类（如大黄素、大黄酚、决明素、黄决明素、橙黄决明素、大黄酸）化学成分。药典规定决明子中大黄酚含量不少于 0.2%，橙黄决明素含量不少于 0.08%。决明子味甘、苦、咸，性微寒。归肝、大肠经。具有清热明目、润肠通便功效。现代研究表明决明子具有降压、调血脂、抗菌、保肝和调节免疫等作用。决明子也是食品，常用作保健食品。

资源分布 决明分布于江苏、

安徽、四川等省，中国各地有栽培，主产于江苏、安徽、四川等省，也称"大决明子"；小决明分布于福建、广东、广西、云南、台湾等省区，野生或半野生，主产于广西、广东、云南等省区，产量小，也称"小决明子"。商品药材主要来源于栽培的大决明子，以及进口的小决明子。

资源再生 决明和小决明均为一年生半灌木状草本。喜高温湿润气候，需阳光充足，以盛夏高温多雨季节生长最快，适宜的土壤为疏松肥沃的砂壤土，不适宜低洼和阴坡地。种子繁殖，种子需温水浸泡，南方 4 月上旬，北方 4 月中旬播种。病害有灰斑病、轮纹病，虫害以蚜虫为主。

(郭宝林)

kēténgzǐ

榼藤子（Entadae Semen） 豆科植物榼藤子 *Entada phaseoloides* (L.) Merr. 的干燥成熟种子。维吾尔族、傣族习用药材。秋、冬二季采收成熟果实，取出种子，晒干。收载于《中华人民共和国药典》（2015 年版）。榼藤子主要含有皂苷类（如三萜皂苷Ⅰ、Ⅱ、Ⅲ）、酰胺类（如榼藤子酰胺）、黄酮类、有机酸类等化学成分。榼藤子味苦，性凉。归肝、脾、胃、肾经。具有补气补血、健胃消食、除风止痛、强筋硬骨的功效。现代研究表明榼藤子有抗肿瘤、促进肠蠕动等作用。

资源分布 榼藤子分布于福建、广东、广西、海南、云南、西藏和台湾。商品药材来源于野生，主产于海南、广东、广西、台湾和云南。

资源再生 榼藤子为常绿木质藤本。生于山涧或混交林中，攀缘于高大乔木上。

(郭宝林)

kǔdìdīng

苦地丁（Corydalis Bungeanae Herba） 罂粟科植物紫堇 *Corydalis bungeana* Turcz. 的干燥全草。又称地丁、地丁草。夏季花果期采收，除去杂质，晒干。收载于《中华人民共和国药典》（2015 年版）。药材以色绿、味苦者为佳。苦地丁主要含有生物碱类（如紫堇灵、原阿片碱、乙酰紫堇醇灵碱）等化学成分。药典规定苦地丁中紫堇灵含量不少于 0.14%。苦地丁味苦，性寒。归心、肝、大肠经。具清热解毒、散结消肿的功效。现代研究表明苦地丁具有抑菌、抗病毒等作用。

资源分布 紫堇分布于东北、华北、西北地区，以及山东、河南等省，河北有栽培。商品药材来源于野生或栽培，主产于河北等地。

资源再生 紫堇喜温暖湿润环境。适宜在水源充足、肥沃的砂质壤土中种植。种子繁殖。常见害虫为一种鳞翅目的黑色幼虫。

(秦民坚)

kǔdīngchá

苦丁茶（Ilicis Kudingchae Folium） 冬青科植物苦丁茶冬青 *Ilex kudingcha* C. J. Tseng、扣树 *Ilex kaushue* S. Y. Hu 或大叶冬青 *Ilex latifolia* Thunb. 的干燥叶。又称大叶苦丁茶。夏、秋季采收，除去杂质，晒干；或将干叶片叠齐，扎成小束。收载于《广东省中药材标准·第一册》（2004 年版）、《湖南省中药材标准》（2009 年版）、《山东省中药材标准》（2002 年版）等。苦丁茶含有黄酮类（如芦丁、杨梅酮、槲皮素）、三萜类、多酚类、挥发油等化学成分。苦丁茶味苦，性寒。归肺、肝、胃经。具有疏风清热、除烦止渴、消食化痰的功效。现代研究表明苦丁

茶具有降血脂、降血压、抗菌、抗炎、抗氧化、抗应激等作用。贵州、四川习用木犀科植物粗壮女贞 *Ligustrum robustum* (Roxb.) Blume 的干燥叶，商品又称"小叶苦丁茶"。

资源分布 苦丁茶冬青：分布于广东、广西、海南、云南、湖北、湖南等省区，野生、半野生或栽培，商品药材主要来源于栽培，主产于广西大新，为华南地区苦丁茶的主流品种；扣树：分布于广东、广西、海南、湖北、湖南、四川、云南等省区，野生或栽培，商品药材来源于栽培，主产于广东、海南；大叶冬青：分布于安徽、江苏、浙江、江西、福建、河南、湖北、广西、云南等省区，野生或栽培，商品药材来源于栽培，主产浙江新昌，为浙江、江苏等省苦丁茶的主流品种。

资源再生 苦丁茶冬青、扣树和大叶冬青均为常绿乔木。喜温、喜湿、喜阳怕积水。适合在土层深厚、肥沃、湿润，排灌良好、土壤 pH 5.5~6.5、富含腐殖质的砂质壤土上种植。

(刘 勇)

kǔdòuzǐ

苦豆子（Sophorae Alopecuroidis Semen） 豆科植物苦豆子 *Sophora alopecuroides* L. 的干燥成熟种子。秋季果实成熟后收取果序，打下种子，晒干。收载于《甘肃省中药材标准》（2009 年版）、《宁夏中药材标准》（1993 年版）。苦豆子含有生物碱类（如苦参碱、氧化苦参碱、槐啶碱、槐果碱、槐胺碱）、黄酮类（如紫铆因、硫黄菊素及其苷类）等化学成分。苦豆子味苦，性寒；有毒。具有清热燥湿、止痛、杀虫的功效，多外用。现代研究表明苦豆子具

有镇静、镇痛、抗惊厥、抗心律失常、保护心肌缺血、抗肿瘤、抗病毒等作用。

资源分布 苦豆子分布于西北地区，以及内蒙古、山西、河南、西藏等省区。商品药材来自于野生，主产于新疆、甘肃、内蒙古。

资源再生 苦豆子为多年生草本，或基部木质化成亚灌木状，多生于干旱沙漠和草原边缘地带，耐旱耐碱性强。

（郭宝林）

kǔgāncǎo

苦甘草（Sophorae Alopecuroidis Radix Et Rhizoma）

豆科植物苦豆子 *Sophora alopecuroides* L. 的干燥根和根茎。又称苦豆根。夏、秋季采挖，洗净，切片，晒干。收载于《上海市中药材标准》（1994年版）、《内蒙古中药材标准》（1988年版）。苦甘草含有生物碱类（如苦参碱、氧化苦参碱、槐啶碱）、黄酮类等化学成分。苦甘草味苦，性寒。具有清肠燥湿、镇痛的功效。现代研究表明苦甘草具有抗炎、抗菌、抗心律失常、抗肿瘤、抗病毒等作用。甘肃、宁夏习用同种植物的成熟种子，药材名"苦豆子"。资源分布和资源再生见苦豆子。

（刘 勇）

kǔguā

苦瓜（Momordicae Charantiae Fructus）

葫芦科植物苦瓜 *Momordica charantia* L. 的果实。秋季采收果实，切片晒干或鲜用。收载于《甘肃省中药材标准》（2009年版）、《广东省中药材标准·第一册》（2004年版）、《湖南省中药材标准》（2009年版）等。药材以青边、肉白、子少者为佳。苦瓜主要含有三萜皂苷类（如苦瓜苷、α-苦瓜素、β-苦瓜素）、酚类（如没食子酸、龙胆酸、儿茶素）、苦瓜凝集素等化学成分。苦瓜味苦，性寒。归心、脾、胃三经。具有清热解毒的功效。现代研究表明苦瓜具有降低血糖、抗病毒、抗肿瘤、抗菌等作用。

资源分布 苦瓜各地均有栽培。商品药材来源于栽培。主产于广西、广东、云南、福建等省区。

资源再生 苦瓜为一年生攀缘草本。耐热不耐寒，种子萌芽适温 30~35℃。喜光不耐阴，喜湿而怕水涝。宜选土层深厚、肥沃、排水便利的低地栽培。种子繁殖，3~4 月播种，夏季收获。病害为炭疽病；虫害为瓜实蝇、蚜虫、白粉虱等。

（张永勋）

kǔliànpí

苦楝皮（Meliae Cortex）

楝科植物川楝 *Melia toosendan* Sieb. et Zucc. 或楝 *Melia azedarach* L. 的干燥树皮和根皮。春、秋二季剥取，晒干，或除去粗皮，晒干。收载于《中华人民共和国药典》（2015年版）。药材以皮厚、栓层薄或无者为佳。苦楝皮含有三萜类（如川楝素、异川楝素、苦楝萜酮内酯、苦楝萜酸甲酯、苦楝皮萜酮）、香豆素类、树脂、鞣质等化学成分。药典规定苦楝皮中川楝素含量应为 0.01%~0.2%。苦楝皮味苦，性寒；有毒。归肝、脾、胃经。具有杀虫、疗癣的功效。现代研究表明苦楝皮具有镇痛、抗炎、抗血栓、抗胃溃疡、抗腹泻、解毒、抗肿瘤等作用。川楝和楝果仁榨油可用于油漆、润滑油和肥皂。

资源分布 川楝分布于甘肃、湖北、四川、贵州和云南等省，大部分地区有栽培；楝分布于中国黄河以南各地，常见栽培。商品药材来源于栽培。川楝主产于四川、云南；楝主产于广东、广西、湖南、湖北等省区。

资源再生 川楝的资源再生见川楝子。

（严铸云）

kǔmǎicài

苦荬菜（Ixeris Chinensis Herba）

菊科植物苦菜 *Ixeris chinensis* (Thunb.) Nakai、细叶苦荬菜 *Ixeris gracillis* (DC.) Stebbins 或抱茎小苦荬 *Ixeris sonchiolium* (Mexim.) C. Shih 的干燥全草。又称苦买菜、苦菜。春季采收，阴干或鲜用。收载于《藏药标准》（1979年版）。苦荬菜主要含有黄酮类、酚类、有机酸类、香豆素类、甾醇类、核苷类等化学成分。苦荬菜味苦，性凉。具有清热解毒、消肿止痛的功效。现代研究表明苦荬菜具有改善心脑血管系统、抑菌、抗炎、镇痛、解痉等作用。蒙药、辽宁习用抱茎小苦荬地上部分，药材名"抱茎苦荬菜"。

资源分布 苦菜分布于华北、华东、西南地区，以及黑龙江、陕西、河南等省。细叶苦荬菜分布于华中、西南地区，以及陕西、甘肃、浙江、福建、江西、广东、广西等省区。抱茎小苦荬分布于华北地区，以及辽宁、陕西、甘肃、山东、江苏、浙江、河南、湖北、四川、贵州等省。商品药材来源于野生。各地多自产自销。

资源再生 苦菜、细叶苦荬菜和抱茎小苦荬均为多年生草本。喜温暖湿润，耐寒又抗热；对土壤要求不高，以排水良好的肥沃土壤为宜。种子繁殖，春季播种，夏季采收；病虫害少，有时有蚜虫。

（张永勋）

kǔmù

苦木（Picrasmae Ramulus Et Folium）

苦木科植物苦木 *Picrasma*

quassioides（D. Don）Benn. 的干燥枝和叶。又称苦皮树、苦胆木。夏、秋二季采收，干燥。收载于《中华人民共和国药典》（2015 年版）。苦木含有三萜类（如苦木内酯、黄楝素、苦木酮）、生物碱类（如甲基苦木酮碱、1-羟甲基-β-卡波林）等化学成分。苦木味苦，性寒；有小毒。归肺、大肠经。具有清热解毒、燥湿杀虫的功效。现代研究表明苦木具有抑菌、抗炎、解热、降压、抗疟、抗蛇毒、抗肿瘤等作用。贵州习用同种植物的树皮或茎木，药材名为"苦树皮"。

资源分布　苦木分布于黄河以南各地。商品药材主要来源于野生。主产于广东、广西。

资源再生　苦木为落叶乔木，喜温暖湿润的气候。栽培选灌溉方便、排水良好、肥沃的棕色森林土、砂质土。种子繁殖，3 月至 4 月上旬条播。

（严铸云）

kǔshēn

苦参（Sophorae Flavescentis Radix）

豆科植物苦参 *Sophora flavescens* Ait. 的干燥根。春、秋二季采挖，除去根头和小支根，洗净，干燥，或趁鲜切片，干燥。收载于《中华人民共和国药典》（2015 年版）。药材以条匀、断面色黄白、味极苦者为佳。苦参主要含有生物碱类（如苦参碱、氧化苦参碱、d-异苦参碱、槐果碱、N-甲基金雀花碱）、黄酮类（如苦参醇，苦参新醇 A、B、C、D、E、F、G，苦参查尔酮醇，苦参酮）等化学成分。药典规定苦参中苦参碱和氧化苦参碱总量不少于 1.2%。苦参味苦，性寒。归心、肝、胃、大肠、膀胱经。具有清热燥湿、杀虫、利尿的功效。现代研究表明苦参具有杀虫抗菌、抗炎及免疫抑制、抗心律不齐、

抗肿瘤、促白细胞生成等作用。苦参也常用作兽药和植物农药。

资源分布　苦参除海南、新疆和青海外，各地均有分布。山西、内蒙古、陕西、贵州等省区有栽培。商品药材来源于野生或栽培，各地均产，主产于河北、内蒙古、山西、陕西、辽宁等省区。

资源再生　苦参为多年生草本。对土壤要求不严，栽培应选择地下水位低，排水良好的砂壤土或壤土。种子繁殖，种子须用浓硫酸浸种或者轻碾种皮，使种子透水吸涨。播种后第 3 年采收。

（郭宝林）

kǔxìngrén

苦杏仁（Armeniacae Semen Amarum）

蔷薇科植物山杏 *Prunus armeniaca* L. var. *ansu* Maxim.、西伯利亚杏 *Prunus sibirica* L.、东北杏 *Prunus mandshurica*（Maxim.）Koehne 或杏 *Prunus armeniaca* L. 的干燥成熟种子。夏季采收成熟果实，除去果肉和核壳，取出种子，晒干。收载于《中华人民共和国药典》（2015 年版）。药材以颗粒均匀、饱满肥厚者质量为佳。苦杏仁主要含有氰苷类（如苦杏仁苷）、脂肪油等化学成分。药典规定苦杏仁中苦杏仁苷含量不少于 3.0%。苦杏仁味苦、辛，性微温。具有降气、止咳、平喘，润肠通便的功效。现代研究表明苦杏仁具有镇咳、平喘、抗炎、镇痛、抗肿瘤等作用。苦杏仁可作为食品和保健食品。

资源分布　山杏主要分布于华北、东北和西北地区各省。东北杏分布于吉林、辽宁等省。杏分布于除广东、海南等热带区外的中国各地，多系栽培，在新疆伊犁一带有野生。西伯利亚杏分布于黑龙江、吉林、辽北、河北、

山西等省。商品药材来源于野生或栽培。主产于内蒙古、吉林、辽宁、河北、山西、陕西。以河北和内蒙古产者质量较好。

资源再生　四种植物均为落叶乔木。适应性强，耐旱，耐寒，耐瘠薄，抗盐碱。夏季在 43.9℃高温下，生长正常，在 - 40℃低温可安全越冬，可栽种于平地或坡地。种子繁殖或嫁接繁殖。病害主要有杏疔叶斑。虫害主要有杏象鼻虫、袋蛾、天牛等。

（段金廒）

kǔxuánshēn

苦玄参（Picriae Herba）

玄参科植物苦玄参 *Picria fel-terrae* Lour. 的全草。又名鱼胆草，地胆草。秋季采收，除去杂质，晒干。收载于《中华人民共和国药典》（2015 年版）。苦玄参主要含有三萜类（如苦玄参皂苷 I_B、I_A）、黄酮类等化学成分。药典规定苦玄参中苦玄参苷 I_A 含量不少于 0.25%。苦玄参味苦，性寒。归肺、胃、肝经。具清热解毒、消肿止痛的功效。现代研究表明苦玄参具有中枢抑制、抗菌、抗癌等作用。

资源分布　苦玄参分布于西藏、青海、甘肃、四川、云南、贵州、广东、广西等省区。商品药材来源于野生或栽培，野生品主产于广东、广西、云南、贵州，栽培品主要产于广西。

资源再生　苦玄参为多年生草本，喜温暖湿润环境，耐阴。种子繁殖，11 月播种。

（秦民坚）

kǔzhúyè

苦竹叶（Pleioblasti Amari Folium）

禾本科苦竹 *Pleioblastus amarus*（Keng）Keng f. 的干燥嫩叶或鲜叶。夏、秋采摘嫩叶晒干或鲜用。收载于《北京市中药材标

准》（1998年版）、《山东省中药材标准》（2002年版）、《贵州省中药材、民族药材质量标准》（2003年版）。药材以叶嫩色绿、卷成筒状者为佳。苦竹叶含有黄酮类、萜类、生物碱类、酚酸类、挥发油等化学成分。苦竹叶味苦、性寒。归心、肝经。具有清心、利尿、明目、解毒的功效。现代研究表明苦竹叶具有抗氧化等作用。

资源分布 苦竹分布于浙江、江苏、江西等长江流域及西南各省。商品药材来源于野生，主产于浙江、江苏、江西等省。

资源再生 苦竹为木本。生于向阳山坡或平原，喜疏松、肥沃，无水渍但湿润的土壤。苦竹主要用母竹造林，秋季至春季都可进行。主要病害有笋腐病，主要虫害有竹大象虫。

（秦民坚）

kuānjīnténg

宽筋藤（Tinosporae Caulis） 防己科植物中华青牛胆 *Tinospora sinensis*（Lour.）Merr. 或心叶宽筋藤 *Tinospora cordifolia*（Willd.）Hook. f. et Thoms. 的干燥茎。藏族习用药材。全年可采，洗净，切厚片，晒干。收载于《中华人民共和国卫生部药品标准·藏药·第一册》（1995年版）。药材以条均匀、外皮完整者为佳。中华青牛胆茎中含有木脂素苷类（如3′-去甲基连翘苷）、苯丙素类（如反式丁香苷）等化学成分。宽筋藤味苦、性凉。归肝经。具有祛风止痛、舒筋活络作用。现代研究表明宽筋藤具有抗炎、抗氧化、调节免疫等作用。

资源分布 中华青牛胆分布于广西、广东和云南南部；心叶宽筋藤分布于印度、不丹、孟加拉国等国。商品药材来源于野生，主产于广西和云南，也有进口。

资源再生 中华青牛胆为落叶木质藤本。常生于亚热带、热带地区的疏林中或河旁及村边灌木丛中，能耐−1℃低温，对土壤适应性强。扦插繁殖。

（郭宝林）

kuǎndōnghuā

款冬花（Farfarae Flos） 菊科植物款冬 *Tussilago farfara* L. 的干燥花蕾。又称冬花。12月或地冻前当花尚未出土时采挖，除去花梗和泥沙，阴干。收载于《中华人民共和国药典》（2015年版）。药材以蕾大、肥壮、色紫红鲜艳、花梗短者为佳。款冬花中含有黄酮类（如芸香苷、金丝桃苷、槲皮素）、三萜类（如款冬二醇、山金车二醇、巴耳三萜醇）、生物碱类（如款冬花碱、克式千里光碱）、倍半萜类（如款冬酮）、挥发油（如香芹酚、亚油酸甲酯、苯甲醇）等化学成分。药典规定款冬花中款冬酮的含量不少于0.07%。款冬花味辛、微苦，性温。归肺经。具有润肺下气、止咳化痰的功效。现代研究表明款冬花具有止咳、祛痰、平喘和升压等作用。

资源分布 款冬分布于华北、西北地区，以及湖北、四川、河南、湖南等省。商品药材为栽培或野生，多为栽培品。主产于河南、甘肃、陕西、内蒙古等省区，以河南产量大，甘肃、陕西产者质量佳。

资源再生 款冬为多年生草本。喜冷凉潮湿气候，耐寒，较耐阴，忌高温和干旱。栽培以疏松肥沃、表层潮湿、底层较紧实的砂壤土为宜。常根茎繁殖，初冬或早春栽种，冬栽于10月下旬至11月上旬，春栽多在3月进行。栽培一年后即可收获。

（刘合刚）

kūnbù

昆布（Laminariae Thallus；Eckloniae Thallus） 海带科植物海带 *Laminaria japonica* Aresch. 或翅藻科植物昆布 *Ecklonia kurome* Okam. 的干燥叶状体。夏、秋二季采捞，晒干。收载于《中华人民共和国药典》（2015年版）。昆布药材以片大、体厚、色青绿者为佳。昆布主要含有糖类（如岩藻聚糖）、脂肪酸类（如十四烷酸、十五烷酸、正十六烷酸）、碘等卤族化合物。药典规定海带中碘含量不少于0.35%；昆布中碘含量不少于0.2%。昆布味咸，性寒。归肝、胃、肾经。具有消痰、软坚散结、利水消肿的功效。现代研究表明昆布具有降压、降脂、抑制肿瘤、调节免疫功能、降糖、利尿、消肿等作用。海带还可作为食品原料，尚用于提取藻胶和制碘等。

资源分布 海带主要分布于辽东半岛、山东半岛以及浙江、福建、广东沿海；昆布主要分布于东海。商品药材来源于野生或栽培。主产于浙江、福建、广东沿海地区。

资源再生 海带和昆布是一种在低温海水中生长的大型海生褐藻植物。生于海边低潮线下2～3m的岩石上，或人工养殖于绳索和竹材上。海带繁殖方式为有性世代和无性世代互相交替发生。孢子生殖。

（段金廒）

kūnmíngshānhǎitáng

昆明山海棠（Tripterygii Hypoglauci Radix） 卫矛科植物昆明山海棠 *Tripterygium hyploglaucum*（Levl.）Hutch. 的干燥根。又称火把花根。秋后采挖，洗净，切片晒干。收载于《湖南省中药材标准》（2009年版）、《广东省中药材标准·第一册》（2004年版）、

《上海市中药材标准》（1994 年版）等。所含化学成分和功效与雷公藤相同。

资源分布 昆明山海棠分布于安徽、浙江、湖南、广西、贵州、云南、四川等省区。商品药材来源于野生。主产于云南、四川和贵州。

资源再生 昆明山海棠为灌木。生于山野向阳的灌木丛中或疏林下。栽培方法见雷公藤。

（郭宝林）

làjiāo

辣椒（Capsici Fructus） 茄科植物辣椒 Capsicum annuum L. 或其栽培变种的干燥成熟果实。夏、秋二季果皮变红色时采收，除去枝梗，晒干。收载于《中华人民共和国药典》（2015 年版）。药材以个大、色红、果肉厚、辛辣味强烈者为佳。辣椒主要含有生物碱类（如辣椒碱、二氧辣椒碱、高二氢辣椒碱、高辣椒碱）、倍半萜类、二萜类、四萜类（如辣椒红素、胡萝卜素）等化学成分。药典规定辣椒中辣椒素（碱）和二氢辣椒素（碱）的总量不得少于 0.16%。辣椒味辛，性热。归心、脾经。具有温中散寒、开胃消食的功效。现代研究表明辣椒具有镇痛、抗肿瘤、抗菌、杀虫、促进消化、改善心血管系统、抗辐射、抗诱变等作用。辣椒是常用蔬菜和调味作料，辣椒碱类成分是辛辣成分。

资源分布 辣椒原产中美和南美，现在世界各地均有栽培。

资源再生 辣椒为一年生草本植物。喜温暖、宜肥沃土壤栽培。种子繁殖和分株繁殖，多于 4 月种植。

（黄林芳）

làliǎo

辣蓼（Polygoni Hydropiperis Herba） 蓼科植物水蓼 Polygonum hydropiper L. 或伏毛蓼 Polygonum pubescens Blume 的干燥全草。又称辣子蓼、红辣蓼。于 7～9 月花期割起地上部分，晒干或鲜用。收载于《湖北省中药材质量标准》（2009 年版）、《辽宁省中药材标准·第一册》（2009 年版）、《甘肃省中药材标准》（2009 年版）等。药材以叶多、带花、味辛辣浓烈者为佳。辣蓼含有黄酮类（如水蓼素、槲皮素、槲皮苷）、挥发油等化学成分。辣蓼味辛、苦，性平。归脾、胃、大肠经。具有行滞化湿、散瘀止血、祛风止痒、解毒的功效。现代研究表明辣蓼具有止血、抗炎、抗癌、抗氧化、抗真菌等作用。

资源分布 水蓼主要分布于广东、广西、贵州、四川、湖北、湖南等省区；伏毛蓼分布于华东、华中、华南、西南及辽宁、陕西、甘肃等省。商品药材来源于野生或栽培，主产于广西、湖北、湖南等省。

资源再生 水蓼为一年生草本。生长于低山和平坝半阴的潮湿处或浅水中。在肥沃的黏土和沙土中生长较好。用种子繁殖，8～10 月采割成熟果序，晒干脱粒，贮藏备用。3～4 月播种。苗高 10～15cm 和 20～25cm 时匀苗、补苗，并除草、松土、追肥 1 次。

（郭巧生）

làméihuā

腊梅花（Chimonanthi Flos） 腊梅科植物腊梅 Chimonanthus praecox（L.）Link，或变种素心腊梅 Chimonanthus praecox（L.）Link var. concolor Makino，红心腊梅 Chimonanthus praecox（L.）Link var. grandiflorus Makino 和狗爪腊梅 Chimonanthus praecox（L.）Link var. typicus Makino 的干燥花蕾。又称蜡梅花。花刚开放时采收。收载于《湖北省中药材质量标准》（2009 年版）、《贵州省中药材、民族药材质量标准》（2003 年版）、《四川省中药材标准》（1987 年版）。药材以花完整饱满、未开放、香气浓者为佳。腊梅花含有生物碱类（如腊梅碱）、挥发油（如罗勒烯、芳樟醇）、黄酮类、香豆素类等化学成分。腊梅花味甘、微苦，性凉；有小毒。归肺、胃经。具有解暑清热、理气开郁的功效。现代研究表明腊梅花具有抗氧化、抑菌的作用。贵州习用腊梅的干燥细根，药材名为"铁筷子"，具有祛风止痛、理气活血、止咳平喘的功效。腊梅花可提取挥发油作为香精。腊梅是常见花卉。

资源分布 腊梅及各变种分布于华东地区及湖北、湖南、四川、云南等省。商品药材来源于栽培。主产于江苏、浙江、四川、贵州等省。

资源再生 腊梅为落叶灌木。喜温暖气候，较耐寒、耐旱，稍耐阴，喜阳光，忌湿涝。栽培以疏松肥沃，土层深厚和排水良好的砂质壤土为宜。种子繁殖、嫁接繁殖、扦插繁殖或分株繁殖、育苗移栽，3～4 年开花可采收。病害有黑斑病、炭疽病等。

（孙稚颖）

láifúzǐ

莱菔子（Raphani Semen） 十字花科植物萝卜 Raphanus sativus L. 的干燥成熟种子。夏季果实成熟时采割植株，晒干，搓出种子，除去杂质，再晒干。收载于《中华人民共和国药典》（2015 年版）。药材以粒大、饱满、坚实、色红棕、无杂质者为佳。莱菔子中含有脂肪酸类（如芥酸）、挥发油（如甲硫醇）、生物碱类（如芥子碱）、甾醇类等化学成分。药典规定莱菔子中芥子碱含量不少于 0.4%。莱菔子味辛、甘、性平。归肺、脾、胃经。具有消食除胀、降气化痰的功效。现代研究表明莱菔子具有降压、抗菌、抗癌、祛斑等作用。此外，莱菔子还可作为食品和保健食品。江苏、上海等省市习用同种植物的干燥基生叶，药材名为"莱菔叶"，具有消食理气、清肺利咽、散瘀消肿的功效；山东、甘肃、江苏、新疆、上海、四川、贵州习用老根，药材名为"地骷髅""莱菔头"或"枯萝卜"，具有行气消积，化痰，解渴，利水消肿的功效。萝卜是食用蔬菜。

资源分布 萝卜在中国普遍栽培。商品药材来源于栽培。主产于河北、河南、浙江、黑龙江等省。

资源再生 萝卜为二年生或一年生草本。适应性较强，分布较广，栽培以砂质壤土为宜。种子繁殖，春、秋均可播种。常见病害有软腐病、白斑病、黑斑病、花叶病毒病。

（孙稚颖）

lánbùzhèng

蓝布正（Gei Herba） 蔷薇科植物路边青 *Geum aleppicum* Jacq. 或柔毛路边青 *Geum japonicum* Thunb. var. *chinense* Bolle 的干燥全草。又称水杨梅。夏、秋二季采收，洗净，晒干。收载于《中华人民共和国药典》（2015年版）。蓝布正主要含有黄酮类、三萜类、鞣质、酚酸类（如没食子酸）、甾醇类、挥发油（如β-石竹烯、β榄香烯、香茅醇）等化学成分。药典规定蓝布正中没食子酸含量不少于 0.3%。蓝布正味甘、微苦，性凉。归肝、脾、肺经。具有益气健脾、补血养阴、润肺化痰等功效。现代研究表明蓝布正具有降

血糖、抗炎、抗肿瘤、调节免疫、镇痛、镇静、脑缺血保护、中枢抑制等作用。

资源分布 路边青及柔毛路边青均广泛分布中国南北各地。商品药材主要来源于野生。主产于四川、陕西、云南、贵州等省。

资源再生 路边青及柔毛路边青均为多年生草本植物。生于阴坡湿处，岩脚沟边及疏林下。

（陈士林）

lánhuāshēn

蓝花参（Wahlenbergiae Radix） 桔梗科植物蓝花参 *Wahlenbergia marginata*（Thunb.）A. DC. 的根。夏、秋季采收，洗净，鲜用或晒干。收载于《上海市中药材标准》（2006年版）、《贵州省中药材、民族药材质量标准》（2003年版）、《云南省中药材标准》（1996年版）。蓝花参主要含有甾体类、苯丙素类、聚炔类（如党参炔苷）、萜类、挥发油（如十二烷酸）等化学成分。蓝花参味甘、微苦，性平。归脾、肺经。具有益气健脾、止咳祛痰、止血的功效。现代研究表明蓝花参具有抗菌、止血等作用。

资源分布 蓝花参分布于华东地区和湖北、湖南、四川、贵州、云南、广东、广西等省区。商品药材来源于野生。主产于云南等省。

资源再生 蓝花参为多年生草本。生长于山坡、田边、路边、荒地或沟边。

（董诚明）

lángdú

狼毒（Euphorbiae Ebracteolatae Radix） 大戟科植物月腺大戟 *Euphorbia ebracteolata* Hayata 或狼毒大戟 *Euphorbia fischeriana* Steud. 的干燥根。又称白狼毒。春、秋二季采挖，洗净，切片，晒干。

收载于《中华人民共和国药典》（2015年版）。药材以根条肥壮、干燥、整齐、质轻、有粉性者为佳。狼毒中主要含有萜类（如β-香树脂醇乙酸酯、岩大戟内酯A、B）、苯乙酮类（如狼毒乙素）、甾醇类、蒽醌类、鞣质、黄酮类、挥发油等化学成分。狼毒味辛，性平；有毒。归肝、脾经。具有散结、杀虫的功效。现代研究表明狼毒具有抗癌、抗菌、抗病毒、抗惊厥等作用。狼毒还可用于生物农药。

资源分布 月腺大戟分布于华中地区以及江苏、浙江、安徽、福建、山东、四川、陕西等省；狼毒大戟分布于东北地区以及河北、内蒙古、山东、河南等省区。商品药材来源于野生或栽培。月腺大戟主产于安徽、河南等省。狼毒大戟主产于东北地区以及河北、内蒙古等省区。

资源再生 狼毒大戟为多年生草本。为旱生型强阳性植物，喜湿润土壤，抗寒耐旱，怕涝。栽培以向阳坡地或排水良好的砂质壤土为宜。种子繁殖，种子具有生理后熟特性，需采用层积变温催芽，再经过超声波和远红外处理提高发芽率。秋播或春播，秋播较好。3～4年可采收。病害主要为根腐病。

（孙稚颖）

lǎoguàncǎo

老鹳草（Erodii Herba；Geranii Herba） 牻牛儿苗科植物牻牛儿苗 *Erodium stephanianum* Willd.、老鹳草 *Geranium wilfordii* Maxim. 或野老鹳草 *Geranium carolinianum* L. 的干燥地上部分。前者又称"长嘴老鹳"，后两者又称"短嘴老鹳"。夏、秋二季果实近成熟时采割，捆成把，晒干。收载于《中华人民共和国药典》（2015年

版）。药材以色深绿、花果多者为佳。老鹳草含有鞣质（如老鹳草素）、黄酮类（如槲皮素、山柰酚）、挥发油（如牻牛儿醇）、三萜类、甾醇类、木脂素类等化学成分。老鹳草味苦，微辛，性平。归肝、大肠经。具有祛风通络、活血、清热利湿的功效。现代研究表明老鹳草具有抗菌、抗病毒、止泻、祛痰、利尿等作用。

资源分布 牻牛儿苗分布于东北地区及内蒙古、河北、河南、山西、山东、安徽、江苏、浙江等省区；老鹳草分布于东北地区及河北、江苏、安徽、浙江、湖南、四川、贵州等省；野老鹳草分布于江苏、浙江、江西、湖北、河南、云南、四川等省。商品药材来源于野生。牻牛儿苗主产于山东、河北等省。老鹳草主产于云南、四川、湖北等省。野老鹳草主产于浙江、江苏等省。

资源再生 老鹳草为多年生草。喜温暖湿润阳光充足的气候，耐寒、耐湿，适宜生长于疏松肥沃的壤土。

（董诚明）

liǎogēwáng

了哥王 （Wikstroemiae Indicae Caulis Et Folium） 瑞香科植物了哥王 *Wikstroemia indica* （L.） C. A. Mey. 的茎叶。全年均可采，洗净，切段，晒干或鲜用。收载于《广东省中药材标准·第一册》（2004 年版）、《贵州省中药材、民族药材质量标准》（2003 年版）、《上海市中药材标准》（1994 年版）等。药材以茎粗、质硬、折断面皮部棉毛状纤维众多、叶多、淡黄绿色至淡绿色为佳。了哥王主要含有黄酮类、木脂素类、甾醇类（如豆甾醇、胡萝卜苷）、香豆素类（如伞形花内酯）等化学成分。了哥王味苦、辛，性寒；有

毒。具有清热解毒、化痰散结、消肿止痛的功效。现代研究表明了哥王具有抑制中枢神经系统兴奋作用，抗炎，抗肿瘤作用。

资源分布 了哥王分布于浙江、福建、江西、湖南、广东、广西、贵州、云南、台湾等省区。商品药材来源于栽培。主产于广东、广西、江西、福建、湖南、贵州等省区。

资源再生 了哥王为多年生灌木。喜温暖湿润的气候，耐瘠薄，不耐寒，一般土壤都能种植。但以排水良好、疏松肥沃的砂质壤土栽培为宜。种子繁殖。

（周日宝）

léigōngténg

雷公藤 （Tripterygii Wilfordii Radix） 卫矛科植物雷公藤 *Tripterygium wilfordii* Hook. f. 的干燥根、根皮或木部。秋季挖取根部，抖净泥土，晒干，或去皮晒干。收载于《山东省中药材标准》（2002 年版）、《湖南省中药材标准》（2009 年版）、《湖北省中药材质量标准》（2009 年版）等。雷公藤含有二萜类（如雷公藤甲素、雷公藤乙素、雷醇内酯）、三萜类（如雷公藤红素）、生物碱类（如雷公藤碱、雷公藤次碱、雷公藤碱乙）、倍半萜类等化学成分。雷公藤味苦，性寒；有毒。具有清热燥湿、杀虫、利尿的功效。现代研究表明雷公藤具有免疫抑制、抗炎、抗肿瘤、抗生育等功效。雷公藤毒性强，对心、肝、骨髓、胸、脾、肾及生殖系统等都有一定的毒性，雷公藤用药剂量需谨慎。雷公藤的茎、叶和根用作植物农药，具杀虫作用。

资源分布 雷公藤分布于浙江、福建、安徽、湖南、江西、湖北、广西等省区，浙江有少量栽培。商品药材主要来源于野生，

主产于福建、广西和湖南。

资源再生 雷公藤为落叶蔓性灌木。喜较阴凉的山坡、林木丛中或溪边。宜在偏酸性、肥沃、土层深厚的砂质土壤或黄壤土中栽培。扦插繁殖，雷公藤落叶后至翌年 2 月上旬前的休眠前期内，选取 1～2 年生的枝条剪段扦插，扦插后 1 年可以移栽。移栽 3～4 年后可以采收。

（郭宝林）

lèizhùhuā

肋柱花 （Lomatogonii Herba） 龙胆科植物肋柱花 *Lomatogonium rotatum* （L.） Fries ex Nym. 的干燥全草。蒙古族习用药材。夏、秋二季采收，晒干。收载于《中华人民共和国卫生部药品标准·蒙药分册》（1998 年版）。肋柱花主要含有黄酮类（如木犀草素-7-O-吡喃葡萄糖苷、荭草素）、咕吨酮类、环烯醚萜类、三萜类、甾醇类等化学成分。肋柱花味苦，性寒。归肝、胆经。具有清热利湿、解毒、健胃的功效。现代研究表明肋柱花具有利胆、保肝、抗氧化等作用。

资源分布 肋柱花分布于中国华北、东北、西南、西北等地区。商品药材来源于野生。主产于内蒙古。

资源再生 肋柱花为一年生草本。野生于海拔 1400～4200m 的山坡草地及水沟边。

（孙稚颖）

lílú

藜芦 （Veratri Nigri Radix Et Rhizoma） 百合科植物藜芦 *Veratrum nigrum* L. 的干燥根和根茎。又称黑藜芦。夏季采挖，洗净去叶，干燥。收载于《湖南省中药材标准》（2009 年版）、《贵州省中药材、民族药材质量标准》（2003 年版）、《山东省中药材标准》（2002

年版）等。藜芦药材以条粗壮、外皮色土黄、质轻脆、断面粉性者为佳。藜芦主要含有藜芦甾体生物碱类（如介藜芦胺、伪介藜芦胺、红藜芦胺、原藜芦碱 A 和 B）。藜芦味辛、苦，性寒；有毒。具有涌吐风痰、杀虫的功效。现代研究表明藜芦具有降压、催吐、强心、抗血吸虫、抗微生物、杀虫等作用。毒性猛烈，应慎用。贵州、江西等省习用同属植物黑紫藜芦 *Veratrum japonicum*（Baker）Loes. f.、蒙自藜芦 *Veratrum mengtzeanum* Loes. f.、狭叶藜芦 *Veratrum stenophyllum* Diels、牯岭藜芦 *Verartum schindleri* Loes. f. 的根或根茎。

资源分布 藜芦分布于东北地区及河北、山东、河南、山西、陕西、内蒙古、甘肃、湖北、四川、重庆、贵州、湖南、江西等省区市。商品药材来源于野生。主产于山西、河南、山东、河北、辽宁等省。

资源再生 藜芦为多年生草本。喜阴凉，耐干旱和严寒，怕积水。栽培以土层深厚、肥沃、排水良好的腐殖质壤土或砂壤土为宜。种子繁殖，秋季种子成熟后条播，次年春季苗高 8～10cm 时移栽。

（刘 勇）

lìzhīcǎo

荔枝草（Salviae Plebeiae Herba）

唇形科植物荔枝草 *Salvia plebeia* R. Br. 的干燥全草。又称蛤蟆草、雪见草。6～7 月割取地上部分，除去泥土，扎成小把，晒干或鲜用。收载于《湖北省中药材质量标准》（2009 年版）、《江苏省中药材标准》（1989 年版）、《山东省中药材标准》（2002 年版）等。药材以色绿、味苦者为佳。荔枝草含有黄酮类（如高车前苷、粗毛豚草素、楔叶泽兰素）、酚类、皂苷类、强心苷类、萜类、挥发油、甾醇类等化学成分。荔枝草味苦，辛，性凉。归肺，胃经。具有清热解毒、凉血散瘀、利水消肿的功效。现代研究表明荔枝草具有平喘、抑菌等作用。

资源分布 除新疆、甘肃、青海、西藏外，荔枝草几乎分布遍于全国各地。商品药材来源于野生，主产于山东、江苏。

资源再生 荔枝草为多年生草本。喜温暖湿润环境，土壤以较肥沃、疏松的夹砂土较好。种子繁殖。

（秦民坚）

lìzhīhé

荔枝核（Litchi Semen）

无患子科植物荔枝 *Litchi chinensis* Sonn. 的干燥成熟种子。夏季采摘成熟果实，除去果皮和肉质假种皮，洗净，晒干。收载于《中华人民共和国药典》（2015 年版）。药材以粒大、饱满、光亮者为佳。荔枝核主要含有皂苷类、黄酮类、有机酸类（如酒石酸、苹果酸、柠檬酸、丁二酸）、脂肪酸类（如棕榈酸、油酸、亚油酸等）、挥发油等化学成分。荔枝核味甘、微苦，性温。归肝、肾经。具有行气散结、祛寒止痛的功效。现代研究表明荔枝核具有抗氧化、抑制微生物、抗肝损伤、降糖、调血脂、抗肿瘤等作用。荔枝为食用水果。

资源分布 荔枝分布于中国西南部、南部和东南部，广东和福建南部广泛栽培。商品药材来源于栽培。主产于广东、广西、福建、台湾、四川等省区。

资源再生 荔枝为常绿乔木。喜高温高湿，喜光向阳环境。以土层深厚、排水良好、富含有机质的酸性（pH 4.5～6）砂壤土为宜。嫁接繁殖或压条繁殖。病害有荔枝霜疫霉病、炭疽病，虫害有荔枝椿象、荔枝蒂蛀虫等。

（向 丽）

liánqiáncǎo

连钱草（Glechomae Herba）

唇形科植物活血丹 *Glechoma longituba*（Nakai）Kupr. 的干燥地上部分。春至秋季采收，除去杂质，晒干。收载于《中华人民共和国药典》（2015 年版）。药材以叶大、须根少者为佳。连钱草主要含有挥发油、黄酮类、三萜类、倍半萜类等化学成分。连钱草味辛、微甘，性寒。具有清热解毒、利尿通淋、散瘀消肿的功效。现代研究表明连钱草具有利胆、利尿、溶解结石、抗炎、抗菌等作用。

资源分布 活血丹分布于除甘肃、青海、新疆、西藏外全国各地。商品药材来源于野生，主产于江苏、安徽、浙江等省。

资源再生 活血丹为多年生草本。喜阴湿，适宜在温暖、湿润的气候条件下生长。对土壤要求不严，但以疏松、肥沃、排水良好的砂质壤土为佳。宜选肥沃的砂质壤土和阴凉湿润地块种植，也可利用宅旁地角、塘坝沟边等闲余阴湿地零星栽培。多采用扦插繁殖，扦插后若天旱要经常淋水保苗，促使生根成活。夏秋季采收，采收时留下根茎以利继续萌发。

（段金廒）

liánqiáo

连翘（Forsythiae Fructus）

木犀科植物连翘 *Forsythia suspensa*（Thunb.）Vahl 的干燥果实。秋季果实初熟尚带绿色时采收，除去杂质，蒸熟，晒干，又称青翘；果实熟透时采收，晒干，除去杂质，又称老翘。收载于《中华人民共和国药典》（2015 年版）。青翘药材以色绿、不开裂者为佳；老翘药材以色黄、瓣大、壳厚者为佳。连翘含有苯乙醇苷类（如连翘酯苷 A）、木脂素类（如连翘苷、连翘苷元、松脂素）、三萜类（如齐墩果酸、白桦脂酸、熊果酸）、甾醇类（如马苔树脂醇苷）、挥发油、香豆素类、黄酮类（如芦丁）等化学成分。药典规定连翘中连翘苷含量不少于 0.15%；连翘酯苷 A 含量不少于 0.25%。连翘味苦，性微寒。归肺、心、胆经。具有清热解毒、消肿散结的功效。现代研究表明连翘具有广谱抗菌、抗炎、抗肿瘤、调节免疫、降血脂和保肝作用。连翘为常见园艺花卉。

资源分布　连翘分布于河北、山西、陕西、甘肃、宁夏、山东、江苏、河南、江西、湖北、四川及云南等省区。商品药材主要来源于野生，有零星栽培。主产于山西、河南、陕西等省。

资源再生　连翘为多年生落叶灌木。喜温暖潮湿气候，适应性强，耐寒、耐瘠薄，喜阳光充足，对土壤要求不严，腐殖土及砂质砾土中都能生长。种子繁殖或扦插繁殖，苗高 50cm 或一年后移栽，移栽三年后可结果采收。

（董诚明）

liánfáng
莲房（Nelumbinis Receptaculum）

睡莲科植物莲 Nelumbo nucifera Gaertn. 的干燥花托。秋季果实成熟时采收，除去果实，晒干。收载于《中华人民共和国药典》（2015 年版）。药材以个大、灰棕色为佳。莲房含有生物碱类（如莲子碱）等化学成分。莲房味苦涩，性温。归肝经。具有消瘀，止血，去湿的功效。现代研究表明莲房具有抑菌作用。资源分布

和资源再生见莲子。

（周日宝）

liánxū
莲须（Nelumbinis Stamen）

睡莲科植物莲 Nelumbo nucifera Gaertn. 的干燥雄蕊。夏季花开时选晴天采收，盖纸晒干或阴干。收载于《中华人民共和国药典》（2015 年版）。药材以完整、花蕊长而色黄、洁净者为佳。莲须含有黄酮类（如槲皮素、木犀草素、异槲皮苷、木犀草素葡萄糖苷）、生物碱类等化学成分。莲须味甘、涩，性平。归心、肾经。具有清心、益肾、涩精、止血等功效。现代研究表明莲须具有止血等作用。资源分布和资源再生见莲子。

（周日宝）

liánzǐ
莲子（Nelumbinis Semen）

睡莲科植物莲 Nelumbo nucifera Gaertn. 的干燥成熟种子。秋季果实成熟时采割莲房，取出果实，除去果皮，干燥。收载于《中华人民共和国药典》（2015 年版）。药材以个大饱满、无抽皱、无破碎者为佳。莲子含有生物碱类（如荷叶碱、原荷叶碱、氧黄心树宁碱和 N-去甲亚美罂粟碱）、甾醇类（如 β-谷甾醇、β-谷甾醇脂肪酸酯）、黄酮类（如金丝桃苷）等化学成分。莲子味甘、涩，性平。具有补脾止泻、止带、益肾涩精、养心安神的功效。现代研究表明莲子具有抗炎、促进消化、调节免疫、降压、抗衰老、抗肿瘤等作用。

资源分布　莲广布于中国各地，野生或栽培。商品药材来源于栽培。主产于湖南、湖北、福建等省。

资源再生　莲为多年生水生草本。喜温暖湿润气候，温度达

10℃ 以上时，种藕顶芽开始萌发。根茎繁殖或种子繁殖，根茎繁殖以支藕、子藕作种，选土壤肥沃、保水保肥的水田。种藕一般要 2 节，每穴栽子藕 2 支或亲藕、子藕各 1 支。栽时按藕形开沟，将藕横放，顶芽向下倾斜，盖泥平沟，压紧防止浮起。

（周日宝）

liánzǐxīn
莲子心（Nelumbinis Plumula）

睡莲科植物莲 Nelumbo nucifera Gaertn. 的成熟种子中的干燥幼叶和胚根。取出，晒干。收载于《中华人民共和国药典》（2015 年版）。药材以个大、色青绿为佳。莲子心含有生物碱类（如莲心碱、异莲心碱、甲基莲心碱、荷叶碱、前荷叶碱、牛角花素、甲基紫堇杷灵、去甲基乌药碱）、黄酮类（如水犀草苷、金丝桃苷、芸香苷）等化学成分。药典规定莲子心中莲心碱含量不少于 0.2%。莲子心味苦，性寒。归心经、肾经。具有清心、去热、止血、涩精的功效。现代研究表明莲子心具有较强降压作用。资源再生和资源分布见莲子。

（周日宝）

liǎngmiànzhēn
两面针（Zanthoxyli Radix）

芸香科植物两面针 Zanthoxylum nitidum（Roxb.）DC. 的干燥根。全年均可采挖，洗净，切片或段，晒干。收载于《中华人民共和国药典》（2015 年版）。两面针药材以根皮厚、气味浓者为佳。两面针中含有生物碱类（如两面针碱、白屈菜红碱、氯化两面针碱、氧化两面针碱）、木脂素类等化学成分。药典规定两面针中的氯化两面针碱含量不少于 0.13%。两面针味苦、辛，性平；有小毒。归肝、胃经。具有活血化瘀、行气

止痛、祛风通络、解毒消肿的功效。现代研究表明两面针具有镇痛、抗菌、镇静、解痉和抗癌等作用。也外用保健应用，如用于牙膏可消炎止疼。广西习用两面针和毛两面针 Zanthoxylum nitidum var. *fastuosum* How ex Huang 的干燥全株，湖南习用竹叶椒 *Zanthoxylum planispinum* Sieb. et Zucc. 的干燥根和茎。

资源分布　两面针分布于浙江、福建、台湾、广东、广西、贵州、云南、湖南、四川等省区。商品药材来源于野生。主产于广东、广西、福建等省区。

资源再生　两面针为木质藤本。适宜于酸性或中性的红色或黄色壤土。种子繁殖或扦插繁殖，种子采后洗净播种；扦插取健壮、不结果实的枝条中间部，长 12cm 段，于夏季或冬季扦插，种子苗 15cm 以上，扦插苗 25cm 以上移栽。虫害有凤蝶幼虫、象甲、螨虫、红蜘蛛等。

（郭宝林）

liǎngtóujiān
两头尖（Anemones Raddeanae Rhizoma）

毛茛科植物多被银莲花 *Anemone raddeana* Regel 的干燥根茎。又称竹节香附。夏季采挖，除去须根，洗净，干燥。收载于《中华人民共和国药典》（2015 年版）。药材以质硬、断面类白色为佳。两头尖含有皂苷类（如竹节香附皂苷 A、竹节香附皂苷 R_0 ~ R_9、齐墩果酸、薯蓣皂苷元）、内酯类（如白头翁素、毛茛苷）等化学成分。药典规定两头尖中竹节香附素 A（即竹节香附皂苷 A）含量不少于 0.2%。两头尖味辛，性热；有毒。归脾经。具有祛风湿、消痈肿的功效。现代研究表明两头尖具有抗肿瘤、抑菌、抗炎、解热镇痛等作用。

资源分布　多被银莲花分布于中国东北及山东等省。商品药材来源于野生。主产于东北及山东。

资源再生　多被银莲花为多年生草本。耐寒，畏热，喜肥沃壤土，种子或根茎繁殖。

（王德群）

liǎodàqīngyè
蓼大青叶（Polygoni Tinctorii Folium）

蓼科植物蓼蓝 *Polygonum tinctorium* Ait. 的干燥叶。又称蓝靛叶。夏、秋二季枝叶茂盛时采收两次，除去茎枝和杂质，干燥。收载于《中华人民共和国药典》（2015 年版）。药材以叶厚、色蓝绿者为佳。蓼大青叶中有生物碱类（如靛蓝、靛玉红、N-苯基-2-萘胺）等化学成分。药典规定蓼大青叶中靛蓝含量不少于 0.55%。蓼大青叶味苦，性寒。归心、胃经。具有清热解毒、凉血消斑的功效。现代研究表明蓼大青叶具有抗病原微生物、解热、抗炎和免疫的作用。

资源分布　蓼蓝各地都有栽培。商品药材来源于栽培，主产于山东、河北等省。

资源再生　蓼蓝为一年生草本植物。喜温暖湿润气候，对土壤要求不严，但以种植在排水良好、肥沃的砂质壤土中产量和品质均高。种子繁殖。6 月 ~ 7 月采叶或割取茎上部，至初冬取全草。病害有褐斑病，可用多菌灵防治。

（郭巧生）

lièdāng
列当（Orobanches Herba）

列当科植物列当 *Orobanche coerulescens* Steph. 或分枝列当 *Orobanche aegyptiaca* Pers. 的干燥全草。春、夏季采收，洗去泥沙、杂质，晒干。收载于《新疆维吾尔自治区药品标准》（1987 年版）、《甘肃省中药材标准》（2009 年版）、《吉林省药品标准》（1997 年版）。药材以干燥、茎肉质、粗壮、黄褐色为佳。列当主要含有苯丙素苷类（如麦角甾苷、类叶升麻苷、圆齿列当苷）、有机酸类（如琥珀酸、咖啡酸、原儿茶醛）等化学成分。列当味甘，性温。归肾、肝、大肠经。具有补肾壮阳、强筋骨、润肠的功效。现代研究表明列当具有松弛肠平滑肌、抗衰老和氧化作用。

资源分布　列当分布于华北、东北、西北地区及山东、湖北、四川、云南、西藏等省区；分枝列当分布于新疆。商品药材来源于野生。主产于东北地区及陕西、山西、河北等省。

资源再生　列当为寄生草本。生于沙丘、山坡及沟边草地上，常寄生于菊科蒿属 *Artemisia* 植物的根上。

（王德群）

língxiāohuā
凌霄花（Campsis Flos）

紫葳科植物凌霄 *Campsis grandiflora* (Thunb.) K. Schum. 或美洲凌霄 *Campsis radicans* (L.) Seem. 的干燥花。夏、秋二季花盛开时采摘，干燥。收载于《中华人民共和国药典》（2015 年版）。药材以完整、朵大、色黄棕者为佳。凌霄花主要含有黄酮类［如柚皮素-7-O-α-L-鼠李糖（1 - 4）鼠李糖苷、芹菜素］、环烯醚萜类（如紫葳苷、凌霄苷）、三萜类、挥发油等化学成分。凌霄花味甘、酸，性寒。归肝、心包经。具活血通经、凉血祛风的功效。现代研究表明凌霄花具有抗血栓、抗菌等作用。凌霄和美洲凌霄均为园艺植物。

资源分布　凌霄分布于华东、华中地区，以及河北、广东、广西、陕西、四川、贵州、云南等省区，各地有栽培；美洲凌霄原产美洲，在广西、江苏、浙江、湖南等省区有栽培。商品药材来源于野生或栽培。主产于江苏、浙江。

资源再生 凌霄和美洲凌霄均为落叶木质藤本。喜温暖湿润环境，对土壤要求不严，砂质壤土、黏壤土均能生长。插扦繁殖、压条繁殖或分根繁殖。

(赵中振)

liùyuèxuě

六月雪（Serissae Herba） 茜草科植物六月雪 *Serissa japonica*（Thunb.）Thunb. 或白马骨 *Serissa serissoides*（DC.）Druce 的干燥全草。4～6 月采收茎叶，9～10 月挖根，切段，鲜用或晒干。收载于《山东省中药材标准》（2002 年版）、《湖南省中药材标准》（2009 年版）、《湖北省中药材质量标准》（2009 年版）。药材以枝粗壮，灰白色者为佳。六月雪含有苯丙素类（如 5-乙酰基-6-羟基-2-异丙烯苯并呋喃、5-乙酰基-6-羟基-2-丙酮苯并呋喃、邻苯二甲酸二乙酯）、甾醇类（如 β-谷甾醇、豆甾醇）、多糖等化学成分。六月雪味淡、苦、微辛，性凉。具有祛风利湿、清热解毒的功效。现代研究表明六月雪具有抗炎、抗乙肝病毒等作用。六月雪园林上用作绿篱或盆景。

资源分布 六月雪分布于华中、华南、西南等地区；白马骨分布于江苏、安徽、浙江、江西、福建、台湾、湖北、广东、香港、广西等省区。商品药材来源于野生。主产于广东、广西、四川、贵州、江西、江苏、浙江、福建等省区。

资源再生 六月雪为落叶小灌木。喜半阴，怕积水，畏烈日，抗性较强。以扦插繁殖为主，也

可用压条繁殖或分株繁殖。病虫害较少，偶有蚜虫为害。

(周日宝)

lóngdǎn

龙胆（Gentianae Radix Et Rhizoma） 龙胆科植物条叶龙胆 *Gentiana manshurica* Kitag.、龙胆 *Gentiana scabra* Bge.、三花龙胆 *Gentiana triflora* Pall. 或坚龙胆 *Gentiana rigescens* Franch. 的干燥根和根茎。前三种又称龙胆、关龙胆或北龙胆，后一种又称南龙胆、滇龙胆。春、秋二季采挖，洗净，干燥。收载于《中华人民共和国药典》（2015 年版）。药材以条粗长、色黄或色黄棕者为佳。龙胆含有环烯醚萜类（如龙胆苦苷、当药苦苷、当药苷）、生物碱类、黄酮类、甾体类、香豆素类等化学成分。药典规定龙胆中龙胆苦苷含量不少于 3.0%；坚龙胆中龙胆苦苷含量不少于 1.5%。龙胆味苦，性寒。归肝、胆经。具有清热燥湿、泻肝胆火的功效。现代研究表明龙胆具有抗真菌、抗细菌、抗疟原虫、抗炎、保肝、镇静等作用。

资源分布 条叶龙胆分布于黑龙江、吉林、辽宁、内蒙古、河南、江苏、安徽、浙江、江西、福建、湖北、湖南、广东、广西等省区；龙胆分布于除西北和西藏外全国各地；三花龙胆分布于东北及内蒙古地区。龙胆列入《中国珍稀濒危保护植物》，《国家重点保护野生植物》，为 Ⅲ 级保护植物。商品药材主要来源于栽培。关龙胆主产于辽宁英额门、湾甸子等地。坚龙胆主产于云南、四川、贵州等省。

资源再生 龙胆来源原植物均为多年生草本植物。常生于海拔 200～1700m 的山坡草地、荒地、林缘及灌丛间，喜阳光充足、

温暖湿润气候。耐寒性强，忌夏季高温多雨。种子繁殖。种子细小，先育苗 1～2 年，后移栽。2～3 年可采收。病害主要有猝倒病、斑枯病、褐斑病等。

(王振月)

lóngkuí

龙葵（Solani Nigri Herba） 茄科龙葵 *Solanum nigrum* L. 的干燥地上部分。又称苦葵。夏、秋季采收，鲜用或晒干。收载于《贵州省中药材、民族药材质量标准》（2003 年版）、《甘肃省中药材标准》（2009 年版）、《湖南省中药材标准》（2009 年版）。药材以茎叶色绿、带果者为佳。龙葵含有生物碱类（如澳洲茄碱、澳洲茄边碱、β-澳洲茄边碱）、皂苷类、树脂等化学成分。龙葵味苦，性寒。具清热解毒、活血消肿功效。现代研究表明龙葵具有抗肿瘤、抑菌、抗病毒、抗炎、抗休克、解热、镇痛、镇咳、祛痰、降压、升高血糖、保护肾脏肝脏等作用。维吾尔族习用龙葵的果实，药材名"龙葵果"，具有调血解毒、清热止渴、收敛消肿功效。龙葵可作为蔬菜、水果食用，也可以提取色素等。

资源分布 龙葵分布于中国各地。商品药材来源于野生。主产于江苏、四川、安徽、辽宁等省，多自产自销。

资源再生 龙葵为一年生草本植物。生于田边、路旁或荒地。繁殖能力强，喜温暖湿润的气候，对土壤要求不严，以比较肥沃而排水良好的砂质壤土较好。种子繁殖，4 月播种。

(王振月)

lónglìyè

龙脷叶（Sauropi Folium） 大戟科植物龙脷叶 *Sauropus spatulifolius* Beille 的干燥叶。夏、秋二季采

收，晒干。收载于《中华人民共和国药典》（2015 年版）。药材以片大、完整、身厚、色青绿者为佳。龙脷叶主要含有黄酮类（如山奈酚-3-O-龙胆二糖苷）、挥发油、有机酸类、苷类、核苷类等化学成分。药典规定龙脷叶中山奈酚-3-O-龙胆二糖苷含量不少于 0.035%。龙脷叶味甘、淡，性平。归肺、胃经。具有润肺止咳、通便功效。现代研究表明龙脷叶具有抑菌作用。

资源分布　龙脷叶原产于苏门答腊，广东、广西、云南、福建、海南等省区均有栽种。商品药材来源于栽培。主产于广东、广西。

资源再生　龙脷叶为多年生常绿小灌木。喜温暖湿润的气候，以排水良好的砂质壤土或黏质壤土栽培为佳。扦插繁殖，四季皆可，以高温多雨季节扦插存活率高，苗期经常保持土壤湿润，当苗高 3～5cm 时移栽。病虫害多为田螺危害。

（周日宝）

lóngxuèjié

龙血竭（Dracaenae Resina）

百合科植物剑叶龙血树 *Dracaena cochinchinensis*（Lour.）S. C. Chen 的含脂木材经提取得到的树脂。收载于《国家食品药品监督管理局国家药品标准 WS₃-082（Z-016）-99（Z）》（1999 年版）。药材以色黑如铁、研粉红如铁、火燃呛鼻者为佳。龙血竭主要含有黄酮类（如龙血素 A、龙血素 B、龙血素 C），甾体皂苷类，木脂素类等化学成分。国家药品标准规定龙血竭中龙血素 B 含量不少于 0.4%。龙血竭味甘、辛、咸，性温。归肺、脾、肾经。具有活血散瘀、定痛止血、敛疮生肌的功效。现代研究表明龙血竭具有抗

炎、止痛、止血等作用。

资源分布　剑叶龙血树主产于云南南部（孟连、普洱、镇康）和广西南部（窑头圩），也产于越南和老挝。列入《国家野生保护植物》，Ⅲ级保护植物。商品药材主要来源于于栽培，主要来自于越南、老挝进口。也产于云南和广西。

资源再生　剑叶龙血树乔木状，为强耐旱、强阳性的喜钙植物。宜选在石灰岩石山上，避开阴暗的特别是内涝的谷地。作为庭园观赏植物，如在酸性土上栽培，应施石灰改土。可采用种子繁殖、插条繁殖或分蘖繁殖。

（陈虎彪）

lóngyásǒngmù

龙牙楤木（Araliae Elatae Cortex）

五加科植物龙牙楤木 *Aralia elata*（Miq.）Seem. 的干燥根皮和茎皮。春、秋季挖取根部，剥取根皮或剥取树皮，除去泥土杂质，切段或片，鲜用或晒干。收载于《湖南省中药材标准》（2009 年版）、《黑龙江省中药材标准》（2001 年版）。药材以质脆、味微涩而后苦、咀嚼无纤维渣感者为佳。龙牙楤木含有三萜皂苷类（如辽东楤木皂苷、齐墩果酸-28-O-β-D-吡喃葡萄糖苷和楤木皂苷）等化学成分。龙牙楤木味辛、微苦、甘，性平。具有益气补肾、祛风利湿、活血止痛等功效。现代研究表明龙牙楤木具有抗肿瘤、抗病毒、保肝、抗心肌缺血等作用。

资源分布　龙牙楤木分布于黑龙江、吉林、辽宁等省。商品药材来源于野生和栽培，主产于吉林、黑龙江、辽宁等省。

资源再生　龙牙楤木为灌木或小乔木。喜生长在沟谷、阳坡、土壤肥沃、潮湿或半阴的地区。

种子繁殖或扦插繁殖。

（王振月）

lóngyǎnròu

龙眼肉（Longan Arillus）

无患子科植物龙眼 *Dimocarpus longan* Lour. 的假种皮。又称龙眼干，蜜脾。夏、秋二季采收成熟果实，干燥，除去壳、核，晒至干爽不黏。收载于《中华人民共和国药典》（2015 年版）。药材以颗粒大小均匀、凸圆中空、色泽统一、明黄澄白、玲珑剔透、香味浓烈者为佳。龙眼肉中含有萜类、甾醇类、糖类等化学成分。龙眼肉味甘，性温。归心、脾经。具有补益心脾、养血安神的功效。现代研究表明龙眼肉具有抗衰老、抗应激、抗焦虑、抗肿瘤、调节免疫力、调节内分泌、抑菌等多种功效。

资源分布　龙眼分布于华东、华南、西南等地区。商品药材主要来源于栽培，主产于广东、广西、福建等省区。

资源再生　龙眼为常绿乔木。适宜于温暖、湿润、红壤或砖红壤的环境中栽培。嫁接繁殖，芽接或枝接，最适宜时期为 2～5 月。接穗应以品种纯正、生长健壮、丰产优质的结果树作采穗母本树，选择树冠外围中上部、充分接受阳光、芽眼饱满、表皮嫩滑、粗度与砧木相近或略小的一年生枝梢，剪下后，用湿布包好，即可嫁接。龙眼种植 3 年后可结果，采收。主要病害有龙眼鬼帚病、炭疽病，主要虫害为龙眼亥麦蛾、荔枝蒂蛀虫。

（丁平）

lòulú

漏芦（Rhapontici Radix）

菊科植物祁州漏芦 *Rhaponticum uniflorum*（L.）DC. 的干燥根。春、秋二季采挖，除去须根和泥沙，晒

干。收载于《中华人民共和国药典》（2015 年版）。药材以外皮灰黑色、条粗、质坚、不裂者为佳。漏芦主要含有甾体类（如 β-蜕皮甾酮）、黄酮类、萜类等化合物。药典规定漏芦中 β-蜕皮甾酮含量不少于 0.04%。漏芦味苦，性寒。归胃经。具有清热解毒、消痈、下乳、舒筋通脉等功效。现代研究表明漏芦具有抗动脉粥样硬化、抗氧化、调节免疫等作用。蒙古族习用祁州漏芦的花，药材名"漏芦花"。

资源分布 祁州漏芦分布于黑龙江、吉林、辽宁、内蒙古、河北、山东、山西、陕西、甘肃等省区。商品药材来源于野生，主产于河北、辽宁、山西等省。

资源再生 祁州漏芦为多年生草本。生于向阳的山坡、草地、路边。

（王振月）

lúgēn

芦根 （Phragmitis Rhizoma） 禾本科植物芦苇 *Phragmites communis* Trin. 的新鲜或干燥根茎。全年均可采挖，除去芽、须根和膜状叶，鲜用或晒干。收载于《中华人民共和国药典》（2015 年版）。药材以条粗壮、黄白色、有光泽、无须根、质嫩者为佳。芦根含有多糖、酚酸类（如阿魏酸、对香豆酸）、甾体类、三萜类、挥发油等化学成分。芦根味甘，性寒。归肺、胃经。具有清热泻火、生津止渴、除烦、止呕、利尿的功效。现代研究证明芦根具有抗氧化、抗肿瘤、保肝、解热、镇痛、镇静、抗菌等作用。

资源分布 芦苇分布于全国各地。商品药材来源于野生。主产于河北、江苏、安徽、浙江、湖北、山东、辽宁、内蒙古等省区。

资源再生 芦苇为多年生挺水草本。喜温暖湿润气候，耐寒。栽培以土层深厚、富含腐殖质的湖泊、河流岸边浅水中为宜，根茎繁殖。

（刘勇）

lúhuì

芦荟 （Aloe） 百合科植物库拉索芦荟 *Aloe barbadensis* Miller，好望角芦荟 *Aloe ferox* Miller 或其他同属近缘植物叶的汁液浓缩干燥物。前者又称老芦荟，后者又称新芦荟。收载于《中华人民共和国药典》（2015 年版）。芦荟含有蒽醌类（如芦荟大黄素苷、异芦荟大黄素苷、大黄酚）、树脂，多糖等化学成分。药典规定芦荟苷含量库拉索芦荟不少于 16.0%，好望角芦荟不得少于 6.0%。芦荟味苦，性寒。归肝、胃、大肠经。具有泻下通便、清肝泻火、杀虫疗疳的功效。现代研究表明芦荟具有保肝、泻下、促进伤口愈合、抗炎、抗肿瘤、对皮肤的保护及调节免疫等作用。

资源分布 库拉索芦荟分布于北美洲的西印度群岛；好望角芦荟分布于南非。商品药材主要来自于栽培，主产于云南，或者进口。

资源再生 库拉索芦荟为多年生草本。喜高温湿润气候，喜光，耐旱，忌积水，怕寒冷。对土壤要求不严，种在旱、瘠土壤上叶瘦色黄，在潮湿肥沃土壤中叶片肥厚浓绿。分株繁殖或芽插繁殖，种植 2～3 年后，收集中下部生长良好的新鲜叶片，切口向下直放于盛器中，取其流出的液汁干燥即成。也可将叶片洗净横切，加水煎煮，过滤，浓缩成黏稠状，烘干或暴晒干，为芦荟膏。

（谈献和）

lùlùtōng

路路通 （Liquidambaris Fructus） 金缕梅科植物枫香树 *Liquidambar formosana* Hance 的干燥成熟果序。冬季果实成熟后采收，除去杂质，干燥。收载于《中华人民共和国药典》（2015 年版）。药材以色黄、个大者为佳。路路通含有三萜类（如齐墩果酸、熊果酸、白桦脂酸）、甾醇类、有机酸类（如没食子酸）等化学成分。药典规定路路通中路路通酸（白桦脂酸）含量不少于 0.15%。路路通味苦，性平。归肝、肾经。具有祛风活络、利水、通经的功效。现代研究表明路路通具有保肝、抗炎作用。

资源分布 枫香树分布于秦岭淮河以南各省。商品药材来源于栽培。主产于江苏、浙江、安徽、福建、湖北等省。

资源再生 枫香树为多年生落叶乔木。喜光，多生于平地、村落附近，以及低山次生林。多用种子繁殖。

（周日宝）

lùxiáncǎo

鹿衔草 （Pyrolae Herba） 鹿蹄草科植物鹿蹄草 *Pyrola calliantha* H. Andres 或普通鹿蹄草 *Pyrola decorate* H. Andres 的干燥全草。又称鹿蹄草、鹿含草。全年均可采挖，除去杂质，晒至叶片较软时，堆置至叶变紫褐色，晒干。收载于《中华人民共和国药典》（2015 年版）。药材以叶片红棕色、无杂质及泥沙者为佳。鹿衔草中含有黄酮类（如槲皮素、金丝桃苷）、酚苷类（如熊果苷、高熊果酚苷、肾叶鹿蹄草苷）、环烯醚萜类（如水晶兰苷）等化学成分。药典规定鹿衔草中水晶兰苷的含量不少于 0.1%。鹿衔草味甘、苦，性温。归肝、肾经。具有祛风湿、

强筋骨、止血、止咳的功效。现代研究表明鹿衔草具有抗炎、免疫调节、抗菌和扩张心脑血管等作用。

资源分布　鹿蹄草分布于华东、西南地区及河北、河南、湖北、湖南、广东、陕西、甘肃、青海等省；普通鹿蹄草分布于华东、西南地区及湖北、湖南、陕西、台湾等省。商品药材来源于野生。主产于浙江、安徽、贵州、陕西等省。

资源再生　鹿蹄草及普通鹿蹄草均为多年生草本。喜寒冷、阴湿的环境。栽培以富含腐殖质、排水良好的砂壤土为宜。分株繁殖，一般在9～10月结合采收，选择具有匍匐茎的单株栽种。栽种一年后即可采收。

（刘合刚）

lǜrónghāo

绿绒蒿（Meconopsis Herba）

罂粟科植物全缘绿绒蒿 *Meconopsis intergrifolia*（Maxim.）Franch.，长叶绿绒蒿 *Meconopsis lancifolia*（Franch.）Franch. 或五脉绿绒蒿 *Meconopsis quintuplinervia* Regel 的干燥全草。7～8月采收，洗净，阴干。收载于《中华人民共和国卫生部药品标准·藏药·第一册》（1995年版）。绿绒蒿中含有生物碱类（如威尔士绿绒蒿定碱、原阿片碱、去甲血根碱、马齿苋酰胺E）、有机酸类、强心苷类、挥发油等化学成分。绿绒蒿味苦涩，性寒。归肺、肝、大肠经。具有清热利湿、止咳的功效。现代研究表明绿绒蒿具有抑菌等作用。

资源分布　全缘绿绒蒿分布于甘肃、青海、四川、云南和西藏；长叶绿绒蒿分布于甘肃、四川、云南和西藏；五脉绿绒蒿分布于湖北、四川、西藏、青海、甘肃和陕西。商品药材来源于野生。主产于甘肃、云南、四川和西藏。

资源再生　三种绿绒蒿均为多年生草本。生长于2300～5000m的高山灌丛、山坡和草甸。

（郭宝林）

lǜcǎo

葎草（Humuli Scandentis Herba）

桑科植物葎草 *Humulus scandens*（Lour.）Merr. 的干燥地上部分或全草。又称拉拉秧，拉拉藤。9～10月收割地上部分，切段晒干，备用。收载于《广东省中药材标准》（2010年版）、《福建省中药材标准》（2006年版）、《江西省中药材标准》（1996年版）等。葎草主要含有黄酮类（如芹菜素、牡荆素、木犀草素）、三萜类（如齐墩果酸、麦珠子酸、积雪草酸）、生物碱类、挥发油等化学成分。葎草味甘、苦，性寒。归肺、肾经。具有清热解毒、利尿消肿功效。现代研究表明葎草具有抑菌、抗骨质疏松等作用。

资源分布　葎草分布于全国各地。商品药材来源于野生。各地多自产自销。

资源再生　葎草为多年生缠绕性草本。喜温暖湿润气候，适应性较强，以疏松肥沃、土层深厚、排水良好的砂质壤土或壤土栽培为宜。种子繁殖。病害有锈病、白粉病等。

（秦民坚）

luóbùmáyè

罗布麻叶（Apocyni Veneti Folium）

夹竹桃科植物罗布麻 *Apocynum venetum* L. 的干燥叶。夏季采收，除去杂质，干燥。收载于《中华人民共和国药典》（2015年版）。罗布麻叶药材以叶片完整、色绿者为佳。罗布麻叶主要含有黄酮类（如金丝桃苷、槲皮素、异槲皮苷、新异芸香苷）、有机酸类、脂肪酸醇脂类及甾醇类等化学成分。药典规定罗布麻叶中金丝桃苷的含量不少于0.3%。罗布麻叶味甘、苦，性凉。归肝经。具有平肝安神、清热利水的功效。现代研究表明罗布麻叶具有降压、抗心律失常、降血脂、抗血栓、利尿、调节免疫、抗衰老、抗辐射、抗化疗药及自由基损伤等作用。新疆习用大叶白麻 *Poacynum hendersonii*（Hook. f.）Woodson。

资源分布　罗布麻分布于华北、西北地区，以及吉林、辽宁、山东、江苏、安徽、河南等省。商品药材主要来源于野生。主产于辽宁、吉林、内蒙古、新疆、安徽、陕西等省区。

资源再生　罗布麻为直立亚灌木。耐寒、耐旱、耐碱、耐风，适应多种气候和土壤。对环境条件要求不严。种子繁殖、根茎切段繁殖或分株繁殖。罗布麻易发茎斑病及锈病。

（陈虎彪）

luóhànguǒ

罗汉果（Siraitiae Fructus）

葫芦科植物罗汉果 *Siraitia grosvenorii*（Swingle）C. Jeffrey ex A. M. Lu et Z. Y. Zhang 的干燥果实。秋季果实由嫩绿色变深绿色时采收，晾数天后，低温干燥。收载于《中华人民共和国药典》（2015年版）。药材以形圆、个大、坚实、摇之不响、色黄褐者为佳。罗汉果主要含有皂苷类（如罗汉果苷Ⅲ、Ⅳ、Ⅴ）、黄酮类（如罗汉果黄素）、果糖等化学成分。药典规定罗汉果中罗汉果苷Ⅴ的含量不少于0.5%。罗汉果味甘，性凉。归肺、大肠经。具有清热润肺、利咽开音和润肠通便等功效。现代研究表明罗汉果具有镇咳、祛痰、降压、退热和抗菌等作用。

资源分布　罗汉果分布于福

建、湖南、广西、广东、江西、贵州等省区，栽培于广西、广东、湖南、江西、福建等省区。商品药材来源于野生和栽培，以栽培品为主。栽培主产于广西等省区。野生主产于广西、江西、广东、贵州等省区。

资源再生 罗汉果为多年生缠绕性草本。适宜凉爽多雾的气候，怕积水，喜光但忌强光，适宜生长温度 25～30℃。栽培以排水良好、土层深厚、富含腐殖质的壤土、红黄壤为宜。主要压蔓繁殖，9 月下旬选择 1 年生植株，长出的健壮藤蔓进行压蔓，次年 3 月下旬至 4 月上旬移栽定植。种植 2～3 年后即可采收。

（刘合刚）

luólè

罗勒（Ocimi Herba） 唇形科植物罗勒 Ocimum basilicum L. 的干燥全草。又称九层塔、零陵香。夏秋采收全草，除去细根和杂质，切段，晒干。罗勒药材以干燥、茎细、无泥沙杂草者为佳。收载于《中华人民共和国卫生部药品标准·中药材·第一册》（1992年版）。罗勒含有黄酮类（槲皮素、山柰酚）、挥发油（罗勒烯、α-蒎烯、1,8-枝叶素、芳樟醇、牻牛儿醇、柠檬烯）等化学成分。罗勒味甘、辛，性温。归肺、脾、胃、大肠经。具有疏风解表、化湿和中、行气活血、解毒消肿等功效。现代研究表明罗勒具有抗菌、抗肿瘤、抗血栓、抗溃疡等作用。除药用外，罗勒还可作为调味香料，用于化妆品和其他日化产品。资源分布和资源再生见罗勒子。

（张永清）

luólèzǐ

罗勒子（Ocimi Fructus） 唇形科植物罗勒 Ocimum basilicum L. 的干燥果实。又称光明子、兰香子。果实成熟时采收，晒干，除去杂质。收载于《中华人民共和国卫生部药品标准·维吾尔药分册》（1999 年版）。药材以颗粒饱满者为佳。罗勒子主要含有脂肪油（含量约 16.8％，主要由棕榈酸、硬脂酸、油酸、亚油酸、亚麻酸等脂肪酸组成）、挥发油等化学成分。罗勒子味甘、辛，性凉。具有清热、明目、祛翳等功效。

资源分布 罗勒产于新疆、吉林、河北、浙江、江苏、安徽、江西、湖北、湖南、广东、广西、福建、台湾、贵州、云南及四川，多为栽培，南部各省区有逸为野生。商品药材主要来源于栽培。

资源再生 罗勒为一年生草本。性喜温暖潮湿气候，适宜种植在排水良好、肥沃的砂质壤土或腐殖质壤土中。种子繁殖。

（张永清）

luófúmù

萝芙木（Rauvolfiae Radix Et Caulis） 夹竹桃科植物萝芙木 Rauvolfia verticillata（Lour.）Baill. 或云南萝芙木 Rauvolfia yunnannensis Tsiang 的干燥根和茎。10 月份采收，离地 10cm 砍断茎秆，清除枝叶，根挖出抖去泥土，切片，晒干。收载于《广西壮族自治区壮药质量标准》（2008 年版）。药材以质坚、皮部味极苦者为佳。萝芙木含有生物碱类（如利血平、阿吗碱、萝莱碱、萝芙木甲素、育亨宾碱、毛萝芙木碱、四氢蛇根碱、萝芙木碱）、甾醇类等化学成分。萝芙木味苦、微辛，性凉。具有清热、降压、宁神的功效。现代研究表明萝芙木具有降压作用。

资源分布 萝芙木生于低山区丘陵地或溪边的灌木丛及小树林中，分布于西南、华南及台湾等地。云南萝芙木分布于云南、贵州和广西等省区。商品药材来源于栽培。主产于广东、广西、海南、贵州、云南、台湾等省区。

资源再生 萝芙木为多年生常绿灌木。喜温暖湿润的气候环境，不耐寒。在高温多雨季节，生长旺盛。土壤以肥沃、疏松、湿润的砂壤土及壤土较好。种子繁殖或扦插繁殖，以种子繁殖为主，于 9～10 月采收充分成熟的果实，堆积 2～3 天，或用水浸泡 1 天，待果肉变软，搓烂果肉，洗出充实种子，随即播种，也可用湿沙混合贮藏至翌年 3～4 月播种。

（周日宝）

luómó

萝藦（Metaplexis Herba） 萝藦科植物萝藦 Metaplexis japonica（Thunb.）Makino 的干燥全草。7～8 月采收全草，鲜用或晒干。收载于《上海市中药材标准》（1994 年版）、《江西省中药材标准》（1996 年版）。萝藦含有甾体类（如萝藦苷元、异热马酮、肉珊瑚苷元、萝藦米宁、二苯甲酰萝藦醇）、强心苷类、生物碱类、黄酮类等化学成分。萝藦味甘、微辛，性温。具强壮，行气活血，消肿解毒的功效。现代研究表明萝藦具有抗炎、调节免疫、抗氧化、抗肿瘤等作用。

资源分布 萝藦分布于华北、东北、华东地区和甘肃、陕西、贵州、河南和湖北等省。商品药材来源于野生。主产于江苏等省。

资源再生 萝藦为多年生缠绕草本。适应性强。路边、山坡均有分布。

（董诚明）

luóxuánzǎo

螺旋藻（Spirulina） 颤藻科植物钝顶螺旋藻 Spirulina platensis

（Notdst.）Geitl. 的干燥藻体。将藻液经过滤、洗涤、脱水、干燥，得到成品藻粉。收载于《广东省中药材标准·第一册》（2004 年版）、《云南省中药材标准·第一册》（2005 年版）、《山东省中药材标准》（2002 年版）等。螺旋藻含有多糖类成分，以及丰富的蛋白质（60%）、维生素、不饱和脂肪酸和胡萝卜素等营养物质。螺旋藻具益气养血、化痰降浊的功效。现代研究表明螺旋藻具有抗辐射损伤、抗菌、抗癌、降低血脂、调节免疫功能等作用。可用作食品和保健食品。

资源分布 钝顶螺旋藻广泛分布于温暖的盐、淡水域。商品药材来源于养殖。主产于山东、云南、海南、福建、广西和山东等省区。

资源再生 钝顶螺旋藻为多细胞，圆柱形螺旋状的丝状体，可人工培养并大面积机械化生产。最佳生长温度是 35～37℃，具较好的耐热性；最佳生长 pH 值范围为 8.3～11.0；繁殖方式为分级扩大培养：一般分为藻种培养、扩大培养、接种、大池培养，在适宜的气候条件下，经过 4～5 天培养，其光亮度达到 0.8～1.0，即可进行采收。

（张永勋）

luǒhuāzǐzhū

裸花紫珠（Callicarpae Nudiflorae Folium） 马鞭草科植物裸花紫珠 *Callicarpa nudiflora* Hook. et Arn. 的干燥叶。又称紫珠叶。夏、秋季采收为佳，晒干。收载于《中华人民共和国药典》（1977 年版），以及《江西省中药材标准》（2014 年版）、《湖南省中药材标准》（2009 年版）、《广东省中药材标准·第一册》（2004 年版）等。裸花紫珠含有黄酮类（如木犀草苷、芹菜素）、三萜类（如熊果酸）、二萜类（如紫珠萜酮）、苯丙素类、挥发油、酚酸类等化学成分。裸花紫珠味微辛、苦，性平。具有止血消炎、散瘀消肿的功效。现代研究表明裸花紫珠具有止血、抗血栓形成、抗炎、抗菌、调节免疫等作用。

资源分布 裸花紫珠分布于广东、海南、广西、福建、江西、湖南等省区，海南、江西等省有栽培。商品药材主要来源于野生。主产于海南、广东、广西、江西等省区。

资源再生 裸花紫珠为落叶灌木或小乔木，喜温暖湿润气候，怕积水。栽培以土层深厚，富含腐殖质、排水良好的壤土为宜；种子繁殖、分株繁殖或扦插繁殖，以扦插繁殖为主。

（刘勇）

luòshíténg

络石藤（Trachelospermi Caulis Et Folium） 夹竹桃科植物络石 *Trachelospermum jasminoides* (Lindl.) Lem. 的干燥带叶茎藤。冬季至次春采割，除去杂质，晒干。收载于《中华人民共和国药典》（2015 年版）。药材以叶多而色绿者为佳。络石藤含有木脂素类（如牛蒡子苷、络石苷、罗汉松脂素苷）、生物碱类（如冠狗牙花定、伏康京碱、伏康碱）、黄酮类（芹菜素、芹菜素 7-O-葡萄糖苷、芹菜素-7-O-龙胆二糖苷）、甾醇类等化学成分。药典规定络石藤中络石苷的含量不少于 0.45%。络石藤味苦，性微寒。归心、肝、肾经。具有祛风通络、凉血消肿的功效。现代研究表明络石藤具有抑菌、扩张血管等作用。

资源分布 络石分布于河南、山东、安徽、江苏、浙江、福建、台湾、广东、广西、江西、湖北、湖南、贵州、四川、云南等省区。商品药材来源于野生，主产于江苏、安徽、湖北、山东、广东、广西等省区。

资源再生 络石为多年生攀缘性木质藤本。生长于树干、岩石、垣墙上，喜温暖、较湿润的生态环境。

（刘合刚）

luòxīnfù

落新妇（Astilbes Rhizoma） 虎耳草科植物落新妇 *Astilbe chinensis* (Maxim.) Franch. et Sav. 的干燥根茎。又称红升麻。夏、秋季采挖，除去泥土、须根、鳞片和绒毛，晒干。收载于《湖北省中药材质量标准》（2009 版）、《湖南省中药材标准》（2009 年版）、《青海省药品标准》（1992 年版）。药材以个大、质坚、断面白色或微带红色者为佳。落新妇主要含酚类（如岩白菜素）、有机酸类（如水杨酸、2,3-二羟基苯甲酸）、鞣质、黄酮类、多糖类等化学成分。落新妇味辛、苦，性凉。具有祛风、清热、止咳的功效。现代研究表明落新妇具有退热、抗炎、抑菌、抗内毒素等作用。

资源分布 落新妇分布于华北、东北、西南地区，以及陕西、宁夏、甘肃、山东、安徽、浙江、江西、湖北、湖南、广西等省区。商品药材来源于野生。主产于四川、贵州、湖北等省。

资源再生 落新妇为多年生草本。喜半阴、潮湿而排水良好环境。耐寒，喜疏松肥沃、富含腐殖质的酸性或中性土壤。

（董诚明）

máhuáng

麻黄（Ephedrae Herba） 麻黄科植物草麻黄 *Ephedra sinica* Stapf、中麻黄 *Ephedra intermedia* Schrenk et C. A. Mey. 或木贼麻黄 *Ephedra* *equisetina* Bge. 的干燥草质茎。秋季采割绿色的草质茎，晒干。收载于《中华人民共和国药典》（2015年版）。麻黄药材以色淡绿或黄绿、内心色红棕、手拉不脱节、味苦涩者为佳。麻黄主要含有生物碱类（如麻黄碱、伪麻黄碱）、黄酮类、鞣质、挥发油、有机酸类等化学成分。药典规定麻黄中盐酸麻黄碱及盐酸伪麻黄碱的总含量不少于 0.8%。麻黄味辛、微苦，性温。归肺、膀胱经。具有发汗散寒、宣肺平喘、利水消肿的功效。现代研究表明麻黄具有兴奋中枢神经、解热发汗、平喘抗炎、利尿等作用。麻黄中的麻黄碱具有显著的中枢兴奋作用，长期使用可引起病态嗜好及耐受性，被纳入中国二类精神药品进行管制。麻黄碱是制造"冰毒（甲基苯丙胺）"的前体。

资源分布 草麻黄分布于内蒙古、辽宁、吉林、河北、河南、陕西、山西、宁夏、甘肃、新疆等省区；中麻黄分布于甘肃、宁夏、青海、内蒙古、山西、陕西及新疆等省区；木贼麻黄分布于内蒙古、甘肃、新疆、宁夏、青海、河北、陕西、山西等省区。中麻黄、草麻黄及木贼麻黄列入《国家重点保护野生植物名录》。商品药材来源于野生和栽培，以草麻黄为主。草麻黄主产于内蒙古、宁夏、青海、新疆；中麻黄主产于甘肃、青海、内蒙古及新疆；木贼麻黄主产于河北、山西、甘肃、陕西、内蒙古、宁夏、新疆等省区。

资源再生 草麻黄为草本状灌木。喜凉爽较干燥气候，耐严寒，对土壤要求不严格，砂质壤土、砂土、壤土均可生长，低洼地和排水不良的黏土不宜栽培。种子繁殖或分株繁殖。种后第二年开始采收。

（赵中振）

麻黄根（Ephedrae Radix Et Rhizoma）

麻黄科植物草麻黄 *Ephedra sinica* Stapf 或中麻黄 *Ephedra intermedia* Schrenk et C. A. Mey. 的干燥根和根茎。秋季采挖，除去残茎、须根和泥沙，干燥。收载于《中华人民共和国药典》（2015年版）。麻黄根含有生物碱类（如麻黄根碱、麻黄根素、酪氨酸甜菜碱）、黄酮类（如麻黄宁 A、B）等化学成分，不含麻黄碱和伪麻黄碱。麻黄根味甘、涩，性平。归心、肺经。具有固表止汗的功效。现代研究表明麻黄根具有止汗、降压、降低心率的作用。资源分布和资源再生见麻黄。

（赵中振）

马鞭草（Verbenae Herba）

马鞭草科植物马鞭草 *Verbena officinalis* L. 的干燥地上部分。6～8月花开时采割，除去杂质，晒干。收载于《中华人民共和国药典》（2015年版）。药材以色青绿、带花穗、无杂质者为佳。马鞭草主要含有环烯醚萜类（如马鞭草苷、戟叶马鞭草苷、桃叶珊瑚苷）、三萜类（如齐墩果酸、熊果酸）、甾醇类、鞣质、挥发油等化学成分。药典规定马鞭草中齐墩果酸和熊果酸的总含量不少于 0.3%。马鞭草味苦，性凉。归肝、脾经。具有活血散瘀，解毒，利水，退黄，截疟的功效。现代研究表明马鞭草具有抗炎止痛、镇咳等作用。

资源分布 马鞭草分布于华东、华中、西南地区，以及山西、广东、广西、陕西、甘肃、宁夏、新疆等省区。商品药材来源于野生。主产于湖北、江苏、广西、贵州。

资源再生 马鞭草为多年生草本。生于路旁、田野、山坡、溪旁或村落附近。

（赵中振）

马齿苋（Portulacae Herba）

马齿苋科植物马齿苋 *Portulaca oleracea* L. 的干燥地上部分。又称马齿菜。夏、秋二季采收，除去残根和杂质，洗净，略蒸或烫后晒干。收载于《中华人民共和国药典》（2015年版）。马齿苋药材以叶多、色绿、整齐不破碎者为佳。马齿苋主要含有黄酮类（如槲皮素、山柰酚、杨梅素、芹菜素、儿茶酚）、有机酸类、脂肪酸类、萜类、香豆素类、生物碱类、强心苷类、蒽醌类、多糖等化学成分。马齿苋味酸，性寒。归肝、大肠经。具有清热解毒、凉血止血、止痢功效。现代研究表明马齿苋具有抗菌、抗炎、抗病毒、抗肿瘤、调节免疫、调血脂、降血糖、抗衰老、抗氧化等作用。可食用，也可用于保健食品。

资源分布 马齿苋分布全国各地。商品药材来源于野生，主产于河北、山西、山东、辽宁等省。

资源再生 马齿苋为一年生肉质草本。生于田野路边及庭院废墟等向阳处。用种子繁殖，主要有蜗牛为害。

（陈士林）

马兜铃（Aristolochiae Fructus）

马兜铃科植物北马兜铃 *Aristolochia contorta* Bge. 或马兜铃 *Aristolochia debilis* Sieb. et Zucc. 的干燥成熟果实。秋季果实由绿变黄时采收，干燥。收载于《中华人民共和国药典》（2015年版）。以个大、完整、灰绿色者为佳。马兜铃含有菲类（如马兜铃酸、马兜铃子酸）、生物碱类等化学成分。马兜铃味苦，性微寒。归肺、大肠经。具有清肺降气、止咳平喘和清肠消痔等功效。现代研究表明马兜铃具有镇咳、祛痰、抗菌和抗生育等作用。马兜铃长期、过量应用可引起肾损害，儿童及老年人应慎用，马兜铃酸是毒性成分。

资源分布 北马兜铃分布于华北、东北地区，以及河南、湖北、江西、陕西、甘肃、宁夏、山西、内蒙古等省区。马兜铃分布于河南、山东、江苏、安徽、浙江、江西、湖北、湖南、广西、四川等省区。商品药材主要为野生。北马兜铃主产于东北地区及河南、山东、陕西等省。马兜铃主产于浙江、安徽、江苏、湖北、湖南等省。

资源再生 马兜铃为多年生缠绕性或匍匐状草本。喜温暖湿润气候。栽培以湿润、肥沃、疏松、富含腐殖质的砂壤土为宜。用种子繁殖，于9月上旬或3月下旬至4月上旬播种。适宜生长温度为25～30℃。种植2年即可收获。

（刘合刚）

mǎlìnzǐ

马蔺子（Iridis Lacteae Semen）

鸢尾科植物马蔺 *Iris lactea* Pall. var. *chinensis*（Fisch.）Koidz. 的干燥成熟种子。果实成熟时采收，将果实割下晒干，打下种子，除去杂质，再晒干。收载于《中华人民共和国卫生部药品标准·藏药·第一册》（1995年版）。马蔺子药材以赤褐色、饱满、纯净者为佳。马蔺子种皮含有醌类（如马蔺子甲素、乙素、丙素）、三萜类（如羽扁豆烯-3-酮，白桦脂醇）、脂肪酸类（如亚油酸、油酸、硬脂酸、软脂酸、肉豆蔻酸）等化学成分。马蔺子味甘，性平。

归肝、脾、胃、肺经。具有清热利湿、解毒杀虫、止血定痛等功效。现代研究表明马蔺子具有抗肿瘤、抗辐射、调节免疫、避孕等作用。马蔺全草、花、根等亦可药用。马蔺叶可供造纸和编织用；根木质部坚韧可制作刷子。

资源分布 马蔺分布于黑龙江、吉林、辽宁、内蒙古、河北、山西、山东、河南、安徽、江苏、浙江、湖南、湖北、陕西、甘肃、宁夏、青海、新疆、四川、西藏等省区。商品药材来源于野生，主产于江苏、辽宁、河北等省。

资源再生 马蔺为多年生草本。自然分布极广，植株根系发达，适应性极强，耐盐碱。种植时对土壤要求不严格，以砂质壤土为宜。种子繁殖或分株繁殖，以分株繁殖常用。

（张永清）

mǎqiánzǐ

马钱子（Strychni Semen）

马钱科植物马钱 *Strychnos nux-vomica* L. 的干燥成熟种子。秋、冬季果实成熟时摘下，取出种子，洗净附着的果肉，晒干。收载于《中华人民共和国药典》（2015年版）。药材以个大饱满、质坚肉厚、色灰黄有光泽者为佳。马钱子主要含有生物碱类（如士的宁、马钱子碱、异番木鳖碱、异马钱子碱、钩吻碱）等化学成分。药典马钱子中士的宁碱含量应为 1.2%～2.2%，马钱子碱含量不少于0.8%。马钱子味苦，性温；有大毒。归肝、脾经。具通络止痛，散结消肿的功效。现代研究表明马钱子具有兴奋中枢神经、镇痛、抗炎、抗肿瘤、健胃、镇咳、祛痰等作用。马钱子剧毒成分为番木鳖碱、马钱子碱、钩吻碱。马钱子应间断使用，不可多服和久服。

资源分布 马钱原产于东南

亚国家，福建、台湾、广东、海南、广西、云南等省区有栽培。商品药材主要进口，来自印度、越南、缅甸、泰国、斯里兰卡等国，中国福建、台湾、广东等省产少量。

资源再生 马钱为乔木。强阳性树种，喜高温，怕霜冻，耐旱，忌积水，幼苗期需60%郁闭度。种子和芽接繁殖。8年后开花结果，10年后为结果盛期。

（赵中振）

mǎwěilián

马尾连（Thalictri Radix Et Rhizoma）

毛茛科植物金丝马尾连 *Thalictrum glandulosissimum*（Finet et Gagnep.）W. T. Wang et S. H. Wang、高原唐松草 *Thalictrum cultratum* Wall. 、多叶唐松草 *Thalictrum foliolosum* DC. 、贝加尔唐松草 *Thalictrum baicalense* Turcz. ex Ledeb. 、长柱贝加尔唐松草 *Thalictrum baicalense* Turcz. ex Ledeb. var. *megalotigma* Boivin、星毛唐松草 *Thalictrum cirrhosum* Lévl. 、偏翅唐松草 *Thalictrum delavayi* Franch. 、唐松草 *Thalictrum aquilegifolium* L. var. *sibiricum* Regel et Tiling 等植物的干燥根及根茎。又称金丝马尾连、马尾莲等。9～10月至次年1～2月采挖，抖去泥沙，剪去苗茎，晒至八成干，搓去外层棕色栓皮，再晒干。收载于《北京市中药材标准》（1998年版）、《贵州省中药材、民族药材质量标准》（2003年版）、《山东省中药材标准》（2002年版）等。药材以质脆、易折断、气微味苦为佳。马尾连主要含有生物碱类（如小檗碱、原小檗碱、黄连碱、药根碱、木兰花碱）等化学成分。马尾连味苦，性寒。归心、肝、大肠经。具有清热燥湿、泻火解毒的功效，与黄连功效相近，民间有替代黄连应用。现代研究表明马尾连具有明显的抗癌、抗菌、抗病毒等作用。

资源分布 金丝马尾连分布于云南；高原唐松草分布于甘肃、四川、云南、西藏；多叶唐松草分布于四川、云南、西藏；贝加尔唐松草分布于黑龙江、吉林、河北、山西、陕西、甘肃、青海、河南、西藏；长柱贝加尔唐松草分布于甘肃、四川；星毛唐松草分布于云南；偏翅唐松草分布于四川、云南、西藏；唐松草分布于黑龙江、吉林、辽宁、内蒙古、河北、山东、山西、浙江。商品药材来源于野生，主产于云南、四川、西藏、甘肃、陕西、吉林、黑龙江等省区。

资源再生 金丝马尾连为多年生草本。多生长在海拔200m左右的山坡、草地、灌木丛中或沟边草地，喜凉爽、潮湿，畏炎热、干旱。

(王德群)

mǎimáténg

买麻藤（Gneti Caulis） 买麻藤科植物买麻藤 Gnetum montanum Markgr. 或小叶买麻藤 Gnetum parvifolium（Warb.）C. Y. Cheng ex Chum 的干燥藤茎。全年均可采收，鲜用或晒干。收载于《福建省中药材标准》（2006年版）、《广西中药材标准》（1996年版）、《贵州省中药材、民族药材质量标准》（2003年版）。买麻藤含有生物碱类（如2-羟基-3-甲氧基-4-甲氧羰基吡咯、去甲基衡州乌药碱）、芪类（如白藜芦醇、异丹叶大黄素、买麻藤素A、B、C、D）等化学成分。买麻藤味苦，性微温。具有祛风除湿、活血散瘀的功效。现代研究表明买麻藤具有抑菌、强心、解痉、镇咳等作用。买麻藤的藤茎纤维可织麻袋、渔网等。

资源分布 买麻藤分布于福建、广东、海南、广西、云南等省区；小叶买麻藤分布于江西、福建、湖南、广东、广西等省区。商品药材来源于野生，主产于广东、广西、福建。

资源再生 买麻藤及小叶买麻藤为常绿木质缠绕藤本。生长于海拔较低的干燥平地或湿润谷地森林。

(张永勋)

màidōng

麦冬（Ophiopogonis Radix） 百合科植物麦冬 Ophiopogon japonicus（L. f）Ker-Gawl. 的干燥块根。又称麦门冬。夏季采挖，洗净，反复暴晒，堆置，至七八成干，除去须根，干燥。收载于《中华人民共和国药典》（2015年版）。麦冬药材以个大、肥壮如轧扁的纺锤形块片、半透明、质柔、断面黄白、有香气、嚼之发黏、味甘、微苦、干燥无须根者为佳。麦冬含有多种甾体皂苷类（如麦冬皂苷 A、B、B′、C、C′、D、D′）、黄酮类、烯烃类（如香桧烯、β-榄香烯、长叶烯等）和醇类（如绿花白千层醇、愈创木醇、榄香醇）等化学成分。药典规定麦冬中麦冬总皂苷含量不少于0.12%。麦冬味甘、微苦，性微寒。归心、肺、胃经，具有养阴生津、润肺清心的功效。现代研究表明麦冬具有保护心血管系统、耐缺氧、调节免疫功能、降血糖等作用。可用于保健品，也可作为园艺植物。

资源分布 麦冬分布于西南、华中、华东等地区，以及广东、陕西、河北等省区。商品药材来源于栽培，主产于四川三台的又称"川麦冬"，主产于浙江的又称为"浙麦冬"或"杭麦冬"。

资源再生 麦冬为多年生常绿草本植物。喜较荫蔽、雨量丰富的环境。以选疏松、肥沃、湿润、排水良好的中性或微碱性的壤土或砂质壤土栽培为宜。分株繁殖。4月中旬左右栽种。四川在栽后第二年3月中下旬收获；浙江在第三年或第四年的5月收获。病害有黑斑病、根结线虫病，虫害有非洲蝼蛄、蛴螬。

(郭巧生)

mǎnshānhóng

满山红（Rhododendri Daurici Folium） 杜鹃花科植物兴安杜鹃 Rhododendron dauricum L. 的干燥叶。又称冬青叶。夏、秋二季采收，阴干。收载于《中华人民共和国药典》（2015年版）。药材以叶片完整、色暗绿者为佳。满山红含有黄酮类（如杜鹃素、棉花皮素、金丝桃苷、槲皮素、杨梅树皮素、二氢槲皮素）、挥发油（如α-石竹烯、α-葎草烯、大牻牛儿酮、桉叶醇、薄荷醇）、香豆素类、有机酸类等化学成分。药典规定满山红中杜鹃素含量不少于0.08%。满山红味苦，性寒。归肺、脾经。具有止咳祛痰的功效。现代研究表明满山红具有镇咳、祛痰、平喘、抑菌、抗炎等作用，有毒，中毒后出现头晕、出汗、心悸以及胃肠道刺激等反应。可提取芳香油，调制香精。

资源分布 兴安杜鹃分布于黑龙江、内蒙古、吉林。商品药材来源于野生，主产于东北。

资源再生 兴安杜鹃为半常绿灌木。喜冷凉湿润，忌高温、干旱，喜光，耐半阴，喜酸性土。栽培选酸性或中性壤土。种子繁殖或分株、扦插繁殖。

(严铸云)

mànjīngzǐ

蔓荆子（Viticis Fructus） 马鞭草科植物单叶蔓荆 Vitex trifolia

L. var. *simplicifolia* Cham. 或蔓荆 *Vitex trifolia* L. 的干燥成熟果实。秋季果实成熟时采收，除去杂质，晒干。收载于《中华人民共和国药典》（2015年版）。药材以粒大、饱满、气芳香、无杂质、果皮外有白膜者为佳。蔓荆子主要含有挥发油（如莰烯、蒎烯）、黄酮（如蔓荆子黄素）、生物碱类（如蔓荆子碱）等化学成分。药典规定蔓荆子中蔓荆子黄素含量不少于0.03%。蔓荆子味辛、苦，性微寒。归膀胱、肝、胃经。具有疏散风热、清利头目等功效。现代研究表明蔓荆子具有降血压、抗炎、镇痛、祛痰、平喘等作用。

资源分布　单叶蔓荆分布于辽宁、河北、山东、江苏、安徽、浙江、江西、福建、台湾、广东等省；蔓荆分布于福建、台湾、广东、广西、云南等省区。蔓荆、单叶蔓荆均被列入《国家重点保护野生药材物种名录》。商品药材主要来源于野生，部分栽培。单叶蔓荆主产于山东、江西、浙江、福建等省；蔓荆主产于海南、广西、云南等省区。

资源再生　单叶蔓荆和蔓荆均为落叶灌木。适应性均较强，对环境要求不严格，但性喜温暖湿润条件，以种植于疏松肥沃的砂质壤土为宜，在酸性土壤中生长发育不良。种子繁殖、扦插繁殖或分株繁殖，扦插繁殖为主。扦插后2~3年结果。

（张永清）

māozhǎocǎo

猫爪草（Ranunculi Ternati Radix）　毛茛科植物小毛茛 *Ranunculus ternatus* Thunb. 的干燥块根。野生者早春或夏初采挖，栽培者夏秋季采挖，除去须根及泥沙，晒干。收载于《中华人民共和国药典》（2015年版）。药材以色黄褐、质坚实者为佳。猫爪草主要含有脂肪酸及酯（如二十烷酸、软脂酸、肉豆蔻酸十八烷基酯）、内酯类（如小毛茛内酯）、酚酸类（如咖啡酸）等化学成分。猫爪草味甘、辛，性温。归肝、肺经。具有散结、消肿的功效。现代研究表明猫爪草具有抑菌、抗肿瘤、抗结核、抗氧化作用。

资源分布　小毛茛分布于江苏、安徽、浙江、江西、福建、台湾、河南、湖南、湖北、广西等省区。商品药材来源于野生或栽培，野生主产于长江中下游各地；栽培主产于安徽、河南、江苏等省。

资源再生　小毛茛为多年生草本。喜温暖湿润气候，生于丘陵、田埂、路旁、荒地阴湿处。适应性强，对土壤要求不严，宜肥沃的腐殖质壤土栽培。种子繁殖或分根繁殖，种子有休眠现象，种子春天采收，随采随播或将种子层积贮藏到第二年春播；分根繁殖于春季将挖出较小的根茎做种栽。

（王德群）

máodōngqīng

毛冬青（Ilicis Pubescentis Radix）　冬青科植物毛冬青 *Ilex pubescens* Hook. et Arn. 的干燥根。夏、秋季采收，洗净，切片，晒干。收载于《北京市中药材标准》（1998年版）、《广东省中药材标准》（2010年版）、《湖南省中药材标准》（2009年版）等。药材以根粗大、黄白色或淡黄棕色者为佳。毛冬青主要含有三萜皂苷类（如毛冬青皂苷甲、B_1、B_2、冬青素A）、酚类（如二羟基苯乙酮）、醌类（如氢醌）等化学成分。毛冬青味苦、涩，性寒。归心、肺经。具有清热解毒、活血通络的功效。现代研究表明毛冬青具有增加冠状动脉血流量、降压、抗心律失常、抑制血小板聚集和抗炎等作用。

资源分布　毛冬青分布于中国长江以南各地（除四川、湖北）。商品药材来源于野生，主产于广东、广西、福建、江西等省区。

资源再生　毛冬青为常绿灌木或小乔木。生于海拔180~500m的山坡灌丛和荒山草丛中。种子繁殖，种子不耐贮藏，春季播种。

（王德群）

máohēzǐ

毛诃子（Terminaliae Belliricae Fructus）　使君子科植物毗黎勒 *Terminalia bellirica* (Gaertn.) Roxb. 的干燥成熟果实。藏族和蒙古族习用药材。冬季果实成熟时采收，除去杂质，晒干。收载于《中华人民共和国药典》（2015年版）。药材以个大、果肉厚、涩味浓者为佳。毛诃子含有机酸类（如没食子酸、鞣花酸、没食子酸乙酯、诃子酸）、强心苷类等化学成分。毛诃子味甘、涩，性平。具有清热解毒、收敛养血、调和诸药的功效。现代研究表明毛诃子具有促进胆汁分泌等作用。

资源分布　毗黎勒分布于云南南部。商品药材来源于野生，主产于云南。

资源再生　毗黎勒为落叶乔木，生长于海拔540~1350m的山坡向阳处及疏林中。

（郭宝林）

máogāocài

茅膏菜（Droserae Herba）　茅膏菜科植物茅膏菜 *Drosera peltata* Smith var. *lunata* (Buch.-Ham. ex DC.) C. B. Clarke 或光萼茅膏菜 *Drosera peltata* Smith var. *glabrata* Y. Z. Ruan 的全草。又称地胡椒、

捕虫草。5～6月采，鲜用或晒干。收载于《青海省藏药标准》（1992年版）、《福建省中药材标准》（2006年版）、《贵州省中药材、民族药材质量标准》（2003年版）。茅膏菜主要含有萘醌类（如矶松素、茅膏醌）等化学成分。茅膏菜味甘、辛，性平；有毒。归脾经。具有祛风止痛、活血、解毒等功效，现代研究表明茅膏菜具有抗菌、抗生育等作用，同时对心血管有一定作用。

资源分布 茅膏菜分布于云南、四川西南部、贵州西部和西藏南部；光萼茅膏菜分布于安徽、浙江、江苏、湖北、湖南、江西、福建、台湾、广东和广西等省区。商品药材多来源于野生，主产于福建、广东、云南等省。

资源再生 茅膏菜为多年生草本。栽培要求新鲜土壤和空气，土壤以泥炭土加切碎的泥炭藓为宜，不宜碱性土壤栽培。种子繁殖，于冷室或温床上撒播，不覆土，出芽后用泥炭土进行分植。

（谈献和）

máoméigēn

茅莓根（Rubi Parvifolii Radix）

蔷薇科植物茅莓 *Rubus parviflolius* L. 的干燥根。冬季至次春采挖。除去须根及泥沙，晒干。收载于《广东省中药材标准》（2010年版）、《山东省中药材标准》（2002年版）、《辽宁省中药材标准·第一册》（2009年版）等。药材以根圆柱，质坚硬，断面平坦者较佳。茅莓根含有鞣质、酚类、黄酮类（如儿茶素）、三萜类（如熊果酸）等化学成分。茅莓根味苦，性凉。归肝、胃、膀胱经。具有散瘀、止痛、解毒、杀虫的功效。现代研究表明茅莓根具有抗菌、抗炎、止血、抗凝等作用。茅莓的地上部分在广西、贵州和辽宁也习用。

资源分布 茅莓分布于华东、中南地区，以及四川、河北、山西、陕西等省。商品药材来源于野生，多自产自销。

资源再生 茅莓为落叶小灌木。生于山坡、路旁，荒地灌丛中和草丛中。喜温暖气候，耐热，耐寒。对土壤要求不严，一般土壤均可种植，种子繁殖为主，育苗后移栽。

（董诚明）

méiguihuā

玫瑰花（Rosae Rugosae Flos）

蔷薇科植物玫瑰 *Rosa rugosa* Thunb. 的干燥花蕾。春末夏初花将开放时分批采摘，及时低温干燥。收载于《中华人民共和国药典》（2015年版）。药材以朵大、瓣厚、色紫、鲜艳、香气浓者为佳。玫瑰花含有挥发油（如香茅醇、香叶醇、苯乙醇）、黄酮类、没食子酸类、多糖等化学成分。玫瑰花味甘、微苦，性温。归肝、脾经。具有行气解郁、和血、止痛的功效。现代研究表明玫瑰花具有抗氧化、抗菌、抗病毒、改善心血管系统、利胆、抗肿瘤等作用。维药习用同种植物开放的花瓣。除药用外，玫瑰花常用于茶饮、食品等。玫瑰花中提取的玫瑰油为高级香精。

资源分布 玫瑰原产中国北部，全国各地均有栽培，以山东、江苏、浙江及广东最多。商品药材来源于栽培，主产于山东、浙江、江苏。

资源再生 玫瑰为常见园艺花卉，落叶灌木。耐旱、耐寒、怕涝，适应性很强，常选阳光充足、通风良好、地势较高的地块栽培。分株繁殖、压条繁殖或扦插繁殖，育苗移栽，栽植1～2年开花。

（王文全）

méihuā

梅花（Mume Flos）

蔷薇科植物梅 *Prunus mume* (Sieb.) Sieb. et Zucc. 的干燥花蕾。初春花未开放时采摘，及时低温干燥。收载于《中华人民共和国药典》（2015年版）。药材以花匀净、含苞花不漏瓣、蒂绿花白、气味芳香者为佳。梅主要含有挥发油（如苯甲酸、苯甲醛、苯甲醇、棕榈酸、4-松油烯醇、异丁香酚）、酚酸类（如绿原酸）、黄酮类（如金丝桃苷、异槲皮苷、芦丁、槲皮素）等化学成分。药典规定梅花中绿原酸含量不少于3.0%，金丝桃苷及异槲皮苷的总量不少于0.35%。梅花味微酸，性平。归肝、胃、肺经。具有疏肝和中、化痰散结的功效。现代研究表明梅花具有降血压、降血脂、解暑热烦渴等作用。梅的未成熟果实为常用中药，药材名乌梅，梅为观赏和果树树种。资源分布和资源再生参见乌梅。

（黄林芳）

míhóutáogēn

猕猴桃根（Actinidiae Chinensis Radix）

猕猴桃科植物猕猴桃 *Actinidia chinensis* Planch. 的干燥根。全年可采收，洗净，晒干。收载于《贵州省中药材、民族药材质量标准》（2003年版）、《湖南省中药材标准》（2009年版）。药材以主根长、肥大者佳。猕猴桃根含有酚类（如表儿茶素、表阿福豆素）、三萜类（如熊果酸）、蒽醌类等化学成分。猕猴桃根味苦、涩，性寒。具有清热利尿、活血消肿、祛风利湿的功效。现代研究表明猕猴桃根具有抗氧化、抗肿瘤、调节免疫、抗病毒等作用。

资源分布 猕猴桃分布于华中、华东、西南、华南等地区。商品药材来源于栽培。主产于安徽、四川、江苏、河南、湖北等省。

资源再生 猕猴桃为落叶藤本。雌雄异株，不耐旱，喜欢温暖湿润的气候。扦插繁殖，在生长旺季，取带叶绿枝扦插，注意雌雄分育。主要病害为叶斑病，虫害为介壳虫。

（丁　平）

mìménghuā

密蒙花（Buddlejae Flos）　马钱科植物密蒙花 *Buddleja officinalis* Maxim. 的干燥花蕾和花序。又称蒙花。春季花未开放时采收，除去杂质，干燥。收载于《中华人民共和国药典》（2015 年版）。药材以花蕾密聚、色黄灰、有茸毛、质柔软者为佳。密蒙花含有黄酮类（如蒙花苷）、三萜苷类（如密蒙萜苷 A、B）、环烯醚萜苷类（如桃叶珊瑚苷、梓醇、梓果苷）等化学成分。药典规定密蒙花中蒙花苷的含量不少于 0.5%。密蒙花味甘，性微寒。归肝经，具有清热泻火、养肝明目、退翳的功效。现代研究表明密蒙花具有抗炎等作用。

资源分布 密蒙花分布于福建、广东、广西、湖南、湖北、安徽、四川、贵州、云南、陕西、甘肃等省区。商品药材来源于野生。主产于湖北、四川、陕西、河南、云南、广西、湖南等省区。

资源再生 密蒙花为多年生落叶灌木。多生于阳光充足的石灰岩坡地、河边灌木丛中，以肥沃而排水良好的夹砂土较好。以种子繁殖为主。于秋季种子成熟期采下，即行播种。在苗床培育 1～2 年，苗高 1m 左右时移栽定植，栽后 2～3 年采收。虫害有食心虫和红蜘蛛。

（郭巧生）

miánbìxiè

绵萆薢（Dioscoreae Spongiosae Rhizoma）　薯蓣科植物绵萆薢 *Dioscorea spongiosa* J. Q. Xi，M. Mizuno et W. L. Zhao 或福州薯蓣 *Dioscorea futschauensis* Uline ex R. Kunth 的干燥根茎。秋、冬季采挖，除去须根，洗净、切片、晒干。收载于《中华人民共和国药典》（2015 年版）。药材以片大、色灰白色为佳。绵萆薢主要含有甾体皂苷类（如薯蓣皂苷、纤细薯蓣皂苷、原薯蓣皂苷、原纤细薯蓣皂苷）等化学成分。绵萆薢味苦，性平。归肾、胃经。具有利湿去浊、祛风通痹的功效。现代研究表明绵萆薢具有抑菌、抗风湿、降尿酸、降血脂等作用。

资源分布 绵萆薢分布于浙江、江西、福建、湖南、广东、广西；福州薯蓣分布于浙江、福建、湖南等省。商品药材来源于野生。绵萆薢主产于浙江、江西、福建等省；福州薯蓣主产于福建、浙江等省。

资源再生 绵萆薢和福州薯蓣为多年生藤本。野生于山坡灌丛、林缘、沟谷边及路旁，以生长在肥力较高的山地黄壤和山地棕壤土为佳。种子繁殖或根茎繁殖。

（王德群）

miánmǎguànzhòng

绵马贯众（Dryopteridis Crassirhizomatis Rhizoma）　鳞毛蕨科植物粗茎鳞毛蕨 *Dryopteris crassirhizoma* Nakai 的干燥根茎和叶柄残基。又称贯众。秋季采挖，削去叶柄，须根，除去泥沙，晒干。收载于《中华人民共和国药典》（2015 年版）。药材以个大、坚实、叶柄基部断面棕绿色者为佳。绵马贯众含有酚类（如绵马酸、黄绵马酸、白绵马素）、三萜类、鞣质、挥发油、黄酮类、生物碱类等化学成分。绵马贯众味苦，微寒；有小毒。归肝、胃经。具

有清热解毒、止血、杀虫等功效。现代研究表明绵马贯众具有抗病毒、抗寄生虫、抗菌、抗癌、止血、止咳、祛痰、消炎等作用，对绦虫有强烈毒性。华东地区及四川、贵州等省习用紫萁贯众；北方大部分地区习用荚果贯众，来源于球子蕨科植物荚果蕨 *Matteuccia struthiopteris* L. 的根茎和叶柄基部，西南、华南地区习用狗脊贯众，来源于乌毛蕨科植物狗脊 *Woodwardia japonica*（L. f.）Sm. 的根茎和叶柄基部。

资源分布 粗茎鳞毛蕨分布于黑龙江、辽宁、吉林、北京、天津、河北、山西、内蒙古、河南等省区。商品药材来源于野生，主产于吉林、黑龙江、辽宁、河北、甘肃等省。

资源再生 粗茎鳞毛蕨为多年生草本。生于林下湿地。孢子繁殖或分根繁殖。

（陈士林）

míngdǎngshēn

明党参（Changii Radix）　伞形科植物明党参 *Changium smyrnioides* Wolff 的干燥根。又称明党，山萝卜。4～5 月采挖，除去须根，洗净，置沸水中煮至无白心，取出，刮去外皮，漂洗，干燥。收载于《中华人民共和国药典》（2015 年版）。药材以条细长均匀、色泽明亮、质坚实的"银牙"者为佳。明党参主要含有多糖、挥发油、磷脂、脂肪酸类等化学成分。明党参味甘、微苦，性微寒。归肺、脾、肝经。具有润肺化痰、养阴和胃、平肝、解毒的功效。现代研究表明明党参具有祛痰、止咳、平喘、调节免疫力、抗氧化、降胆固醇、抗应激、促进肠蠕动等功效。

资源分布 明党参分布于江苏、浙江、安徽、江西及湖北等

省。列入《中国稀有濒危保护植物名录》Ⅲ级保护植物。商品药材来源于栽培。主产于江苏、安徽、浙江等省。

资源再生 明党参为多年生草本植物。喜温暖湿润气候，耐阴、耐寒，怕强光直射，喜疏光，怕涝。栽培以土层深厚、疏松肥沃、排水良好的砂质壤土或腐殖质土为宜。种子繁殖，种子有胚后熟特性，在 5~10℃条件下，经 30~40 天完成种胚后熟。育苗移栽，9 月下旬至 10 月上旬移栽。移栽后第三年 5 月中、下旬采收。病害有根腐病、裂根病、灼热病、猝倒病，虫害有胡萝卜微管蚜、黄凤蝶、蝼蛄、蛴螬等。

(郭巧生)

mòhànlián

墨旱莲（Ecliptae Herba） 菊科植物鳢肠 *Eclipta prostrasta* L. 的干燥地上部分。又称旱莲草、黑墨草。花开时采割，晒干。收载于《中华人民共和国药典》（2015 年版）。药材以色墨绿、叶多者为佳。墨旱莲含有黄酮类（如木犀草素）、香豆素类（如蟛蜞菊内酯）、噻吩类、甾醇类、三萜类等化学成分。药典规定墨旱莲中含蟛蜞菊内酯含量不少于 0.04%。墨旱莲味甘、酸，性寒。归肾、肝经。具有滋补肝肾、凉血止血的功效。现代研究表明墨旱莲具有保肝、调节免疫、止血、镇静、镇痛、抗菌、抗炎、抗肿瘤等作用。

资源分布 鳢肠分布于中国各地。商品药材来源于野生，主产于江苏、浙江、江西、湖北等省。

资源再生 鳢肠为一年生草本。喜温暖湿润气候，耐阴湿。宜选择潮湿、疏松肥沃，富含腐殖质的砂质壤土或壤土栽培。种子繁殖，春季播种，当年夏、秋季即可采收。

(王文全)

mòyào

没药（Myrrha） 橄榄科植物地丁树 *Commiphora myrrha* Engl. 或哈地丁树 *Commiphora molmol* Engl. 的干燥树脂。又称末药。分为天然没药和胶质没药。收载于《中华人民共和国药典》（2015 年版）。药材以块大、色红棕、半透明、香气浓而持久、杂质少者为佳。没药主要含有挥发油（如丁香油酚）、二萜类、三萜类（如没药酸）、黄酮类、甾体类、树脂类、树胶等化学成分。药典规定天然没药中挥发油含量不少于 4.0%；胶质没药中挥发油含量不少于 2.0%。没药味苦，性平。归肝、脾、心、肾经。具有行气散血、消肿止痛、生肌敛疮之功效。现代研究表明没药具有镇痛、抗炎、抗菌、抗氧化、抗肿瘤等作用。

资源分布 商品药材来源于进口，主产于非洲索马里、埃塞俄比亚、阿拉伯半岛南部以及印度等国，以索马里所产质量最佳。

资源再生 地丁树和哈地丁树为低矮灌木或乔木，生于海拔 500~1500m 的山坡地，喜干旱。11 月至翌年 2 月采收。树脂可由树皮裂缝自然渗出；或将树皮割破，使油胶树脂从伤口渗出。初呈淡黄白色黏稠液，遇空气逐渐凝固成红棕色硬块。采后去净杂质，置干燥通风处保存。

(段金廒)

mǔdīngxiāng

母丁香（Caryophylli Fructus） 桃金娘科植物丁香 *Eugenia caryo-phyllata* Thunb. 的干燥近成熟果实。又称鸡舌香、雌丁香。果将熟时采摘，晒干。收载于《中华人民共和国药典》（2015 年版）。药材以瓣整齐黑棕色、气香、味辛辣者为佳。母丁香化学成分与丁香类似。药典规定母丁香药材中丁香酚含量不少于 0.65%。母丁香味辛，性温。归脾、胃、肺、肾经。具有温中降逆、补肾助阳的功效。现代研究表明母丁香与丁香有相近作用。资源分布和资源再生见丁香。

(丁 平)

mǔdanpí

牡丹皮（Moutan Cortex） 芍药科植物牡丹 *Paeonia suffruticosa* Andr. 的干燥根皮。秋季采挖根部，除去细根和泥沙，剥取根皮，晒干。收载于《中华人民共和国药典》（2015 年版）。药材以条粗长、皮厚、无木心、断面粉白色、粉性足、亮银星多、香气浓者为佳。牡丹皮主要含有单萜类（如芍药苷、羟基芍药苷）、酚类（如丹皮酚、丹皮酚苷、丹皮酚原苷）等化学成分。药典规定牡丹皮中丹皮酚含量不少于 1.2%。牡丹皮味苦、辛，性微寒。归心、肝、肾经。具有清热解毒、活血化瘀的功效。现代研究表明牡丹皮具有中枢抑制、抗凝血、抗炎、抗菌、抗动脉粥样硬化等作用。牡丹为常见园艺植物。

资源分布 牡丹分布于安徽、四川、湖南、山东、陕西、湖北、河南、云南、甘肃、贵州、河北、浙江、山西、江苏、江西、西藏等省区。商品药材来源于栽培。主产于安徽、四川、山东、湖南等省。以安徽铜陵凤凰山产为地道药材，又称凤丹。

资源再生 牡丹为落叶小灌木。喜温暖湿润、阳光充足的环境。耐旱、怕高温，喜湿润。以土层深厚肥沃、排水良好、地下水位低的中性或微酸性的砂质壤土为宜。种子繁殖，牡丹种子具有上胚轴休眠特性，以秋播为好，春播种子需进行湿沙层积后播种。育苗移植后 4～6 年收获。

（王德群）

mǔjīngyè
牡荆叶（Viticis Negundo Folium）

马鞭草科植物牡荆 *Vitex negundo* L. var. *canna bifolia* (Sieb. et Zucc.) Hand. -Mazz. 的新鲜叶。夏、秋两季叶茂盛时采收，除去茎枝。收载于《中华人民共和国药典》（2015 年版）。药材以色绿、香气浓者为佳。牡荆叶主要含有挥发油（如 β-丁香烯，香桧）等化学成分。牡荆叶味微苦、辛，性平。归肺经。具有祛风解表化湿、祛痰平喘、解毒等功效。现代研究表明牡荆叶具有祛痰、止咳、平喘、降血压、镇静、抗菌、改善免疫功能等作用。福建习用牡荆的根，药材名"牡荆根"，具有治疗疟疾，关节风湿痛等的功效。

资源分布　牡荆分布于华东地区，以及河北、湖南、湖北、广东、广西、四川、贵州等省区。商品药材来源于野生。主产于湖南、湖北等省。

资源再生　牡荆为落叶灌木或小乔木。生于低山向阳的山坡路边或灌丛中。

（王振月）

mùbiēzǐ
木鳖子（Momordicae Semen）

葫芦科植物木鳖 *Momordica cochinchinensis* (Lour.) Spreng. 的干燥成熟种子。冬季采收成熟果实，剖开，晒至半干，除去果肉，取出种子，干燥。收载于《中华人民共和国药典》（2015 年版）。药材以籽粒饱满、不破裂、体重、内仁黄白色、不泛油者为佳。木鳖子主要含有三萜皂苷类（如木鳖子皂苷 Ⅰ、Ⅱ，丝石竹皂苷元）、脂肪酸类（如 α-桐酸）、甾醇类、挥发油等化学成分。药典规定木鳖子仁中丝石竹皂苷元 3-O-β-D 葡萄糖醛酸甲酯含量不得少于 0.25%。木鳖子味苦、微甘，性凉；有毒。归肝、脾、胃经。具散结消肿、攻毒疗疮的功效。现代研究表明木鳖子具有降血压、抗炎、溶血、抗肿瘤等作用。

资源分布　木鳖分布于华东、华中、华南、西南等地区。商品药材主要来源于野生，主产于广西、四川、湖北、湖南、贵州、云南、广东、安徽。

资源再生　木鳖为多年生草质藤本。喜温暖潮湿的气候和向阳的环境。对土壤条件要求不严，宜选择排水良好、肥沃深厚的砂质壤土栽培。种子繁殖或根头繁殖。种子直播 3 月播种。根头繁殖 11 月至翌年 2 月，用雌株根头繁殖。种子繁殖的植株，于开花时将大部分雄株拔除，仅保留少数雄株，以供授粉。

（秦民坚）

mùfúróngyè
木芙蓉叶（Hibisci Mutabilis Folium）

锦葵科植物木芙蓉 *Hibiscus mutabilis* L. 的叶片。又称芙蓉叶。夏、秋二季，剪下叶片，晒干。收载于《中华人民共和国药典》（2015 年版）。药材以色绿者为佳。木芙蓉叶含有黄酮类（如芸香苷、山柰酚-3-O-β-芸香糖苷等）等化学成分。木芙蓉叶味辛，性平。归肺、肝经。具有凉血解毒、消肿止痛的功效。现代研究表明木芙蓉叶具有抗癌、抗炎、抑菌等作用。

资源分布　木芙蓉分布于长江以南各省区。商品药材来源于栽培，主产于江苏、浙江等省。

资源再生　木芙蓉为落叶灌木。喜阳光，耐寒性较差；宜选排水良好的砂质壤土栽培；扦插繁殖或压条繁殖，春季扦插或七八月间压条繁殖；虫害有普通红叶螨。

（张永勋）

mùguā
木瓜（Chaenomelis Fructus）

蔷薇科植物贴梗海棠 *Chaenomeles speciose* (Sweet) Nakai 的干燥近成熟果实。又称皱皮木瓜。夏、秋二季果实绿黄时采收，置沸水中烫至外皮灰白色，对半纵剖，晒干。收载于《中华人民共和国药典》（2015 年版）。药材以外皮抽皱、色紫红、质坚实、味酸者为佳。木瓜含有黄酮类（如槲皮素、金丝桃苷、槲皮苷）、有机酸类（如咖啡酸、绿原酸、苹果酸）、三萜类（如齐墩果酸、桦木酸、熊果酸、3-O-乙酰熊果酸）、皂苷类、挥发油、鞣质等化学成分。药典规定木瓜中齐墩果酸和熊果酸的总含量不少于 0.5%。木瓜味酸，性温。归肝、脾经。具有舒筋活络、和胃化湿的功效。现代研究表明木瓜具有镇痛、抗炎、保肝、抑菌、抗肿瘤等作用。木瓜可以作为保健食品。果实可食用。河南、山东、四川、新疆尚习用木瓜 *Chaenomeles sinensis* (Thouin) Koehne，药材称光皮木瓜；贵州还习用毛叶木瓜 *Chaenomeles cathayensis* (Hemsl.) Schneid.，药材称毛叶木瓜。

资源分布　贴梗海棠分布于湖北、湖南、安徽、浙江、福建、山东、广东、四川、贵州、云南等省。商品药材来源于栽培。主产于湖北、安徽、湖南、重庆、四川、云南、浙江等省市，以湖北产量大。安徽宣城为道地产地，药材称宣木瓜。

资源再生　贴梗海棠为落叶灌木。属阳性树种，喜阳光，耐瘠薄，忌湿，耐旱。栽培以排水良好、深厚肥沃壤土为宜。扦插繁殖或种子繁殖。移栽3~5年开花结果。病害有褐腐病和木瓜炭疽病。

（严铸云）

mùhúdié

木蝴蝶（Oroxyli Semen） 紫葳科植物木蝴蝶 Oroxylum indicum (L.) Vent. 的干燥成熟种子。又称千层纸、玉蝴蝶等。秋、冬季采收成熟果实，曝晒至果实开裂，取出种子，晒干。收载于《中华人民共和国药典》（2015年版）。药材以色白、柔软、大而完整、有光泽者为佳。木蝴蝶主要含有黄酮类（如木蝴蝶苷 A、B，白杨黄素，黄芩苷元，芹菜素），挥发油等化学成分，以及对羟基苯乙醇、环己醇等化合物。木蝴蝶味苦、甘，性凉。归肺、肝、胃经。具清肺利咽、疏肝和胃的功效。现代研究表明木蝴蝶具有抗炎、抗变态反应、利尿、利胆、降胆固醇等作用。

资源分布 木蝴蝶分布于福建、台湾、广东、海南、广西、四川、贵州、云南等省区。商品药材主要来源于野生，主产于云南、广西、贵州。

资源再生 木蝴蝶为落叶乔木。生长于海拔1000m以下的山坡、溪边、山谷或灌木丛中。

（秦民坚）

mùjǐnhuā

木槿花（Hibisci Syriaci Flos） 锦葵科植物木槿 Hibiscus syriacus L. 的干燥花。又称喇叭花、朱槿。夏季，选晴天早晨，花半开时采摘，晒干或阴干。收载于《中华人民共和国卫生部药品标准·中药材·第一册》（1992年版）。木槿花药材以朵大、色白者为佳。木槿花含有挥发油、黄酮类等化学成分。木槿花味甘、苦，性凉。归脾、肺经。具有清热利湿、凉血的作用。现代研究表明木槿花具有抗菌、抗氧化、抗痉挛等作用。

资源分布 木槿分布于江苏、湖北、湖南、四川、河南、河北、陕西等省。商品药材来源于栽培，主产于江苏、湖北、湖南等省。

资源再生 木槿为落叶灌木。喜温暖，湿润的气候。稍耐阴，较耐寒，喜疏松肥沃、排水良好的砂性壤土。扦插繁殖，春季进行，选择健康植株，剪取20cm左右的枝条，浸泡后扦插。主要病害为炭疽病、叶枯病等，虫害为蚜虫。

（丁 平）

mùmiánhuā

木棉花（Gossampini Flos） 木棉科植物木棉 Gossampinus malabarica (DC.) Merr. 的干燥花。又称攀枝花。春季花盛开时采收，除去杂质，晒干。收载于《中华人民共和国药典》（2015年版）。药材以花朵大、完整、色棕黄者为佳。木棉花主要含有黄酮苷、多糖、花青素、脂肪酸苷、木脂素苷等化学成分。木棉花味甘、淡，性凉。归大肠经。具清热利湿，解毒的功效。现代研究表明木棉花具有抗炎、抗菌、调节免疫等作用。

资源分布 木棉分布于华南、西南等地区。商品药材来源于栽培或野生，栽培主产于广东、广西。

资源再生 木棉为落叶乔木。喜温暖气候，不耐寒，喜光，耐旱，在土层深厚肥沃的酸性、中性土壤中生长最好。种子繁殖、扦插繁殖或分株繁殖。种子随采随播；扦插多在2~3月或雨季进行；分株是自母株根部萌蘖处，

连一段母根和须根截断分栽。

（秦民坚）

mùtōng

木通（Akebiae Caulis） 木通科植物木通 Akebia quinata (Thunb.) Decne.、三叶木通 Akebia trifoliata (Thunb.) Koidz. 或白木通 Akebia trifoliata (Thunb.) Koidz. var. australis (Diels) Rehd. 的干燥藤茎。秋季采收，截取茎部，除去细枝，阴干。收载于《中华人民共和国药典》（2015年版）。枝细色白者，品质较佳。木通主要含有三萜皂苷类、糖苷类（如木通苯乙醇苷 A、B）、甾醇类等化学成分。药典规定木通中木通苯乙醇苷 B 含量不少于0.15%。木通味苦，性寒。归心、小肠、膀胱经。具利尿通淋、清心除烦、通经下乳的功效。现代研究表明木通具有利尿、抑菌等作用。

资源分布 木通分布于陕西、山东、江苏、安徽、江西、河南、湖北、湖南、广东、四川、贵州等省；三叶木通分布于河北、陕西、山西、甘肃、山东、河南和长江流域各地；白木通分布于西南地区及山西、陕西、江苏、浙江、江西、河南、湖北、湖南、广东等省。商品药材来源于野生或栽培，栽培主产江西，野生主产于华东地区。

资源再生 木通为木质藤本。凉爽湿润的环境。种子繁殖或压条繁殖。种子繁殖：新采收的种子立即与湿沙混合贮藏于室外，翌年2~3月播种。压条繁殖：在2~3月，将两年以上的老藤埋到土里，节外即可生根发芽，长成新株，翌年2~3月，挖出剪成单株移栽。

（秦民坚）

mùxiāng

木香（Aucklandiae Radix） 菊科

植物木香 *Aucklandia lappa* Decne. 的干燥根。又称云木香、广木香。秋、冬二季采挖，除去泥沙和须根，切断，大者再纵剖成瓣，干燥后去粗皮。收载于《中华人民共和国药典》（2015 年版）。药材以条匀、质坚实、油性足、香气浓郁者为佳。木香中含有挥发油（如木香烃内酯、去氢木香内酯、二氢木香内酯、凤毛菊内酯、木香烃内酯、二氢木香烃内酯）、甾醇类、有机酸类等化学成分。药典规定木香药材中木香内酯、去氢木香内酯的总含量不少于1.8%。木香味辛、苦，性温。归脾、胃、肝、肺经。具有行气止痛、调中导滞的功效。现代研究表明木香具有调节胃肠运动、保护胃黏膜、促进胆囊收缩、抗腹泻、抗炎、降血压、抑菌等作用。

资源分布　木香原产于印度，陕西、甘肃、湖北、重庆、湖南、广西、四川、云南、西藏、贵州等省区均有引种栽培。商品药材来源于栽培，主产于云南。

资源再生　木香为多年生草本。喜寒凉、湿润气候，耐寒，怕高温强光，喜肥。栽培以土层深厚，疏松肥沃，排水良好，富含腐殖质的微酸性或中性油砂土为宜。种子繁殖，直播或育苗移栽，种植 3 年后可采挖。

（严铸云）

mùzéi

木贼 （Equiseti Hiemalis Herba）

木贼科植物木贼 *Equisetum hyemale* L. 的干燥地上部分。又称节节草。夏、秋二季采割，除去杂质，晒干或阴干。收载于《中华人民共和国药典》（2015 年版）。药材以茎长、粗壮、色绿、不带根者为佳。木贼中含有黄酮类（如山奈素、槲皮素、芦丁、山奈酚-3，7-双葡萄糖苷）、有机酸类

（如香草酸、琥珀酸、延胡索酸）、挥发油、生物碱类、鞣质、皂苷类等化学成分。药典规定木贼药材中山奈素含量不少于0.2%。木贼味甘、苦，性平。归肺、肝经。具有疏散风热、明目退翳的功效。现代研究证明木贼具有降血压、降血脂、抗病毒、抗氧化、抗惊厥、镇静、抑制血小板聚集、止血、抗菌等作用。

资源分布　木贼分布于东北、华北、西北、西南、华中等地区。商品药材主要来源于野生，主产于东北地区，以及陕西、湖北等省，辽宁产者质佳。

资源再生　木贼为多年生草本。生长于山坡、河岸湿地及杂草地。喜潮湿，耐强光。孢子繁殖和分茎繁殖。

（陈士林）

mùtóuhuí

墓头回 （Patriniae Heterophyllae Radix）

败酱科植物异叶败酱 *Patrinia heterophylla* Bge. 或粗叶败酱 *Patrinia scabra* Bge. 的干燥根。秋季采根，去净泥土，晒干。收载于《甘肃省中药材标准》（2009 年版）、《山东省中药材标准》（2002 年版）。药材以条长、肥实、色棕褐者为佳。墓头回含有挥发油（如 β-丁香烯、α-葎草烯）等化学成分。墓头回味苦、微酸涩，性凉。归心、肝经。具有燥湿止带、收敛止血、清热解毒的功效。现代研究表明墓头回具有抗肿瘤、镇静等作用。

资源分布　异叶败酱分布于辽宁、河北、山西、河南、陕西、甘肃、广西等省区；粗叶败酱分布于东北地区，以及河南、河北、山西等省。商品药材来源于野生。异叶败酱药材主产于山西、河北、广西等省区；粗叶败酱主产于山西、河南、河北等省。

资源再生　异叶败酱和粗叶败酱均为多年生草本。喜向阳较干燥的山坡、多见于土层深厚的土坎上，野生于墓地及荒地边。

（王振月）

nánbǎnlángēn

南板蓝根 （Baphicacanthis Cusiae Rhizoma Et Radix）

爵床科植物马蓝 *Baphicacanthus cusia* (Nees) Bremek. 的干燥根茎及根。又称蓝靛根。夏、秋二季采挖，除去地上茎，洗净，晒干。收载于《中华人民共和国药典》（2015 年版）。药材以条长、粗细均匀者为佳。南板蓝根中含有生物碱类（如靛玉红、靛蓝、靛苷）、蒽醌类（如大黄酚）等化学成分。南板蓝根味苦，性寒。归心、胃经。具有清热解毒、凉血消斑的功效。现代研究表明南板蓝根具有抗病毒、杀菌等作用。

资源分布　马蓝分布于浙江、福建、台湾、湖南、湖北、广东、广西、四川、贵州、云南等省区。商品药材主要来源于栽培，主产于福建仙游、四川江油、射洪、什邡、江津等地。

资源再生　马蓝为多年生草本植物。喜阳光、温暖，亦耐阴。适宜生长温度是 15~30℃。以疏松、肥沃、排水良好的砂质壤土或壤土为宜。种子繁殖或扦插繁殖。主要病虫害有猝倒病、毒蛾、蟋蟀、蝗虫、蚜虫、红蜘蛛等。

（郭巧生）

nánhèshī

南鹤虱 （Carotae Fructus）

伞形科植物野胡萝卜 *Daucus carota* L. 的干燥成熟果实。秋季果实成熟时割取果枝，晒干，打下果实，除去杂质。收载于《中华人民共和国药典》（2015 年版）。药材以粒大、饱满者为佳。南鹤虱中含有挥发油（如细辛醚、甜没药烯、

巴豆酸、细辛醛、芳樟醇、柠檬烯）、黄酮类、生物碱类、香豆素类、甾醇类等化学成分。南鹤虱味苦、辛，性平；有小毒。归脾、胃经。具有杀虫消积的功效。现代研究表明南鹤虱具有驱虫、抑菌、扩张血管等作用。

资源分布　野胡萝卜分布于江苏、浙江、安徽、江西、湖北、湖南、四川、贵州等省，全国大部分地区栽培，为胡萝卜变种。商品药材来源于野生的野胡萝卜或栽培的胡萝卜的干燥成熟果实。主产于江苏、浙江、安徽、湖北等省。

资源再生　野胡萝卜为二年生草本。喜温暖湿润向阳的山坡、旷野或田间。常用种子繁殖，药材采收期为两年，一般在晚秋或初冬季播种，次年秋季采收药材。

（周日宝）

nánshāshēn

南沙参（Adenophorae Radix）桔梗科植物轮叶沙参 *Adenophora tetraphylla*（Thunb.）Fisch. 或沙参 *Adenophora stricta* Miq. 的干燥根。春、秋二季采挖，除去须根，洗后趁鲜刮去粗皮，干燥。收载于《中华人民共和国药典》（2015年版）。药材以根条长、粗细均匀、体结色白、味甘者为佳。南沙参含有三萜类（如蒲公英萜酮、羽扇豆烯酮、环阿屯醇乙酸酯、木栓酮）、酚苷类（如沙参苷Ⅰ、Ⅱ、Ⅲ，紫丁香苷）、多糖、甾醇类、磷脂、挥发油等化学成分。南沙参味甘，性微寒。归肺、胃经。具有养阴清肺、益胃生津、化痰、益气的功效。现代研究表明南沙参具有祛痰、保肝、清除自由基、抗辐射、抗衰老、免疫调节、改善学习记忆障碍、抗真菌等作用。

资源分布　轮叶沙参广泛分布于东北、华中、华北地区，以及山东、四川、贵州、云南、安徽、江苏、广东、广西、江西、浙江、陕西等省区；沙参分布于华中地区，以及贵州、四川、云南、安徽、江西、江苏、浙江等省。商品药材主要来源于野生，主产于贵州、甘肃、陕西、湖北、安徽、湖南等省。

资源再生　轮叶沙参为多年生深根草本。喜光照，耐寒、耐旱，怕涝。栽培选择地势高燥、土层深厚、疏松肥沃、排水良好、富含腐殖质的壤土或砂质壤土为宜。种子繁殖，秋播或春播均可，以秋播为好，种子发芽适温为15～18℃，植株生长发育适温为15～25℃。

（刘勇）

nántiānxiānzǐ

南天仙子（Hygrophilae Semen）爵床科植物水蓑衣 *Hygrophila salicifolia*（Vahl）Nees. 的干燥成熟种子。秋季果熟期，割取地上部分，晒干，打下种子，除去杂质，备用。收载于《广西中药材标准》（1990年版）、《江西省中药材标准》（1996年版）、《内蒙古中药材标准》（1988年版）。药材以粒大、饱满、色棕红、遇水有黏性者为佳。南天仙子含有钾盐。南天仙子味苦，性寒。具有清热解毒、消肿止痛的功效。现代研究表明南天仙子具有保肝、抗肿瘤等作用。

资源分布　水蓑衣分布于华南、华东地区，以及湖南、湖北、四川、云南等省。商品药材来源于野生，主产于广东、广西、福建等省区。

资源再生　水蓑衣为一年生或两年生草本。生长于溪沟边或阴湿的草丛中。

（孙稚颖）

nánwǔwèizǐ

南五味子（Schisandrae Sphenantherae Fructus）　木兰科植物华中五味子 *Schisandra sphenanthera* Rehd. et Wils. 的干燥成熟果实。秋季果实成熟时采摘，晒干，除去果梗和杂质。收载于《中华人民共和国药典》（2015年版）。药材以粒大、果皮紫红、肉厚、柔润者为佳。南五味子含有木脂素类（如五味子醇甲、五味子酯甲、五味子酯乙、安五脂素）、挥发油（如花侧柏烯、罗汉柏烯）、三萜类（如安五酸、五味子酮酸、甘五酸）等化学成分。药典规定南五味子中五味子酯甲含量不少于0.2%。南五味子味酸、甘，性温。归心、肾经。具有收敛固涩、益气生津、补肾宁心的功效。现代研究表明南五味子具有保护肝脏、抗氧化、镇静等作用。南五味子还可用于保健食品。

资源分布　华中五味子分布于华中地区，以及山西、陕西、甘肃、江苏、浙江、安徽、江西、四川、贵州、云南等省。列入《国家重点保护野生药材物种名录》，Ⅲ级保护物种。商品药材主要来源于野生，主产于河南、陕西、甘肃等省。

资源再生　华中五味子为落叶木质藤本，生长于600～2400m的林中或溪沟边。种子繁殖。

（赵中振）

nàoyánghuā

闹羊花（Rhododendri Mollis Flos）　杜鹃花科植物羊踯躅 *Rhododendron molle* G. Don 的干燥花。四、五月花初开时采收，阴干或晒干。收载于《中华人民共和国药典》（2015年版）。药材以干燥、黄灰色、无杂质者为佳。闹羊花中含有二萜类（如木毒素、石楠素）、黄酮类等化学成分。闹羊花味辛，性温，有大毒，归肝经。具有祛风除湿、散瘀定痛的功效。现代研究表明闹羊花具有镇痛、抗心律失常、抗肾小球肾炎、降血压等作用。其中二萜成分为有毒成分。闹羊花可作为植物农药。

资源分布　羊踯躅分布于江苏、安徽、浙江、江西、福建、河南、湖南、广东、广西、四川、贵州等省区。商品药材来源于栽培及野生，主产于江苏、浙江、安徽、湖南等省。

资源再生　羊踯躅为落叶灌木。喜空气湿润而冷凉；土壤以排水良好而稍带酸性的黄色夹沙土或腐殖质土为宜。可以种子繁殖或扦插繁殖。种子繁殖：3～4月播种于盆钵至第 2 年 2～3 月，移栽于苗床，培育 2～3 年移栽。扦插繁殖：在 4～5 月开花时，以长 6～10cm 的枝梢作为插条，培育 2～3 年移栽。

（张永勋）

niúbànggēn

牛蒡根（Arctii Radix）　菊科植物牛蒡 *Arctium lappa* L. 的干燥根。又名恶实根、鼠粘根。10 月间采挖 2 年以上的根，洗净晒干。收载于《甘肃省中药材标准》（2009年版）、《云南省中药材标准·第二册·彝族药》（2005 年版）。牛蒡根中含有氨基酸、黄酮类、多糖等化学成分。牛蒡根味苦，性寒。归肺、心经。具有疏风散热、解毒消肿的功效。现代研究表明牛蒡根具有清肠通便、降血压、抗菌等作用。资源分布和资源再生见牛蒡子。

（刘合刚）

niúbàngzǐ

牛蒡子（Arctii Fructus）　菊科植物牛蒡 *Arctium lappa* L. 的干燥成熟果实。又称大力子。秋季果实成熟时采收果穗，晒干，打下果实，除去杂质，再晒干。收载于《中华人民共和国药典》（2015 年版）。药材以粒大、饱满、外皮灰褐者为佳。牛蒡子中含有木脂素类（如牛蒡酚 A、B、C、D、E、F、H，牛蒡苷，牛蒡子苷元）、有机酸类、油脂等化学成分。药典规定牛蒡子药材中牛蒡苷的含量不少于 5.0%。牛蒡子味辛、苦，性寒。归肺、胃经。具有疏散风热、宣肺透疹、解毒利咽的功效。现代研究证明牛蒡子具有抗炎、扩张血管和抗肿瘤等作用。

资源分布　牛蒡分布于全国各地。商品药材主要来源于栽培，主产于东北地区，以及河北、浙江、四川等省，其中东北产量最大，四川产较优。

资源再生　牛蒡为二年生高大草本。喜温暖、湿润气候，适应性强，耐寒。栽培以土层深厚、疏松、肥沃、排水良好的砂壤土为宜。种子繁殖，春、秋季播种，播种两年后收获。

（刘合刚）

niújīncǎo

牛筋草（Eleusinis Herba）　禾本科植物牛筋草 *Eleusine indica* (L.) Gaertn. 的全草。8～9 月采挖，去或不去茎叶，洗净，鲜用或晒干。收载于《福建省中药材标准》（2006 年版）、《广东省中药材标准·第一册》（2004 年版）、《湖南省中药材标准》（2009 年版）。牛筋草中含有黄酮类（异荭草素、木犀草素-7-O-芸香糖苷、小麦黄素）等化学成分。牛筋草味甘，性平，归肺、胃经。具有清热解毒、祛风利湿、散瘀止血的功效。现代研究表明牛筋草对乙脑病毒有抑制作用。

资源分布　牛筋草分布于全国各地。商品药材来源于野生，主产于福建、浙江、江苏、江西、湖南、广西等省区。

资源再生　牛筋草为一年生草本。生长于荒芜之地及道路旁，在春夏季视为田园中的杂草，生长力强。

（张永勋）

niúwěidúhuó

牛尾独活（Heraclei Radix Et Rhizoma）　伞形科植物牛尾独活 *Heracleum hemsleyanum* Diels、短毛独活 *Heracleum moellendorffii* Hance 或渐尖叶独活 *Heracleum acuminatum* Franch. 的干燥根及根茎。又称白独活、滇独活。秋季采收，除去泥沙，阴干或低温烘干，再去须根。收载于《贵州省中药材、民族药材质量标准》（2003 年版）、《甘肃省中药材标准》（2009 年版）、《四川省中药材标准》（2010 年版）。药材以根条粗壮、香气浓者为佳。牛尾独活中含有香豆素类（如异虎耳草素、虎耳草素、6-甲氧基当归素、哥伦比亚内酯）、挥发油等化学成分。牛尾独活味苦、辛，性微温。具有祛风除湿、散寒止痛的功效。现代研究表明牛尾独活具有抗炎、抗过敏、平滑肌解痉等作用。

资源分布　牛尾独活分布于四川、湖北；短毛独活分布于东北地区，以及内蒙古、河北、山东、陕西、湖北、安徽、江苏、浙江、江西、湖南、云南等省区；渐尖叶独活分布于四川、云南。商品药材主要来源于野生，主产于甘肃、四川等省。

资源再生　牛尾独活为多年生草本。性喜高寒、凉爽而湿润的气候。以土层深厚、肥沃、富含腐殖质的土壤为宜。可以种子繁殖或根芽繁殖。种子繁殖于秋季封冻前或春季解冻后条播。根芽繁殖于秋季地上部分枯萎后或春季未出苗前挖出母株，切下带芽的根头，每穴放根头 1～2 个，秋栽者第二年春天出苗。栽后 2～3 年秋季挖取全根。主要虫害有蚜虫、红蜘蛛。

（丁 平）

niúxī

牛膝（Achyranthis Bidentatae Radix）

苋科植物牛膝 Achyranthes bidentata Bl. 的干燥根。又称怀牛膝。冬季茎叶枯萎时采挖，除去须根及泥沙，捆成小把，晒至干皱后，将顶端切齐，晒干。收载于《中华人民共和国药典》（2015 年版）。药材以条长、皮细肉肥、色黄白者为佳。牛膝含有三萜皂苷类、甾酮类（如蜕皮甾酮、牛膝甾酮）、肽多糖（如牛膝肽多糖 AB）等化学成分。药典规定牛膝药材中 β-蜕皮甾酮含量不少于 0.03％。牛膝味苦、酸、甘，性平。归肝、肾经。具有逐瘀通经、补肝肾、强筋骨、利尿通淋、引血下行的功效。现代研究表明牛膝具有补肝、消炎、利尿、强心、抗生育等作用。

资源分布 牛膝分布于除东北外的全国各地。商品药材来源于栽培，主产于河南、河北、山西等省。河南的武陟、温县、沁阳等地为道地产地，"怀牛膝"为"四大怀药"之一。

资源再生 牛膝为深根系植物。喜温暖干燥气候，不耐严寒，在气温 -17℃ 时植株易冻死。以土层深厚的砂质壤土栽培为宜，黏土及碱性土不宜生长。种子繁殖。一般适宜播种期北方为 5 月份下旬至 6 月份初，南方为 6 月份下旬至 7 月份上旬、中旬；北方常用条播，南方多采用撒播，北方在 10 月份中旬至 11 月份上旬，南方在 11 月份下旬至 12 月份中旬，地上部位枯萎后采挖。

主要病害有白锈病、叶斑病等，主要虫害有红蜘蛛、造桥虫等。

（董诚明）

niúzhì

牛至（Origani Herba）

唇形科植物牛至 Origanum vulgare L. 的干燥全草。又称川香薷、满坡香。夏、秋季开花时采收，除去杂质，晒干。收载于《中华人民共和国卫生部药品标准·维吾尔药分册》（1999 年版）。药材以叶多，气香浓者为佳。牛至中含有挥发油（如百里香酚、香荆芥酚）等化学成分。牛至味辛、微苦，性凉。具有解表、理气、清暑、利湿的功效。现代研究表明牛至具有抗菌、缓解平滑肌痉挛、调节免疫功能的作用。

资源分布 牛至分布于西南、华中地区，以及陕西、甘肃、新疆、江苏、安徽、浙江、江西、福建、台湾、广东、西藏等省区。商品药材来源于野生，主产于云南、四川、贵州等省。

资源再生 牛至为多年生草本或半灌木。喜光照、不耐积水，生长于山坡、林下、草地或路旁。种子繁殖，春播，播后约 20 天出苗，种植当年可收获。主要虫害有红蜘蛛。

（王德群）

nǚzhēnzǐ

女贞子（Ligustri Lucidi Fructus）

木犀科植物女贞 Ligustrum lucidum Ait. 的干燥成熟果实。冬季果实成熟时采收，除去枝叶，稍蒸或置沸水中略烫后，干燥；或直接干燥。收载于《中华人民共和国药典》（2015 年版）。药材以粒大、饱满、色灰黑、质坚实者为佳。女贞子中含有三萜类（如齐墩果酸、熊果酸、乙酰熊果酸）、黄酮类（如芹菜素、槲皮素）、环烯醚萜类、苷类（如红景

天苷、女贞苷）、挥发油等化学成分。药典规定女贞子药材中女贞苷含量不少于 0.7％。女贞子味甘、苦，性凉。归肝、肾经。具有滋补肝肾、明目乌发的功效。现代研究表明女贞子具有抗炎、调节免疫、降血糖、保肝等作用。

资源分布 女贞分布于华中地区，以及山西、山东、江苏、浙江、安徽、山西、福建、台湾、广西、广东、陕西、甘肃、云南、贵州、四川等省区。商品药材来源于栽培。主产于浙江、江苏、湖南、福建、广西、江西以及四川等地。

资源再生 女贞为多年生常绿木本。喜温暖湿润、阳光充足的气候，较耐阴，不甚耐寒。对土壤要求不严，以砂质壤土栽培为宜，但在红、黄壤土上亦能生长。常用种子繁殖，也可扦插繁殖。

（周日宝）

ǒujié

藕节（Nelumbinis Rhizomatis Nodus）

睡莲科植物莲 Nelumbo nucifera Gaertn. 的干燥根茎节部。秋、冬二季采挖根茎（藕），切取节部，洗净，晒干，除去须根。收载于《中华人民共和国药典》（2015 年版）。药材以节部黑褐色、两头白色、无须根泥土者为佳。藕节中主要含有鞣质等化学成分。藕节味甘涩，性平。归肾、胃、肝经。具有止血、散瘀的功效。现代研究表明藕节具有缩短凝血时间等作用。资源分布和资源再生见莲子。

（周日宝）

pángxièjiǎ

螃蟹甲（Phlomis Radix）

唇形科植物螃蟹甲 Phlomis younghusbandii Mukerjee 的干燥块根。藏族习用药材。秋季采挖，洗净切片晒干。收载于《中华人民共和国

卫生部药品标准·藏药·第一册》（1995 年版）。螃蟹甲中含有环烯醚萜类（8-乙酰山栀苷甲酯、山栀苷甲酯、糙苏素）、黄酮类等化学成分。螃蟹甲味甘、涩、性平。具有清热解毒，收敛养血，调和诸药的功效。现代研究表明螃蟹甲具有抗菌、止咳、祛痰、平喘等作用。

资源分布　螃蟹甲分布于西藏。商品药材来源于野生，主产于西藏康巴宗。

资源再生　螃蟹甲为多年生草本。生长于海拔 4300～4600m 的干燥山坡、灌丛和田野。

（郭宝林）

pàngdàhǎi

胖大海（Sterculiae Lychnophorae Semen）　梧桐科植物胖大海 *Sterculia lychnophora* Hance 的干燥成熟种子。又称大海、大海子。4～6 月果实开裂后采收，晒干。收载于《中华人民共和国药典》（2015 年版）。以个大、棕色、表面皱纹细、不碎裂者为佳。胖大海中含有糖类、挥发油、脂肪酸类（如十六烷酸、辛酸、壬酸）等化学成分。胖大海味甘，性寒。归肺、大肠经。具有清热润肺、利咽开音、润肠通便的功效。现代研究表明胖大海具有泻下、降压、抗病毒、抗炎和解痉等作用。

资源分布　胖大海分布于越南、印度、马来西亚、泰国及印度尼西亚等国。华南地区和云南省少量栽培。商品药材主要来源于进口。

资源再生　胖大海为落叶乔木。原产于热带，适宜在热带地区种植，月平均气温低于 19℃，极端低温低于 5℃ 的地区不宜栽种。较耐旱。对土壤要求不严，但以土层深厚、肥沃的砂壤土、

黄泥土和砖红壤为宜。可以种子繁殖、压条繁殖或嫁接繁殖，种植后 13～14 年开花结实。

（刘合刚）

pàonángcǎo

泡囊草（Physochlainae Radix）　茄科植物泡囊草 *Physochlaina physaloides* (L.) G. Don. 的干燥根。早春出芽或初夏枯萎时采挖根部，除去芦头及细根，晒干。收载于《中华人民共和国卫生部药品标准·蒙药分册》（1998 年版）。药材以个大、棕褐色或浅棕色为佳。泡囊草含有生物碱类（如山莨菪碱、莨菪碱、东莨菪碱、红古豆碱）、黄酮类（如槲皮素、新芦丁）等化学成分。泡囊草味甘、微苦、涩、性热；有毒。具有补虚、温中、安神、定喘的功效。现代研究表明泡囊草具有明显的镇静、镇痛、解痉等作用。

资源分布　泡囊草分布于新疆、内蒙古、黑龙江、河北等省区。商品药材来源于栽培，主产于新疆、内蒙古、黑龙江。

资源再生　泡囊草为多年生草本。喜阳，生于山坡草地或林边，可以种子繁殖。

（周日宝）

pèilán

佩兰（Eupatorii Herba）　菊科植物佩兰 *Eupatorium fortunei* Turcz. 的干燥地上部分。夏、秋二季分两次采割，除去杂质，晒干。收载于《中华人民共和国药典》（2015 年版）。药材以干燥、叶多、色绿、茎少、未开花、香气浓者为佳。佩兰中含有挥发油（对-聚伞花素、乙酸橙醇酯、百里香酚甲醚）等化学成分。药典规定佩兰药材中挥发油含量不少于 0.3%。佩兰味辛，性平。归脾、胃、肺经。具有芳香化湿、醒脾开胃、发表解暑的功效。现代研究表明佩兰具有抗

病毒、抑菌、抗炎、抗肿瘤、调节免疫力等作用。

资源分布　佩兰分布于河北、山东、江苏、广东、广西、四川等省区。商品药材来源于野生或栽培。栽培品主产于江苏、浙江、河北、山东等省。

资源再生　佩兰为多年生草本。喜温暖湿润气候，耐寒、怕旱、怕涝。以疏松肥沃、排水良好的砂质壤土栽培为宜。

（秦民坚）

pípayè

枇杷叶（Eriobotryae Folium）　蔷薇科植物枇杷 *Eriobotrya japonica* (Thumb.) Lindl. 的干燥叶。又称巴叶。全年均可采收，晒干。收载于《中华人民共和国药典》（2015 年版）。药材以叶完整、色绿、叶厚者为佳。枇杷叶主要含三萜类（如熊果酸、齐墩果酸、委陵菜酸）、倍半萜类（如橙花叔醇、金合欢醇、芳樟醇）等化学成分。药典规定枇杷叶药材中齐墩果酸和熊果酸的总含量不少于 0.7%。枇杷叶味苦，性微寒。归肺、胃经。具有清肺止咳、降逆止呕的功效。现代研究证明枇杷叶具有镇咳、祛痰、平喘、抗炎、抗菌和降血糖等功效。枇杷果实为食用水果。

资源分布　枇杷栽培分布于华东、华中、西南地区，以及陕西、甘肃等省。商品药材主产于广东、广西、江苏等省区，以江苏产量大，习称"苏杷叶"，广东产者质量佳，习称"广杷叶"。

资源再生　枇杷为常绿小乔木。喜温暖湿润气候，较耐旱、怕积水。栽培以疏松肥沃、排水良好、富含腐殖质的壤土为宜。主要以种子繁殖，适宜生长温度 25～35℃。

（刘合刚）

piànjiānghuáng

片姜黄 (Wenyujin Rhizoma Concisum)

姜科植物温郁金 Curcuma wenyujin Y. H. Chen et C. Ling 的干燥根茎。又称片子姜黄。冬季茎叶枯萎后采挖，洗净，除去须根，趁鲜纵切厚片，晒干。收载于《中华人民共和国药典》(2015 年版)。药材以色黄、有粉性者为佳。片姜黄中含有挥发油（如姜黄酮、莪术二酮、莪术醇、大牻牛儿酮）、姜黄素（如姜黄素、去甲氧基姜黄素、双去甲氧基姜黄素等）等化学成分。药典规定片姜黄药材中挥发油含量不少于 1%。片姜黄味辛、苦，性温。归脾、肝经。具有破血行气、通经止痛的功效。属孕妇慎用药。现代研究表明片姜黄具有抗血栓、抗炎、保肝、抗早孕、抗菌等作用。

资源分布 温郁金分布见郁金，片姜黄药材主产于浙江瑞安、乐清和福建安溪等地。

资源再生 见郁金，采挖栽培的温郁金 2 年生以上的根茎。

(严铸云)

píngbèimǔ

平贝母 (Fritillariae Ussuriensis Bulbus)

百合科植物平贝母 Fritillaria ussuriensis Maxim. 的干燥鳞茎。春季采挖，除去外皮、须根及泥沙，晒干或低温干燥。收载于《中华人民共和国药典》(2015 年版)。药材以表面乳白色、外层鳞叶肥厚、质坚硬而脆者为佳。平贝母中含有生物碱类（如贝母素乙、贝母辛碱、西贝素）、核苷类等化学成分。药典规定平贝母药材中贝母素乙含量不少于 0.05%。平贝母味甘、苦，性微寒。归肺、心经。具有清热润肺、化痰止咳的功效。现代研究表明平贝母具有抗溃疡、祛痰、降血压等作用。平贝母可用于保健食品。

资源分布 平贝母分布于东北地区。列入《中国珍稀濒危保护植物》，《国家重点保护野生植物》Ⅲ级保护植物。商品药材来源于栽培。主产于吉林、黑龙江、辽宁等省。

资源再生 平贝母为多年生草本。喜冷凉湿润气候，耐寒，以土层深厚、疏松、湿润和富含腐殖质的砂质壤土栽培为宜。鳞茎繁殖或种子繁殖。鳞茎繁殖 1~2 年收获，种子繁殖 5~6 年收获。主要病害为菌核病，虫害为金针虫。

(王振月)

púgōngyīng

蒲公英 (Taraxaci Herba)

菊科植物蒲公英 Taraxacum mongolicum Hand.-Mazz.、碱地蒲公英 Taraxacum borealisinense Kitam. 或同属数种植物的干燥全草。又称凫英、蒲公草。春至秋季花初开时采挖，除去杂质，洗净，晒干。收载于《中华人民共和国药典》(2015 年版)。药材以叶多、色灰绿、根完整、花黄、无杂质者为佳。蒲公英中含有甾醇类（如蒲公英甾醇、蒲公英醇、豆甾醇、β-香树脂醇、蒲公英赛醇）、酚酸类（如咖啡酸）、胆碱、菊糖、果胶等化学成分。药典规定，蒲公英药材中咖啡酸含量不少于 0.02%。蒲公英味苦、甘，性寒。归肝、胃经。具有清热解毒、消肿散结、利尿通淋的功效。现代研究表明蒲公英具有抗菌、抗肿瘤、抗胃溃疡、利胆保肝等作用。蒲公英还作为蔬菜食用。

资源分布 蒲公英分布于东北、华北、华东、华中、西南等地；碱地蒲公英分布于东北地区，以及内蒙古、河北、山西、陕西、甘肃、青海、河南、四川、云南等省区。商品药材来源于野生或栽培，野生主产于山东、四川等省。栽培主产于河北、山东、河南等省。

资源再生 蒲公英为多年生草本。适应性较强，对环境要求不太严格，宜选择土壤耕层深厚、地势平坦、排灌方便、有机质丰富的地块种植。种子繁殖，栽培周期 1~2 年。

(张永清)

púhuáng

蒲黄 (Typhae Pollen)

香蒲科植物水烛香蒲 Typha angustifolia L.、东方香蒲 Typha orientalis Presl 或同属植物成熟雄花序的干燥花粉。夏季采收蒲棒上部的黄色雄花序，晒干后碾轧，筛取花粉。收载于《中华人民共和国药典》(2015 年版)。药材以色鲜黄、润滑感强、纯净者为佳。蒲黄中含有黄酮类（如槲皮素、异鼠李素、山奈酚、异鼠李素-3-O-新橙皮糖苷、香蒲新苷）、甾体类、烷烃类、多糖类等化学成分。药典规定蒲黄药材中异鼠李素-3-O-新橙皮糖苷和香蒲新苷的总含量不少于 0.5%。蒲黄味甘，性平。归肝、心包经。具有止血、化瘀、通淋的功效。现代研究表明蒲黄具有改善心血管循环、降血脂、抗动脉粥样硬化、既促凝血又抗凝血双向调节等作用。

资源分布 水烛香蒲、东方香蒲等广泛分布于全国各地，尤以温带地区种类较多。商品药材主要来源于野生，主产于内蒙古、宁夏、河北、江苏等省区。

资源再生 水烛香蒲及同属植物为多年生宿根性草本，喜温暖湿润气候，以向阳、肥沃的池沼边或浅水处为多见，常成丛、成片生长。可以分株繁殖。

(段金廒)

púkuízǐ

蒲葵子（Livistonae Fructus） 棕榈科植物蒲葵 *Livistona chinensis* (Jacq.) R. Br. 的干燥成熟果实。又称扇叶葵子。春季采收，除去杂质，晒干。收载于《广西中药材标准》（1996年版）和《上海市中药材标准》（1994年版）。蒲葵子中含有甾醇类、脂肪酸及其酯（如正十六酸、亚油酸、月桂酸乙酯、棕榈酸甲酯、棕榈酸乙酯、亚麻酸乙酯）、黄酮类、酚类、鞣质等化学成分。蒲葵子味甘、苦，性平；有小毒。具有活血化瘀、软坚散结的功效。现代研究表明蒲葵子具有抗肿瘤等作用。

资源分布 蒲葵分布于华南地区，以及福建、江西、湖南、云南等省。商品药材主要来源于栽培，主产于广东新会等地。

资源再生 蒲葵为多年生热带和亚热带常绿乔木。喜温暖、湿润、肥沃的沙性土壤，不耐旱。种子繁殖，9～11月采种，堆积后取出种子播种，随采随播。栽培3年后采收。主要病害为叶枯病，虫害为绿刺蛾。

（丁 平）

qiānjīnbá

千斤拔（Flemingiae Radix） 豆科植物蔓性千斤拔 *Flemingia philippinensis* Merr. et Rolfe 或大叶千斤拔 *Flemingia macrophyla* (Willd.) Prain 的干燥根。秋后采挖，洗净，切段，晒干。收载于《广西中药材标准》（1996年版）、《湖南省中药材标准》（2009年版）、《广东省中药材标准·第一册》（2004年版）等。药材以根条粗长、除净芦茎及须根、断面发白色者为佳。千斤拔中含有黄酮类、香豆素类、三萜类、甾醇类、挥发油等化学成分。千斤拔味甘，性平；

归肺、肾、膀胱经。具有祛风利湿、强筋壮骨、活血解毒的功效。现代研究表明千斤拔具有抗炎、镇痛、降转氨酶、抗凝、抗疲劳等作用，以及类雌激素及抗雌激素样作用。

资源分布 蔓性千斤拔分布于福建、台湾、广西、广东、湖北、贵州、江西等省区。大叶千斤拔分布于华南地区，以及云南、贵州、四川、江西、福建、台湾等省。商品药材来源于野生或栽培。蔓性千斤拔主产于广西，大叶千金拔主产于云南。

资源再生 蔓性千斤拔为木质藤本。喜温暖、阳光常照气候；耐旱、忌积水。选择土层深厚肥沃、向阳、排水良好的山坡地或大田为宜。种子繁殖，温水浸种，春季3～4月或秋季10～11月种子直播。主要病害有根腐病和炭疽病。

（秦民坚）

qiānjīnzǐ

千金子（Euphorbiae Semen） 大戟科植物续随子 *Euphorbia lathyris* L. 的干燥成熟种子。夏、秋两季果实成熟时采收，除去杂质，干燥。收载于《中华人民共和国药典》（2015年版）。药材以颗粒饱满、种仁白色、油性足者为佳。千金子中含有二萜类（如千金子素、异千金子素）、甾醇类（如千金子甾醇）等化学成分。药典规定千金子药材中千金子甾醇含量不少于0.35%。千金子味辛，性温。归肝、肾、大肠经。具有泻下逐水、破血消癥，外用疗癣蚀疣的功效。现代研究表明具有致泻、抗肿瘤等作用，对中枢神经系统也有作用。

资源分布 续随子分布于东北地区，以及河北、山西、江苏、浙江、福建、台湾、河南、湖南、广西、四川、贵州、云南等省区。

商品药材来源于栽培或野生，主产于河南、浙江。

资源再生 续随子为二年生草本。喜温暖湿润气候，耐干旱，栽培以阳光充足、疏松肥沃、排水良好、富含腐殖质的壤土栽培为宜。可以种子繁殖，直播或条播。主要病害有叶斑病，高温多雨季节多发。主要虫害有地老虎、蛴螬。

（谈献和）

qiānlǐguāng

千里光（Senecionis Scandentis Hebra） 菊科植物千里光 *Senecio scandens* Buch.-Ham. 的干燥地上部分。又称千里明，九里明等。全年均可采收，除去杂质，阴干。收载于《中华人民共和国药典》（2015年版）。药材以叶多、色绿者为佳。千里光中含有黄酮类（如金丝桃苷）、生物碱类（如阿多尼弗林碱）、挥发油、酚类等化学成分。药典规定千里光中金丝桃苷含量不少于0.03%，阿多尼弗林碱含量不超过0.004%。千里光味苦，性寒。归肺、肝经。具有清热解毒、明目、利湿的功效。现代研究表明千里光具有抗菌、抗钩端螺旋体、抗滴虫等作用。

资源分布 千里光分布于华东、华中、华南、西南地区，以及陕西、甘肃、广西、西藏等省区。商品药材主要来源于野生，主产于江苏、浙江、广西、四川等省区。

资源再生 千里光为多年生草本。生长于路旁及旷野间，适应性较强，耐干旱，又耐潮湿，对土壤条件要求不严，但以砂质壤土及黏壤土生长为宜。可以种子繁殖，扦插繁殖或压条繁殖。

（谈献和）

qiānniánjiàn

千年健（Homalomenae Rhizoma） 天南星科植物千年健 *Homa-*

lomena occulta（Lour.）Schott 的干燥根茎。又称千颗针。春、秋二季采挖，洗净，除去外皮，晒干。收载于《中华人民共和国药典》（2015 年版）。药材以棕红色、条粗、香浓者为佳。千年健中含有挥发油（如 α-蒎烯、芳樟醇）等化学成分。药典规定千年健中芳樟醇含量不少于 0.2%。千年健气芳香，味辛、微苦，性辛、温。归肝、肾经。具有祛风湿、壮筋骨的功效。现代研究表明千年健具有抗组胺、抗凝、抗菌、抗病毒、抗炎、镇痛等作用。贵州习用同种植物的干燥茎，药材亦名"千年健"。

资源分布　千年健分布于华南地区，以及贵州、云南、四川等省区，商品药材主要来源于进口，也有栽培，栽培主产于广西、云南等省区。

资源再生　千年健为多年生草本。喜温暖阴湿气候，不耐寒，忌强光。以肥沃、疏松的砂质壤土栽培为宜。千年健用扦插繁殖。主要病害有叶斑病，高温多雨季节多发。

（谈献和）

qiānrìhóng

千日红（Gomphrenae Flos Seu Herba）　苋科植物千日红 *Gomphrena globosa* L. 的干燥花序或全草。又称百日红、千年红。夏、秋采摘花序或拔取全株，鲜用或晒干。收载于《河南省中药材标准》（1993 年版）、《上海市中药材标准》（1994 年版）。药材以花序大、色紫红者为佳。千日红花含有皂苷类（如千日红苷Ⅰ、Ⅱ、Ⅲ、Ⅴ、Ⅵ，苋菜红苷，异苋菜红苷）等化学成分。千日红味甘、微咸，性平。具有止咳平喘、明目解毒的功效。现代研究表明千日红具有祛痰、平喘等作用。

资源分布　千日红原产美洲，中国大部分地区有栽培。商品药材来源于栽培，全国各地均产。

资源再生　千日红为一年生草本。喜阳光，耐干热，耐旱，不耐寒，怕积水。对土壤要求不严，以疏松肥沃土壤栽培为宜。生长适温为 20~25℃，种子繁殖，9~10 月采种，4~5 月播种，6 月定植。

（谈献和）

qiānniúzǐ

牵牛子（Pharbitidis Semen）　旋花科植物裂叶牵牛 *Pharbitis nil*（L.）Choisy 或圆叶牵牛 *Pharbitis Purpurea*（L.）Voigt 的干燥成熟种子。秋末果实成熟、果壳未开裂时采割植株，晒干，打下种子，除去杂质。黑色者称"黑丑"，淡黄白色者称"白丑"，两者混合称"二丑"。收载于《中华人民共和国药典》（2015 年版）。药材以颗粒饱满、无果皮等杂质为佳。牵牛子中含有苷类（如牵牛子苷）、生物碱类（如麦角碱）等化学成分。牵牛子味苦，性寒；有毒。归肺、肾、大肠经。具有泻水通便、清痰涤饮、杀虫攻积的功效。现代研究表明牵牛子具有泻下、利尿及对平滑肌的作用。孕妇禁用，不能与巴豆同用。

资源分布　裂叶牵牛、圆叶牵牛分布于全国各地。商品药材主要来源于栽培，全国各地均产，主产于辽宁。

资源再生　裂叶牵牛和圆叶牵牛均为一年生缠绕草本。生长于平地以及海拔 2800m 的田边、路旁、宅旁或山谷林内，野生或栽培。适应性强，对气候土壤的要求不严，但以温和的气候和中等肥沃的砂质壤土为宜。种子繁殖。人工栽培需搭架。主要虫害有红蜘蛛。

（谈献和）

qiánhú

前胡（Peucedani Radix）　伞形科植物白花前胡 *Peucedanum praeruptorum* Dunn 的干燥根。又称水前胡、山独活。冬季至次春茎叶枯萎或未抽花茎时采挖，除去须根，洗净，晒干或低温干燥。收载于《中华人民共和国药典》（2015 年版）。药材以条粗壮、质柔软、香气浓者为佳。白花前胡根中含有香豆素类（如前胡素 A、白花前胡乙素），香豆素糖苷类（如紫花前胡苷），D-甘露醇等化学成分。药典规定白花前胡药材中白花前胡甲素含量不少于 0.90%，白花前胡乙素含量不少于 0.24%。前胡味微苦、辛，性微寒。归肺经。具有降气化痰、散风清热的功效。现代研究表明前胡具有祛痰、抗真菌、抗心律失常等作用。

资源分布　白花前胡分布于华中地区，以及甘肃、江苏、安徽、浙江、江西、福建、广西、四川、贵州等省区。商品药材主要来源于栽培，主产于浙江、湖南、四川。

资源再生　白花前胡为多年生草本。喜冷凉湿润气候，耐旱、耐寒。适应性较强。以肥沃深厚的腐殖质壤土生长为宜，重黏土及过于低湿地方不宜栽种。种子繁殖或分株繁殖，栽种 2~3 年后，于 9~11 月采挖。

（谈献和）

qiànshí

芡实（Euryales Semen）　睡莲科植物芡 *Euryale ferox* Salisb. 的干燥成熟种仁。秋末冬初采收成熟果实，除去果皮，取出种子，洗净，再除去硬壳（外种皮），晒干。收载于《中华人民共和国药典》（2015年版）。药材以颗粒饱满均匀、断面白色、粉性足、无碎末及皮壳者为佳。芡实中含有环肽类、木脂素类（如芡实素A、芡实素B、芡实素C）、甾醇类、脑苷脂、生育酚、黄酮类等化学成分。芡实味苦、涩，性平。归脾、肾经。具有益肾固精、补脾止泻、祛湿止带的功效。现代研究表明芡实具有抗氧化、抗心肌缺血、抗衰老、抗疲劳、抗癌、降血糖等作用。芡实可食用，广泛应用于食疗药膳和保健食品。

资源分布 芡分布于东北、华中地区，以及河北、江西、江苏、浙江、安徽、山东、福建、广东、广西、贵州等省区。商品药材来源于栽培，主产于江苏、江西、山东、湖南、湖北、安徽等省。

资源再生 芡为一年生水生草本。喜温暖的静水环境，不耐寒。种子繁殖，种子水面直播和育苗移栽两种方法，水底土壤以有机质丰富、肥沃的黏壤土为宜，水深以不超过1.5m为宜；种子不耐干藏和受冻，在水中需保持0℃以上温度；生育期约210天。

（刘　勇）

qiàncǎo

茜草（Rubiae Radix Et Rhizoma） 茜草科植物茜草 *Rubia cordifolia* L. 的干燥根和根茎。春、秋二季采挖，以秋季为佳，除去泥沙，干燥。收载于《中华人民共和国药典》（2015年版）。药材以条粗、表面红棕色、断面红黄色、无茎基者为佳。茜草中含有蒽醌类（如羟基茜草素、茜草素、异茜草素）、萘醌类（如大叶茜草素、茜草内酯、二氢大叶茜草素、萘氢醌）、萜类、环肽类、多糖等化学成分。药典规定茜草药材中大叶茜草素含量不少

于0.4%，羟基茜草素含量不少于0.1%。茜草味苦，性寒。归肝经。具有凉血、祛瘀、止血、通经的功效。现代研究表明茜草具有止血、免疫抑制、抗辐射、抗肿瘤、抗艾滋病病毒、抗炎、抗菌、止咳、祛痰等作用。

资源分布 茜草分布于中国大部分省区。商品药材来源于野生或栽培，主产于陕西、河南、安徽、河北、山东等省，其中以河南、陕西的产量大，品质佳。

资源再生 茜草为多年生草本。喜凉爽湿润气候，耐寒、耐旱。栽培以土层深厚、疏松、富含有机质的壤土为宜。种子繁殖或扦插繁殖；秋播（10～11月）或春播（3～4月）均可，育苗1～2年移栽；扦插繁殖材料为2～3个芽节的茎段。

（刘　勇）

qiānghuó

羌活（Notopterygii Rhizoma Et Radix） 伞形科植物羌活 *Notopterygium incisum* Ting ex H. T. Chang 或宽叶羌活 *Notopterygium franchetii* H. de Boiss. 的干燥根茎和根。前者又称川羌活。春、秋二季采挖，除去须根及泥沙，晒干。收载于《中华人民共和国药典》（2015年版）。药材以根茎粗壮，有横节如蚕形，表面棕色，断面质紧密，朱砂点多，香气浓郁者为佳。羌活中含有挥发油（如 α-蒎烯、β-蒎烯、β-罗勒烯）、香豆素类（如异欧前胡内酯、羌活醇、8-甲氧基异欧前胡内酯）、酚酸类（如阿魏酸）等化学成分。药典规定羌活药材中挥发油含量不少于1.4%；羌活醇和异欧前胡素的总含量不少于0.4%。羌活味辛、苦，性温。归膀胱、肾经。具有解表散寒、祛风除湿、止痛的功效。现代研究表明羌活

具有解热、镇痛、调节免疫力、抗炎、抗过敏、抗心肌缺血、抗心律失常、抗血栓、抗病毒、抗癫痫、抗氧化以及抗菌等作用。

资源分布 羌活分布于四川、甘肃、青海、西藏、云南、陕西等省区，宽叶羌活分布于山西、内蒙古、云南、陕西、甘肃、青海、四川、西藏等省区。甘肃等地有栽培。羌活和宽叶羌活均列入《国家重点保护药材物种》Ⅲ级保护物种。商品药材来源于野生或栽培。野生川羌活主产于四川，栽培宽叶羌活主产于甘肃。

资源再生 羌活、宽叶羌活为多年生草本。生长于海拔1700～4500m的林缘、灌丛下、沟谷草丛中。喜冷凉，耐寒，怕强光。适宜于阴凉湿润气候，土壤以土层深厚、疏松肥沃、富含腐殖质砂质壤土为宜。种子繁殖或根茎繁殖，生产上以种子繁殖为主。种植3～4年可采收。主要虫害有蚜虫。

（陈士林）

qínjiāo

秦艽（Gentianae Macrophyllae Radix） 龙胆科植物秦艽 *Gentiana macrophylla* Pall.、麻花秦艽 *Gentiana straminea* Maxim.、粗茎秦艽 *Gentiana crassicaulis* Duthie ex Burk. 或小秦艽 *Gentiana dahurica* Fisch. 的干燥根。前三种按性状不同分别习称"秦艽"和"麻花艽"，后一种习称"小秦艽"。春、秋二季采挖，除去泥沙；秦艽和麻花艽晒软，堆置"发汗"至表面呈红黄色或灰黄色时，摊开晒干，或不经"发汗"直接晒干；小秦艽趁鲜时搓去黑皮，晒干。收载于《中华人民共和国药典》（2015年版）。药材以根作螺纹交纠者、黄白色、质实、气味浓厚者为佳。秦艽中含有环烯醚

萜苷类（如龙胆苦苷、獐牙菜苦苷、獐牙菜苷、马钱苷酸）、三萜类（如栎瘿酸、齐墩果酸）、黄酮类、香豆素类、生物碱类、挥发油、多糖等化学成分。药典规定秦艽药材中龙胆苦苷和马钱苷酸的总含量不少于 2.5%。秦艽味辛、苦，性平。归胃、肝、胆经。具有祛风湿、清湿热、止痹痛、退虚热的功效。现代研究表明秦艽具有抗炎、抗过敏、抗流感病毒、抗肿瘤、镇痛、保肝、免疫抑制、降血压、镇静等作用。

资源分布 秦艽分布于西北、东北地区，以及河北、山西、山东、内蒙古、四川等省区；粗茎秦艽分布于甘肃、四川、西藏、青海、内蒙古、云南、四川等省区；麻花秦艽分布于甘肃、青海、四川、西藏等省区；小秦艽分布于在西北地区，以及内蒙古、四川、山西、河北、西藏等省区。几种秦艽均列入《国家重点保护野生药材物种名录》Ⅲ级保护物种。商品药材主要来源于野生，以秦艽、粗茎秦艽为主流物种。粗茎秦艽主产于云南、青海、甘肃、四川等省。麻花秦艽主产于青海、甘肃、四川、湖北等省。小秦艽主产于河北、内蒙古及陕西等省区。

资源再生 秦艽为多年生草本。生长于海拔 2400～3500m 的溪旁、山坡草地或灌丛中，适宜气候冷凉、雨量较多、日照充足的高山地区，土壤主要为土层深厚、土壤肥沃的腐殖土。种子繁殖，早春和秋季撒播或条播。生长年限 3～5 年即可收获。根茎繁殖一年收获。主要病害有叶斑病。

（陈士林）

qínjiāohuā

秦艽花（Gentianae Stramineae Flos） 龙胆科植物麻花秦艽 Gen-

tiana straminea Maxim. 或粗茎秦艽 Gentiana crasicaulis Duthie ex Burk. 的干燥花。夏秋花期采收，除杂质、阴干。收载于《藏药标准》（1979 年版）、《青海省药品标准》（1986 年版）。药材以花完整、色绿或紫者为佳。秦艽花中含有裂环环烯醚萜苷类（如龙胆苦苷、獐牙菜苦苷、獐牙菜苷）、黄酮类（如异荭草苷-4'-O-葡萄糖苷、异荭草苷和牡荆黄素）、三萜类等化学成分。秦艽花味苦，性平。归胃、肝、胆经。具有清热解毒消肿的功效。资源分布和资源再生见秦艽。商品药材主要来自于野生。麻花秦艽花主产于青海、甘肃、四川、湖北等省；粗茎秦艽花主产于云南、青海、甘肃、四川等省。

（陈士林）

qínpí

秦皮（Fraxini Cortex） 木犀科植物苦枥白蜡树 Fraxinus rhynchophylla Hance、白蜡树 Fraxinus chinensis Roxb.、尖叶白蜡树 Fraxinus szaboana Lingelsh. 或宿柱白蜡树 Fraxinus stylosa Lingelsh. 的干燥枝皮或干皮。又称蜡树皮。春、秋二季剥取，晒干。收载于《中华人民共和国药典》（2015 年版）。药材以条长、外皮薄且光滑者为佳。秦皮中含有香豆素类（如秦皮甲素、秦皮乙素、秦皮素、秦皮苷、紫丁香苷）、黄酮类、生物碱类（如东莨菪素）、鞣质、皂苷类等化学成分。药典规定秦皮药材中秦皮甲素和秦皮乙素总含量不少于 1.0%。秦皮味苦、涩，性寒。归肝、胆、大肠经。具有清热燥湿、收涩、明目等功效。现代研究表明秦皮具有抗菌、抗炎、抗过敏、抗衰老、镇痛、镇咳祛痰、抑制平滑肌、明目等作用。

资源分布 苦枥白蜡树分布于东北、华北地区，以及四川、山东、宁夏、青海、甘肃、陕西、河南、广西、广东、浙江、福建、贵州、云南等省区；白蜡树分布于中国南北各地；尖叶白蜡树分布于中国南方各地；宿柱白蜡树分布于辽宁、黑龙江、内蒙古、湖北、陕西、甘肃、河南、四川等省区。商品药材主要来源于野生。以尖叶白蜡树为主流物种，苦枥白蜡树主产于东北等地区；白蜡树主产于四川等省；尖叶白蜡树主产于陕西等省；宿柱白蜡树主产于辽宁、黑龙江、内蒙古、陕西、河南、四川、湖北等省区。

资源再生 苦枥白蜡树、白蜡树、尖叶白蜡树及宿柱白蜡树为落叶乔木，生于山坡林缘、石灰岩残秋落叶林中、山间向阳路旁坡地湿润处或沟边路旁。喜温暖湿润气候。种子繁殖或扦插繁殖，以种子繁殖为主。主要病害有煤烟病，主要虫害有蚜虫、介壳虫等。

（陈士林）

qīngdài

青黛（Indigo Naturalis） 爵床科植物马蓝 Baphicacanthus cusia (Nees) Bremek.、蓼科植物蓼蓝 Polygonum tinctorium Ait. 或十字花科植物菘蓝 Isatis indigotica Fort. 的叶或茎叶经传统工艺加工制成的干燥粉末状物、团块或颗粒。收载于《中华人民共和国药典》（2015 年版）。药材以体质轻松、色深蓝、粉粒较细、能浮于水面、燃烧生紫红色火焰者为佳。青黛中含有靛蓝、靛玉红等化学成分。药典规定青黛药材中靛蓝含量不少于 2.0%；靛玉红含量不少于 0.13%。青黛味咸，性寒。归肝、肺、胃经。具有清热解毒、凉血、定惊的功效。现代研究表明青黛具有抗病原微生物、抗肿瘤等作用。

资源分布 马蓝分布于浙江省南部至福建、广东、广西等省区；蓼蓝分布于河北安国、天津、北京郊区及山西等地；菘蓝分布于河北、安徽、黑龙江、内蒙古、江苏等省区。以马蓝叶制成的青黛，主产于福建仙游，称建青黛；由菘蓝叶制成的主产于江苏；由蓼蓝制成的主产于河北、天津等地。

资源再生 马蓝为灌木状多年生草本植物，喜温暖潮湿，阳光充足的气候环境；蓼蓝为一年生草本，野生于旷野水沟边；菘蓝为二年生草本植物，适应性强，能耐寒，喜温暖怕水涝。三者均以种子繁殖为主，栽培当年均可采茎叶。

（董诚明）

qīngfēngténg

青风藤（Sinomenii Caulis） 防己科植物青藤 *Sinomenium acutum*（Thunb.）Rehd. et Wils. 和毛青藤 *Sinomenium acutum*（Thunb.）Rehd et Wils. var. *cinereum* Rehd. et Wils. 的干燥藤茎。秋末冬初采割，扎把或切长段，晒干。收载于《中华人民共和国药典》（2015年版）。青风藤含有生物碱类（如青藤碱、双青藤碱、木兰花碱、尖防己碱、四氢表小檗碱、异青藤碱）、挥发油（如 dl-丁香树脂酚、十六烷酸甲酯）等化学成分。药典规定青风藤药材中青藤碱含量不少于0.5%。青风藤味苦、辛，性平。归肝经、脾经。具有祛风通络、除湿止痛的功效。现代研究表明青风藤具有抗炎、镇痛、镇静、镇咳等作用。

资源分布 青藤分布于长江流域及以南各地；毛青藤分布于陕西、甘肃、江苏、安徽、河北、广东、贵州等省。商品药材来源于野生，主产于陕西、甘肃、江苏、安徽、广东、湖北、贵州等省。

资源再生 青藤、毛青藤均为多年生藤本植物。生长于山坡林缘、沟边及灌丛中，攀缘于树上或岩石上。

（董诚明）

qīngguǒ

青果（Canarii Fructus） 橄榄科植物橄榄 *Canarium album* Raeusch. 的干燥成熟果实。又称黄榄、白榄等。秋季果实成熟时采收，干燥。收载于《中华人民共和国药典》（2015年版）。药材以个大、肉厚、色灰绿、无黑斑、味先涩后甘者为佳。青果中含有多酚类（如没食子酸、3,4-二羟基苯甲酸乙、焦性没食子酸、鞣花酸和没食子酸乙酯）、三萜类（如 α-香树脂醇、α-香树脂醇乙酸酯、β-香树脂醇、齐墩果酸）、香豆素类（如滨蒿内酯、东莨菪内酯）、黄酮类（如穗花杉双黄、槲皮素）、挥发油等化学成分。青果味涩、酸、甘，性平。归肺、胃经。具有清肺、利咽、生津、解毒的功效。现代研究表明青果具有抑菌、止咳、抗乙肝病毒、解酒保肝、抗氧化等作用。青果可食用，种子榨油用于化工，制肥皂或作润滑油。

资源分布 橄榄分布于福建、台湾、广东、广西、云南等省区，南方和西南均有栽培。商品药材主要来源于栽培，主产于福建、台湾、四川。

资源再生 橄榄为常绿乔木。一年抽发春、夏、秋三次枝，秋枝为主要的挂果枝。橄榄喜温暖、湿润气候，抗寒、抗旱能力较强。栽培以砂质壤土、壤土、黏壤土为宜。种子繁殖或嫁接繁殖。主

要病害有炭疽病、流胶病和树瘿病。

（严铸云）

qīnghāo

青蒿（Artemisiae Annuae Herba） 菊科植物黄花蒿 *Artemisia annua* L. 的干燥地上部分。蒙药称黄花蒿。秋季花盛开时采割，除去老茎，阴干。收载于《中华人民共和国药典》（2015年版）。青蒿中含有倍半萜类（如青蒿素、青蒿酸、青蒿甲素、青蒿乙素）、黄酮类（如蒿黄素、木犀草素、泽兰黄素、猫眼草酚）、香豆素类（如东莨菪内酯）、苯丙酸类、挥发油等化学成分。青蒿味苦、辛，性寒。归肝、胆经。具有清虚热、除骨蒸、解暑热、截疟、退黄的功效。现代研究表明青蒿具有抗疟、抗肿瘤、抗血吸虫、抗炎、解热、抗孕、抗心律失常、平喘等作用。从青蒿中提取的青蒿素及制备的衍生化合物，为世界卫生组织推荐的治疗疟疾首选药物。新疆、台湾使用青蒿 *A. apiacea* Hance 的干燥地上部分作为"青蒿"药用。

资源分布 黄花蒿分布于全国各地，重庆、湖北、广西等地栽培。商品药材来源于野生或栽培，主产于重庆西阳等地。

资源再生 黄花蒿为一年生草本。短日照植物，喜温暖湿润气候，不耐阴，忌涝。栽培选择阳光充足、疏松肥沃、富含腐殖质、排水良好的砂质壤土。种子繁殖或分株繁殖。3~4月将种子与细沙混匀后播种，秋季采收。

（王文全）

qīngpí

青皮（Citri Reticulatae Pericarpium Viride） 芸香科植物橘 *Citrus reticulata* Blanco 及其栽培变种的干燥幼果或未成熟果实的果皮。

5~6月收集自落的幼果，晒干，习称"个青皮"；7~8月采收未成熟的果实，在果皮上纵剖成四瓣至基部，除尽瓤瓣，晒干，习称"四花青皮"。收载于《中华人民共和国药典》（2015 年版）。药材以个匀、外皮色绿、断面黄白色、质脆、气清香者为佳。青皮中含有挥发油（如 d-柠檬烯）、黄酮类（如橙皮苷、新橙皮苷、川陈皮素、柚皮苷、红橘素）、生物碱类（如辛弗林）等化学成分。药典规定青皮中橙皮苷含量不少于 4.0%。青皮味辛、苦，性温。归肝、胆、胃经。具有疏肝破气、消积化滞的功效。现代研究表明青皮具有调整胃肠功能，利胆、平喘等作用。

资源分布 橘广泛栽培于华南地区，以及江苏、浙江、安徽、江西、湖北、湖南、四川、贵州、云南、台湾等省。药材"四花青皮"主产于福建、四川、广西、贵州、广东、云南等省区；"个青皮"主产于福建、江西、四川、湖南、浙江、广西、广东等省区。

资源再生 橘为多年生常绿灌木。喜高温多湿的亚热带气候，不耐寒，稍能耐阴，萌芽有效温度 12.5℃，生长适宜温度 23~27℃，高到 37℃ 则停止生长，低于 -5℃ 则造成冻害。种子繁殖或嫁接繁殖，以嫁接繁殖为主。嫁接砧木可选生长快、根系发达、抗逆性强、与接穗亲和力强、抗寒的品种，有枳橙、枸头橙、红柠檬、酸橘等。

（周日宝）

qīngxiāngzǐ
青葙子（Celosiae Semen） 苋科植物青葙 *Celosia argentea* L. 的干燥成熟种子。秋季果实成熟时采割植株或摘取果穗，晒干，收集种子，除去杂质。收载于《中

华人民共和国药典》（2015 年版）。药材以粒饱满、色黑、光亮者为佳。青葙子中含有三萜皂苷类（如青葙苷 A、B）、脂肪酸类以及烟酸等化学成分。青箱子味苦，性寒。归肝经。具有祛风热、清肝火之功效。现代研究表明青葙子具有保肝、抗氧化、降血糖等作用。

资源分布 青葙分布于全国大部分地区。商品药材来源于野生或栽培，以栽培为主，野生分布于全国各地，栽培主产地为华中、华南地区。

资源再生 青葙为一年生草本。喜温暖湿润气候，对土壤要求不严，以肥沃、排水良好的砂质壤土栽培为宜，忌积水，低洼地不宜种植。种子繁殖，于 3~4月春播，发芽适温为 25℃，秋季采收。

（董诚明）

qīngyèdǎn
青叶胆（Swertiae Mileensis Herba） 龙胆科植物青叶胆 *Swertia mileensis* T. N. Ho et W. L. Shih 的干燥全草。又称青叶丹、青鱼胆。秋季花果期采收，除去泥沙，晒干。收载于《中华人民共和国药典》（2015 年版）。药材以色绿、花多、味苦者为佳。青叶胆含有环烯醚萜类（如獐牙菜苦苷、当药苷）、三萜类（如齐墩果酸）等化学成分。药典规定青叶胆中獐牙菜苦苷的含量不得少于 8.0%。青叶胆味苦，性寒。归肝、胆、膀胱经。具有清热解毒、利湿退黄的功效。现代研究表明青叶胆具有护肝、解痉、镇痛、镇静等作用。

资源分布 青叶胆分布于云南、贵州、四川、广西、湖南等省区。商品药材主要来源于野生，主产于云南。

资源再生 青叶胆为一年生草本。生长于山坡草丛中。

（董诚明）

qīngmázǐ
苘麻子（Abutili Semen） 锦葵科植物苘麻 *Abutilon theophrasti* Medic. 的干燥成熟种子。秋季采收成熟果实，晒干，打下种子，除去杂质。收载于《中华人民共和国药典》（2015 年版）。药材以籽粒饱满、无杂质者为佳。苘麻子主要含有脂肪油（如亚油酸、油酸、亚麻酸、棕榈酸、硬脂酸）等化学成分。味苦，性平。归大肠、小肠、膀胱经。具有清热解毒、利湿、退翳的功效。现代研究表明苘麻子具有抑菌、利尿、滑肠等作用。

资源分布 中国除青藏高原外，其他各地均有分布。商品药材以野生为主，有零星栽培。主产于四川、河南、江苏、湖北、安徽等省。

资源再生 苘麻为一年生亚灌木状草本，对土壤要求不严。种子繁殖，春播后当年秋季即可收获。

（董诚明）

qúmài
瞿麦（Dianthi Herba） 石竹科植物瞿麦 *Dianthus superbus* L. 或石竹 *Dianthus chinensis* L. 的干燥地上部分。又称巨句麦。夏、秋二季花果期采割，除去杂质，干燥。收载于《中华人民共和国药典》（2015 年版）。药材以干燥、青绿色、无杂质、无根及花未开放者为佳。瞿麦中含有皂苷类（如石竹皂苷 A、B）、蒽醌类（如大黄素甲醚、大黄素）、生物碱类、挥发油（如丁香酚、苯乙醇、苯甲酸苄酯）等化学成分。瞿麦味苦，性寒。归心、小肠经。具有利水通淋、活血通经的功效。现代研

究表明瞿麦具有利尿、兴奋平滑肌、抗菌等作用。

资源分布 瞿麦分布于华中地区，以及黑龙江、吉林、河北、山西、山东、江苏、浙江、江西、福建、陕西、新疆、青海、四川等省区；石竹分布于东北地区，以及河北、河南、山东、江苏、安徽、浙江、江西、福建、湖北、广东、广西、陕西、宁夏、甘肃、云南、贵州等省区。商品药材来自于野生，主产于华中地区，以及河北、四川、浙江、江西等省。

资源再生 瞿麦和石竹均为多年生草本。喜温和湿润气候，忌积水，栽培以疏松肥沃、土层深厚的砂质壤土和黏质壤土为宜。

（刘合刚）

quánshēn

拳参（Bistortae Rhizoma） 蓼科植物拳参 *Polygonum bistorta* L. 的干燥根茎。又称紫参、草河车。春初发芽时或秋季茎叶将枯萎时采挖。收载于《中华人民共和国药典》（2015 年版）。药材以粗大、坚硬、断面浅红棕色者为佳。拳参中含有鞣质（如没食子酸、并没食子酸、6-没食子酰葡萄糖、3,6-二没食子酸葡萄糖、右旋儿茶酚、左旋表儿茶酚）等化学成分。拳参味苦、涩，性微寒。归肺、肝、大肠经。具有清热解毒、消肿、止血等功效。现代研究表明拳参具有抗菌、抗肿瘤、止血等作用。

资源分布 拳参分布于辽宁、内蒙古、河北、陕西、山西、宁夏、甘肃、新疆、山东、江苏、安徽等省区。商品药材主要来源于野生，主产于华北、西北地区，以及山东、江苏等省。

资源再生 拳参为多年生草本植物。生长于山野草丛中或林下阴湿处，性喜凉爽气候，可选择向阳、排水良好的砂质壤土种植。种子繁殖或分株繁殖。

（张永清）

rénshēn

人参（Ginseng Radix Et Rhizoma） 五加科植物人参 *Panax ginseng* C. A. Mey. 的干燥根和根茎。栽培的俗称"园参"；播种在山林下使其野生状态自然生长的称"林下参"，习称"籽海"。多于秋季采挖，洗净经晒干或烘干。收载于《中华人民共和国药典》（2015 年版）。药材以条粗、质硬、完整者为佳。人参中含有皂苷类（如人参皂苷 Rg_1、Re、Rb_1）、挥发油（如人参炔醇、人参环氧炔醇）、多糖、有机酸类等化学成分。药典规定人参药材中人参皂苷 Rg_1 和人参皂苷 Re 的总含量不少于 0.3%，人参皂苷 Rb_1 含量不少于 0.2%。人参味甘、微苦，性微温。归脾、肺、心、肾经。具有大补元气、复脉固脱、补脾益肺、生津养血、安神益智的功效。现代研究表明人参具有调节人体的生理功能、强筋骨、调节免疫功能、抗肿瘤、抗辐射、抗疲劳、增强耐力、增强性功能、抗衰老、抗肝纤维化、降血脂等作用。另外，人参在保健食品、化妆品、食品中应用广泛。人参经蒸制后的干燥根和根茎称"红参"，具有大补元气、复脉固脱、益气摄血的功效。湖南、甘肃习用红参干燥支根及须根，药材名"红参须"。

资源分布 人参分布于东北地区，野生植株已经很少见到，列入《中国植物红皮书——稀有濒危植物》《国家重点保护野生药材物种名录》，以及《濒危野生动植物种国际贸易公约》（CITES）。东北地区及河北、山西、陕西、内蒙古等省区有栽培，朝鲜、韩国、俄罗斯等国家亦有栽培。人参商品药材来源于栽培。主产于东北等省。来源于朝鲜、韩国的人参加工品特称为"高丽参"或"朝鲜人参"。

资源再生 人参为多年生草本。喜寒冷湿润环境。种子繁殖。有园参和林下山参两种栽培模式。园参栽培选择微酸性、土层深厚、透气性良好、富含腐殖质的砂质壤土为宜，忌强光直射，搭建遮阴棚，做高畦育苗移栽，5~6 年采收；林下山参是在海拔 200~900m 山区的阴坡或半阴坡针阔混交林下，模仿野生条件进行人参播种或移栽，并辅以人工抚育管理，一般生长 15 年后采收，药材质量接近野山参。采收时勿伤根断须，不宜曝晒。主要病害有黑斑病，锈腐病。

（王文全）

rénshēnyè

人参叶（Ginseng Folium） 五加科植物人参 *Panax ginseng* C. A. Mey. 的干燥叶。秋季采收，晾干或烘干。收载于《中华人民共和国药典》（2015 年版）。人参叶中含有皂苷类（如人参皂苷 Rg_1、Re）、挥发油、黄酮类、有机酸类、多糖等化学成分。药典规定人参叶药材中人参皂苷 Rg_1 和人参皂苷 Re 的总含量不少于 2.25%。人参叶味苦、甘，性寒。归肺、胃经。具有补气、益肺、祛暑、生津的功效。现代研究表明人参叶具有延缓衰老、抗利尿、影响糖代谢、抗病毒、抗肿瘤等作用。人参叶常用于提取人参皂苷提取物。资源分布和资源再生见人参。

（王文全）

rěndōngténg

忍冬藤（Lonicerae Japonicae Caulis） 忍冬科植物忍冬 *Lonice-*

ra japonica Thunb. 的干燥茎枝。秋、冬二季采割，晒干。收载于《中华人民共和国药典》（2015 年版）。忍冬藤含有酚酸类（如绿原酸、异绿原酸、咖啡酸、原儿茶酸）、环烯醚萜类（如马钱子苷、当药苷、獐牙菜苷、马钱苷酸）、黄酮类（如木犀草素、香叶木素、圣草酚、金圣草黄素、芹菜素）、挥发油等化学成分。忍冬藤味甘，性寒。归肺、胃经。具有清热解毒、疏风通络的功效。现代研究表明忍冬藤具有抗菌、抗病毒、消炎、解痉、抗肿瘤、降低血胆固醇等作用。资源分布和资源再生见金银花。

（张永清）

肉苁蓉（Cistanches Herba）

ròucōngróng

列当科植物肉苁蓉 *Cistanche deserticola* Y. C. Ma 或管花肉苁蓉 *Cistanche tubulosa*（Schrenk）Wight 的干燥带鳞叶的肉质茎。又称大芸、苁蓉。春季苗刚出土时或秋季冻土之前采挖，除去茎尖。切段，晒干。收载于《中华人民共和国药典》（2015 年版）。药材以条粗壮、密生鳞叶、质柔润者为佳。肉苁蓉中含有苯乙醇苷类（如松果菊苷、毛蕊花糖苷、肉苁蓉苷、异肉苁蓉苷）、环烯醚萜类（如8-表马钱子酸、肉苁蓉素）、木脂素及其苷、苯丙醇苷类、黄酮类、多糖、生物碱类、有机酸类等化学成分。药典规定松果菊苷和毛蕊花糖苷的总含量肉苁蓉中不少于 0.3%；管花肉苁蓉中不少于 1.5%。味甘、咸，性温。归肾、大肠经。具有补肾阳、益精血、润肠通便的功效。现代研究表明肉苁蓉具有雄激素样作用，以及保肝、调节免疫、抗衰老、对排尿的双向调节、通便、抗辐射、抗氧化、改善记忆能力、对心肌损害的保护、对脑缺血损伤的保护等作用。

资源分布 肉苁蓉分布于内蒙古、宁夏、甘肃、新疆等省区。列入《国家重点保护野生药材物种名录》III 级保护物种。商品药材来源于野生，主产于内蒙古、宁夏、甘肃、新疆等省区，内蒙古和甘肃为道地产地。管花肉苁蓉分布于新疆南部，商品药材主要来源于栽培，主产于新疆。

资源再生 肉苁蓉为多年生肉质寄生草本。寄主主要为梭梭和白梭梭。生长于沙漠环境。喜干旱少雨气候，具有抗逆性强的特性，喜长日照、积温高、昼夜温差大的环境。种子繁殖和营养繁殖，种子繁殖选梭梭林较集中的沙土或半流沙沙漠地带。营养繁殖以肉苁蓉的肉质茎基部的不定芽发育，在寄主营养充足的条件下，产量要高于种子繁殖的肉苁蓉。生长年限一般为 2～4 年，4 月至 5 月上旬采挖。主要病害有梭梭白粉病，危害嫩枝，梭梭根腐病、茎腐病、梭梭锈病。主要虫害有种蝇、草地螟和大沙鼠，危害梭梭枝条和根系。

（陈士林）

肉豆蔻（Myristicae Semen）

ròudòukòu

肉豆蔻科植物肉豆蔻 *Myristica fragrans* Houtt. 的干燥种仁。收载于《中华人民共和国药典》（2015 年版）。药材以个大、体重、坚实、富油性，破开后香气浓烈者为佳。肉豆蔻中含有挥发油（如去氢二异丁香酚、肉豆蔻醚、香桧烯、蒎烯）、酚类、脂肪油等化学成分。药典规定肉豆蔻药材中挥发油含量不少于 6.0%（ml/g），去氢二异丁香酚含量不少于 0.1%。肉豆蔻味辛，性温。归脾、胃、大肠经。具有温中行气、涩肠止泻的功效。现代研究表明肉豆蔻具有抗炎、镇痛、止泻、镇静、抗氧化等作用。

资源分布 肉豆蔻广泛栽培于印度尼西亚、斯里兰卡、马来西亚、印度等东南亚热带地区。中国海南亦有栽培。商品药材来源于栽培，也有进口，栽培主产于海南、云南等省。

资源再生 肉豆蔻为常绿乔木。雌雄异株，喜热带和亚热带气候，抗寒性弱，在 6℃ 时即受寒害，忌积水，成龄树喜光，适宜于土层深厚、松软、肥沃和排水良好的土壤环境中栽培。可以种子繁殖或高空压条繁殖。种子繁殖，采收优良母树上成熟、饱满、粒大的种子留种，随采随播；高空压条繁殖，4～5 月份，选择生长正常，直径为 2cm 左右的硬枝或半硬枝进行高空压条，用 0.005% α-萘乙酸涂切口，生根后剪取假植或定植。栽培 7～8 年后采收。主要病害为斑点病，虫害为蛴螬、地老虎等。

（丁 平）

肉桂（Cinnamomi Cortex）

ròuguì

樟科植物肉桂 *Cinnamomum cassia* Presl. 的干燥树皮。多于秋季剥取，阴干。收载于《中华人民共和国药典》（2015 年版）。药材以外层棕色而较粗糙、内层红棕色而油润、两层间有 1 条黄棕色的线纹、气香浓烈、味甜、辣者为佳。肉桂中含有挥发油（如反式肉桂醛）、鞣质等化学成分。药典规定肉桂药材中挥发油含量不少于 1.2%，桂皮醛不少于 1.5%。肉桂味辛、甘，性大热。归肾、脾、心、肝经。具有补火助阳、引火归元、散寒止痛、温通经脉功效。现代研究表明肉桂具有抗菌、抗肿瘤、解热、镇痛、促进血液循环、调节免疫等作用。肉桂可作为食用香料，也可用于保健品、化妆品、日化产品及动物饲料添加剂。

资源分布　肉桂为栽培种，栽培于华南地区，以及云南、福建、台湾等省区。主产于广东、广西等省区。

资源再生　肉桂为常绿乔木。喜温暖湿润、阳光充足的气候，忌积水，过于干旱植株生长势差。肉桂寿命较长，可达数百年。栽培以排水良好，肥沃的砂质壤土、灰钙土或呈酸性反应的红色砂壤土为宜。幼苗喜阴，忌烈日直射，成龄树在较多阳光下才能正常生长。种子繁殖，育苗移栽，种子寿命短，不能暴晒和久存。一般6年生以上的树可以采收桂皮。

（郭巧生）

rǔxiāng

乳香（Olibanum）　橄榄科植物乳香树 *Baswellia carterii* Birdw. 或药胶香树 *Baswellia bhaw-dajiana* Birdw. 树皮渗出的树脂。分为索马里乳香和埃塞俄比亚乳香，乳香又分为乳香珠和原乳香。收载于《中华人民共和国药典》（2015年版）。药材以淡黄色、颗粒状、半透明、无砂石树皮杂质、粉末黏手、气芳香者为佳。乳香中含有三萜类（如乳香酸）、二萜类、挥发油等化学成分。药典规定索马里乳香中挥发油含量不少于6.0%；埃塞俄比亚乳香中挥发油含量不少于2.0%。乳香味辛、苦，性温。归心、肝、脾经。具有活血定痛、消肿生肌的功效。现代研究表明乳香具有抗炎、抗溃疡、抗肿瘤、细胞毒、抗菌、抗氧化等作用。

资源分布　乳香树和药胶香树分布于北埃塞俄比亚、索马里以及南阿拉伯半岛。商品药材来源于进口。

资源再生　乳香树为矮小灌木或小乔木。生长于热带沿海山地及石灰岩石地。春、夏季均可采收，以春季为盛产期。采收时，于树干皮部由下向上顺序切伤，并开一狭沟，使树脂从伤口渗出，流入沟中，数日后汇成干硬的固体，即可采取。

（段金廒）

ruírén

蕤仁（Prinsepiae Nux）　蔷薇科植物蕤核 *Prinsepia uniflora* Batal. 或齿叶扁核木 *Prinsepia uniflora* Batal. var. *serrata* Rehd. 的干燥成熟果核。夏秋间果实成熟时采摘，除去果肉，洗净、碎核取仁，晒干。收载于《中华人民共和国药典》（2015年版）。药材以浅棕色、颗粒饱满肥厚、表面纹理清楚为佳。蕤仁中含有挥发油、氰苷类、黄酮类（如山奈酚、槲皮素）等化学成分。蕤仁味甘，性微寒。归心经、肝经。具有祛风散热、明目的功效。现代研究表明蕤仁可以抗呼吸道感染。

资源分布　蕤核分布于山西、陕西、甘肃、内蒙古、河南等省区；齿叶扁核木分布于山西、陕西、甘肃、青海等省。商品药材来自于野生，以蕤核为主，主产于山西、陕西、甘肃等省。

资源再生　齿叶扁核木为灌木，生长于海拔900～1100m的山坡、河谷等处的稀疏灌丛中或干旱沙丘上；蕤核为落叶灌木，生长于向阳低山坡或山下稀疏灌丛中。种子繁殖或扦插繁殖，种子春播，翌年春出苗。

（董诚明）

ruìxiānglángdú

瑞香狼毒（Stellerae Radix）　瑞香科植物瑞香狼毒 *Stellera chamaejasme* L. 的干燥根。又称红狼毒、绵大戟、棉大戟。秋季挖根，洗净，鲜用或切片晒干。收载于《中华人民共和国卫生部药品标准·藏药·第一册》（1995年版）。瑞香狼毒含有黄酮类（如狼毒素）、二萜类（如尼地吗啉）、香豆素类（如伞形花内酯、瑞香内酯、牛防风素）、木脂素类、甾醇类、三萜类、挥发油等化学成分。瑞香狼毒味辛、苦，性平；有毒。归肺、脾、肝经。具有泻水逐饮、破积杀虫等功效。现代研究表明瑞香狼毒具有抗癌、抗菌、抗病毒、抗艾滋、抗惊厥、抗癫痫、抗氧化、调节免疫等作用。瑞香狼毒可用作植物农药，可用做园艺植物。

资源分布　瑞香狼毒主要分布于华北地区，以及黑龙江、四川、西藏、陕西、甘肃、青海、新疆等省区。商品药材主要来源于野生，主产于甘肃、内蒙古、西藏等地。

资源再生　瑞香狼毒为多年生草本植物。一般生长在干燥向阳山坡、干旱草原以及高山、亚高山草地。喜凉爽和稍干旱环境，怕涝。宜选向阳坡地或排水良好的地区栽培。种子繁殖，冬前或春季播，覆土以盖没种子为度。雨季需注意排水。

（孙稚颖）

sānbáicǎo

三白草（Saururi Herba）　三白草科植物三白草 *Saururus chinensis* (Lour.) Baill. 的干燥地上部分。全年均可采收，以夏秋季为宜，收取地上部分，洗净，晒干。收载于《中华人民共和国药典》（2015年版）。药材以叶多、灰绿色或棕绿色者为佳。三白草中含有挥发油（如甲基正壬基酮、α-蒎烯）、木脂素类（如三白草脂素）、黄酮类等化学成分。三白草味甘、辛，性寒。归肺、膀胱经。具有利尿消肿、清热解毒的功效。现代研究表明三白草具有利尿、降血糖、抗炎、抗肿瘤、调脂、抗凝血、保肝、抗氧化等作用。

资源分布 三白草分布于江苏、安徽、江西、湖南、湖北、四川、云南、广东、广西等省区。商品药材来源于野生，主产于江苏、浙江、湖南、广东等省。

资源再生 三白草为多年生草本。喜潮湿，常成群生于沟旁溪畔及沼泽等低湿处。种子繁殖。

（赵中振）

sānkēzhēn

三颗针（Berberidis Radix）

小檗科植物细叶小檗 Berberis poiretii Schneid.、拟猛猪刺 Berberis soulieana Schneid.、小黄连刺 Berberis wilsonae Hemsl. 或匙叶小檗 Berberis vernae Schneid. 等同属数种植物的干燥根。春、秋二季采挖，除去须根和泥沙，洗净晒干或切片晒干。收载于《中华人民共和国药典》（2015 年版）。药材以色黄、苦味浓者为佳。三颗针含有生物碱类（如小檗碱、药根碱）、甾醇类（如 β-谷甾醇）、黄酮类（如槲皮素）等化学成分。药典规定三颗针药材中盐酸小檗碱含量不少于 0.6%。三颗针味苦，性寒。归胃经、大肠经、肝经、胆经。具有清热、燥湿、泻火解毒的功效。现代研究表明三颗针具有抗肿瘤、抗病原微生物、降压、利胆、抗炎等作用。

资源分布 细叶小檗分布于东北各省、河北、河南、陕西、山东、山西、内蒙古等省区；拟猛猪刺分布于湖北、四川、陕西、甘肃等省；小黄连刺分布于云南、四川、西藏、甘肃等省区；匙叶小檗分布于甘肃、青海、新疆等省区。商品药材主要来源于野生，

主产于四川、云南、贵州、湖北等省。

资源再生 细叶小檗为落叶灌木，生长于向阳的砂质丘陵、山坡、路旁或溪边；拟猛猪刺为常绿灌木，生长于海拔 600~1800m 的山沟河边、灌丛中、山坡、林中或林缘；小黄连刺为半常绿灌木，生长于海拔 1000~4000m 的山坡、灌丛中、石山、河滩、路边、松林、栎林缘或沟边；匙叶小檗为落叶灌木，生长于海拔 2200~3850m 的河滩地或山坡灌丛中。

（董诚明）

sānléng

三棱（Sparganii Rhizoma）

黑三棱科植物黑三棱 Sparganium stoloniferum Buch.-Ham. 的干燥块茎。冬季至次年春采挖，洗净，剥去外皮，晒干。收载于《中华人民共和国药典》（2015 年版）。药材以质坚、体重、干燥、去净外皮、表面黄白色者为佳。三棱中含有挥发油、黄酮类、有机酸类、脂肪酸类等化学成分。三棱味辛、苦，性平。归肝、脾经。具有破血行气、消积止痛的功效。现代研究表明三棱具有抗血栓形成、促凝血、降低全血黏度、促进肠蠕动、抗肿瘤、镇痛等作用。

资源分布 黑三棱分布于江苏、河南、山东、江西、安徽等省。商品药材来源于野生，主产于河南、安徽、浙江、江苏等省。

资源再生 黑三棱为水生植物。喜暖湿润气候，宜在向阳、低湿环境中生长。对土壤要求不严，可栽种在沟渠、池塘浅水处，亦可栽于水田。块茎繁殖。冬季收获的块茎贮藏于地窖中，翌春贮存块茎或临时挖取块茎为繁殖材料。多于秋冬采收，挖出根茎后，除去茎苗及须根，洗净泥土，

削去外面粗皮，晒干即可。

（段金廒）

sānqī

三七（Notoginseng Radix Et Rhizoma）

五加科植物三七 Panax notoginseng（Burk.）F. H. Chen 的干燥根和根茎。秋季花开前采挖，洗净，分开主根、支根及根茎，干燥。收载于《中华人民共和国药典》（2015 年版）。三七中含有三萜皂苷类（如三七皂苷 R_1、R_2、人参皂苷 Rb_1、Rd、Re、Rg_1）、多炔类、黄酮类、多糖、氨基酸、挥发油等化学成分。三七药材以体重、质坚、表面光滑、断面色灰绿或黄绿者为佳。药典规定三七药材中人参皂苷 Rg_1 及三七皂苷 R_1 的总含量不少于 5.0%。三七味甘、微苦，性温。归肝、胃经。具有散瘀止血、消肿定痛的功效。现代研究表明三七具有止血、抗血栓、促进造血、改善微循环、抗心肌缺血、抗脑缺血、抗动脉粥样硬化、抗肝脏缺血再灌注损伤、抗肾间质纤维化、保肝、调血脂、抗肿瘤、调节免疫、延缓衰老等作用。三七可用于保健食品。上海习用三七的干燥叶，药名为"三七叶"，具有散瘀止血、消肿定痛的功效。贵州、四川习用三七的干燥花，药名"三七花"，具有清热生津，平肝降压的功效。云南习用三七的干燥须根，药名"三七须根"，具有散瘀止血，消肿定痛的功效。

资源分布 三七已无野生分布，栽培于云南、广西等地。商品药材主产于云南文山、砚山、广南、马关、丘北及广西靖西、睦边、百色等地。

资源再生 三七为多年生草本。喜温暖稍阴湿的环境，忌严寒和酷暑。要搭阴棚栽培。宜在疏松红壤或棕红壤、微酸性土壤

栽种，忌连作。种子繁殖，育苗移栽。一般种植 4 年收获，常 8 ~ 9 月收获，称"春七"，质量好，产量高，11 月收获的称"冬七"，质量差，产量低。主要病虫害有黄锈病、炭疽病、疫病等。

（赵中振）

sānyākǔ

三丫苦（Evodiae Leplae Caulis）

芸香科植物三桠苦 *Evodia lepla* (Spreng.) Merr. 的干燥茎和带叶嫩枝。又称三叉苦、三叉苦木、三叉虎。春、夏季采收，晒干。收载于《中华人民共和国药典》（1977 年版）、《江西省中药材标准》（2014 年版）、《湖南省中药材标准》（2009 年版）等。三丫苦中含有香豆素类（如补骨脂素）、生物碱类（如吴茱萸春、茵芋碱、香草木宁）、挥发油等化学成分。三丫苦味苦，性寒。具有清热解毒、消炎止痛的功效。现代研究表明三丫苦具有抗炎、镇痛、解热、抗氧化、护肝等作用。

资源分布 三桠苦分布于华南地区，以及台湾、福建、江西、贵州、云南等省区。商品药材来源于野生，主产于华南、福建等省区。

资源再生 三桠苦为乔木。生于平地至海拔 2000m 山地，常见于较荫蔽的山谷湿润地方。

（刘 勇）

sānyèqīng

三叶青（Tetrastigmae Hemsleyari Radix）

葡萄科植物三叶崖爬藤 *Tetrastigma hemsleyarum* Diels et Gilg 的干燥块根。又称石猴子、石老鼠。冬季采挖，洗净，晒干。收载于《湖南省中药材标准》（2009 年版）、《浙江省中药材标准》（2000 年版）。三叶青中含有黄酮类（如山柰酚、槲皮素）、三萜类（如蒲公英萜醇、胡萝卜

苷）、有机酸类（如没食子酸乙酯、水杨酸）、环肽类（如环四谷氨肽）等化学成分。三叶青味苦，性平。具有清热解毒、祛风活血的功效。现代研究表明三叶青具有抗病毒、镇痛、消炎、保肝等作用。

资源分布 三叶崖爬藤分布于西南地区，以及江苏、浙江、江西、福建、台湾、广东、广西、湖北、湖南等省区。商品药材主要来源于野生，少量栽培；主产于浙江、江西、湖北、湖南、广西、广东、福建等省区。

资源再生 三叶崖爬藤为草质藤本。喜阴凉气候，耐干旱，忌积水；栽培以富含腐殖质的壤土为宜；扦插繁殖，春季剪取 12 ~ 15cm 长的健壮枝条扦插，一个月后可移栽定植。

（刘 勇）

sāngbáipí

桑白皮（Mori Cortex）

桑科植物桑 *Morus alba* L. 的干燥根皮。秋末叶落时至次春发芽前采挖根部，刮去黄棕色粗皮，纵向剖开，剥取根皮，晒干。收载于《中华人民共和国药典》（2015 年版）。药材以色白、皮厚、粉性足、柔韧者为佳。桑白皮中含有黄酮类、香豆素类、苯骈呋喃衍生物类、多糖、甾体类和萜类、挥发油等化学成分。桑白皮味甘、辛，性寒。归肺、脾经。具有泻肺平喘、利水消肿的功效。现代研究表明桑白皮具有降血糖、降压、利尿、镇咳平喘、抗病毒、抗菌等作用。资源分布和资源再生见桑叶。

（秦民坚）

sāngjìshēng

桑寄生（Taxilli Herba）

桑寄生科植物桑寄生 *Taxillus chinensis* (DC.) Danser 的干燥带叶茎枝。冬季至次春采割，除去粗茎，切段，干燥，或蒸后干燥。收载于

《中华人民共和国药典》（2015 年版）。桑寄生中含有黄酮类（如萹蓄苷、槲皮素、d-儿茶酚），以及桑寄生毒蛋白、桑寄生凝集素等化学成分。桑寄生味苦、甘，性平。归肝、肾经。具有祛风湿、补肝肾、强筋骨、安胎元的功效。现代研究表明桑寄生具有降血压、利尿、抗病毒、抗菌、保护心血管系统等作用。

资源分布 桑寄生分布于台湾、福建、广东、广西等地。商品药材来自于野生。主产于广东、广西、福建等地。

资源再生 桑寄生为灌木。生长于海拔 20 ~ 400m 的平原或低山常绿阔叶林中，寄生于桑树、桃树、李树、龙眼、荔枝、阳桃、油茶、油桐、橡胶树、榕树、木棉、马尾松或水松等多种植物上。

（赵中振）

sāngshèn

桑椹（Mori Fructus）

桑科植物桑 *Morus alba* L. 的干燥果穗。4 ~ 6 月果实变红时采收，晒干，或略蒸后晒干。收载于《中华人民共和国药典》（2015 年版）。药材以个大、肉厚、紫红色、糖性大者为佳。桑椹中含有多酚类（如白藜芦醇）、黄酮类、多糖等化学成分。桑椹味甘、酸，性寒。归肝、肾经。具有滋阴补血、生津润燥的功效。现代研究表明桑椹具有调节免疫、促进造血细胞生长、降血糖、降血脂、保肝、抗氧化、延缓衰老、抗病毒等作用。新鲜桑椹为水果。资源分布和资源再生见桑叶。

（秦民坚）

sāngyè

桑叶（Mori Folium）

桑科植物桑 *Morus alba* L. 的干燥叶。初霜后采收，除去杂质，晒干。药材以叶片完整、大而厚、色黄绿、

质脆、无杂质者为佳。桑叶中含有黄酮类［如芦丁、槲皮素-3-O-(6'-O-乙酰基)-β-D-吡喃葡萄糖苷］、生物碱类、三萜类、香豆素类、多糖、甾醇类等化学成分。药典规定桑叶药材芦丁含量不少于0.1%。桑叶味甘、苦，性寒。归肺、肝经。具有疏散风热、清肺润燥、清肝明目的功效。现代研究表明桑叶具有降血糖、降血脂、降血压、抗菌、抗病毒、镇咳、延缓衰老、抗丝虫、抗溃疡等作用。桑为常见经济树种，叶用作桑蚕饲料。

资源分布 桑全国各地都有栽培。商品药材来源于栽培，主产于江苏、浙江、四川等省。

资源再生 桑为乔木或小乔木。喜温暖湿润气候，稍耐阴。对土壤的适应性强。嫁接繁殖或压条繁殖。主要病虫害有褐斑病。

(秦民坚)

sāngzhī

桑枝（Mori Ramulus） 桑科植物桑 Morus alba L. 的干燥嫩枝。春末夏初采收，去叶，晒干，或趁鲜切片，晒干。收载于《中华人民共和国药典》（2015年版）。药材以质嫩，断面黄白色者为佳。桑枝中含有黄酮类、生物碱类、多糖等化学成分。桑枝味苦，性平。归肝经。具有祛风湿、利关节的功效。现代研究表明桑枝具有抗炎免疫、降血糖、降血脂等作用。资源分布和资源再生见桑叶。

(秦民坚)

shājí

沙棘（Hippophae Fructus） 胡颓子科植物沙棘 Hippophae rhamnoides L. 的干燥成熟果实。秋、冬二季果实成熟或冻硬时采收，除去杂质，干燥或蒸后干燥。收载于《中华人民共和国药典》（2015年版）。药材以粒大、肉厚、油润者为佳。沙棘中含有黄酮类（如芦丁、异鼠李素、槲皮素、杨梅素）等化学成分。药典规定沙棘药材中总黄酮以芦丁计含量不少于1.5%，异鼠李素含量不少于0.1%。沙棘气微，味酸、涩，性温。归脾、胃、肺、心经。具有健脾消食、止咳祛痰、活血散瘀的功效。现代研究表明沙棘具有改善心脏功能、抗肿瘤、调节免疫力、抗过敏等作用。沙棘果实可鲜食，可作为保健食品。

资源分布 沙棘分布于山西、陕西、内蒙古、河北、甘肃、宁夏、辽宁、青海、四川、云南等省区。商品药材主要来源于野生。主产于山西等省。

资源再生 沙棘为落叶灌木或乔木。喜光耐寒、耐酷热、耐风沙及干旱气候，对土壤适应性强。阳性树种。种子繁殖或扦插繁殖。主要病害有沙棘木蠹蛾、沙棘蝇及锈果病等。

(王振月)

shāyuànzǐ

沙苑子（Astragali Complanati Semen） 豆科植物扁茎黄芪 Astragalus complanatus R. Br. 的干燥成熟种子。又称沙苑蒺藜。秋末冬初果实成熟尚未开裂时采割植株，晒干，打下种子，除去杂质。收载于《中华人民共和国药典》（2015年版）。药材以粒大饱满、色绿褐者为佳。沙苑子中含有黄酮类（如沙苑子苷、沙苑子新苷）、三萜类、有机酸类、鞣质、甾醇类等化学成分。药典规定沙苑子中沙苑子苷含量不少于0.06%。沙苑子味甘，性温。归肝、肾经。具有补肾助阳、固精缩尿、养肝明目的功效。现代研究表明沙苑子具有降脂、保肝、抗炎、抗氧化、抗疲劳、美容防衰、抗癌等作用。沙苑子还可用作保健食品。扁茎

黄芪可作饲用植物。

资源分布 扁茎黄芪分布于河北、山西、内蒙古、辽宁、吉林、江苏、河南、四川、陕西、甘肃、宁夏等省区。商品药材来源于栽培，主产于陕西、河北、山西、内蒙古等省区。陕西潼关为道地产区。

资源再生 扁茎黄芪为多年生草本。喜温暖通风、光照良好的环境，耐寒、耐旱、耐盐碱，怕高温，怕涝。对土壤要求不严，一般砂质土壤、轻黏壤土均可栽培。种子繁殖。种后可连续收获3～4年。主要病害为白粉病。

(孙稚颖)

shāzǎo

沙枣（Elaeagni Angustifoliae Fructus） 胡颓子科植物沙枣 Elaeagnus angustifolia L. 的干燥成熟果实。秋末冬初果实成熟时采摘，晒干。维吾尔族习用药材。收载于《中华人民共和国卫生部药品标准·维吾尔药分册》（1999年版）。沙枣含有糖类（果肉达50%左右，主要为果糖和葡萄糖）、脂肪酸类、黄酮类、鞣质等化学成分。种子油中亚油酸含量可达50%左右。沙枣味酸、微甘，性凉。具有养肝益肾、健脾调经的功效。现代研究表明沙枣具有抗腹泻、抗炎镇痛、抗肿瘤、抗氧化及抗疲劳等作用。沙枣除作药用外，还作为食品应用。沙枣花具有止咳，平喘的功效；沙枣树皮具有清热止咳，利湿止痛，解毒，止血的功效；沙枣茎枝渗出的沙枣胶具有接骨续筋，活血止痛的功效；沙枣树是西北地区防风固沙、改良土壤的经济树种，也是蜜源植物。

资源分布 沙枣主要分布于西北各省区和内蒙古西部，华北北部，东北西部也有少量分布，

多地栽培。商品药材来源于野生或栽培。主产于内蒙古西部、甘肃河西走廊及新疆等地。

资源再生 沙枣为灌木或乔木。生活于降水量低于 150mm 的荒漠和半荒漠地区，具有抗旱、抗风沙、耐盐碱、耐贫瘠等特点。种子繁殖或扦插繁殖。

（段金康）

shārén

砂仁（Amomi Fructus） 姜科植物阳春砂 *Amomum villosum* Lour.、绿壳砂 *Amomum villosum* Lour. var. *xanthioides* T. L. Wu et Senjen 或海南砂 *Amomum longiligulare* T. L. Wu 的干燥成熟果实。夏、秋二季果实成熟时采收，晒干或低温干燥。收载于《中华人民共和国药典》（2015 年版）。药材以个大、坚实、饱满、种仁红棕色、香气浓、搓之果皮不易脱落者为佳。砂仁中含有挥发油（如乙酸龙脑酯、樟脑、龙脑、柠檬烯）、皂苷类、黄酮类（如槲皮苷、异槲皮苷）、有机酸类等化学成分。药典规定阳春砂、绿壳砂种子团含挥发油不得少于 3.0%，海南砂种子团含挥发油不得少于 1.0%；砂仁药材含乙酸龙脑酯不得少于 0.9%。砂仁味辛，性温。归脾、胃、肾经。具有化湿开胃、温脾止泻、理气安胎的功效。现代研究表明砂仁具有促进胃肠运动、抗菌、抗炎、镇痛、调节免疫、抑制血小板聚集等作用。

资源分布 阳春砂分布于广东、广西、福建、云南等省区；绿壳砂分布于云南、缅甸、泰国等地；海南砂分布于海南。商品药材来源于栽培，也有进口。阳春砂主产于广东、云南等省。

资源再生 阳春砂为多年生草本。生长于热带、亚热带地区的林中，喜高温，湿润气候，以土壤疏松肥沃，保水力强，易于排灌的土壤为宜。种子繁殖或分株繁殖。种子繁殖：于 9 月份采收成熟种子，进行秋播或翌年春播。分株繁殖：选择 3 年生的植株，在旁边挖小株丛进行定植。种植 2～3 年后采收。主要病害为立枯病、果疫病、叶斑病，虫害为黄潜蝇。

（丁　平）

shāncígū

山慈菇（Cremastrae Pseudobulbus；Pleiones Pseudobulbus）兰科植物杜鹃兰 *Cremastra appendiculata*（D. Don）Makino、独蒜兰 *Pleione bulbocodioides*（Franch.）Rolfe 或云南独蒜兰 *Pleione yunnanensis* Rolfe 的干燥假鳞茎。前者习称毛慈菇，后二者习称冰球子。夏秋二季采挖，除去地上部分及泥沙，分开大小置沸水锅中蒸煮至透心，干燥。收载于《中华人民共和国药典》（2015 年版）。药材以个大、饱满、断面黄白色、质坚实半透明者为佳。山慈菇中含有菲类、联苄类、木脂素类等化学成分。山慈菇味甘、微辛，性凉。归肝、脾经。具有清热解毒、化痰散结的功效。现代研究表明山慈菇具有抗肿瘤、改善造血功能、降压、抗菌等作用。山慈菇的茎和叶也可以单独作为药物使用。云南习用百合科植物丽江山慈菇 *Iphigenia indica* Kunth et Benth 的干燥鳞茎。丽江山慈菇含有秋水仙碱，具有一定毒性。广西习用马兜铃科植物山慈菇 *Asarum sagittarioides* C. F. Liang 的干燥全草。

资源分布 杜鹃兰分布于黄河流域至西南、华南地区，药材主产于四川、贵州等省；独蒜兰分布于中国长江流域及以南的广大地区，药材主产于贵州；云南独蒜兰分布于云南、四川、贵州等省。商品药材来源于野生。

资源再生 均为多年生草本。杜鹃兰生长于海拔 2900m 以下的湿地。独蒜兰地生或附生石上，喜凉爽、湿润、通风良好的环境，耐寒、畏炎热，生长适温为 18～25℃。云南独蒜兰生长于海拔 2000～2800m 有泥土石壁上。

（郭巧生）

shāndòugēn

山豆根（Sophora Tonkinensis Radix Et Rhizoma） 豆科植物越南槐 *Sophora tonkinensis* Gagnep. 的干燥根和根茎。秋季采挖，除去杂质，洗净，干燥。收载于《中华人民共和国药典》（2015 年版）。药材以条粗、质坚、味苦者为佳。山豆根中含有生物碱类（如苦参碱、氧化苦参碱、槐果碱、N-甲基金雀花碱）、黄酮类、苯丙素类、三萜类等化学成分。药典规定山豆根药材中苦参碱和氧化苦参碱总量不少于 0.7%。山豆根味苦，性寒；有毒。具有清热解毒、消肿利咽的功效。现代研究表明山豆根具有抗肿瘤、抗菌、保肝、抗炎、解痉、平喘等作用，过量服用有毒。

资源分布 越南槐分布于江西、广东、广西、贵州和云南等省区。商品药材主要来源于野生，主产于广西百色、田阳、凌乐、大新等地。

资源再生 越南槐为常绿灌木。适宜生长在海拔高度 500～800m 的石灰岩山区，以阳光充足、土层深厚、质地疏松、排水良好、光照充足的砂质壤土为宜。种子繁殖或扦插繁殖。种植后 3 年可以采收，主要病害为根腐病和白绢病，虫害有蛀茎螟、豆荚螟、红蜘蛛和蚧壳虫。

（郭宝林）

shānmàidōng

山麦冬（Liriopes Radix）

百合科植物湖北麦冬 *Liriope spicata* (Thunb.) Lour. var. *prolifera* Y. T. Ma 或短葶山麦冬 *Liriope muscari* (Decne.) Baily 的干燥块根。又称土麦冬。前者药材称湖北麦冬。夏初采挖，洗净，反复暴晒、堆置，至近干，除去须根，干燥。收载于《中华人民共和国药典》(2015 年版)。山麦冬含有多种甾体皂苷类、β-谷甾醇、豆甾醇及多糖等化学成分。山麦冬味甘、微苦，性微寒。归心、肺、胃经。具有养阴生津、润肺清心的功效。现代研究表明山麦冬具有强心、扩张冠状动脉、抗心肌缺血、抗心律失常等作用。地上部分可以作地被绿化、护坡、高速公路绿化，还可以作为观赏植物。

资源分布　湖北麦冬除东北、内蒙古、青海、新疆、西藏各省区外，其他地区广泛分布和栽培；短葶山麦冬分布于广东、广西、福建、江西、浙江、江苏、山东、湖南、湖北、四川、贵州、安徽、河南，南方均有栽培。商品药材来源于栽培，湖北麦冬主产于湖北襄阳、谷城、老河口等地；短葶山麦冬主产于福建泉州、仙游等地。

资源再生　湖北麦冬为多年生草本。宜选疏松肥沃湿润排水良好的中性或微碱性砂壤土种植。常以小丛分株繁殖，偶用种子繁殖。全年均可分株育苗，但以春夏秋三季为佳。主要病害有白粉病、叶枯病、黑斑病等，虫害主要有蝼蛄、蛴螬等。

（郭巧生）

shānnài

山奈（Kaempferiae Rhizoma）

姜科植物山奈 *Kaempferia galanga* L. 的干燥根茎。又称沙姜。冬季采挖，洗净，除去须根，切片，晒干。收载于《中华人民共和国药典》(2015 年版)。药材以色白、粉性足、气香浓、味辛辣者为佳。山奈含有挥发油（如对-甲氧基桂皮酸乙酯、顺式及反式桂皮酸乙酯、龙脑、樟烯、3-蒈烯、对-甲氧基苏合香烯）、黄酮类（如山奈酚、山奈素）等化学成分。药典规定山奈药材含挥发油不少于 4.5%。山奈味辛，性温。归胃经。具有行气温中、消食、止痛的功效。现代研究表明山奈具有抗癌、杀虫、抗菌、抗病毒、舒张血管、兴奋平滑肌、消炎、维生素 P 活性、免疫调节的作用。

资源分布　山奈栽培于广东、海南、广西、云南、台湾等省区。商品药材主产于广东、广西，也有进口。

资源再生　山奈为多年生草本。生长于林下、山坡、草丛中。喜高温湿润气候和阳光充足的环境，较耐旱，不耐寒。土壤要求不严，以富含有机质疏松的砂质壤土栽培为宜。种子繁殖和根茎分割繁殖。山奈于 12 月至翌 3 月收获。

（陈士林）

shānwūguī

山乌龟（Stephaniae Epigaeae Radix）

防己科植物地不容 *Stephania epigaea* H. S. Lo、广西地不容 *Stephania kwangsiensis* H. S. Lo、汝兰 *Stephania sinica* Diels 或一文钱 *S. delavayi* Diels 的干燥块根。又称地不容。秋冬季采挖，去除须根，洗净，切片，晒干。收载于《贵州省中药材、民族药材质量标准》(2003 年版)、《云南省中药材标准·第一册》(2005 年版)。药材以个大、质坚、外皮褐色、断面黄色深者为佳。山乌龟含有生物碱类（如四氢掌叶防己碱、千金藤碱、头花千金藤碱）等化学成分。山乌龟味苦，性寒；有毒。归肝、胃经。具有涌吐痰食、截疟、解疮毒的功效。现代研究表明山乌龟具有抗炎、镇痛、抗心律失常等作用，其中千金藤素（头花千金藤碱）具有增多白细胞作用。

资源分布　地不容分布于云南、四川等省；广西地不容分布于广西、云南等省区；汝兰分布于云南、四川、贵州、湖北等省；一文钱分布于云南、四川、贵州等省。商品药材来源于野生。

资源再生　三种植物均为多年生草质藤本，种子繁殖或扦插繁殖。

（周日宝）

shānxiāngyuányè

山香圆叶（Turpiniae Folium）

省沽油科植物山香圆 *Turpinia arguta* Seem. 的干燥叶。夏、秋二季叶茂盛时采收，除去杂质，晒干。收载于《中华人民共和国药典》(2015 年版)。山香圆叶含有黄酮类（如金丝桃苷、女贞苷、野漆树苷等）、三萜类等化学成分。药典规定山香圆叶药材女贞苷含量不少于 0.3%，野漆树苷含量不少于 0.1%。山香圆叶味苦，性寒。归肺、肝经。具有清热解毒、利咽消肿、活血止痛的功效。现代研究表明山香圆叶具有抗菌、镇痛、调节免疫的作用。

资源分布　山香圆分布于江西、湖南、福建、广东、广西、四川、云南、贵州等省区。商品药材来源于野生或栽培，以栽培为主。

资源再生　山香圆为灌木。喜凉爽、湿润气候。栽培以排水良好、深厚肥沃的土壤为宜。种子繁殖。

（刘勇）

shānyao

山药（Dioscoreae Rhizoma）

薯蓣科植物薯蓣 *Dioscorea opposite* Thunb. 的干燥根茎。又称怀山药、淮山药。冬季茎叶枯萎后采挖，切去根头，洗净，除去外皮和须根，干燥，习称"毛山药"，或趁鲜切厚片，干燥；也有选择肥大顺直的干燥山药，置清水中，浸至无干心，闷透，切齐两端，用木板搓成圆柱状，晒干，打光，习称"光山药"。收载于《中华人民共和国药典》（2015 年版）。药材以条粗、质坚实、粉性足、色洁白者为佳。山药中含有酚类（如山药素 Ⅰ、Ⅱ、Ⅲ、Ⅳ、Ⅴ），甾醇类（如胆甾烷醇、24R-α-甲基胆甾烷醇）等化学成分。山药味甘，性平。归脾、肺、肾经。具有补脾养胃、生津益肺、补肾涩精的功效。现代研究表明山药具有降低血糖、调整肠运动、调节免疫、雄性激素样、抗氧化、抗衰老的作用。山药是食用蔬菜，可用于食疗药膳及保健。广西和广东习用褐苞薯蓣 *D. persimilis* Prain et Burkill 和山薯 *D. fordii* Prain et Burkill 的块茎，做山药用，又称"广山药"，也称"淮山药""土淮山"。易与正品山药混同。

资源分布　薯蓣分布于河南、河北、山西、广西、广东、山东、江苏、浙江等省区。商品药材来源于栽培，主产于河南、河北等省。河南焦作是主产区，包括沁阳、武陟、温县、孟州（原孟县）等地，旧属怀庆府，为道地产地，所产药材称为"怀山药"。

资源再生　薯蓣为缠绕草质藤本。耐寒，喜温暖气候，喜肥怕涝。栽培以温暖、阳光充足、土层深厚、疏松肥沃、透气性好、排灌方便的砂壤土或中性壤土为宜。洼地、黏地、盐碱地不宜种植。山药块茎最适宜生长的温度为 25~28℃，在 20℃以下生长缓慢。山药的芦头、珠芽（零余子）、块茎均可用于繁殖。主要病害有白斑病、褐斑病、炭疽病等。

（陈虎彪）

shānyínhuā

山银花（Lonicerae Flos）

忍冬科植物灰毡毛忍冬 *Lonicera macranthoides* Hand.-Mazz.、红腺忍冬 *Lonicera hypoglauca* Miq.、华南忍冬 *Lonicera Confusa* DC. 或黄褐毛忍冬 *Lonicera fulvotomentosa* Hsu et S. C. Cheng 的干燥花蕾或带初开的花。夏初花开放前采收，干燥。收载于《中华人民共和国药典》（2015 年版）。药材以色青白、香气浓、无开花、无杂质者为佳。山银花中含有酚酸类（如绿原酸、异绿原酸）、皂苷类（如灰毡毛忍冬皂苷乙、川续断皂苷乙）、挥发油（如芳樟醇）等化学成分。药典规定山银花药材中绿原酸含量不少于 2.0%，灰毡毛忍冬皂苷乙和川续断皂苷乙含量不少于 5.0%。山银花味甘，性寒。归肺、心、胃经。具有清热解毒、疏散风热的功效。现代研究表明山银花具有抗菌、抗病毒、解热、保肝、抗氧化的作用。山银花可茶用或用于保健食品。

资源分布　灰毡毛忍冬分布于安徽、浙江、江西、福建、湖北、湖南、广西、四川、贵州、重庆等地；红腺忍冬分布于台湾、福建、江西、浙江、安徽、江苏、湖南、湖北、广东、广西、贵州、云南等省区；华南忍冬分布于广东、海南和广西等省区；黄褐毛忍冬分布于广西、贵州和云南等省区。山银花商品药材来源于栽培，灰毡毛忍冬主产于湖南、重庆等省市；黄褐毛忍冬主产于贵州；红腺忍冬少量主产于广西；华南忍冬无栽培，极少产量。

资源再生　灰毡毛忍冬、红腺忍冬、华南忍冬及黄褐毛忍冬均为多年生木质藤本，主要分布于中国南方地区。性喜温和湿润气候，种植时宜选择肥沃、土层深厚、质地疏松的砂质土壤。可采用种子、扦插、嫁接等方式繁殖，以扦插繁殖为主。

（张永清）

shānzhā

山楂（Crataegi Fructus）

蔷薇科植物山里红 *Crataegus pinnatifida* Bge. var. *major* N. E. Br. 或山楂 *Crataegus pinnatifida* Bge. 的干燥成熟果实。又称红果。秋季果实成熟时采收，切片，干燥。收载于《中华人民共和国药典》（2015 年版）。药材以果大、肉厚、核少、皮红者为佳。山楂中含有黄酮类（如芹菜素、山奈酚、木犀草素、槲皮素及其苷类）、三萜类（如熊果酸、齐墩果酸、山楂酸）、有机酸类（如枸橼酸、苹果酸、柠檬酸、绿原酸）等化学成分。药典规定山楂药材中总有机酸含量不少于 5.0%。山楂味酸、甘，性微温。归脾、胃、肝经。具有消食健胃、行气散瘀、化浊降脂的功效。现代研究表明山楂具有降血脂、抗心肌缺血及再灌注损伤、增加冠状动脉血流、强心、抗心律不齐、降血压、促进消化酶分泌、调节胃肠功能、抗肿瘤、抗氧化、抑菌等作用。

资源分布　山里红分布于华北地区，以及山东、江苏、安徽、河南等省；山楂分布于东北地区，以及内蒙古、河北、山西、陕西、山东、江苏、浙江等省区。既有野生也有栽培。商品药材来源于栽培，主产于山东、河南、河北等省。山东临朐、沂水为道地产地，所产药材产量大、品质佳。

资源再生 山里红、山楂为落叶乔木。一般生于山谷或山地灌木丛中，适应能力强，抗洪涝能力强，其树冠整齐、枝叶繁茂，在山地、平原、丘陵、沙荒地、酸性或碱性土壤均可种植，以砂性土壤为最好，黏重土壤生长发育较差。可采用种子、分株、扦插、嫁接等方式繁殖。主要病害有花腐病、白粉病；主要虫害有桃小食心虫、山楂红蜘蛛。

(张永清)

shānzhāyè

山楂叶（Crataegi Folium） 蔷薇科植物山里红 *Crataegi pinnatifida* Bge. var. *major* N. E. Br. 或山楂 *Crataegus pinnatifida* Bge. 的干燥叶。夏、秋二季采收，晾干。收载于《中华人民共和国药典》（2015年版）。山楂叶中含有黄酮类（如槲皮素、芦丁、金丝桃苷、金丝桃素、牡荆素、牡荆素鼠李糖苷、葡荆牡黄酮、荭草素、异荭草素）、酚酸类（如绿原酸）、三萜类（如山楂酸）等化学成分。药典规定山楂叶药材中总黄酮含量不少于7.0%；金丝桃苷含量不少于0.05%。山楂叶味酸，性平。归肝经。具有活血化瘀、理气通脉、化浊降脂的功效。现代研究表明山楂叶具有改善心、脑血管系统功能，抑制血小板聚集，降血脂，耐缺氧，利尿等作用。资源分布和资源再生见山楂。

(张永清)

shānzhīrén

山枝仁（Pittospori Semen） 海桐花科植物皱叶海桐 *Pittosporum crispulum* Gagnep. 或海金子 *Pittosporum illicioides* Makino. 的干燥成熟种子。又称广枝仁。秋后采摘果实，晒干，击破果壳，取出种仁晒干。收载于《四川省中药材标准》（2010年版）、《贵州省中药材、民族药材质量标准》（2003年版）。药材以颗粒饱满、色红、香味浓、无果柄和果壳者为佳。山枝仁中含有黄酮类、甾体类、皂苷类、二萜类、蒽醌类、内酯类等化学成分。山枝仁味苦，性寒。归肺、脾、大肠经。具有清热利咽、涩肠固精、收敛止泻的功效。现代研究表明山枝仁具有抗炎、止泻的作用。

资源分布 皱叶海桐分布于四川、湖北、贵州及云南等省，海金子分布于福建、台湾、浙江、江苏、安徽、江西、湖北、湖南、贵州和四川等省。商品药材来源于野生，分布于四川宜宾、乐山、泸州、自贡，以及贵州等省。

资源再生 皱叶海桐为小乔木或灌木，生长于海拔450～1760m，石灰岩山坡、灌丛中。海金子为常绿灌木，生长于海拔250～1500m，山坡林下、岩石旁。

(严铸云)

shānzhūyú

山茱萸（Corni Fructus） 山茱萸科植物山茱萸 *Cornus officinalis* Sieb. et Zucc. 的干燥成熟果肉。又称山萸肉、枣皮。秋末冬初果皮变红时采收果实，用文火烘或置沸水中略烫后，及时除去果核，干燥。收载于《中华人民共和国药典》（2015年版）。药材以肉肥厚、色泽红润者为佳。山茱萸中含有环烯醚萜类（如莫诺苷、马钱苷、獐牙菜苷、山茱萸苷）、鞣质（如山茱萸鞣质）等化学成分。药典规定山茱萸中莫诺苷和马钱苷的总含量不少于1.2%。山茱萸味酸、涩，性微温。归肝、肾经。具有补益肝肾、收涩固脱的功效。现代研究表明山茱萸具有调节免疫、降血糖、降血脂、抗失血性休克、强心、抗炎杀菌、抗凝血、抗血栓、抗衰老等作用。还可用作保健食品。

资源分布 山茱萸分布于江苏、浙江、安徽、江西、山东、河南、湖南、四川、陕西、甘肃等省。列入《国家重点保护野生药材物种名录》Ⅲ级保护物种。商品药材来源于栽培或野生。栽培主产于浙江临安、陕西佛坪、河南南阳等地。

资源再生 山茱萸为落叶乔木。喜温暖湿润气候。栽培选择土层深厚、肥沃、排水良好的砂质壤土或壤土为宜。种子繁殖、压条繁殖或扦插繁殖。育苗到结果需培育6～7年。

(王文全)

shānglù

商陆（Phytolaccae Radix） 商陆科植物商陆 *Phytolacca acinosa* Roxb. 或垂序商陆 *Phytolacca americana* L. 的干燥根。秋季至次春采挖，除去须根和泥沙，切成块或片，晒干或阴干。收载于《中华人民共和国药典》（2015年版）。药材以块片大、色白者为佳。商陆根中含有生物碱类（如商陆碱）、三萜类（如商陆酸、商陆皂苷甲）、商陆毒素等化学成分。药典规定商陆药材中含商陆皂苷甲不少于0.15%。商陆味微苦，性寒；有毒。入肺、脾、肾、大肠经。具有逐水消肿、通利二便的功效。现代研究表明商陆具有祛痰、平喘、镇咳、利尿、抗炎、抗病原微生物、抗肿瘤的作用。河南、安徽、湖北习用商陆花，来源于同种植物的花，具有化痰开窍的功效。山东、浙江、江西习用商陆叶，来源于垂序商陆的叶，具有清热功效。

资源分布 商陆分布于全国大部分地区；垂序商陆原产美洲，引入栽培后逸生，分布于陕西、河北、江苏、山东、浙江、江西、湖北、广西、四川、云南等省区。商品药材多来源于野生，主产于河南、安徽、湖北、山东、浙江、江西等省。

资源再生 商陆为多年生草本。多生长于疏林下、林缘、路旁、山沟等湿润的地方。喜温暖湿润气候，耐寒，适宜生长温度为14~30℃。栽培以土层深厚、疏松、肥沃，富含腐殖质、排水良好的砂质壤土为宜，不宜低洼或黏重土栽培。种子繁殖，2~3年收获。主要病害是根腐病。

（谈献和）

shéchuángzǐ

蛇床子（Cnidii Fructus） 伞形科植物蛇床 *Cnidium monnieri*（L.）Cuss. 的干燥成熟果实。又称野茴香、蛇米。夏、秋二季果实成熟时采收，除去杂质，晒干。收载于《中华人民共和国药典》（2015年版）。药材以籽粒饱满、色黄绿、手搓之有辛辣香气者为佳。蛇床子含有香豆素类（如蛇床素）、挥发油、色原酮类、萜醇类等化学成分。药典规定蛇床子药材中蛇床素含量不少于1.0%。蛇床子味辛、苦，性温；有小毒。归肾经。具有燥湿祛风、杀虫止痒、温肾壮阳的功效。现代研究表明蛇床子具有抗病原微生物、平喘及性激素样作用。

资源分布 蛇床分布于全国各地。商品药材来源于野生，分布于河北、山东、江苏、浙江、四川等省。

资源再生 蛇床为一年生草本。对气候土壤条件要求不严格，生长于低山坡、田野、路旁、沟边、河边湿地。种子繁殖。

（谈献和）

shéméi

蛇莓（Duchesneae Herba） 蔷薇科植物蛇莓 *Duchesnea indica*（Andr.）Focke 的全草。春、秋季采收，洗净，晒干或鲜用。收载于《山东省中药材标准》（2002年版）、《上海市中药材标准》（1994年版）、《湖南省中药材标准》（2009年版）。蛇莓含有鞣质（如没食子酸、缩合鞣质）、黄酮类（如6-甲氧基柚皮素、山柰酚-3-O-芸香糖苷、山柰酚-3-O-刺槐二糖苷）、三萜类（如熊果酸）等化学成分。蛇莓味甘、酸，性微寒。花果有小毒。归肺、肝、大肠经。具有清热、凉血、消肿、解毒的功效。现代研究表明蛇莓具有抗菌、调节免疫功能、抗肿瘤等作用。

资源分布 蛇莓分布于东北、华北、华东、西南、华南地区。商品药材来源于野生。多自产自销。

资源再生 蛇莓为多年生匍匐草本。耐寒，喜生于阴湿环境，对土壤要求不严，但以肥沃、疏松湿润的砂质壤土为好。种子繁殖：秋季播种；分株繁殖：生长季节新根形成新植株，将幼小新植株另行栽植。

（秦民坚）

shègàn

射干（Belamcandae Rhizoma） 鸢尾科植物射干 *Belamcanda chinensis*（L.）DC. 的干燥根茎。春初刚发芽或秋末茎叶枯萎时采挖，除去须根和泥沙，干燥。收载于《中华人民共和国药典》（2015年版）。药材以根茎粗壮、质硬、断面色黄者为佳。射干含有黄酮类（如次野鸢尾黄素、野鸢尾苷元、鸢尾黄素、射干苷、鼠李柠檬素）、蒽酮类（如杜鹃素）、三萜类等化学成分。药典规定射干含次野鸢尾黄素不少于0.1%。射干味苦，性寒。归肺经。具有清热解毒、消痰、利咽的功效。现代研究表明射干具有抗病毒、抗炎、解热、抑菌等作用。

资源分布 射干分布于东北、华北、华中、华东地区，以及江西、云南、贵州、四川、甘肃、广东、广西等省区。商品药材来源于野生或栽培，栽培主产于河北、湖北、河南、安徽等省。

资源再生 射干为多年生草本。喜温暖干燥气候，耐寒、耐旱。以选阳光充足、土层深厚、疏松肥沃、排水良好的砂质壤土栽培为宜。可根茎繁殖、种子繁殖或扦插繁殖。根茎繁殖：于冬季或早春挖掘根茎，将其切成有芽1~2个小段用于播种。种子繁殖：种子采收后应湿沙贮藏，3月或10~11月播种。扦插繁殖：剪取花后的地上部分，剪去叶片，切成小段，每段须有2个茎节，扦插于基质中。病害有锈病。

（秦民坚）

shēnjīncǎo

伸筋草（Lycopodii Herba） 石松科植物石松 *Lycopodium japonicum* Thunb. 的干燥全草。夏、秋二季茎叶茂盛时采收，除去杂质，晒干。收载于《中华人民共和国药典》（2015年版）。伸筋草含有三萜类、生物碱类、挥发油、蒽醌类等化学成分。伸筋草味微苦、辛，性温。归肝、脾、肾经。具有祛风除湿、舒筋活络的功效。现代研究表明伸筋草具有抗炎、镇痛、抗菌等药理作用。

资源分布 石松分布于东北、华东、华南、西南地区，以及内蒙古、河南等省区。商品药材来源于野生，主产于浙江、湖北、江苏、湖南、四川、贵州等省。

资源再生 石松为多年生草本。生长于海拔100~3300m的林下、灌丛下、草坡、路边或岩石上。

（秦民坚）

shènchá

肾茶 (Clerodendranthi Herba)

唇形科植物猫须草 Clerodendranthus spicatus (Thunb.) C. Y. Wu 的干燥地上部分。又称猫须公。全年可采，切段，晒干。收载于《云南省中药材标准》（1996 年版）、《湖南省中药材标准》（2009 年版）。药材以茎枝幼嫩、叶多、色绿者为佳。肾茶含有三萜类（如熊果酸、α-香树脂醇）、黄酮类（如三列鼠尾草素、甜橙素、异甜橙素）、酚酸类、肌醇类、挥发油（如柠檬烯、龙脑、麝香草酚）等化学成分。肾茶味淡、微苦，性凉。具有清热去湿、排石利尿的功效。现代研究表明肾茶具有促进肾脏排泄的作用。

资源分布 猫须草原产于印度尼西亚、印度、缅甸、菲律宾、澳大利亚等国，中国的广东、广西、云南、福建、台湾等省区有引种栽培。商品药材来源于栽培，主产于云南、广东、广西等省区。

资源再生 猫须草为多年生草本。宜在疏松、肥沃、湿润、富含有机质的壤土上生长，需要 20%~30% 透光率的荫蔽环境。扦插繁殖或分株繁殖。终年生长，尤以 4~10 月生长旺盛，一般每年可采收 2~3 次，每次采收在现蕾开花前为好。

(刘合刚)

shēngmá

升麻 (Cimicifugae Rhizoma)

毛茛科植物大三叶升麻 Cimicifuga heracleifolia Kom、兴安升麻 Cimicifuga dahurica (Turcz.) Maxim. 或升麻 Cimicifuga foetida L. 的干燥根茎。秋季采挖，除去泥沙，晒至须根干时，燎去或除去须根，晒干。收载于《中华人民共和国药典》（2015 年版）。药材以个大、整齐、质坚、外皮黑色、断面黄绿色、无细根者为佳。升麻含有三萜类（如升麻苷、升麻醇木糖苷、升麻素）、酚酸类（如阿魏酸、异阿魏酸、咖啡酸、升麻酸）、色原酮类、生物碱类等化学成分。药典规定升麻含异阿魏酸不少于 0.1%。升麻味辛、微甘，性微寒。归肺、脾、胃、大肠经。具有发表透疹，清热解毒，升举阳气的功效。现代研究表明升麻具有解热、抗炎、抗病毒、镇痛、镇静、降压、抗肿瘤、调节内分泌、抗骨质疏松的作用。广东、广西、福建等地习用菊科植物华麻花头 Serratula chinensis S. Moore 的块根，药材名"广升麻"。

资源分布 大三叶升麻分布于东北地区；兴安升麻分布于东北地区，以及内蒙古、河北、山西、河南、湖北等省区；升麻分布于陕西、山西、甘肃、青海、河南西部、湖北、四川、云南、西藏等省区。商品药材来源于野生，按品种和产地分为关升麻、北升麻和川升麻，关升麻主要来自分布于辽宁和吉林的大三叶升麻；北升麻主要来自分布于河北和山西的兴安升麻；川升麻主要来自分布于四川的升麻。以关升麻、北升麻产量最大。川升麻质优，四川西部为道地产地。现北升麻和关升麻主产于黑龙江。

资源再生 升麻为多年生宿根草本。喜温暖湿润气候，耐寒，怕涝，忌土壤干旱。栽培以土层深厚、肥沃、排水良好的砂壤土或壤土为宜。种子繁殖或根茎繁殖。种子最适发芽温度 18~22℃，种子不耐贮藏；栽培 4 年后采收。

(严铸云)

shēngjiāng

生姜 (Zingiberis Rhizoma Recens)

姜科植物姜 Zingiber officinale Rosc. 的新鲜根茎。秋、冬二季采挖，除去须根和泥沙。收载于《中华人民共和国药典》（2015 年版）。药材以块大、丰满、质嫩者为佳。生姜含有挥发油（如 2-庚醇、1, 3, 3-甲基三环庚烷、三环烯、α-姜烯、β-檀香萜醇、β-水芹烯、β-甜没药烯、α-姜黄烯）、酚类（如 6-姜辣醇、4-姜辣醇、8-姜辣醇、10-姜辣醇、12-姜辣醇、6-姜辣二醇）等化学成分。药典规定生姜药材含 6-姜辣素（6-姜辣醇）不少于 0.05%，含 8-姜酚（8-姜辣醇）与 10-姜酚（10-姜辣醇）总量不少于 0.04%。生姜味辛，性微温。归肺、脾、胃经。具有解表散寒、温中止呕、化痰止咳、解鱼蟹毒的功效。现代研究表明生姜具有抗氧化、改善脂质代谢、降血脂、改善心脑血管系统功能、防辐射、抗炎、抗菌、抗肿瘤、降血糖的作用。

资源分布 姜原产印度及中国，现广泛栽培于华中、华东、华南至西南各省区。商品药材来源于四川、贵州、湖北、广东等省。

资源再生 姜为多年生草本。性喜温暖湿润气候，不耐寒，怕潮湿，幼苗怕强光直射，忌连作。宜选择坡地和稍阴地块种植，以土层深厚、疏松、肥沃、排水良好的砂壤土至重壤土为宜。根茎（种姜）繁殖，穴栽或条栽。秋季采挖时，选择肥厚、色浅黄、有光泽、无病虫根茎作种姜，窖藏或在室内与细沙分层堆放贮藏备用。主要病害有姜瘟病、斑点病、炭疽病、叶枯病、立枯病，主要虫害有钻心虫、姜蛆等。

(张永清)

shīcǎo

蓍草 (Achilleae Herba)

菊科植物蓍 Achillea alpina L. 的干燥地上

部分。又称蜈蚣草。夏、秋二季花开时采割，除去杂质，阴干。收载于《中华人民共和国药典》（2015 年版）。菁草含有有机酸类（如琥珀酸、延胡索酸、α-呋喃甲酸、乌头酸）等化学成分。菁草味苦、酸，性平。归肺、脾、膀胱经。具有解毒利湿、活血止痛功效。现代研究表明菁草具有抗炎、解热、镇痛、镇静、抗菌等作用。

资源分布 菁分布于东北、华北地区，以及宁夏、甘肃、河南等省区。各地广泛栽培。商品药材来源于栽培，主产于江西、湖南、陕西等省。

资源再生 菁为多年生草本。对气候要求不严，高山、平坝排水良好的一般土壤均可栽培。种子或分株繁殖。种子繁殖为春播或秋播。分株繁殖宜早春 3～4 月进行，生长期间松土除草外，6～7 月可追施粪水一次。

（郭巧生）

shíchāngpú

石菖蒲（Acori Tatarinowii Rhizoma） 天南星科植物石菖蒲 *Acorus tatarinowii* Schott 的干燥根茎。秋、冬二季采挖，除去须根和泥沙，晒干。收载于《中华人民共和国药典》（2015 年版）。药材以条粗、断面色类白、香气浓者为佳。石菖蒲含有挥发油（如 β-细辛醚、α-细辛醚、石竹烯、石菖醚、细辛醚、甲基丁香油酚）、甾醇类、有机酸类、蒽醌类等化学成分。药典规定石菖蒲中挥发油含量不少于 1.0%。石菖蒲味辛、苦，性温。归心、胃经。具有开窍豁痰、醒神益智、化湿开胃的功效。现代研究表明石菖蒲具有镇静安神，抗惊厥，抑制气管收缩，抗心律失常的作用。

资源分布 石菖蒲分布于黄河流域以南各地区。商品药材来源于野生。主产四川、浙江、江苏等地。

资源再生 石菖蒲为多年生草本。生长于海拔 20～2600m 的密林下湿地或溪涧旁石上。喜冷凉湿润气候，阴湿环境，耐寒，忌干旱。以选沼泽湿地或灌水方便的砂质壤土、富含腐殖质壤土栽培为宜。用根茎繁殖，春季挖出根茎，选带有须根和叶片的小根茎作种。

（周日宝）

shídiàolán

石吊兰（Lysionoti Herba） 苦苣苔科植物吊石苣苔 *Lysionotus pauciflorus* Maxim. 的干燥地上部分。夏、秋二季叶茂盛时采割，除去杂质，晒干。收载于《中华人民共和国药典》（2015 年版）。石吊兰含有黄酮类（如石吊兰素）、苷类（如苯乙醇苷）、甾醇类、三萜类（如熊果酸）等化学成分。药典规定石吊兰中石吊兰素含量不少于 0.1%。石吊兰味苦，性温。归肺经。具有化痰止咳、软坚散结的功效。现代研究表明石吊兰具有抗炎、抗结核、降压的作用。

资源分布 吊石苣苔分布于江苏、浙江、安徽、江西、福建、台湾、湖北、湖南、广东、广西、四川、贵州等省区。商品药材来源于野生，主产于贵州、四川、广西等省区。

资源再生 吊石苣苔为多年生常绿小灌木。生长于海拔 300～2000m 的丘陵、山地林中或阴处石岩上或树上。可用种子繁殖或扦插繁殖，茎极易生根。

（周日宝）

shí'ěr

石耳（Umbilicaria） 石耳科植物石耳 *Umbilicaria esculenata* (Mi-

yos) Mink. 的干燥叶状体。收载于《江西省中药材标准》（1996 年版）、《湖南省中药材标准》（2009 年版）、《上海市中药材标准》（1994 年版）。石耳中含有有机酸及酯（如石耳酸、红粉苔酸、苔色酸甲酯、苔色酸乙酯、苔色酸）、酚类（如地衣酚、苔黑酚）、多糖等化学成分。石耳味甘，性凉。具有养阴润肺、凉血止血的功效。现代研究表明石耳具有抗胃溃疡、降压、镇静、抗肿瘤的作用。

资源分布 石耳分布于吉林、黑龙江、浙江、安徽、江西、湖北、西藏等省区。商品药材来源于野生，主产于浙江、安徽、江西等省。

资源再生 石耳为地衣，附着生于裸露的岩石上，尤喜生在硅质岩上。喜阴湿环境。

（周日宝）

shíhú

石斛（Dendrobii Caulis） 兰科植物金钗石斛 *Dendrobium nobile* Lindl.、鼓槌石斛 *Dendrobium chrysotoxum* Lindl. 或流苏石斛 *Dendrobium fimbriatum* Hook. 的栽培品及其同属植物近似种的新鲜或干燥茎。全年均可采收，鲜用者除去根和泥沙；干用者采收后，除去杂质，用开水略烫或烘软，再边搓边晒，至叶鞘搓净，干燥。收载于《中华人民共和国药典》（2015 年版）。鲜石斛药材以青绿色、肥满多汁、嚼之有黏性者为佳，干石斛药材以色金黄、有光泽、质柔韧者为佳。石斛含有生物碱类（如石斛碱、石斛酮碱、石斛胺）、甾醇类、酚类（如毛兰素）、多糖等化学成分。药典规定金钗石斛药材石斛碱含量不少于 0.4%，鼓槌石斛药材毛兰素含量不少于 0.03%。石斛味甘，性微寒。归胃、肾经。具有益胃生津、滋阴清热的功效，为传统的补阴药。现代研究表明石斛具有解热、调节免疫、促进消化液分泌和消化道运动、消除白内障、抗衰老和抗肿瘤、降血糖等作用。石斛用于保健品及化妆品等。

资源分布 石斛属植物全世界有 1000 余种，广泛分布于亚洲热带及亚热带地区至大洋洲。中国有 74 种 2 变种，主要分布于秦岭 – 淮河以南各省区，其中金钗石斛分布于云南、四川、贵州、重庆、广西、广东、海南、台湾、湖南、湖北、西藏等省区；鼓槌石斛分布于云南西部和南部；流苏石斛分布于广东、广西、贵州、四川、云南南部和西南部等省区。金钗石斛和流苏石斛列入《国家重点保护野生药材物种名录》，Ⅲ级保护植物。金钗石斛在贵州有栽培，鼓槌石斛在云南景洪和普洱市等地有栽培。商品药材来源于栽培，主产于广西、贵州、云南、四川等省区。

资源再生 石斛原植物均为多年生草本。喜温暖湿润和半阴半阳的环境，不耐寒。分株繁殖或组培育苗繁殖。分株繁殖采用贴树栽种或岩石缝栽种法；试管苗繁殖将种子或茎节表面灭菌后，植于培养基中培养，幼苗长出 4 ~ 5 片真叶，3 ~ 4 条根时炼苗移栽。栽种 2 ~ 3 年后可采收。

(王文全)

shíliupí

石榴皮（Granati Pericarpium）

石榴科植物石榴 *Punica granatum* L. 的干燥果皮。秋季果实成熟后采集果皮，晒干。收载于《中华人民共和国药典》（2015 年版）。药材以皮厚实、色红褐者为佳。石榴皮含有鞣质、黄酮类、生物碱类、有机酸类等化学成分。药典规定石榴皮药材含鞣质不少于

10.0%。石榴皮味酸、涩，性温。归大肠经。具有涩肠止泻、止血、驱虫的功效。现代研究表明石榴皮具有抗胃溃疡、抗肿瘤、抗菌、抗病毒、改善心血管系统、调节免疫、抗氧化等作用。石榴是常见水果和花卉。山东习用同种植物干燥叶，药材称"石榴叶"；台湾习用石榴根皮或茎皮，做"石榴皮"使用。

资源分布 石榴原产于巴尔干半岛至伊朗、阿富汗及其邻近国家。引种后在陕西、安徽、山东、江苏、河南、四川、云南、新疆、河北、北京、天津等省区市栽培。商品药材主产于陕西、山东、四川、云南等地。

资源再生 石榴是落叶灌木或小乔木。喜光、耐旱、喜干燥、怕阴湿。栽培选择疏松、肥沃、排水良好的石灰质土壤、砂壤土。种子繁殖。播种育苗后，南方秋季移栽，北方春季移栽。栽后 3 ~ 4 年结果。

(王文全)

shínánténg

石南藤（Piperis Wallichii Folium Et Ramulus）

胡椒科植物石南藤 *Piper wallichii*（Miq.）Hand.-Mazz.、毛蒟 *Piper puberulum*（Benth.）Maxim. 的干燥带叶茎枝。又称石楠藤。秋季割取，晒干，扎成小把。收载于《四川省中药材标准》（2010 年版）、《贵州省中药材、民族药材质量标准》（2003 年版）、《湖北省中药材质量标准》（2009 年版）等。药材以枝条均匀、色灰绿、叶片完整者为佳。石南藤含有有机酸类（如丁香酸、香荚兰酸）等化学成分。石南藤味辛，性温。具有祛风湿、强腰膝、止痛、止咳的功效。现代研究表明石南藤具有影响冠状动脉循环、抗凝血作用。另外，山东、上海、江苏等地习用

蔷薇科植物石楠 *Photinia serrulata* Lindl. 的干燥带叶嫩茎枝为石楠藤，也称石南藤或石南。

资源分布 石南藤分布于甘肃南部、湖北、湖南、广西、四川、贵州等省区；毛蒟分布于广西、广东及其南部沿海各岛屿。商品药材来源于栽培或野生，主产于四川、湖南、云南等省。

资源再生 石南藤为常绿攀缘藤本。属热带温湿型植物，喜凉爽湿润气候，较耐寒，半耐阴，耐干旱贫瘠，不耐涝，生于山谷林中阴湿处，攀缘于树上或岩石上。栽培以深厚、肥沃、富含腐殖质的砂壤土为宜。分株繁殖为主。

(谈献和)

shíshàngbǎi

石上柏（Selaginellae Doederleinii Herba）

卷柏科植物深绿卷柏 *Selaginella doederleinii* Hieron. 的全草。夏、秋采收，鲜用或晒干。收载于《广东省中药材标准》（2010 年版）、《湖南省中药材标准》（2009 年版）、《江西省中药材标准》（1996 年版）。药材以叶多、色灰绿者为佳。石上柏含有生物碱类、黄酮类（如芹菜素）、香豆素类（如异茴芹素）等化学成分。石上柏味甘、微苦、涩，性凉。具有清热解毒、祛风除湿的功效。现代研究表明石上柏具有抗癌、抗肿瘤、细胞毒活性的作用。广西、江苏习用江南卷柏 *Selaginella moellendorffii* Hieron. 的干燥全草。

资源分布 深绿卷柏分布于西南地区，以及浙江、安徽、福建、江西、湖南、广东、广西、台湾等省区。商品药材来源于野生，主产于西南地区，以及湖北、浙江等省。

资源再生 深绿卷柏为多年

生草本。生长于海拔 200～1000m 的林下湿地、溪边或石上。

（谈献和）

shíwéi

石韦（Pyrrosiae Folium） 水龙骨科植物庐山石韦 *Pyrrosia sheareri*（Bak.）Ching、石韦 *Pyrrosia lingua*（Thunb.）Farwell 或有柄石韦 *Pyrrosia petiolosa*（Christ）Ching 的干燥叶。全年均可采收，除去根茎和根，晒干或阴干。收载于《中华人民共和国药典》（2015年版）。药材以身干、叶大质厚、背面发红、完整洁净者为佳。石韦含有黄酮类（如山柰酚、槲皮素、异槲皮素）、酚酸类（如绿原酸）、三萜类、多糖等化学成分。药典规定石韦药材中绿原酸含量不少于0.2%。石韦味甘、苦，性微寒。归肺、膀胱经。具有利尿通淋、清肺止咳、凉血止血的功效。现代研究表明石韦具有镇咳、祛痰、利尿、抗菌、调节免疫等作用。甘肃、内蒙古习用同属植物华北石韦 *P. davidii*（Baker）Ching。

资源分布 庐山石韦分布于西南地区以及浙江、安徽、福建、江西、湖北、湖南、广东、广西、台湾等省区；石韦分布于华东、中南、西南地区；有柄石韦分布于西南地区以及河北、辽宁、吉林、江苏、安徽、山东、河南、湖北、广西、陕西等省区。商品药材源于野生，庐山石韦主产于安徽、浙江、湖南、湖北、贵州、四川、广西等省区；石韦主产于河南、浙江、安徽、湖北、云南、广东、广西等省区；有柄石韦各地均产。

资源再生 石韦为多年生附生蕨类植物。宜选择树下有苔藓植物的岩石处作为种植地栽培。分株繁殖，将根茎每3～4节剪成1段，放水中浸1昼夜，吸足水分后栽种。

（王文全）

shǐjūnzǐ

使君子（Quisqualis Fructus） 使君子科植物使君子 *Quisqualis indica* L. 的干燥成熟果实。又称史君子、五棱子。秋季果皮变紫黑色时采收，除去杂质，干燥。收载于《中华人民共和国药典》（2015年版）。药材以个大成熟、种仁饱满、子叶黄白色者为佳。使君子中含有生物碱类（如胡芦巴碱）、有机酸类（如苹果酸、琥珀酸）、氨基酸、脂肪酸类等化学成分，以及使君子氨酸等成分。药典规定使君子药材中胡芦巴碱含量不少于0.2%。使君子味甘，性温。归脾、胃经。具有杀虫消积的功效。现代研究表明使君子具有驱虫、抗菌、保肝、抗氧化等作用。

资源分布 使君子分布于福建、江西、湖南、广东、广西、四川、贵州、云南等省区。商品药材主要来源于栽培，按产地不同分别习称"建使君子""川使君子"。建使君子产于福建省福清、莆田等地；川使君子产于四川。

资源再生 使君子为落叶攀缘状灌木。喜温暖、阳光充足环境，怕风寒，需中等肥沃的砂质壤土。扦插繁殖，采用2年生已木质化的枝条于春季扦插。种植3年后可采收。

（丁 平）

shìdì

柿蒂（Kaki Calyx） 柿树科植物柿 *Diospyros kaki* Thunb. 的干燥宿萼。冬季果实成熟时采摘，食用时收集，洗净，晒干。收载于《中华人民共和国药典》（2015年版）。药材以个大而厚、质硬、色黄褐色者为佳。柿蒂主要含有三萜类（如齐墩果酸、白桦脂酸、熊果酸）、鞣质等化学成分。柿蒂味苦、涩，性平。归胃经。具有降逆止呃的功效。现代研究表明柿蒂具有抗心律失常、镇静、抗生育等功效。柿为食用水果。

资源分布 柿分布于华东、中南地区，以及辽宁、河北、甘肃、陕西、台湾等省。全国大部分地区有栽培。商品药材来源于栽培，主产于山东、河南、福建、河北、山西等省。

资源再生 柿为落叶大乔木。喜气候温暖、阳光充足的环境，以土层深厚、排水良好、富含有机质的壤土或黏壤土为最适宜土。种子繁殖或嫁接繁殖，以嫁接繁殖为主。嫁接后3～4年开始结果，10～12年达盛果期，种子繁殖则5～7龄开始结果。病害有柿疯病、炭蛆病、角斑病，虫害有柿棉蚧、草覆蚧、柿蒂虫等。

（向 丽）

shǒushēn

手参（Gymnadeniae Rhizoma） 兰科植物手参 *Gymnadenia conopsea*（L.）R. Br. 的干燥块茎。又称手掌参、阴阳参。收载于《中华人民共和国卫生部药品标准·藏药·第一册》（1995年版）。药材以色黄白、质坚实、断面角质样、嚼之黏性大者为佳。手参主要含有挥发油等化学成分。手参味甘、微苦，性凉、微寒。归肺、脾、胃经。具有止咳平喘、益肾健脾、理气和血、止痛等功效。现代研究表明手参具有抗过敏、抗氧化、抗乙肝病毒等作用。四川习用西南手参 *Gymnadenia orchidis* Lindl.。

资源分布 手参分布于西北地区，以及湖北、云南、西藏、甘肃、四川等省区。商品药材来源于野生。主产于西藏、青海等省区。

资源再生 手参为多年生草

本植物。对土壤要求严格，以 pH 4.5~5.8，富含腐殖质，排灌方便的砂壤土或壤土为好。种子繁殖，育苗移栽，生长 5~6 年即移栽 3~4 年后，于 9~10 月茎叶枯萎时即可采收。虫害主要有蛴螬、蝼蛄、金针虫、地老虎等，主要为害根部。

(王振月)

shǔkuíhuā

蜀葵花 (Althaeae Roseae Flos)

锦葵科植物蜀葵 *Althaea rosea* (L.) Cavan. 的干燥花。夏、秋季采收，晒干。收载于《中华人民共和国卫生部药品标准·维吾尔药分册》(1999 年版)。蜀葵花含有黄酮类（如蜀葵苷、黄芪苷、山柰酚、槲皮素）、挥发油等化学成分。蜀葵花味甘、咸，性凉。具有润肺止咳、发汗平喘、消肿透疹、安神益心、止血、解毒散结的功效。现代研究表明蜀葵花具有抗菌、抗氧化、抗炎、镇痛、抗血栓、抗血小板聚集等作用。新疆习用同种植物的干燥成熟种子，药材名为"蜀葵子"。具有利尿通淋，解毒排脓，润肠的功效。蜀葵是常见园艺花卉。

资源分布 蜀葵全国各地有栽培。商品药材来源于栽培，主产于新疆、山东、内蒙古等省区。

资源再生 蜀葵为一年生草本。喜光照充足与温暖的气候；耐寒。栽培以土层深厚、肥沃、排水良好的砂质壤土为宜；种子繁殖，夏、秋播种。

(刘勇)

shǔqūcǎo

鼠曲草 (Gmaphalii Herba)

菊科植物鼠曲草 *Gmaphalium affine* D. Don、秋鼠曲草 *Gmaphalium hypoleucum* DC.、细叶鼠曲草 *Gmaphalium japonicum* Thunb. 的干燥全草。4~6 月开花时采收，晒干或随采随用。收载于《贵州省中药材、民族药材质量标准》(2003 年版)、《山东省中药材标准》(2002 年版)。药材以色灰白、叶及花多者为佳。鼠曲草含有黄酮类、挥发油、生物碱类、甾醇类等化学成分。鼠曲草味甘、微酸，性平。归肺经。具有化痰止咳、祛风除湿的功效。现代研究表明鼠曲草具有镇咳、抗菌、降血压等作用。鼠曲草的幼嫩部分可作野菜食用。

资源分布 鼠曲草分布于华东、华中、华南、西南地区，以及河北、陕西、台湾等省；秋鼠曲草分布于华东、华南、华中、西南及西北各省区；细叶鼠曲草分布于长江以南各省区，北达河南、陕西。商品药材来源于野生。主产于江苏、浙江。

资源再生 鼠曲草原植物均为二年生草本，喜温暖湿润气候。常种子繁殖，宜在春季 2~3 月播种。

(周日宝)

shǔliáng

薯莨 (Dioscoreae Cirrhosae Rhizoma)

薯蓣科植物薯莨 *Dioscorea cirrhosa* Lour. 的块茎。又称红药子、红孩儿。5~8 月采挖，洗净，捣碎鲜用或切片晒干。收载于《贵州省中药材、民族药材质量标准》(2003 年版)、《湖北省中药材质量标准》(2009 年版)、《云南省中药材标准》(1996 年版)。薯莨含有缩合鞣质、苷类等化学成分，富含维生素 C。薯莨味苦、微酸、涩，性凉；有小毒。具有活血止血，收敛固涩，理气止痛，清热解毒的功效。现代研究表明薯莨具有止血作用，同时有增强子宫张力的作用。

资源分布 薯莨分布于西南、华南地区，以及浙江、福建、江西、湖北、湖南等省。商品药材来源于野生，主产于江西、广东、广西、福建。

资源再生 薯莨为多年生缠绕性藤本。生于海拔 350~1500m 的山坡、路旁、河谷边的杂木林、阔叶林中、灌丛中或林边。块茎繁殖。

(谈献和)

shuǐbànxià

水半夏 (Typhonii Rhizoma)

天南星科植物鞭檐犁头尖 *Typhonium flagelliforme* (Lodd.) Blume 的干燥块茎。又称土田七。冬至前后采收。石灰水浸泡 24 小时后用木棍搅拌去皮后，晒干、烘干或鲜用。收载于《中华人民共和国药典》(2010 年版)、《中华人民共和国卫生部药品标准·中药材·第一册》(1992 年版) 等。药材以质坚实、粉性足者为佳。水半夏含有苯丙素类、脂肪酸类等化学成分。水半夏味辛，性温；有毒。归肺、脾、胃经。具有燥湿化痰、解毒消肿、止血的功效。现代研究表明水半夏具有镇吐、止咳、祛痰、抗心律失常、中枢抑制、抑制唾液分泌等作用。水半夏生品有刺激作用，矾制品能降低其毒性。

资源分布 鞭檐犁头尖分布于广东、广西、云南等省区。商品药材主要来源于栽培，主产于广西贵县、横县。

资源再生 鞭檐犁头尖为多年生草本。喜温暖湿润气候，喜肥。宜选择土层深厚、肥沃的砂壤土水田栽种，不宜在过酸过碱或冷水田种植。块茎繁殖。在 11 月收获时，选留小而无病虫害的块茎作种，晾干表皮后与稍湿润的细沙混合贮藏，翌年 3~4 月撒播。

(郭巧生)

shuǐfēijì

水飞蓟 （Silybi Fructus） 菊科植物水飞蓟 *Silybum marianum* (L.) Gaertn. 的干燥成熟果实。秋季果实成熟时采收果序，晒干，打下果实，除去杂质，晒干。收载于《中华人民共和国药典》（2015年版）。水飞蓟含有黄酮类（如水飞蓟宾、水飞蓟宁、水飞蓟亭）等化学成分。药典规定水飞蓟药材中水飞蓟宾含量不少于0.6%。水飞蓟味苦，性凉。归肝、胆经。具有清热解毒、疏肝利胆的功效。现代研究表明水飞蓟具有抗癌、抗炎、降血脂、保护心脏、保护神经等作用。

资源分布 水飞蓟原产于欧洲、亚洲中部、非洲、地中海地区，1972年从德国引入中国，现全国各地都有栽培。商品药材来源于栽培，主产于黑龙江、甘肃和陕西。

资源再生 水飞蓟为一年或二年生草本植物。适应性强，耐旱怕涝，选土质深厚肥沃疏松砂质壤土栽培。种子繁殖，选粒大、饱满、色黑、无病虫害、发芽率高的种子。水飞蓟的病害主要有软腐病、叶斑病、白绢病。水飞蓟重要害虫有菜虫、蚜虫、金龟子、菌稻夜蛾。

（王振月）

shuǐhónghuāzǐ

水红花子 （Polygoni Orientalis Fructus） 蓼科植物红蓼 *Polygonum orientale* L. 的干燥成熟果实。秋季果实成熟时割取果穗，晒干，打下果实，除去杂质。收载于《中华人民共和国药典》（2015年版）。药材以粒大、饱满、色棕黑者为佳。水红花子主要含有黄酮类（如花旗松素）、三萜皂苷类、鞣质等化学成分。药典规定水红花子药材中花旗松素含量不少于

0.15%。水红花子味咸，性微寒。归肝、胃经。具散血消癥、消积止痛、利水消肿功效。现代研究表明水红花子具有抑制肿瘤、抑菌、利尿等作用。

资源分布 红蓼除西藏外，分布几遍全国。商品药材主要来源于野生，主产于江苏、辽宁、四川、山东、吉林等地亦产。

资源再生 红蓼为多年生草本。喜温暖湿润环境，土壤要求湿润、疏松，可在屋旁和沟边栽培。种子繁殖，春播。

（秦民坚）

shuǐwúgōng

水蜈蚣 （Kyllingae Brevifoliae Herba） 莎草科植物水蜈蚣 *Kyllinga brevifolia* Rottb. 带根茎的全草。5~9月采收，洗净，鲜用或晒干。收载于《贵州省中药材、民族药材质量标准》（2003年版）、《上海市中药材标准》（1994年版）、《广西壮族自治区壮药质量标准》（2008年版）等。水蜈蚣含有黄酮类（如牡荆素）、挥发油等化学成分。水蜈蚣味辛、微苦、甘，性平。归肺、肝经。具有疏风解毒、清热利湿、活血解毒的功效。

资源分布 水蜈蚣分布于华中、华南、西南地区，以及江苏、浙江、安徽、福建、江西等省。商品药材来源于野生，主产江苏、浙江、安徽、江西、福建等省。

资源再生 水蜈蚣为多年生草本。喜温暖湿润气候，忌寒。宜选肥沃、疏松的砂质壤土栽培，常分株繁殖。

（林 喆）

sìjìqīng

四季青 （Ilicis Chinensis Folium） 冬青科植物冬青 *Ilex chinensis* Sims 的干燥叶。又称冬青叶、四季青叶。秋、冬二季采收，晒干。

收载于《中华人民共和国药典》（2015年版）。药材以干燥、色绿、无枝梗杂质者为佳。四季青主要含有三萜类（如长梗冬青苷、熊果酸、冬青三萜苷B甲酯）、有机酸类（如原儿茶酸、原儿茶醛）、黄酮类（如山柰酚、槲皮素、山柰酚-3-O-葡萄糖苷）、挥发油、鞣质等化学成分。药典规定四季青中长梗冬青苷的含量不少于1.35%。四季青味苦、涩，性凉。归肺、大肠、膀胱经。具有清热解毒、消肿祛痰的功效。现代研究表明四季青具有抗菌、抗肿瘤、解热镇痛等作用。

资源分布 冬青分布于江苏、浙江、安徽、江西、湖北、湖南、广东、广西、四川、云南、陕西、甘肃等省区。商品药材来源于野生，主产于江苏、浙江、安徽、广东、广西、云南等省区。

资源再生 冬青为常绿乔木，喜温暖、光照充足的气候，忌积水，以土层深厚、肥沃的土壤为宜。

（刘合刚）

sìkuàiwǎ

四块瓦 （Chloranthi Radix Et Rhizoma） 金粟兰科植物宽叶金粟兰 *Chloranthus henryi* Hemsl.、多穗金粟兰 *Chloranthus multistachys* Pei.、丝穗金粟兰 *Chloranthus fortunei* Solma.、全缘金粟兰 *Chloranthus holostegius* Pei et Shan、毛脉金粟兰 *Chloranthus holostegius* Pei et Shan var. *trichoneurus* K. F. Wu 或及已 *Chloranthus serratus* Roem. et Schulte. 的干燥根和根茎。又称四叶对、四大天王。夏秋采收，除去地上部分，洗净泥沙，晒干。收载于《贵州省中药材、民族药材质量标准》（2003年版）、《湖南省中药材标准》（2009年版）、《江西省中药材标准》（1996

年版）等。四块瓦主要含有挥发油（如α-檀香醇、喇叭醇、二氢葛缕醇乙酸酯）等化学成分。四块瓦味辛、苦，性温。具有祛风除湿、活血散瘀的功效。现代研究表明四块瓦具有抗肿瘤、镇痛等作用。

资源分布 四块瓦的来源植物分布于浙江、湖北、湖南、四川、贵州等省。商品药材来源于野生。

资源再生 四块瓦的来源植物均为多年生草本，生于山区林下阴湿处。

（刘合刚）

sōnghuāfěn

松花粉（Pini Pollen） 松科植物马尾松 *Pinus massoniana* Lamb.、油松 *Pinus tabulieformis* Carr. 或同属数种植物的干燥花粉。春季花刚开时，采摘花穗，晒干，收集花粉，除去杂质。收载于《中华人民共和国药典》（2015年版）。药材以黄色、细腻、无杂质、流动性较强者为佳。松花粉中主要含有挥发油、黄酮类等化学成分，富含硒元素。松花粉味甘、性温。归肝、脾经。具有收敛止血、燥湿敛疮的功效。现在研究表明松花粉具有一定的抗疲劳、延缓衰老、护肝作用。松花粉还可用作保健食品。上海、北京、湖南、广西、福建习用同种植物的新鲜或干燥叶，药材名"松叶"，又称"松毛""青松毛"等，具有祛风燥湿，杀虫止痒，活血安神功效。广西、辽宁、新疆习用同种植物的干燥成熟果实，药材名"松塔"，具有祛风除痹、化痰止咳平喘、利尿、通便功效。湖南习用同种植物的新鲜或干燥幼根，药材名"松根"，具有祛风除湿、活血止血功效。山西、内蒙古、贵州、广西习用同种植物树干中取

得的油树脂，经蒸馏除去挥发油后的遗留物，药材名"松香"，具有祛风燥湿，排脓拔毒，生肌止痛功效。茎节药材名"油松节"。

资源分布 马尾松分布于华中地区，以及江苏、浙江、安徽、福建、江西、广东、广西、四川、贵州、云南、陕西、台湾等省区；油松分布于东北、华北、西北地区，以及江苏、山东、河南等省，马尾松和油松均为造林树种广泛栽植。商品药材来源于栽培或者野生，主产于浙江、江苏、辽宁、吉林、湖北等省。

资源再生 马尾松和油松为乔木。喜温暖湿润气候，在年平均温度 13～22℃、年降雨量800mm 以上的地区生长良好，温度过低的地区不适宜生长，耐干旱贫瘠的土壤，怕水涝，不耐盐碱，喜阳光和酸性土壤，在 pH 4.5～6.5 的山地生长最好。油松喜生于山坡干燥的砂砾地。种子繁殖，育苗移栽。主要虫害为松毛虫和油松毛虫。

（谈献和）

sōngluó

松萝（Usnea） 松萝科植物松萝 *Usnea diffracta* Vain.、长松萝 *Usnea longissima* Ach. 的干燥地衣体。春、秋采收，洗净，切段，晒干。收载于《中华人民共和国卫生部药品标准·维吾尔药分册》（1999年版）。以身干、色灰绿、拉之有弹性者为佳。松萝含有有机酸类及其酯（如巴尔巴地衣酸、松萝酸、地弗地衣酸、拉马酸、扁枝衣酸乙酯）、多糖类（如地衣聚糖、长松萝多糖）等化学成分。松萝味苦、甘，性平。具有祛痰、清肝、解毒、止血的功效。现代研究表明松萝具有抗菌、抗炎等作用。

资源分布 松萝分布于东北地区，以及山西、内蒙古、浙江、

安徽、福建、江西、陕西、甘肃、台湾等省区；长松萝分布于内蒙古、吉林、黑龙江、浙江、福建、四川、云南、西藏、陕西、甘肃、台湾等省区。商品药材来源于野生。松萝主产于湖南、湖北、贵州、四川等省；长松萝主产于广西、四川、云南等省区。

资源再生 长松萝和松萝多附生于树干、树枝上，成悬垂条丝状，喜冷凉阴湿环境，耐寒力强。

（周日宝）

sōngmù

楤木（Araliae Chinensis Radix Et Cortex） 五加科植物楤木 *Aralia chinensis* L. 的干燥根、根皮或茎皮。又称鹊不踏，鸟不企。秋季剥取根皮晒干，晒干。收载于《黑龙江省中药材标准》（2001年版）、《湖南省中药材标准》（2009年版）、《云南省中药材标准·第一册》（1996年版）等。药材以皮厚、外表粗糙、内皮光滑、除尽木部者为佳。楤木根皮主要含有皂苷类（如楤木皂苷 A、B，银莲花苷，齐墩果酸，刺囊酸，常春藤皂苷元）、黄酮类（如马栗树皮素二甲酯）等化学成分。楤木味辛、苦，性平。归肝、胃、肾经。具有祛风利湿、活血解毒、利水和中的功效。现代研究表明楤木具有镇静镇痛、抗实验性胃溃疡、耐缺氧等作用。

资源分布 楤木分布于西南、华东地区，以及河北、山西、湖北、湖南、陕西、甘肃等省。商品药材主要来源于野生，主产于浙江、福建、湖北、湖南、四川、云南、贵州等省。

资源再生 楤木为刺灌木或小乔木。耐寒、耐旱，有一定的适应能力。栽培以向阳、疏松、肥沃的腐殖土壤为宜。分根繁殖，

成活率较高。栽植 2～3 年幼苗成林后采收。

（陈虎彪）

sūhéxiāng
苏合香（Styrax）
金缕梅科植物苏合香树 *Liquidambar orientalis* Mill. 的树干渗出的香树脂经加工精制而成。又称苏合香油。收载于《中华人民共和国药典》（2015年版）。药材以棕黄色或暗棕色、用针挑油液呈丝状、半透明、香气浓郁者为佳。苏合香中主要含有三萜类（如苏合香树脂醇、齐墩果酮酸、3-表-齐墩果酸）、有机酸类（如肉桂酸）、挥发油（如 α-蒎烯、β-蒎烯、苏合香烯、苏合香素）等化学成分。药典规定苏合香药材中肉桂酸含量不少于5.0%。苏合香味辛，性温。归心、脾经。具有开窍、辟秽、止痛的功效。现代研究表明苏合香具有抗血栓、抗心肌缺血、抗菌等作用。

资源分布 苏合香树原产土耳其、叙利亚等国，现广东、广西、云南等省区栽培。商品药材主产于广西、广东、云南等省区。

资源再生 苏合香树为乔木。适应于热带、亚热带气候，喜生于肥沃、湿润土壤中。

（丁 平）

sūmù
苏木（Sappan Lignum）
豆科植物苏木 *Caesalpinia sappan* L. 的干燥心材。多于秋季采伐，除去白色边材，干燥。收载于《中华人民共和国药典》（2015年版）。药材以粗大、坚实、色红黄者为佳。苏木主要含有酚类（如巴西苏木素、原苏木素、苏木酚）、挥发油、鞣质等化学成分。药典规定苏木药材中巴西苏木素的含量不少于0.5%，原苏木素含量不少于0.5%。苏木味甘、咸，性平。归心、肝、脾经。

具有活血祛瘀、消肿止痛的功效。现代研究表明苏木具有促进微循环、增加冠状动脉流量、降低冠状动脉阻力、降低心率、抗肿瘤、免疫抑制等作用。

资源分布 苏木原产印度等地，栽培于华南地区，以及福建、四川、贵州、云南等省。商品药材主产于华南地区，以及福建、云南等省。

资源再生 苏木为灌木或小乔木。一般热带和南亚热带地区都可种植。对土壤要求不严，适于砂壤、黏壤及冲积土上种植。种子繁殖，多采用育苗移栽法，也可直播。种植 8 年后可采收。主要虫害为吹绵介壳虫。采伐作药后留下的树桩叮进行松土施肥，浇水，促使萌发更新。

（段金廒）

suānzǎorén
酸枣仁（Ziziphi Spinosae Semen）
鼠李科植物酸枣 *Ziziphus jujuba* Mill. var. *spinosa*（Bunge）Hu ex H. F. Chou 的干燥成熟种子。秋末冬初采收成熟果实，除去果肉和核壳，收集种子，晒干。收载于《中华人民共和国药典》（2015年版）。药材以粒大、饱满、有光泽、外皮红棕色、种仁色黄白者为佳。酸枣仁主要含有三萜类（如酸枣仁皂苷 A、B，白桦脂酸）、黄酮类（如斯皮诺素、酸枣黄素）、生物碱类、核苷类及脂肪酸等化学成分。药典规定酸枣仁中酸枣仁皂苷 A 含量不少于0.03%，斯皮诺素含量不少于0.08%。酸枣仁味甘、酸，性平。归肝、胆、心经。具有养心补肝、宁心安神、敛汗生津的功效。现代研究表明酸枣仁具有镇静催眠、抗惊厥、抗焦虑、增强记忆、降压、防治动脉粥样硬化、免疫调节等作用。酸枣仁还可用作保健品原料。酸枣树是

荒山绿化和退耕还林的重要树种。云南习用同属植物滇刺枣 *Ziziphus mauritiana* Lam. 的种子，习称"滇枣仁"或"理枣仁"。

资源分布 酸枣分布于华北地区，以及辽宁、江苏、安徽、山东、河南、湖北、四川、陕西、甘肃、宁夏等省区。商品药材主要来源于野生，主产于河北、山西、陕西等省。

资源再生 酸枣为落叶灌木或小乔木。生长于海拔 1700m 以下的山区、丘陵或平原。喜温暖干燥气候，耐寒、耐旱、耐碱，种子繁殖或分株繁殖。主要病害为锈病。虫害为俐蛾。

（段金廒）

suōluózǐ
娑罗子（Aesculi Semen）
七叶树科植物七叶树 *Aesculus chinensis* Bge.、浙江七叶树 *Aesculus chinensis* Bge. var. *chekiangensis*（Hu et Fang）Fang 或天师栗 *Aesculus wilsonii* Rehd. 的干燥成熟种子。秋季果实成熟时采收，除去果皮，晒干或低温干燥。收载于《中华人民共和国药典》（2015年版）。娑罗子主要含有皂苷类（如七叶皂苷）、黄酮类、香豆素类、甾体类等化学成分。药典规定娑罗子药材中七叶皂苷 A 的含量不少于0.7%。娑罗子味甘，性温。归肝、胃经。具疏肝理气，和胃止痛之功效。现代研究表明娑罗子具有消肿抗炎、抗渗出、恢复毛细血管通透性、提高静脉张力、改善血液循环、促进脑功能恢复等作用。

资源分布 七叶树仅秦岭有野生分布，河北南部、山西南部、陕西南部等地均有栽培；浙江七叶树主产于浙江北部和江苏南部，多栽培；天师栗分布于江西西部、河南西南部、湖北西部、湖南、广东

北部、四川、贵州和云南东北部，主产于四川、湖北、贵州等省。

资源再生 七叶树为落叶乔木，属半阴性树种，耐寒，喜湿润肥沃土壤。种子繁殖和扦插繁殖。因种子寿命短，故需随采随播，如来不及播种时，应将种子埋于泥炭土中放阴凉处，并须随时检查，防止霉烂；扦插繁殖时多采用根插方式。

(段金廒)

suǒyáng

锁阳（Cynomorii Herba） 锁阳科植物锁阳 *Cynomorium songaricum* Rupr. 的干燥肉质茎。又称不老药。春季采挖，除去花序，切段，晒干。收载于《中华人民共和国药典》（2015 年版）。药材以体肥条长、体重个大、断面肉质粉性、不显筋脉者为佳。锁阳含有三萜类（如锁阳萜、熊果酸、乙酰熊果酸）、黄酮类（如儿茶素、根皮苷）、挥发油、鞣质、甾醇类等化学成分。锁阳味甘、性温。归肝、肾、大肠经。具有补肾阳、益精血、润肠通便功效。现代研究表明锁阳具有促进新陈代谢，调节免疫，促进性成熟、润肠通便、抗氧化、抗癌、抗病毒、抗溃疡、延缓衰老等作用。鲜锁阳可食用，是西北地区传统食品。锁阳还可用于提炼栲胶、酿酒、制作糕点和兽用饲料。

资源分布 锁阳分布于西北地区，以及内蒙古等省区。商品药材多来源于野生，少栽培，主产于内蒙古、甘肃、新疆、青海、宁夏等省区。少量栽培于内蒙古、新疆等省区。其中内蒙古自治区浑善达克沙地西部、毛乌素沙地西部、河西走廊沙地、腾格里沙漠、甘肃河西走廊一带为锁阳的道地产区。为《国家重点保护野生药材物种名录》Ⅲ级保护物种。

资源再生 锁阳为多年生肉质寄生草本植物。全株红棕色，寄生于藜科白刺属植物的根上。多在轻度盐渍化低地、湖盆边缘、河流沿岸阶地、山前洪积、冲积扇的扇缘地生长，具有抗旱、耐盐碱、抗寒的特性，生活史为 4～5 年，在最后一年的 4～5 月初出土，5～6 月开花，8～9 月结籽。

(陈士林)

tánxiāng

檀香（Santali Albi Lignum） 檀香科植物檀香 *Santalum album* L. 树干的干燥心材。又称白檀香。收载于《中华人民共和国药典》（2015 年版）。药材以色黄、质坚而致密、油性大、香味浓厚者为佳。檀香主要含有挥发油成分（如 β-檀香醇、檀香烯、檀香醛）。《中华人民共和国药典》（2015 年版）规定檀香中挥发油含量不少于 3.0%。檀香味辛，性温。归脾、胃、心、肺经。具有行气温中、开胃止痛的功效。现代研究表明檀香具有镇静、改善心脏功能、促进消化、利尿等作用。檀香为高级木材和用作香料。

资源分布 檀香分布于印度、马来西亚、澳大利亚及印度尼西亚等地。中国台湾、海南、云南、广东等省有栽培。商品药材主产于印度、马来半岛、澳洲和非洲。

资源再生 檀香为常绿半寄生小乔木。对寄主植物选择不严，如茉莉花、山栀子、九里香等均可。以砖红壤、砂质红壤和冲积土中生长较好。忌积水。扦插繁殖为主，10～13 龄时形成心材，20 龄左右心材增长最快，30 龄以上可以采伐。

(黄林芳)

tàizǐshēn

太子参（Pseudostellariae Radix） 石竹科植物孩儿参 *Pseudostella-* *ria heterophylla*（Miq.）Pax ex Pax et Hoffm. 的干燥块根。夏季茎叶大部分枯萎时采挖，洗净，除去须根，置沸水中略烫后晒干或直接晒干。收载于《中华人民共和国药典》（2015 年版）。药材以条粗肥润，有粉性，黄白色，无须根者为佳。太子参含有皂苷类（太子参皂苷 A，尖叶丝石竹皂苷 D）、甾醇类（胡萝卜苷，△-豆甾-3β-烯醇-3-O-β-D 葡萄糖苷）、环肽类（太子参环肽 A、B、C、D、E、F）、三萜类（蒲公英赛醇乙酯、蒲公英赛醇）、核苷类（如腺嘌呤核苷、尿嘧啶核苷）等化学成分。太子参味甘、微苦，性平。归脾、肺经。具有益气健脾、生津润肺等功效。现代研究表明太子参具有抗应激、抗疲劳、调节免疫、抗衰老、镇咳、抗菌、抗病毒等作用。

资源分布 孩儿参分布于华东、华中地区，以及河北、山西、辽宁、四川、贵州、陕西等省。商品药材来源于栽培，主产于贵州施秉、黄平、凯里，福建柘荣等地。

资源再生 孩儿参为多年生草本。性喜温暖湿润环境，怕高温，30℃以上植株生长发育停止。怕强光曝晒，比较耐寒。在阴湿条件下生长良好，喜肥沃疏松、腐殖质丰富土壤，砂质土壤中生长良好。低凹易涝地、土质坚实、排水不良、土壤含腐殖质少、瘠薄的土壤生长不好。种子繁殖或根茎繁殖，根茎繁殖常用。主要病害有花叶病、叶斑病，主要虫害有蛴螬、地老虎、蝼蛄、金针虫等。

(张永清)

táorén

桃仁（Persicae Semen） 蔷薇科植物桃 *Prunus persica*（L.）

Batsch 或山桃 *Prunus davidiana* (Carr.) Franch. 的干燥成熟种子。果实成熟后采收，除去果肉及核壳，取出种子，晒干。收载于《中华人民共和国药典》（2015 年版）。药材以颗粒饱满、种仁白、完整为佳。桃仁主要含有氰苷类、脂肪油等化学成分。药典规定桃仁药材中苦杏仁苷含量不少于 2.0%。桃仁味苦、甘，性平。归心、肝、大肠经。具有活血祛瘀、润肠通便的功效。现代研究表明桃仁具有抗血栓、抗炎、抗过敏等作用。

资源分布 桃全国各地均有栽培，主产于华北地区，以及山东、河南、四川、云南、陕西、甘肃及宁夏等省区；山桃分布于河北、山西、山东、河南、四川、云南、陕西、甘肃等省。商品药材来源于野生和栽培，主产于山西、陕西、河北、甘肃等省。栽培桃仁主产于山西、陕西、河北等省。

资源再生 桃和山桃为落叶乔木。喜阳光和温暖的气候，以肥沃高燥的砂质壤土中生长为宜。怕涝，在低洼碱性土壤中生长不良。山桃喜光，在半阴处也能生长，耐寒、耐旱。对土壤要求不严，贫瘠、荒山均可种植。桃以嫁接繁殖为主，一般用山桃苗木作砧木。山桃用种子繁殖，可催芽后春播或秋季直播。桃及山桃的抗病能力弱，易遭受病虫害。主要病害有桃细菌性穿孔病，黑星病，褐腐病。主要虫害有桃蚜，蚧壳虫，桃蛀螟。花期应注意预防冻害或干旱。

（段金廒）

tǎozhī

桃枝（Persicae Ramulus） 蔷薇科植物桃 *Prunus persica*（L.）Batsch 的干燥枝条。夏季采收，切段，晒干。收载于《中华人民共

和国药典》（2015 年版）。药材以表面红褐色而光亮、点状皮孔明显者为佳。桃枝主要含有黄酮类（如柚皮素及其葡萄糖苷、山柰素及其葡萄糖苷、二氢山柰酚、槲皮苷、儿茶素）等化学成分。桃枝味苦，性平。归心、肝经。具有活血通络、解毒杀虫的功效。桃的种子为常用中药，药材名桃仁。桃为食用水果。资源分布和资源再生参见桃仁。

（黄林芳）

ténghéhuān

藤合欢（Celastri Fructus） 卫矛科植物南蛇藤 *Celastrus orbiculatus* Thunb. 的干燥成熟果实。秋季 9～10 月间果实成熟后摘下，晒干。收载于《辽宁省中药材标准·第一册》（2009 年版）。种子主要含脂肪油。藤合欢味甘、苦，性平。归肝、膀胱经。具有祛风除湿、通经止痛、活血解毒的功效。现代研究表明藤合欢具有镇静、催眠、抗炎、镇痛、抗菌、抗病毒等作用。湖南习用同种植物的藤茎和根，药材名为"南蛇藤"；贵州习用根，药材名"南蛇藤根"。南蛇藤树皮可用作纺织纤维。

资源分布 南蛇藤分布于华北、东北地区，以及江苏、浙江、安徽、江西、山东、河南、湖北、四川、陕西、甘肃等省。商品药材来源于野生，主产于江西、福建、湖南、贵州等省。以长白山产者为道地药材。

资源再生 南蛇藤为落叶藤状灌木。生于丘陵、山沟及山坡的灌木丛中。性喜阳耐阴，抗寒耐旱，对土壤要求不严。栽植于背风向阳、湿润而排水好的肥沃砂质壤土中生长最好。可用播种、分株、压条、扦插等方法繁殖。

（段金廒）

ténghuáng

藤黄（Garciniae Resina） 藤黄科植物藤黄 *Garcinia hanburyi* Hook. f. 树干切伤后分泌的胶树脂。收载于《儿茶等 43 种进口药材标准》（2004 年版）。药材以半透明、红黄色者为佳。藤黄主要含有有机酸类（如藤黄酸、别藤黄酸、新藤黄酸）化学成分。进口药材标准规定藤黄中藤黄酸含量不少于 25.0%。藤黄味酸、涩，性凉；有毒。具有消肿化毒、止血杀虫的功效。现代研究表明藤黄具有抗菌、抗肿瘤等作用。

资源分布 藤黄分布于印度、柬埔寨、马来西亚等地。在中国广东、广西有引种栽培。商品药材来源于进口。

资源再生 藤黄为常绿乔木。生于热带地区。在开花之前，在离地约 3m 处将茎干的皮部作螺旋状割伤，伤口内插一竹筒，接收流出的树脂，加热蒸干，用刀刮下。

（段金廒）

téngkǔshēn

藤苦参（Streptocauli Radix） 萝摩科植物马莲鞍 *Streptocaulon griffithii* Hook. f. 的干燥根。又称古羊藤、哈新哈布。傣族、壮族习用药。收载于《云南省中药材标准·第三册·傣族药》（2005 年版）、《贵州省中药材、民族药材质量标准》（2003 年版）、《广西壮族自治区壮药质量标准》（2008 年版）等。藤苦参含有强心苷类（如藤苦参毒苷 A、藤苦参毒苷元、杠柳苷元、16-O-乙酰基羟基杠柳苷元、杠柳苷元葡萄糖苷、洋地黄毒苷元、杠柳苷元洋地黄毒苷）、三萜类（如 α-香树脂醇、羽扇豆醇、24-亚基环木菠萝烷醇）、有机酸类等化学成分。藤苦参味苦、微甘，性凉。具有清热

解毒，散瘀止痛的功效。现代研究表明藤苦参具有抗肿瘤等作用。

资源分布　马莲鞍分布于广西、贵州和云南。商品药材来源于野生。主产于云南。

资源再生　马莲鞍为木质藤本。生长于海拔 300～1000m 的山野坡地、山谷疏林中或路旁灌木丛中。

（严铸云）

tiāndōng

天冬（Asparagi Radix）　百合科植物天冬 *Asparagus cochinchinensis*（Lour.）Merr. 的干燥块根。秋、冬二季采挖，洗净，除去茎基和须根，置沸水中煮或蒸至透心，趁热除去外皮，洗净，干燥。收载于《中华人民共和国药典》（2015 年版）。药材以条粗壮、色黄白、半透明者为佳。天冬含有甾体皂苷类、多糖类、氨基酸等化学成分。天冬味甘、苦，性寒。归肺、肾经。具有养阴润燥，清肺生津功效。现代研究表明天冬具有抗菌、延缓衰老、镇咳祛痰、抑制肿瘤等作用。

资源分布　天门冬分布于华东、华中、华南、西南地区，以及河北、山西、陕西、甘肃、台湾等省。商品药材主要来源于栽培。主产于贵州、广西、四川等省区。

资源再生　天门冬为多年生草本。宜选深厚、肥沃、富含腐殖质、排水良好的壤土或砂质壤土栽培，不宜在土质黏重及排水不良的地方种植。分株繁殖或种子繁殖，常分株繁殖。种子繁殖：春播或秋播，育苗 1 年后移栽。分株繁殖：采挖药材时，分成每簇有芽 2～5 个，带有 3 个以上的小块根的健壮株移栽，种植后 4～5 年采收最佳。主要虫害为红蜘蛛。

（周日宝）

tiānhúsuī

天胡荽（Hydrocotyles Herba）　伞形科植物天胡荽 *Hydrocotyle sibthorpioides* Lam. 或破铜钱 *Hydrocotyle sibthorpioides* Lam. var. *batrachiumn*（Hance）Hand.-Mazz. 的干燥全草。又称遍地锦、小叶金钱草。春、夏二季采收，除去杂质，晒干。收载于《江西省中药材标准》（2014 年版）、《湖北省中药材质量标准》（2009 年版）、《广西中药材标准》（1990 年版）等。天胡荽含有挥发油、黄酮类、三萜类、香豆素类、甾醇类等化学成分。天胡荽味淡，性微寒。具有清热利湿、排石利尿的功效。现代研究表明天胡荽具有抗乙型肝炎病毒表面抗原、抑菌、调节免疫、抗肿瘤等作用。

资源分布　天胡荽分布于江苏、浙江、安徽、福建、江西、湖北、湖南、广东、广西、重庆、四川、贵州、云南、陕西、台湾等省区；破铜钱分布于浙江、安徽、福建、江西、湖南、湖北、广东、广西、四川、台湾等省区。商品药材来源于野生，主产于江西、安徽、湖南、广东、福建、广西、贵州、四川等省区。

资源再生　天胡荽为匍匐状草本。喜湿润气候，栽培宜选肥沃的砂质壤土。分株繁殖。

（刘勇）

tiānhuāfěn

天花粉（Trichosanthis Radix）　葫芦科植物栝楼 *Trichosanthes kirilowii* Maxim. 或双边栝楼 *Trichosanthes rosthornii* Harms 的干燥根。又称花粉、栝楼根等。秋、冬二季采挖，洗净，除去外皮，切段或纵剖成瓣，干燥。收载于《中华人民共和国药典》（2015 年版）。药材以色洁白、粉性足、质细嫩、体肥满者为佳；色棕、纤维多者

为次。天花粉主要含有天花粉蛋白、多糖等化学成分。天花粉味甘、微苦，性微寒。归肺、胃经。具有清热泻火、生津止渴、消肿排脓等功效。现代研究表明天花粉具有致流产、抗早孕、抗癌、抗菌、抗人类免疫缺陷病毒等作用。栝楼和双边栝楼的资源分布和资源再生见瓜蒌。商品药材主要来源于栽培，主产于河北、河南、四川、广西、山东、江苏、贵州、安徽等省区，河南安阳产习称"安阳花粉"。

（张永清）

tiānkuízǐ

天葵子（Semiaquilegiae Radix）　毛茛科植物天葵 *Semiaquilegia adoxoides*（DC.）Makino 的干燥块根。又称紫背天葵子、千年老鼠屎。夏初采挖，洗净，干燥，除去须根。收载于《中华人民共和国药典》（2015 年版）。药材以干燥、个大、外黑内白、无须根杂质者为佳。天葵子主要含有生物碱类、香豆素类、酚类等化学成分。天葵子味甘、苦，性寒。归肺、胃经。具有清热解毒、消肿散结的功效。现代研究表明天葵子有抑菌作用。

资源分布　天葵分布于华中地区，以及江苏、浙江、安徽、福建、江西、广东、广西、四川、贵州、陕西等省区。商品药材来源于野生，主产于湖北、湖南、江苏、四川等省。

资源再生　天葵为多年生草本。喜阴凉湿润气候，耐阴，不耐干旱。栽培以疏松肥沃、排水良好、含石灰质较多的砂壤土为宜。种子繁殖，9～10 月播种，育苗 1～2 年后移栽。移栽后培育 2～3 年即可收获。

（刘合刚）

tiānmá

天麻（Gastrodiae Rhizoma）　兰

科植物天麻 *Gastrodia elata* Bl. 的干燥块茎。立冬后至次年清明前采挖，立即洗净，蒸透，敞开低温干燥。11 月至次年 3 月采收者称为冬麻。春季 4～5 月采挖者称为春麻，冬麻质量优于春麻。收载于《中华人民共和国药典》（2015 年版）。药材以表面黄白色、体质坚实、半透明、无空心为佳。天麻含有酚类（如天麻素、对羟基苯甲醇）、甾醇类、多糖、有机酸类等化学成分。药典规定天麻药材中天麻素和对羟基苯甲醇的总量不得少于 0.25%。天麻味甘，性平。归肝经。具有息风止痉、平抑肝阳、祛风通络的功效。现代研究表明天麻具有镇静、镇痛、抗惊厥、抗衰老、调节免疫功能、降低血压等作用。天麻生长的共生真菌蜜环菌发酵物药用，具有天麻类似的功效。

资源分布　天麻分布于华中、西南地区，以及河北、辽宁、吉林、安徽、江西、陕西、甘肃等省。被列为《中国植物红皮书——稀有濒危植物》名录。陕西、贵州、云南、四川等省栽培，商品药材主要来源于栽培。主产于陕西汉中、贵州毕节、云南昭通等地。野生天麻中贵州、四川、云南所产质量较佳。

资源再生　天麻是多年生寄生草本植物。无绿叶，由共生的蜜环菌（*Armillaria mellea* Vahl. ex Fr. Quel.）提供营养。种子繁殖或块茎繁殖。种子繁殖：将种子趁新鲜播种到湿润树叶上，与萌发菌混拌均匀，然后置蜜环菌菌材上。块茎繁殖：直接将米麻或小白麻播种到蜜环菌菌材上。2～3 年待天麻发育成大白麻或剑麻可采收入药，较小的米麻可做繁殖材料继续播种。

（王文全）

tiānnánxīng

天南星（Arisaematis Rhizoma）

天南星科植物天南星 *Arisaema erubescens*（Wall.）Schott、异叶天南星 *Arisaema heterophyllum* Bl. 或东北天南星 *Arisaema amurense* Maxim. 的干燥块茎。又称南星。秋、冬二季茎叶枯萎时采挖，除去须根及外皮，干燥。收载于《中华人民共和国药典》（2015 年版）。药材以个大、色白、粉性足者为佳。天南星含有黄酮类、三萜皂苷类、有机酸类（如苯甲酸）等化学成分。药典规定天南星药材中总黄酮的含量不少于 0.05%。天南星味苦、辛，性温；有毒。归肺、肝、脾经。具有散结消肿的功效。现代研究表明天南星有抗惊厥、镇痛、镇静、抗心律失常、抗炎、抗肿瘤、祛痰等作用。

资源分布　天南星除东北、内蒙古、山东、江苏、新疆外，其余各省区均有分布，异叶天南星分布于辽宁、吉林、江苏、浙江、安徽、福建、山东、湖北、湖南、广东、广西、四川、贵州、云南、陕西、甘肃等省区，东北天南星分布于华北、东北地区，以及山东、河南、陕西、宁夏等省区。商品药材多来源于野生，少量为栽培。栽培品主要为天南星。天南星主产于陕西、甘肃、四川、贵州、云南等省，异叶天南星主产于湖北、湖南、四川、贵州等省，东北天南星主产于东北、山东、河北等地。

资源再生　三种天南星均为多年生草本。喜温和湿润气候，耐阴，怕强光，喜水喜肥。栽培多种植于林荫下，土壤以疏松肥沃、富含腐殖质的壤土或砂壤土为宜。块茎繁殖或种子繁殖，块茎繁殖在收获药材时，选择中等大小块茎置窖内贮藏，次年 4 月播种；种子繁殖于 8 月播种，次年 4～5 月移栽。种植 2～3 年即可收获。

（刘合刚）

tiānránbīngpiàn

天然冰片（Borneolum）　樟科植物樟 *Cinnamomum camphora*（L.）Presl 的新鲜枝、叶经提取加工制成。又称右旋龙脑。收载于《中华人民共和国药典》（2015 年版）。药材以洁白、透明、纯净者为佳。天然冰片主要成分为右旋龙脑。药典规定天然冰片中右旋龙脑含量不少于 96.0%，樟脑含量不超过 3.0%。天然冰片味苦，性凉。归心、脾、肺经。具有开窍醒神、清热止痛功效。现代研究表明天然冰片具有抗炎、镇痛、抗菌、改善心血管功能、调节神经系统等作用。外用有促进药物透皮吸收的作用。贵州、山东习用樟的木材，药材名"樟木"；广东、贵州习用樟树新鲜嫩枝和叶提取的挥发油，药材名"樟油"，广东、湖南等地习用樟树的果实，药材名"樟木子"；江西习用樟树的根，药材名"樟树根"。樟树为常用园林树种。

资源分布　樟分布于华南地区，以及浙江、福建、江西、湖北、湖南、四川、云南、台湾等省。长江以南各地有种植。樟树为《中国珍稀濒危保护植物》收录，被《国家重点保护野生植物》列为 Ⅱ 级保护植物。商品药材主产于江西、湖南。

资源再生　樟为常绿乔木。喜温暖湿润气候，对土壤要求不严，较耐水湿，但不耐干旱、瘠薄和盐碱土。种子繁殖。以 11 月采割为最好。从定植第 2 年起，在每年的 7～12 月进行砍伐，提取挥发油。

（王振月）

tiānshānxuělián

天山雪莲（Saussureae Involucratae Herba）　菊科植物天山雪

莲 Saussurea involucrata（Kar. et. Kir.）Sch. -Bip. 的干燥地上部分。又称雪莲、雪莲花。夏、秋二季花开时采收，阴干。收载于《中华人民共和国药典》（2015 年版）。维吾尔族习用药材。药材以体整、密被白色绵毛、干燥、无霉蛀者为佳。天山雪莲主要含有倍半萜内酯类（如愈创木内酯、雪莲内酯、大苞雪莲内酯）、黄酮类（如芦丁、槲皮素）、倍半萜内酯生物碱类（如大苞雪莲碱）、有机酸类（如绿原酸）、多糖、挥发油等化学成分。药典规定天山雪莲药材中芦丁的含量不少于 0.15%，绿原酸的含量不少于 0.15%。天山雪莲味微苦，性温。具有温肾助阳、祛风胜湿、通经活血的功效。现代研究表明天山雪莲具有抗癌作用、降压作用、抗炎、抗自由基及抗疲劳等作用。

资源分布　天山雪莲分布于新疆。列入《国家重点保护野生植物》，为Ⅲ级保护植物。商品药材主要来源于野生，主产于新疆天山、昆仑山区。

资源再生　天山雪莲为多年生草本。耐寒，栽培以湿滑、肥沃、松软的中性或微酸性砂质土壤为宜。种植须在海拔 1700～4000m 的高寒山区。种子繁殖，采用温室育苗移栽或秋季种子直播技术。天山雪莲种子在 0℃发芽，3～5℃生长，幼苗能经受 -21℃的严寒。天山雪莲的野生变家种已经成功，栽培技术正在逐步完善之中，正处于产业化推广阶段。

（陈虎彪）

tiānxiānténg

天仙藤（Aristolochiae Herba）

马兜铃科植物北马兜铃 Aristolochia contorta Bge. 或马兜铃 Aristolochia debilis Sieb. et Zucc. 的干燥地上部分。秋季采割，除去杂质，晒干。收载于《中华人民共和国药典》（2015 年版）。药材以青绿色、茎细带叶者为佳。天仙藤含有生物碱类、菲类（如马兜铃酸）等化学成分。天仙藤味苦，性温。归肝、脾、肾经。具有行气活血、通络止痛等功效。现代研究表明天仙藤具有平喘、消炎、抗菌、抗肿痛等作用。天仙藤含有马兜铃酸等毒性成分，应慎用。资源分布和资源再生见马兜铃。

（刘合刚）

tiānxiānzǐ

天仙子（Hyoscyami Semen）

茄科植物莨菪 Hyoscyamus niger L. 的干燥成熟种子。又称莨菪子。夏、秋二季果皮变黄色时，采摘果实，曝晒，打下种子，筛去果皮、枝梗，晒干。收载于《中华人民共和国药典》（2015 年版）。药材以粒大、饱满、无杂质者为佳。天仙子含有生物碱类（如东莨菪碱、莨菪碱、阿托品、彰柳碱）、木脂素类等化学成分。药典规定天仙子药材中东莨菪碱及莨菪碱总含量不少于 0.08%。天仙子味苦、辛，性温；有大毒。归心、胃、肝经。具有解痉止痛、安神定喘之效。现代研究表明天仙子具有抗副交感神经、抗胆碱、抗心律失常、中枢抑制等作用。从天仙子及莨菪属植物中提取的莨菪类药物（包括阿托品、东莨菪碱、山莨菪碱、彰柳碱）为抢救呼吸衰竭及解毒的常用药物。

资源分布　莨菪分布于华北、东北、西北地区，以及安徽、山东、河南、四川、西藏等省区。商品药材来源于野生及栽培，主产于内蒙古、河北、河南、东北及西北。

资源再生　莨菪为一年生或二年生草本。性喜温暖湿润，不耐严寒，喜阳光，以土层深厚、疏松肥活、排水良好的中性及微碱性砂质壤土栽培为宜；忌连作，也不宜以西红柿等茄科植物为前作物；种子繁殖。北方播种时间为 3 月至 4 月中旬，长江流域可秋播或春播，以秋播为主；秋播者来年 6 月上旬收获，春播者当年 7 月中旬收获；虫害有红蜘蛛。

（张永勋）

tiānzhúhuáng

天竺黄（Bambusae Concretio Silicea）

禾本科植物青皮竹 Bambusa textilis McClure 或华思劳竹 Schizostachyum chinense Rendle 等杆内的分泌液干燥后的块状物。秋、冬二季采收。收载于《中华人民共和国药典》（2015 年版）。药材以片块大、色灰白、光亮、质细、体轻、吸湿性强者为佳。天竺黄含有生物碱类（如胆碱、甜菜碱）、酶类（如核酸酶、尿素酶、解朊酶、糖化酶、乳化酶）等化学成分。天竺黄味甘，性寒。归心、肝经。具有清热豁痰、凉心定惊的功效。现代研究表明天竺黄具有镇痛、抑制心脏、降压、抗凝血、抗炎等作用。

资源分布　青皮竹分布于华南地区，现西南、华中、华东皆有引种栽培；华思劳竹分布于云南等省；商品药材来源于栽培，主产于广东、广西、云南等省区。

资源再生　青皮竹为乔木状竹类。性喜温暖、湿润；常栽培于肥沃、湿润的山谷、河边、山坡或低丘；无性繁殖，冬至至立春期间，取带秆的竹头种植；亦可采用健壮的 2～3 节新鲜竹节扦插，育苗移栽或直接定植。生长 2～3 年后可成林；病害有竹煤污病、竹秆锈病、竹丛枝病等，虫害有竹直锥大象虫、竹横锥大象虫、一字竹象甲、黄脊竹蝗、竹螟等。

（张永勋）

tiánguāzǐ

甜瓜子（Melo Semen） 葫芦科植物甜瓜 *Cucumis melo* L. 的干燥成熟种子。夏、秋二季果实成熟时收集，洗净，晒干。收载于《中华人民共和国药典》（2015 年版）。药材以黄白色、颗粒饱满者为佳。甜瓜含有脂肪油、半乳聚糖、树胶等化学成分。甜瓜子味甘，性寒。归肺、胃、大肠经。具有清肺、润肠、化瘀、排脓、疗伤止痛功效。现代研究表明甜瓜子具有驱杀蛔虫、丝虫等作用。甜瓜为食用水果。

资源分布 甜瓜各地广泛栽培。

资源再生 甜瓜为一年生攀缘或匍匐草本植物。为喜温作物，种子繁殖，当年可采收。

（黄林芳）

tiányèjú

甜叶菊（Steviae Folium） 菊科植物甜叶菊 *Stevia rebaudiana* Bertoni. 的叶。夏、秋季采收，去掉杂质，晒干。又称甜叶菊叶。收载于《湖南省中药材标准》（2009 年版）、《福建省中药材标准》（2006 年版）、《黑龙江省中药材标准》（2001 年版）等。甜叶菊含有二萜及其糖苷（如甜菊醇、泽兰醇、澳泽兰素、莱鲍迪苷 A、莱鲍迪苷 E）、挥发油、甾醇类等化学成分。甜叶菊具有清热、利尿、止痛等功效。现代研究表明甜叶菊具有抗糖尿病、降血脂、降血压、抗炎、抗菌、抗病毒、调节免疫等作用。甜叶菊中的二萜糖苷为甜味成分，可用于甜味剂。

资源分布 甜叶菊原产南美巴拉圭和巴西的高山草地。中国华东地区，以及北京、辽宁、黑龙江、湖北、湖南、广东、广西、四川、云南、甘肃、新疆等省区引种栽培。药材主产于安徽、江苏、山东、江西、黑龙江、甘肃等省。

资源再生 甜叶菊为多年生草本。喜温暖湿润的生长环境，耐贫瘠、耐寒、耐干旱。可用种子、扦插和老根分株等方法育苗，以疏松肥沃，排水良好的砂质壤土为宜；栽培适宜温度为 15 ~ 35℃，最适茎叶生长温度为 20 ~ 30℃；种子无休眠期，寿命不足 1 年；生育期约 170 天。

（刘　勇）

tiěbàngchuí

铁棒锤（Aconiti Penduli Radix） 毛茛科植物铁棒锤 *Aconitum pendulum* Busch 或伏毛铁棒锤 *Aconitum flavum* Hand. -Mazz. 的干燥块根。7 ~ 8 月间采挖，除去茎苗，洗净，晒干。收载于《中华人民共和国卫生部药品标准·藏药·第一册》（1995 年版）。铁棒锤主要含有生物碱类（如次乌头碱、乌头碱、雪乌碱）等化学成分。铁棒锤味苦、辛，性温；有大毒。具有活血祛瘀、祛风除湿、消肿止痛的功效。现代研究表明铁棒锤具有镇痛、抗炎、解热、局部麻醉作用。上述两种植物的子根或块根在四川、内蒙古、贵州、湖南应用，称"雪上一枝蒿"。上述两种植物的幼苗和根藏药应用，药名分别为"铁棒锤幼苗"和"铁棒锤根"。

资源分布 铁棒锤分布于河南西部、四川西部、云南西北部、西藏、陕西南部、甘肃南部、青海；伏毛铁棒锤分布于内蒙古南部、四川西北部、西藏北部、甘肃、青海、宁夏南部。商品药材来自于野生，主产于甘肃、青海、河南、四川、云南、西藏。

资源再生 铁棒锤原植物为多年生草本。生于海拔 2000 ~ 4500m 的高山草坡或林缘，喜光，耐寒，畏高温。

（王德群）

tiěpíshíhú

铁皮石斛（Dendrobii Officinalis Caulis） 兰科植物铁皮石斛 *Dendrobium officinale* Kimura et Migo 的干燥茎。11 月至翌年 3 月采收，除去杂质，剪去部分须根，边加热边扭成螺旋形或弹簧状，烘干，习称"铁皮枫斗"；或切成段，自然干燥或低温烘干。收载于《中华人民共和国药典》（2015 年版）。药材以色黄绿、饱满、结实者为佳。铁皮石斛含有多糖等化学成分。药典规定铁皮石斛药材中多糖含量不少于 25.0%，甘露糖含量应为 13.0% ~ 38.0%。铁皮石斛功效应用见石斛。

资源分布 铁皮石斛分布于西南地区，以及浙江、安徽、福建、江西、湖南、广东、广西等省区，现各地广泛栽培。商品药材来源于栽培，主产于浙江、云南、广西、广东、贵州等省区。

资源再生 铁皮石斛栽培方法见石斛。

（王文全）

tiěsīwēilíngxiān

铁丝威灵仙（Smilacis Radix Et Rhizoma） 百合科植物短柄菝葜 *Smilax scobinicaulis* C. H. Wright、华东菝葜 *Smilax sieboldii* Miq. 、黑叶菝葜 *Smilax nigrescens* Wang et Tang 或鞘柄菝葜 *Smilax stans* Maxim. 的干燥根和根茎。夏、秋季采挖，除去茎叶，洗净，捆成小把晒干。收载于《河南省中药材标准》（1991 年版）、《内蒙古中药材标准》（1988 年版）、《北京市中药材标准》（1998 年版）等。药材以根长、质坚韧者为佳。铁丝威灵仙主要含有皂苷类（如提果皂苷元、新提果皂苷元、拉克索皂苷元）等化学成分。铁丝威灵仙味辛、微苦，性平。具有祛风除湿、活血通络、解毒散结的功效。

资源分布 短柄菝葜分布于华中、西南地区，以及河北、山西、陕西、甘肃等省；华东菝葜分布于华东地区，以及台湾等省。商品药材来源于野生，自产自销。

资源再生 铁丝威灵仙来源原植物均为攀缘灌木或半灌木。生于林下、灌丛或山坡阴处。

（王德群）

tiěxiàncài

铁苋菜（Acalyphae Herba）

大戟科植物铁苋菜 *Acalypha australis* L. 的干燥全草。又称人苋、血见愁。夏、秋两季，采集全草，去泥土，晒干。收载于《中华人民共和国卫生部药品标准·中药材·第一册》（1992 年版）。铁苋菜含有有机酸类（如没食子酸、原儿茶酸、琥珀酸）、生物碱类、黄酮类、酚类、甾醇类、鞣质、挥发油等化学成分。铁苋菜味苦、涩，性凉。归心、肺、大肠、小肠经。具有清热利湿、凉血解毒、消积的功效。现代研究表明铁苋菜具有抗菌、抗炎、平喘、增加血小板数量、止泻等作用。

资源分布 铁苋菜分布除西部高原或干燥地区外，全国大部分省区均产，以长江流域为多。药材自产自销。

资源再生 铁苋菜为一年生草本。适应性强，多生于低山坡及荒地中。喜湿润，高山和平坝的一般土壤都可以生长。种子繁殖，花期 5～7 月，果期 7～10 月。

（陈士林）

tínglìzǐ

葶苈子（Descurainiae Semen；Lepidii Semen）

十字花科植物播娘蒿 *Descurainia sophia*（L.） Webb. ex Prantl. 或独行菜 *Lepidium apetalum* Willd. 的干燥成熟种子。前者习称"南葶苈子"，后者习称"北葶苈子"，夏季果实成熟时采割植株，晒干，搓出种子，除去杂质。收载于《中华人民共和国药典》（2015 年版）。葶苈子含有黄酮类（如槲皮素、山奈酚、异鼠李素、槲皮素-3-O-β-D-葡萄糖-7-O-β-D 龙胆双糖苷）、强心苷类、芥子油苷以及芥子碱、芥子酸等化学成分，药典规定南葶苈子药材中槲皮素-3-O-β-D-葡萄糖-7-O-β-D 龙胆双糖苷含量不少于 0.075%。葶苈子味辛、苦，性大寒。归肺、膀胱经。具有泻肺平喘、行水消肿的功效。现代研究表明葶苈子具有强心利尿、抗菌、抗癌、祛痰等作用。

资源分布 播娘蒿和独行菜均广泛分布于华北、东北、华东、西南、西北等地。商品药材来源于野生播娘蒿，主产于河南、河北、山东、安徽、江苏等省。

资源再生 播娘蒿和独行菜均为一年生或者二年生草本。生长在路旁、荒地、村庄，为常见田间杂草。

（郭宝林）

tōngcǎo

通草（Tetrapanacis Medulla）

五加科植物通脱木 *Tetrapanax papyrifer*（Hook.） K. Koch 的干燥茎髓。又称大通草，白通草。秋季割取茎，截成段，趁鲜取出髓部，理直，晒干。收载于《中华人民共和国药典》（2015 年版）。药材以条粗壮、色洁白、有弹性、空心有隔膜者为佳。通草含有甾醇类、神经酰胺、肌醇、多糖等化学成分。通草味甘、淡，性微寒。归肺、胃经。具有清热利尿、通气下乳的功效。现代研究表明通草具有利尿、抗炎、调节免疫、抗氧化、抗病毒等作用。

资源分布 通脱木分布于长江流域及其以南各地。商品药材来源于野生，主产于贵州、四川、云南、广西等省区。

资源再生 通脱木为落叶灌木或小乔木。喜光照，耐半阴，耐干旱，不耐寒。栽培选向阳、排水良好、湿润肥沃的砂质壤土和腐殖质土。种子繁殖或分株繁殖，早春种植，移栽 3 年以上的植株可采收。

（严铸云）

tōngguānténg

通关藤（Marsdeniae Tenacissimae Caulis）

萝藦科植物通关藤 *Marsdenia tenacissima*（Roxb.） Wight et Arn. 的干燥藤茎。又称通光散、通光藤。秋、冬季采收，干燥。收载于《中华人民共和国药典》（2015 年版）。药材以条粗、味苦回甜者为佳。通关藤主要含有甾体皂苷类（如通关藤苷 A、B、C、D、E、H，通光素）等化学成分。药典规定通关藤药材中通关藤苷 H 的含量不少于 0.12%。通关藤味苦、性微寒。归肺经。具有止咳平喘、祛痰、通乳、清热解毒的功效。现代研究表明通关藤具有抗炎、抗肿瘤、调节免疫和平喘作用。

资源分布 通关藤分布于贵州、云南等省，商品药材来源于野生，主产于贵州、云南等省。

资源再生 通关藤为多年生藤本。喜暖，耐阴，生于海拔 2000m 以下的疏林中。

（王德群）

tōngjīngcǎo

通经草（Aleuritopteridis Herba）

中国蕨科植物银粉背蕨 *Aleuritopteris argentea*（Gmél.） Fée 的干燥全草。夏、秋季采收，去净泥土，捆成小把，晒干。收载于

《中华人民共和国卫生部药品标准·蒙药分册》（1998 年版）。通经草含二萜类（如粉背蕨酸）、黄酮类（如槲皮素、鼠尾草素）等化学成分。通经草味辛、甘，性平。归肝、肺经。具有活血调经、止咳、利湿、解毒消肿的功效。现代研究表明通经草具有抗氧化、抗菌、解热镇痛作用。

资源分布　银粉背蕨分布于全国各地，以华北及西北为多。商品药材来源于野生，主产于山西、陕西等省。

资源再生　银粉背蕨是多年生草本。生于干旱地区、石灰岩石缝或土壁上，耐旱、耐寒、喜光。

（王德群）

tóuhuāliǎo

头花蓼（Polygoni Capitati Herba）　蓼科植物头花蓼 *Polygonum capitatum* Buch. -Ham. ex D. Don. 的干燥全草或地上部分。又称四季红、石辣蓼。苗族习用药材。收载于《贵州省中药材、民族药材质量标准》（2003 年版）、《湖南省中药材标准》（2009 年版）。头花蓼含有黄酮类（如山柰酚、槲皮素、槲皮苷）、有机酸类（如原儿茶酸、没食子酸、阿魏酸）、三萜类（如齐墩果酸、熊果酸、香草酸）等化学成分。贵州药材标准规定头花蓼中槲皮素含量不少于0.1%。头花蓼味苦、涩，性凉。具有清热利湿、解毒止痛、活血散瘀、利尿通淋的功效。现代研究表明头花蓼具有抑菌、解热、利尿等作用。

资源分布　头花蓼分布于西南地区，以及湖北、湖南、广东、广西等省区；贵州西部、东南和中部地区均有栽培。商品药材来源于野生或栽培。野生品主要来源于西南地区，以及广西等省区，栽培品主要来自贵州。

资源再生　头花蓼为多年生草本。喜凉爽气候，较耐寒。以土壤肥沃、疏松、土层较深厚的砂质壤土栽培。种子繁殖。每年采收两次，8 月下旬第 1 次，长10cm 左右茎枝；第 2 次采收时，齐地面全部割取，不留茎枝。

（严铸云）

tòugǔcǎo

透骨草（Viciae Herba）　豆科植物山野豌豆 *Vicia amoena* Fisch.、广布野豌豆 *Vicia cracca* L.、假香野豌豆 *Vicia pseudo-orobus* Fisch. et Mey.、毛山野豌豆 *Vicia amoena* Fisch. var. *sericea* Kitag. 或峡山野豌豆 *Vicia amoena* Fisch. var. *angusta* Freyn 的干燥地上部分。收载于《湖北省中药材质量标准》（2009 年版）、《辽宁省中药材标准·第一册》（2009 年版）、《黑龙江省中药材标准》（2001 年版）等。透骨草含有蒽醌、黄酮、香豆素、强心苷、甾体、三萜等类化学成分。透骨草味苦，性温。归肺，膀胱经。具有祛风湿、活血、舒筋、止痛等功效。现代研究表明透骨草具有抗炎镇静、抗菌、抗过敏、抗肿瘤等作用。称为"透骨草"的药材在不同地区来源植物种类比较复杂，山西、宁夏、甘肃、湖南习用大戟科植物地构叶 *Speranskia tuberculata* (Bge.) Baill. 的干燥地上部分或全草；广西、新疆习用毛茛科植物黄花铁线莲 *Clematis intricate* Bge. 和芹叶铁线莲 *Clematis aethusifolia* Turcz. 的干燥全草，又称"铁线透骨草"；湖北、上海习用凤仙花科凤仙花，见凤仙透骨草；云南习用杜鹃花科滇白珠的干燥茎叶，见透骨香。

资源分布　山野豌豆分布于华北、东北地区，以及山东、河南、陕西、甘肃、青海等省；广布野豌豆分布于华北、东北地区，以及浙江、安徽、江西、河南、湖北、四川、贵州等省；假香野豌豆分布于华北、东北、华中地区，以及山东、四川、云南、陕西、青海、宁夏、新疆等省；毛山野豌豆分布于西北、华北、西南地区；峡山野豌豆分布于辽宁。栽培广泛遍布全国。商品药材来源于野生和栽培。主产于东北、内蒙古、青海等省。

资源再生　山野豌豆为多年生草本。生于海拔 80 ~ 750m 的草甸、山坡、灌丛或杂木林中。喜光喜肥，怕积水。种子繁殖，3 ~ 10 月均可播种。也可以扦插繁殖，种植一年夏秋之季割取全草。

（王振月）

tòugǔxiāng

透骨香（Gaultheriae Herba）　杜鹃花科植物滇白珠 *Gaultheria yunnanensis* (Franch.) Rehd. 的干燥全株。又称透骨草，滇白珠。全年均可采，根切片，全株切碎，晒干。收载于《贵州省中药材、民族药材质量标准》（2003 年版）、《云南省中药材标准》（1996 年版）。药材以新鲜、干燥，叶色绿者为佳。透骨香主要含有挥发油（如水杨酸甲酯）等化学成分。透骨香味辛、微苦，性温；有小毒。具有祛风除湿、活血通络等功效。现代研究表明透骨香具有抗炎、解热镇痛、抗风湿、活血通络、化痰止咳等作用。贵州使用滇白珠的枝叶提取挥发油，称水杨酸甲酯或冬绿油。

资源分布　滇白珠分布于陕西及长江流域以南各省区。商品药材来源于野生和栽培。主产于四川、云南、陕西、贵州等省。

资源再生　滇白珠为常绿灌木。栽培土壤以砂质土壤或黏土壤较好。以种子繁殖，以 4 月播种最为适宜。

(王振月)

tǔbèimǔ

土贝母（Bolbostemmatis Rhizoma） 葫芦科植物土贝母 *Bolbostemma paniculatum*（Maxim.）Franquet 的干燥块茎。秋季采挖，洗净，掰开，煮至无白心，取出，晒干。收载于《中华人民共和国药典》（2015 年版）。药材以个大、红棕色、质坚实、有亮光、半透明者为佳。土贝母含有三萜皂苷类（如土贝母苷甲、乙）等化学成分。药典规定土贝母药材中土贝母苷甲含量不少于 1.0%。土贝母味苦，性微寒。归肺、脾经。具有解毒、散结、消肿等功效。现代研究表明土贝母具有较强的抗炎、抗病毒、抗癌、免疫抑制及杀精子等作用。也可作为治疗毒蛇咬伤的解毒剂。

资源分布 土贝母分布于河北、山西、山东、河南、云南、陕西、甘肃等省。商品药材来源于野生和栽培。主产于山西、河南、陕西、山东。

资源再生 土贝母为攀缘性蔓生草本植物，栽培于每年 4 月，种子繁殖或块茎繁殖，播种前种子温水浸泡 8 ~ 12 小时，播后稍行镇压浇水。出苗后注意松土，苗高 15 ~ 20cm 时即应搭设棚架，供植株攀爬。

(王振月)

tǔdàhuáng

土大黄（Rumei Radix Et Rhizoma） 蓼科植物巴天酸模 *Rumex patientia* L.、皱叶酸模 *Rumex crispus* L.、齿果酸模 *Rumex dentatus* L. 或尼泊尔酸模 *Rumex nepalensis* Spreng. 的新鲜或干燥的根茎和根。秋季采挖，洗净晒干或切片后晒干。收载于《北京市中药材

标准》（1998 年版）、《贵州省中药材、民族药材质量标准》（2003 年版）。土大黄中含有蒽醌类（如大黄素、大黄素甲醚、大黄酚及苷类化合物）、鞣质等化学成分。土大黄味辛、苦，性大寒。归肺、膀胱经。具有泻肺平喘、行水消肿的功效。现代研究表明土大黄具有抗菌、止血、止咳、平喘等作用。

资源分布 巴天酸模分布于华北地区，以及辽宁、吉林、山东、河南、陕西、甘肃、青海等省；皱叶酸模分布于华北、东北地区，以及福建、广西、贵州、陕西、甘肃、青海、台湾等省区；齿果酸模分布于西南、华中地区，以及河北、山西、江苏、浙江、广西、陕西、甘肃、台湾等省区；尼泊尔酸模分布于西南地区，以及江苏、江西、湖北、湖南、西藏、陕西、甘肃、青海等省区，商品药材来源于野生。各产地自产自销。

资源再生 几种酸模均为多年生草本。皱叶酸模喜冷凉湿润的环境，能耐严寒。干旱及高温、高湿条件生长不良。土壤要求土层深厚、肥沃、疏松，地下水位低，砂质壤土及腐殖质壤土为好。种子繁殖或分株繁殖，种子春播，分株于 9 ~ 10 月采收药材时切取附带隐芽的根头作为繁殖材料。种植后 2 年采挖。

(郭宝林)

tǔfúlíng

土茯苓（Smilacis Glabrae Rhizoma） 百合科植物光叶菝葜 *Smilax scabra* Roxb. 的干燥根茎。又称白土苓。夏、秋二季采挖，除去须根，洗净，干燥，或趁鲜切片，干燥。收载于《中华人民共和国药典》（2015 年版）。药材以断面淡棕色、粉性足者为佳。土

茯苓中含有黄酮类（如落新妇苷、异黄杞苷、黄杞苷）、有机酸类、鞣质等化学成分。药典规定土茯苓药材中的落新妇苷含量不少于 0.45%。土茯苓味甘、淡，性平。归肝、胃经。具有解毒除湿、通利关节的功效。现代研究表明茯苓具有抗炎、免疫抑制、抗菌等作用。土茯苓尚可用于保健食品。湖南习用同科植物肖菝葜 *Heterosmilax japonica* Kunth 和短柱肖菝葜 *Heterosmilax yunnanensis* Gagnep. 的根茎，此两种植物在四川应用时药材称"白土苓"。

资源分布 光叶菝葜分布于华东、华中、华南、西南地区，以及陕西、甘肃。商品药材来源于野生。主产于广东、湖南、湖北、浙江、四川、安徽等省。

资源再生 光叶菝葜为多年生草本。喜温暖湿润气候，耐干旱和荫蔽，砂质壤土或黏壤土均可栽培。种子繁殖，春季播种。

(郭宝林)

tǔjīngpí

土荆皮（Pseudolaricis Cortex） 松科植物金钱松 *Pseudolarix amabilis*（Nelson）Rehd. 的干燥根皮或近根树皮。又称土槿皮。夏季剥取，晒干。收载于《中华人民共和国药典》（2015 年版）。药材以片大而整齐、黄褐色者为佳。土荆皮主要含有二萜类（如土荆皮酸 A、B、C、C_2、D、E）等化学成分。药典规定土荆皮药材中土荆皮乙酸（土荆皮酸 B）的含量不少于 0.25%。土荆皮味辛，性温。归肺、脾经。具有杀虫、疗癣、止痒的功效。现代研究表明土荆皮具有抗真菌、抗生育、止血、抑制肝癌细胞活性等作用。

资源分布 金钱松分布于江苏、浙江、安徽、福建、江西、湖北、湖南、四川等省。列入

《国家重点保护野生植物》，为Ⅱ级保护野生植物。商品药材主要来源于栽培，主产于江苏、浙江、安徽、江西、福建、湖南等省。

资源再生 金钱松为乔木。较耐寒、不耐炎热，喜光，喜温暖湿润的气候，栽培以土层深厚、疏松、肥沃的中性或微酸性土壤为宜。

（陈虎彪）

tǔmùxiāng

土木香（Inulae Radix） 菊科植物土木香 Inula helenium L. 的干燥根。霜降后叶枯时采挖，除去茎叶、须根及泥土，截断，较粗的纵切成瓣，晒干。收载于《中华人民共和国药典》（2015 年版）。药材以根粗壮、质坚实、香气浓者为佳。土木香的根含有挥发油（如土木香内酯、异土木香内酯、二氢土木香内酯、二氢异土木香内酯、土木香酸、土木香醇）、菊糖等化学成分。药典规定土木香中土木香内酯和异土木香内酯的总含量不少于 2.2%。土木香味辛、苦，性温。归脾经、胃经、肝经。具有健脾和胃、行气止痛、驱虫的功效。现代研究表明土木香具有驱虫、抗菌、降血糖等作用。

资源分布 土木香分布于东北地区，以及河北、山西、浙江、河南、四川、陕西、甘肃及新疆等省区。商品药材以野生为主，主产于河北、新疆、甘肃、陕西等省区。

资源再生 土木香为多年生草本植物。对气候、土壤要求不严，适宜于肥沃砂质壤土栽种，种子繁殖，早春育苗，5 月移栽，亦可根茎繁殖，春季发芽前，挖出根部，将根茎切下，穴栽或开沟栽种。

（董诚明）

tǔniúxī

土牛膝（Achyranthis Bidentatis Radix Et Rhizoma） 苋科植物粗毛牛膝 Achyranthes aspera L. 或牛膝 Achyranthes bidentate Bl. 野生品的干燥根和根茎。夏、秋采收，除去茎叶，将根晒干。收载于《贵州省中药材、民族药材质量标准》（2003 年版）、《湖南省中药材标准》（2009 年版）、《江苏省中药材标准》（1989 年版）等。药材以长圆柱形，略弯曲，表面淡灰棕色为佳。土牛膝主要含有皂苷类（以齐墩果酸为苷元为主）、甾醇类（如蜕皮甾酮）、多糖等化学成分。土牛膝味甘、微苦，性寒。归肝、肾经。具有活血祛瘀、清热解毒、利尿通淋的功效。现代研究表明土牛膝具有升压、兴奋呼吸，加强心脏收缩等作用。

资源分布 粗毛牛膝分布于浙江、安徽、福建、江西、河南、广东、广西、四川、贵州、云南、陕西、甘肃等省区；牛膝分布于全国各地。商品药材以野生为主，主产于陕西、甘肃、安徽、江西、福建、浙江等省。

资源再生 粗毛牛膝和牛膝均为一至二年生直立草本。生于山坡林下，河边及山谷稍阴湿处；喜温暖气候，不耐严冬。

（董诚明）

tùsīzǐ

菟丝子（Cuscutae Semen） 旋花科植物南方菟丝子 Cuscuta australis R. Br. 或菟丝子 Cuscuta chinensis Lam. 的干燥成熟种子。秋季果实成熟时采收植株，晒干，打下种子，除去杂质。收载于《中华人民共和国药典》（2015 年版）。药材以色灰黄、颗粒饱满者为佳。菟丝子主要含有黄酮类（如金丝桃苷、山奈酚-3-O-β-D-吡喃葡萄糖苷）、三萜类、甾醇类（如豆甾醇、谷甾醇）等化学成分。药典规定菟丝子中金丝桃苷含量不少于 0.1%。菟丝子味辛、甘，性平。归肝、肾、脾经。具有补肝肾、强筋骨、安胎功效。现代研究表明菟丝子具有增强性腺、调节免疫功能、抗癌等作用。

资源分布 菟丝子分布于华北、东北地区，以及江苏、浙江、安徽、福建、山东、河南、四川、云南、陕西、甘肃、宁夏、新疆等省区；南方菟丝子分布于华东地区，以及河北、辽宁、吉林、湖北、湖南、广东、四川、云南、陕西、甘肃、宁夏、新疆、台湾等省区。商品药材为栽培或野生。

资源再生 菟丝子原植物为一年生寄生草本。生于田边、路边、荒地、灌木丛中、山坡向阳处。多寄生于豆科、菊科、黎科等草本植物上。可用种子繁殖。

（周日宝）

wǎsōng

瓦松（Orostachyis Fimbriatae Herba） 景天科植物瓦松 Orostachys fimbriata（Turcz.）Berg. 的干燥地上部分。夏、秋二季花开时采收，除去根及染质，晒干。收载于《中华人民共和国药典》（2015 年版）。药材以花穗带红色、老者为佳。瓦松含有黄酮类（如槲皮素、山奈酚、槲皮素-3-葡萄糖苷、山奈酚-7-鼠李糖苷、山奈酚-3-葡萄糖-7-鼠李糖苷）、有机酸类、强心苷类等化学成分。药典规定瓦松药材中槲皮素和山奈素总含量不少于 0.02%。瓦松味酸、苦，性凉。归肝、肺、脾经。具有凉血、止血、解毒、敛疮的功效。现代研究表明瓦松具有抗炎、镇痛、抗菌、强心等作用。

资源分布 瓦松分布于华北、东北、华东、西北地区，以及湖北等省。商品药材来源于野生，主产于辽宁、浙江、江苏等省。

资源再生 瓦松为二年生或多年生草本。喜光、怕荫蔽，适应性强，可用疏松透气的砂质壤土。常分株繁殖，生长季节将植株基部的分蘖苗剥离下来，有根的直接定植，无根的待伤口晾干，扦插沙土中生根后栽种。也可种子繁殖，春季播种，生长 2 年开花。

（张永勋）

wángbùliúxíng

王不留行 （Vaccariae Semen）
石竹科植物麦蓝菜 Vaccaria segetalis （Neck.） Garcke 的干燥成熟种子。又称王不留。夏季果实成熟、果皮尚未开裂时采割植株，晒干，打下种子，除去杂质，再晒干。收载于《中华人民共和国药典》（2015 年版）。药材以干燥、颗粒均匀、充实饱满、色乌黑、无杂质者为佳。王不留行主要含有三萜皂苷类（如王不留行皂苷 A、B、C、D）、环肽类（如王不留行环肽 A、B、C、D）、黄酮类（如王不留行黄酮苷、异肥皂草苷）等化学成分。药典规定王不留行药材中王不留行黄酮苷含量不少于 0.4%。王不留行味苦，性平。归肝、胃经。具有活血通经、下乳消肿、利尿通淋等功效。现代研究表明王不留行具有收缩血管平滑肌、抗肿瘤、抗早孕等作用。

资源分布 麦蓝菜生于山地、路旁及田间，尤以麦田中最多，广泛分布于华北、东北、华东、西南及西北各地。王不留行药材主要来源于野生，亦有栽培，主产于河北、山东、辽宁、黑龙江、山西、湖北等省，河北产量最大。

资源再生 麦蓝菜为一年生或二年生草本。性喜温暖湿润气候，耐旱，对土壤选择不严，以疏松肥沃、排水良好的砂质壤土种植为宜。种子繁殖。

（张永清）

wàngjiāngnán

望江南 （Cassiae Occidentalis Semen）
豆科植物望江南 Cassia occidentalis L. 或茳芒决明 Cassia sophora L. 的干燥成熟种子。又称望江南子。收载于《山东省中药材标准》（2009 年版）、《上海市中药材标准》（1994 年版）、《贵州省中药材、民族药材质量标准》（2003 年版）等。望江南含有蒽醌类（如大黄素、大黄素、大黄酚、大黄素甲醚）等化学成分。望江南味苦，性平。归肝、胃、大肠经。具有清肝明目、健胃润肠、通便解毒功效。现代研究表明望江南具有抑菌、轻泻作用，也具有一定的胃肠刺激和肝肾损害毒性。

资源分布 望江南原产美洲，现广泛分布于中国东南部、南部及西南部各省区，也有栽培。茳芒决明原产亚洲热带，现分布于中国中部、东南部、南部及西南部各省区，北部部分省区有栽培。商品药材来源于野生或栽培。主产于四川、江苏、广西。

资源再生 望江南为亚灌木或灌木。喜温暖气候，适宜生长温度 15～30℃，一般土壤均可种植，以排水良好的砂质壤土为好。种子繁殖，当年可以采收。常见病虫害有根腐病和红蜘蛛。

（郭宝林）

wēilíngxiān

威灵仙 （Clematidis Radix Et Rhizoma）
毛茛科植物威灵仙 Clematis chinensis Osbeck、棉团铁线莲 Clematis hexapetala Pall. 或东北铁线莲 Clematis manshurica Rupr. 的干燥根和根茎。秋季采挖，除去泥沙，晒干。收载于《中华人民共和国药典》（2015 年版）。药材以条均匀、质坚硬、断面色灰白者为佳。威灵仙含有内酯类（如原白头翁素）、三萜皂苷类（如常春藤皂苷元、表常春藤皂苷元、齐墩果酸）、挥发油（如亚油酸、豆甾醇）、黄酮类（槲皮素）等化学成分。药典规定威灵仙中齐墩果酸含量不少于 0.3%。威灵仙味辛、咸，性温。归膀胱经。具有祛风湿、通经络的功效。现代研究表明威灵仙具有镇痛、利胆、抗肿瘤、抗菌和抗氧化等作用。甘肃、北京、河南、内蒙古等地习用百合科菝葜属多种植物的干燥根和根茎，药材称铁丝威灵仙。

资源分布 威灵仙分布于秦岭—淮河一线以南地区；棉团铁线莲分布于华北、东北、华中、华南地区，以及陕西、甘肃等省；东北铁线莲分布于东北地区，以及山西、内蒙古等省区。商品药材为野生，威灵仙主产于江苏、浙江、江西、湖南、湖北、四川，棉团铁线莲主产于东北和山东，东北铁线莲主产于东北。

资源再生 威灵仙为草质藤本。喜温暖湿润气候，以含腐殖质的石灰质土壤最适宜栽培，种子或根芽繁殖，栽培需搭架。

（王德群）

wěilíngcài

委陵菜 （Potentillae Chinensis Herba）
蔷薇科植物委陵菜 Potentilla chinensis Ser. 的干燥全草。又称翻白菜。春季未抽茎时采挖，除去泥沙，晒干。收载于《中华人民共和国药典》（2015 年版）。药材以干燥、无花茎、无杂质者为佳。委陵菜主要含有黄酮类、三萜类、鞣质等化学成分。委陵菜味苦，性寒。归肝、大肠经。

具有清热解毒、凉血止痢功效。现代研究表明委陵菜具有抑菌等作用。

资源分布 委陵菜全国大部分地区都有分布。商品药材主要来源于野生，少量栽培。主产于山东、辽宁、安徽，此外，河北、河南、内蒙古、湖北、江苏、广西、福建等省区亦产。

资源再生 委陵菜为多年生草本。宜温和干燥的气候，以排水良好的砂质壤土为佳。种子繁殖。

（秦民坚）

wūliǎnméi

乌蔹莓（Cayratiae Japonicae Herba） 葡萄科植物乌蔹莓 *Cayratia japonica*（Thunb.）Gagnep. 的干燥全草。夏、秋季割取藤茎或挖出根部，切段，晒干或鲜用。收载于《贵州省中药材、民族药材质量标准》（2003 年版）、《上海市中药材标准》（1994 年版）。药材以身干、色绿、叶全、无杂质者为佳。乌蔹莓含有挥发油（如樟脑、香桧烯、别香橙烯）、黄酮类（如芹菜素、木犀草素、乌蔹色苷）等化学成分。乌蔹莓味苦、酸，性寒。归心、肝、胃经。具有清热利湿、解毒消肿的功效。现代研究表明乌蔹莓具有抗病毒、抗菌、抗炎、抗凝血、调节免疫功能等作用。乌蔹莓也是园艺物种。

资源分布 乌蔹莓分布于华东地区，以及河南、湖北、广东、广西、四川、陕西、甘肃、台湾等省区。商品药材多为栽培，主产于江苏、浙江、江西、湖南、贵州、四川、福建、广东、广西等省区。

资源再生 乌蔹莓为多年生草质藤本。喜温暖湿润的气候。生长适温为 25～30℃，喜半阴环境。适宜生长在排水良好的砂壤土中。扦插繁殖或种子繁殖，扦插繁殖于春季选取粗壮茎蔓进行扦插，种子繁殖在春季播种育苗，种植后当年即可采收。

（周日宝）

wūméi

乌梅（Mume Fructus） 蔷薇科植物梅 *Prunus mume*（Sieb.）Sieb. et Zucc. 的干燥近成熟果实。夏季果实近成熟时采收，低温烘干后闷至色变黑。收载于《中华人民共和国药典》（2015 年版）。药材以个大、肉厚、核小柔润、不破裂、味极酸者为佳。乌梅含有有机酸类（如枸橼酸）、三萜类、黄酮类、甾醇类、生物碱类等化学成分。药典规定乌梅药材中枸橼酸含量不少于 12.0%。乌梅味酸、涩，性平。归肝、脾、肺、大肠经。具有敛肺、涩肠、生津、安蛔的功效。现代研究表明乌梅具有抗菌、镇咳、镇静、抗惊厥、抗肿瘤、抗过敏、抗生育、驱蛔虫等作用。

资源分布 梅分布于中国西南地区，现全国各地有栽培。主产于四川、浙江、福建、重庆、湖北、贵州、广东等地。四川产量最大，以浙江、福建产者品质为佳。

资源再生 梅为落叶木本植物。喜温暖湿润的生长环境；花期受气温影响较大，以5℃左右为宜，低于零下5℃时会有冻害发生，高于20℃时则坐果率降低；栽培以土层深厚、排水良好的微酸性或中性砂壤土为佳；以种子繁殖为主，也可采用扦插繁殖和嫁接繁殖。

（刘 勇）

wūyào

乌药（Linderae Radix） 樟科植物乌药 *Lindera aggregata*（Sims）Kosterm. 的干燥块根。全年均可采挖，趁鲜切片，晒干，或直接晒干。收载于《中华人民共和国药典》（2015 年版）。药材以平整不卷、色淡、无黑斑、不破碎者为佳，质老、不成纺锤状直根不可供药用。乌药根茎含有挥发油（如乌药醚内酯、钓樟内酯、异钓樟内酯、钓樟烯醇）、生物碱类（如新木姜子碱、去甲异波尔定）等化学成分。药典规定乌药中乌药醚内酯含量不少于 0.03%，去甲异波尔定含量不少于 0.4%。乌药味辛，性温。归肺、脾、肾、膀胱经。具有顺气止痛、温肾散寒的功效。现代研究表明乌药具有镇痛、抗炎、调节胃肠运动等作用。

资源分布 乌药分布于浙江、安徽、福建、江西、湖北、湖南、广西、四川、陕西、台湾等省区。商品药材来源于野生，主产于浙江、安徽、湖南、广东、广西。浙江天台所产量大而质优，故有"天台乌药、台乌"之称。

资源再生 乌药为常绿灌木或小乔木。喜亚热带气候，适应性强；以在阳光充足，土质疏松肥沃的酸性土壤栽培为宜；种子繁殖，春季播种，生长 6 年至 8 年后可采集块根；虫害有樟巢螟。

（张永勋）

wūshān yínyánghuò

巫山淫羊藿（Epimedii Wushanensis Folium） 小檗科植物巫山淫羊藿 *Epimedium wushanense* T. S. Ying 的干燥叶。夏、秋季茎叶茂盛时采收，除去杂质，晒干或阴干。收载于《中华人民共和国药典》（2015 年版）。巫山淫羊藿的成分和功效同淫羊藿。药典规定巫山淫羊藿中朝藿定 C 不少于 1.0%。

资源分布 巫山淫羊藿分布

于重庆、四川、陕西等省市。商品药材来源于野生，主产于陕西安康、四川北部。

资源再生 巫山淫羊藿生于海拔 300 ~ 1700m 的林下、灌丛中、草丛中或石缝中。

（郭宝林）

wúhuāguǒ

无花果（Fici Caricae Syconium）

桑科植物无花果 *Ficus carica* L. 的新鲜或干燥近成熟隐花果。秋季采收，采下后反复晒干。本品易霉蛀，须贮藏干燥处或石灰缸内。收载于《中华人民共和国卫生部药品标准·中药材》（1992 年版）。药材干品以青黑色或暗棕色者为佳。无花果含有有机酸类、生物碱类、苷类、酶类等化学成分。无花果味甘，性凉。归肺、胃、大肠经。具有清热生津、健脾开胃、解毒消肿的功效。现代研究表明无花果具有抗菌、调节免疫、抑制多种肿瘤等作用。

资源分布 无花果全国均有栽培，商品药材主产于长江以南地区。

资源再生 无花果为落叶灌木或小乔木。喜温暖湿润，耐瘠，抗旱。以向阳、排水良好的砂质壤土或黏质壤土栽培为宜。扦插繁殖、分株繁殖或压条繁殖，尤以扦插繁殖为主。扦插繁殖：春季选1~3 年生的健壮枝条或于夏季选取半木质化的绿枝进行扦插，当年扦插繁殖当年就可收获。分株繁殖：春季进行分株栽种。病害有炭疽病，虫害有桑天牛。

（张永勋）

wúhuànzǐ

无患子（Sapindi Semen）

无患子科植物无患子 *Sapindus saponaria* L. 的干燥成熟种子。秋季采摘成熟果实，除去果肉和果皮，取种子晒干。收载于《中华人民共

和国卫生部药品标准·藏药·第一册》（1995 年版）。无患子含有皂苷类（如无患子皂苷）、脂肪油等化学成分。无患子味苦、辛，性寒。归心、肺经。具有清热、祛痰、消积、杀虫的功效。现代研究表明无患子具有抗真菌、驱虫、抗发炎等作用。无患子可提炼油做天然润滑油，也可做工艺产品。

资源分布 无患子分布于华东、华中、华南及西南等地。商品药材来源于野生，主产于广东、广西等省区。

资源再生 无患子为落叶大乔木。喜温暖湿润。对土壤要求不严，以排水良好、土层深厚的肥沃土地栽培为宜。种子繁殖，春季播种 3 ~ 4 年成树。虫害有天牛。

（张永勋）

wúyí

芜荑（Ulmi Pasta）

榆科植物大果榆 *Ulmus macrocarpa* Hance 或榆 *Ulmus pumila* L. 的果实加工品。又称无荑。夏季当果实成熟时取出种子，种子发酵后，加入家榆树皮面、红土、菊花末调成糊状，制成方块，晒干；亦可加异叶败酱、家榆树皮制成。收载于《中华人民共和国卫生部药品标准·中药材·第一册》（1992 年）。药材以果实花叶多而泥土少者为佳。芜荑含有鞣质、挥发油等化学成分。芜荑味苦、辛，性温。归脾、胃经。具有杀虫消积、除湿止痢的功效。现代研究表明芜荑具有抗真菌、驱虫等作用。

资源分布 大果榆分布于华北、东北地区，以及江苏、安徽、河南、陕西、甘肃、青海等省，榆分布于华北、东北、西南及西北各地。商品药材主要来自于栽培，主产于山西、河北等省。

资源再生 大果榆为落叶小

乔木或灌木。喜光，抗寒，耐旱，稍耐盐碱，在山麓、阳坡、沙地、平原、石隙间都能生长。种子繁殖或分株法繁殖。病害有病毒病。虫害有蚜虫、菜螟、跳蚤等。

（张永勋）

wúzhūyú

吴茱萸（Euodiae Fructus）

芸香科植物吴茱萸 *Euodia rutaecarpa* （Juss.） Benth.、石虎 *Euodia rutaecarpa* （Juss.） Benth. var. *officinalis* （Dode） Huang 或疏毛吴茱萸 *Euodia rutaecarpa* （Juss.） Benth. var. *bodinieri* （Dode） Huang 的干燥未成熟果实。前者的药材习称"大花吴茱萸"或"大粒吴茱萸"，后二者的药材习称"小花吴茱萸"或"小粒吴茱萸"。8 ~ 11 月果实尚未开裂时，剪下果枝，晒干或低温干燥，除去枝、叶、果梗等杂质。收载于《中华人民共和国药典》（2015 年版）。药材以粒小、饱满坚实、色绿、香气浓烈者为佳。吴茱萸含有生物碱类（如吴茱萸碱、吴茱萸次碱、吴茱萸喹酮碱）、三萜类（如柠檬苦素）、挥发油、黄酮类、香豆素类、木脂素类、甾体类等化学成分。药典规定吴茱萸中吴茱萸碱和吴茱萸次碱的总含量不少于 0.15%，柠檬苦素含量不少于 0.20%。生物碱和苦味素为吴茱萸的主要活性成分。吴茱萸味辛、苦，性热；有小毒。归肝、脾、胃、肾经。具有散寒止痛、降逆止呕、助阳止泻的功效。现代研究表明吴茱萸具有镇痛、抗炎、抗肿瘤、减肥、调节血压等作用。

资源分布 吴茱萸分布于秦岭以南各地。石虎分布于长江以南、五岭以北的东部及中部各省。疏毛吴茱萸分布于湖南西南部、广东北部、广西东北部、贵州东

南部。浙江、安徽、福建、江西、湖北、湖南、广东、广西、重庆、四川、贵州、云南、陕西等省区市均有栽培。商品药材以栽培为主，主产于江西、贵州、湖南、湖北、广西、四川等省区。

资源再生 吴茱萸为落叶灌木或小乔木。喜温暖湿润气候，耐寒、耐旱、怕涝。吴茱萸生长适应性强，平原、丘陵、低山坡地、路旁等地均可栽培，以光照充足、排水良好的腐殖土、红壤土或砂壤土为宜。分蘖苗（根生苗）繁殖或根插苗、枝插苗繁殖，生产中以分蘖苗繁殖为主，春季3～4月移栽，栽培3年可采收药材。

（刘勇）

wútóngzǐ

梧桐子（Firmianae Semen） 梧桐科植物梧桐 *Firmiana plantanifo-lia*（L. f.）Marsili 的干燥种子。秋季种子成熟时将果枝采下，打落种子，除去杂质，晒干。收载于《中华人民共和国卫生部药品标准·中药材·第一册》（1992年版）。梧桐子含有脂肪酸类（如苹婆酸，锦葵酸）、生物碱类等化学成分。梧桐子味甘，性平；归心、肺、胃经。具有顺气和胃、健脾消食、止血的功效。现代研究表明梧桐子具有止血、降压等作用。梧桐为园艺树种。

资源分布 梧桐分布于全国大部分地区。商品药材主要来源于栽培，主产于江苏、浙江。

资源再生 梧桐为落叶乔木。喜光，耐寒性较弱，喜钙，喜黏质土壤，深根性，极不耐水湿。种子繁殖或分蘖育苗，种子可随采随播，也可以将种子贮至翌年春播。分蘖育苗可在树冠投影边缘开沟断根，然后填土平沟促发根蘖。

（秦民坚）

wǔbèizǐ

五倍子（Galla Chinensis） 漆树科植物盐肤木 *Rhus chinensis* Mill.、青麸杨 *Rhus potaninii* Maxim. 或红麸杨 *Rhus punjabensis* Stew. var. *sinica*（Diels）Rehd. et Wils. 叶上的虫瘿，主要由五倍子蚜 *Melaphis chinensis*（Bell）Baker 寄生而形成。秋季采摘，置沸水中略煮或蒸至表面呈灰色，杀死蚜虫，取出，干燥。按外形不同，分为"肚倍"和"角倍"。收载于《中华人民共和国药典》（2015年版）。药材以个大、完整、壁厚、色灰褐者为佳。五倍子主要含有鞣质、树脂等化学成分。药典规定五倍子中鞣质含量不少于 50.0%。五倍子味酸、涩，性寒。归肺、大肠、肾经。具有敛肺降火、涩肠止泻、敛汗、止血、收湿敛疮的功效。现代研究表明五倍子具有收敛、抗菌、杀精、抗肿瘤、抗氧化等作用。

资源分布 盐肤木分布于江西、湖南、广东、广西、四川、贵州、云南、台湾等省区。青麸杨分布于山西、河南、四川、云南、陕西、甘肃等省。红麸杨分布于西南地区，以及湖北、湖南、陕西、甘肃等省。商品药材来源于栽培。主产于四川、贵州、云南、陕西、湖北、福建等省。

资源再生 盐肤木、青麸杨和红麸杨喜温暖湿润气候，对土壤要求不严，酸性、中性或石灰岩的碱性土壤上都能生长。都可用种子繁殖或根蘖繁殖。

（周日宝）

wǔjiāpí

五加皮（Acanthopanacis Cortex） 五加科植物细柱五加 *Acantho-panax gracilistylus* W. W. Smith 的干燥根皮。夏、秋二季采挖根部，洗净，剥取根皮，晒干。收载于《中华人民共和国药典》（2015年版）。药材以粗长、皮厚、气香、断面灰白色为佳。五加皮主要含有苷类（如丁香苷、刺五加苷 B_1）、挥发油等化学成分。五加皮味辛、性温。归肝、肾经。具有祛风除湿、补益肝肾、强筋壮骨、利水消肿的功效。现代研究表明五加皮具有抗炎、调节免疫功能、镇静、镇痛、抗菌、调节性激素分泌、促进代谢等作用。湖南习用糙叶五加 *A. henryi* Oliver。

资源分布 细柱五加分布于华中地区，以及江苏、浙江、安徽、江西、山东、广东、广西、四川、贵州、云南、陕西等省区。商品药材来源于野生。主产于湖北、河南、安徽等省。湖北产品质最优。

资源再生 细柱五加为落叶灌木。喜温和湿润气候，耐荫蔽、耐寒，不宜在砾质土、黏质土或沙土上种植。种子繁殖和扦插繁殖。种子有休眠现象，需要层积处理。扦插繁殖在6～8月剪取枝条，于秋季或第2年春季定植。主要病害有立枯病、斑点病。

（王振月）

wǔwèizǐ

五味子（Schisandrae Chinensis Fructus） 木兰科植物五味子 *Schisandra chinensis*（Turcz.）Baill. 的干燥成熟果实。习称"北五味子"。秋季果实成熟时采摘，晒干或蒸后晒干，除去果梗及杂质。收载于《中华人民共和国药典》（2015年版）。五味子含有木脂素类（如五味子醇甲、五味子乙素、五味子酯甲）、挥发油（如 α-恰米烯、α-侧柏烯）、有机酸类、多糖等化学成分。以色红、粒大、肉厚、有油性及光泽者为佳。药典规定五味子中五味子醇甲含量不少于 0.4%。五味子味酸，性温。归肺、心、肾经。具有收敛固涩、益气生津、宁心安神的功效。现代研究表明五味子具有保护肝脏、抗氧化、调节中枢神经系统、镇咳、祛痰、强心、镇静、抗菌、抗癌等作用。临床可用于治疗慢性肝炎、神经症、盗汗等疾病。五味子可用于保健食品。

资源分布 五味子分布于河北、山西、内蒙古、辽宁、吉林、黑龙江、山东、甘肃、宁夏等地，列入《国家重点保护野生药材物种名录》Ⅲ级保护物种。栽培于辽宁、黑龙江、吉林等地。商品药材来自于栽培和野生，主产于辽宁新宾。辽宁为道地产地，所产药材称为"辽五味"。

资源再生 五味子为落叶木质藤本。喜阴凉湿润气候，耐寒，不耐水浸，需适度隐蔽，幼苗期尤忌烈日照射。以选疏松、肥沃、富含腐殖质的壤土栽培为宜。种子繁殖、压条繁殖和插扦繁殖，以种子繁殖为主。栽后 4~5 年结果，病害有：根腐病、叶枯病等。

(赵中振)

wǔzhǐgān

五指柑（Viticis Negundinis Ramulus Et Folium） 马鞭草科植物黄荆 *Vitex negundo* L. 或牡荆 *Vitex negundo* L. var. *cannabifolia*（Sieb. et Zucc.）Hand.-Mazz. 的干燥地上枝叶。春夏秋季均可采收，切断晒干。收载于《湖南省中药材标准》（2009 年版）、《广西壮族自治区壮药质量标准》（2008 年版）、《广东省中药材标准·第一册》（2004 年版）等。药材以色绿、香气浓者为佳。五指柑主要含有挥发油、有机酸类（如对羟基苯甲酸、原儿茶酸）、黄酮类、强心苷类、生物碱类等化学成分。

五指柑味辛、苦，性温。具有祛风、除痰、行气、止痛的功效。现代研究表明五指柑具有镇痛抗炎作用。

资源分布 黄荆分布于华中、华南、西南等地区；牡荆分布于华北、华中、华南等地区。商品药材来源于野生。主产广西、湖南、江西等省区。

资源再生 黄荆为直立灌木，宜在山坡南侧或小溪两旁阳光充足的地方生长。喜光，能耐半阴，好肥沃土壤，但亦耐干旱、耐瘠薄和寒冷。萌蘖力强，耐修剪，可种子、扦插、分株繁殖。牡荆为落叶灌木或小乔木，生于低山向阳的山坡路边或灌丛中，牡荆可用种子繁殖、扦插繁殖、压条繁殖。

(董诚明)

wǔzhǐmáotáo

五指毛桃（Fici Hirtae Radix） 桑科植物粗叶榕 *Ficus hirta* Vahl. 的干燥根。又称南芪，五爪龙。全年均可采收，除去须根，洗净，切片，晒干。收载于《广东省中药材标准·第一册》（2004 年版）、《湖南省中药材标准》（2009 年版）。药材以条粗长、皱纹少、质坚而绵、断面色黄白、气香、味甜者为佳。五指毛桃中含有香豆素类（如补骨脂素、异补骨脂素）、黄酮类（如芹菜素、山奈素）、三萜类、生物碱类等化学成分。五指毛桃味辛、甘，性平。归脾、肺、肝经。具有祛风除湿、去瘀消肿、健脾补肺、舒筋活络的功效。现代研究表明五指毛桃具有调节机体免疫功能、平喘、镇咳祛痰、抗菌、抗病毒、抑制肿瘤等作用。

资源分布 粗叶榕分布于华南地区，以及福建、江西、湖南、贵州、云南等省。商品药材来源

于栽培，主产于广东河源、增城等地。

资源再生 粗叶榕为灌木或小乔木，喜温暖、湿润的环境，土壤以山地红壤为主。扦插繁殖或种子繁殖。扦插繁殖：选择生长健壮、无病虫害、树龄较小的植株做母株，春季扦插。种子繁殖：春季播种或随采随播。种植 3~5 年后采挖。主要病害为炭疽病，主要虫害为卷叶虫。

(丁 平)

xīhéliǔ

西河柳（Tamaricis Cacumen） 柽柳科植物柽柳 *Tamarix chinensis* Lour. 的干燥细嫩枝叶。夏季花未开时采收，阴干。收载于《中华人民共和国药典》（2015 年版）。药材以枝叶细嫩、色绿者为佳。西河柳含有黄酮类（如槲皮素、槲皮素-3′-甲醚、异鼠李素）、三萜类（如柽柳醇、柽柳酮、熊果酸）、挥发油、有机酸类等化学成分。西河柳味甘、辛，性平。归心、肺、胃经。具有发表透疹、祛风除湿等功效。现代研究表明西河柳具有保肝、抗菌、解热、改善呼吸系统等作用。柽柳为园林绿化和防风固沙树种。

资源分布 柽柳分布于河北、辽宁、江苏、安徽、山东、河南等省。全国各地均有栽培。商品药材来源于栽培。主产于辽宁、河北、河南、山东、江苏、安徽等省。

资源再生 柽柳为灌木或小乔木。适应性强，对气候土壤要求不严，耐碱，耐旱。在黏壤上、砂质壤土及河边冲积土中均可生长，种子繁殖或扦插繁殖。

(王振月)

xīhónghuā

西红花（Croci Stigma） 鸢尾科植物番红花 *Crocus sativus* L. 的干

燥柱头。花朵开放时采集花朵，摘取柱头，烘干或通风处晾干。收载于《中华人民共和国药典》（2015年版）。药材以条长、色暗红、油润有光泽、黄色花柱少、味辛凉、无杂质者为佳。西红花含有胡萝卜素（如西红花苷-Ⅰ、西红花苷-Ⅱ、西红花苦苷、西红花酸）、挥发油（如西红花醛）等化学成分。药典规定药材中西红花苷-Ⅰ和西红花苷-Ⅱ的总含量不少于10.0%。西红花味甘，性平。归心、肝经。具有活血化瘀、凉血解毒、解郁安神的功效。现代研究表明西红花具有抗心肌缺血、抗心肌肥厚、抗肿瘤、抗精神失常、抗氧化、抗动脉粥样硬化、降血脂、降血糖、促智等作用。

资源分布 番红花原产于希腊及中东，中国引种栽培于上海、江苏、浙江等省区。商品药材来源于栽培或进口，国内主产于上海等地。

资源再生 番红花是多年生草本。喜温暖湿润气候，怕酷热。宜选择向阳、疏松肥沃、富含腐殖质、排水良好的砂质壤土栽培，忌连作，忌雨涝积水。可利用组织培养育苗，或用球茎无性繁殖，球茎萌芽至开花约50天。

（王文全）

xīqīngguǒ
西青果（Chebulae Fructus Immaturus） 使君子科植物诃子 *Terminalia chebula* Retz. 的干燥幼果。又称藏青果。夏、秋二季茎叶茂盛时采收，晒干或阴干。收载于《中华人民共和国药典》（2015年版）。药材以身干、个均匀、质坚实、断面无空心者为佳。西青果含有可水解鞣质类、有机酸类（如没食子酸，诃黎勒酸，诃子酸）、脂肪酸类（如棕榈酸、亚油酸、油酸）等化学成分。西青果味苦、酸、涩，性平。归肺、大肠经。具有清热生津，解毒的功效。现代研究表明西青果具有抗菌、抗氧化、降血糖等作用。

资源分布 诃子分布于西南地区，以及广东、广西等省区。商品药材来源于栽培或进口。栽培主产于云南、广东等省。进口自尼泊尔、马来西亚等地。

资源再生 诃子为常绿乔木。喜高温、湿润气候，耐旱、耐霜，喜阳光充足、疏松肥沃、排水良好的壤土栽培。多生于海拔950~1850m。种子繁殖、嫁接繁殖和根芽繁殖。种子繁殖：于春季采收成熟果实，除去果肉，取出种仁，催芽后播种。嫁接繁殖：主要有芽接法及枝接法。根芽繁殖：挖取自然萌发的根芽苗进行栽种。种植5~6年后采收。主要的病害是立枯病，虫害是中华金龟子。

（丁 平）

xīyángshēn
西洋参（Panacis Quinquefolii Radix） 五加科植物西洋参 *Panax quinquefolium* L. 的干燥根。秋季采挖，洗净，晒干或低温干燥。收载于《中华人民共和国药典》（2015年版）。西洋参中含有三萜皂苷类（人参皂苷 Rb₁、Re、Rf、Rg₁、Rh，西洋参皂苷Ⅰ、Ⅱ、Ⅲ、Ⅳ、Ⅴ）、多炔类（镰叶芹醇、人参炔三醇、人参环氧炔醇）、挥发油、脂肪酸类、糖类等化学成分。以条匀、质硬、表面横纹紧密、气清香、味浓者为佳。药典规定西洋参中含人参皂苷 Rg₁、人参皂苷 Re 和人参皂苷 Rb₁的总量不得少于2.0%。西洋参味甘、微苦，性凉。归心、肺、肾经。具有补气养阴、清热生津的功效。现代研究表明西洋参具有调节免疫、抗癫痫、调节中枢神经系统、保护心血管系统、改善记忆、抗氧化、抗肿瘤等作用。临床用于治疗冠心病、心力衰竭及心脑血管疾病、多种原因引起的休克及低血压以及中老年慢性疾患及代谢病。西洋参还常用作滋补品和保健食品。

资源分布 西洋参原产于加拿大和美国，中国栽培于北京、河北、辽宁、吉林、山东等地。主产于吉林、山东等地，也有进口，以美国威斯康星州所产者最为著名。

资源再生 西洋参为多年生草本。喜温暖、润湿环境，需搭阴棚栽培，参棚透光度20%~50%。土壤宜选透水性能好、肥沃，并夹有大粒粗砂的砂质土壤，不宜选黏土或排水不良容易积水的低洼地区栽培。忌连作。种子繁殖，种子有休眠现象、需要层积处理。直播或育苗移栽。栽培后4年采收，主要病害有：立枯病、锈腐病、根腐病等。

（赵中振）

xīhuángcǎo
溪黄草（Rabdosiae Serrae Herba） 唇形科植物线纹香茶菜 *Rabdosia lophanthoides*（Buch.-Ham. Ex D. Don）Hara、溪黄草 *Rabdosia serra*（Maxim.）Hara 的干燥全草。收载于《广东省中药材标准·第一册》（2004年版）、《广西中药材标准》（1996年版）、《湖南省中药材标准》（2009年版）等。药材以叶片密布腺点，棕黄色者为佳。溪黄草主要含有萜类、黄酮类、酚类、有机酸类、香豆素类等化学成分。溪黄草味甘、苦，性寒。具有清热利湿、退黄祛湿、凉血散瘀等功效。现代研究表明溪黄草具有抗癌、抗菌、抗炎、抗病毒、保肝等作用。

资源分布 线纹香茶菜分布

于西南地区，以及浙江、福建、江西、湖北、湖南、广东、广西；溪黄草分布于东北地区，以及山西、江苏、浙江、安徽、江西、河南、湖南、广东、广西、四川、贵州、陕西、甘肃及台湾。商品药材主要来源于野生，主产于湖南、四川、云南、江西、广东、广西等省区。

资源再生 线纹香茶菜为多年生草本，常丛生于山坡、路旁等砂壤土上，喜光照。繁殖育苗可用种子繁殖、扦插繁殖和分株繁殖。病虫害主要是白粉病和蚜虫。

（董诚明）

xīmì

菥蓂（Thlaspi Herba）

十字花科植物菥蓂（遏蓝菜）*Thlaspi arvense* L. 的干燥地上部分。夏季果实成熟时采割，除去杂质，干燥。收载于《中华人民共和国药典》（2015 年版）。药材以果实完整、色黄绿者为佳。菥蓂含有芥子油苷类（如黑芥子苷）化学成分。菥蓂味辛，性微寒。归肝、胃、大肠经。具有清肝明目，和中利湿，解毒消肿的功效。现代研究表明菥蓂具有杀菌作用。菥蓂的种子油、幼苗茎叶可食用。

资源分布 菥蓂分布于全国各地。商品药材来源于野生，主产于江苏、浙江、湖北、安徽等省。

资源再生 菥蓂为一年生草本。适应性较强，对自然环境和土壤条件要求不严，耐干旱，低洼积水田不宜栽培，种子繁殖，早春播种。

（郭宝林）

xīxiāncǎo

豨莶草（Siegesbeckiae Herba）

菊科植物豨莶 *Siegesbeckia orientalis* L.、腺梗豨莶 *Siegesbeckia pubescens* Makino 或毛梗豨莶 *Siegesbeckia glabrescents* Makino 的地上部分。又称豨莶。夏季开花前或花期均可采收，割取地上部分，晒至半干时，防止干燥通风处、晾干。收载于《中华人民共和国药典》（2015 年版）。药材以枝嫩、叶多、色深绿者为佳。豨莶草含有二萜类（如奇任醇、豨莶苷、豨莶精醇、异豨莶精醇）、酚酸类（如阿魏酸）、内酯类（如豨莶萜内酯、豨莶萜醛内酯）、甾醇类（如豆甾醇）等化学成分。药典规定豨莶草中奇壬醇的含量不少于 0.05%。豨莶草味苦、辛，性寒；有小毒。归肝经、肾经。具有祛风湿、通经络、清热解毒的功效。现代研究表明豨莶草具有抗炎、镇痛、抗血栓、改善微循环等作用。

资源分布 豨莶主要分布于秦岭及长江以南各地；腺梗豨莶全国大部分地区均有分布；毛梗豨莶主要分布于长江以南及西南各地。药材以野生为主。主产于河北、湖南、湖北、江苏等省。

资源再生 豨莶、腺梗豨莶和毛梗豨莶三者均为一年生草本。多野生于山坡、路边、荒地，适应性强，豨莶喜温暖、湿润环境，在富含腐殖质的肥沃黏土和砂质壤土中生长好，产量高，土壤水分不宜过多，否则易引起根部腐烂。

（董诚明）

xīshùguǒ

喜树果（Camptothecae Fructus）

珙桐科植物喜树 *Camptotheca acuminate* Decne. 的干燥成熟果实。10～11 月成熟时采收，晒干。收载于《广西壮族自治区壮药质量标准》（2008 年版）和《贵州省中药材、民族药材质量标准》（2003 年版）。以粒大、均匀、饱满、棕色或棕黑色者为佳。喜树果含有生物碱类（喜树碱、10-羟基喜树碱、喜树次碱）、鞣质、水杨酸、熊果酸等化学成分。喜树果味苦、辛，性寒；有毒。归脾、胃、肝经。具有清热解毒、散结消癥的功效。现代研究表明喜树果具有抗肿瘤、抗病毒等作用。喜树为园林树种。

资源分布 喜树分布于西南地区，以及江苏、浙江、福建、江西、湖北、湖南、广东、广西、台湾等省区。为《国家重点保护野生植物名录——第一批》II 级保护植物。商品药材多为栽培，主产于江苏、浙江、福建、江西、湖北、湖南等省。

资源再生 喜树为落叶乔木。喜温暖湿润，不耐严寒干燥，根深，萌芽力强，生长迅速。常种子繁殖。种子有休眠现象，2 月底至 3 月中旬播种前种子进行层积处理，幼苗在冬季落叶后至春季萌芽前定植。主要虫害有褐边绿刺蛾。

（周日宝）

xìxīn

细辛（Asari Radix Et Rhizoma）

马兜铃科植物北细辛 *Asarum heterotropoides* Fr. Schmidt var. *mandshuricum*（Maxim.）Kitag.、汉城细辛 *Asarum sieboldii* Miq. var. *seoulense* Nakai 或华细辛 *Asarum sieboldii* Miq. 的干燥根和根茎。夏季果熟期或初秋采收，除尽地上部分和泥沙，阴干。收载于《中华人民共和国药典》（2015 年版）。药材以根细、色灰黄、叶色绿，味辛辣麻舌为佳。细辛主要含有挥发油、菲类（如马兜铃酸 I）等化学成分。药典规定细辛中挥发油不得少于 2.0%，马兜铃酸 I 不得过 0.001%。细辛味辛、性温；有小毒。具有祛风散寒、祛风止痛、通窍、温肺化饮等功效。现代研究表明细辛具有镇静、催眠、解热、镇痛、祛痰、平喘、抗炎、免疫抑制、抗菌、抗病毒等作用。细辛的毒性成分为马兜铃酸类，可损伤肾功能。

资源分布 北细辛分布于东北地区，有栽培；汉城细辛分布于辽宁、吉林和朝鲜边境，吉林、辽宁省半山区有栽培；华细辛分布于浙江、安徽、江西、山东、河南、湖北、四川、贵州、云南、陕西等省，陕西有栽培。北细辛和汉城细辛为《中国珍稀濒危保护植物》收录，被《国家重点保护野生植物》列为Ⅲ级保护植物。商品药材来源于栽培或野生。主产于东北等地。北细辛和汉城细辛又称为辽细辛，为道地药材。

资源再生 细辛为多年生草本。喜冷凉、阴湿环境，宜在富含腐殖质的疏松肥沃的土壤中生长。种子或根茎繁殖。种子寿命短，有休眠现象，干燥贮藏时间不能超过一个月，夏季种熟后应湿沙层积处理放阴凉处，第二年春天出苗后应覆盖遮阳网。种植5年以上采收为宜。

（王振月）

xiàkūcǎo

夏枯草（Prunellae Spica） 唇形科植物夏枯草 *Prunella vulgaris* L. 的干燥果穗。又称夏枯球、夏枯头。夏季果穗呈棕红色时采收，除去杂质，晒干。收载于《中华人民共和国药典》（2015年版）。药材以果穗长、柄短、棕红色为佳。夏枯草含有酚酸类（如咖啡酸、迷迭香酸）、三萜类、黄酮类（如芸香苷、金丝桃苷）、挥发油（如d-樟脑、d-小茴香酮）等化学成分。药典规定夏枯草中迷迭香酸含量不得少于0.2%。夏枯草味辛、苦，性寒。归肝、胆经。具

有清肝泻火，明目，散结消肿的功效。现代研究表明夏枯草对心血管系统有作用，还具有抗病原微生物，免疫抑制等作用。贵州、四川等地习用同种植物的全草；云南习用刚毛夏枯草 *Prunella hispida* Benth 的干燥果穗。

资源分布 夏枯草分布于全国大部分地区。商品药材多来源于栽培，主产于河南、江苏、安徽等省。

资源再生 夏枯草为多年生草本。喜温和湿润气候，耐寒。栽培以排水良好的砂质土壤为宜，土壤黏重或低湿地不宜栽培。种子繁殖，每年5~6月花穗变成棕红色时采收，但栽培3~4年后应换地另种。

（谈献和）

xiàtiānwú

夏天无（Corydalis Decumbentis Rhizoma） 罂粟科植物伏生紫堇 *Corydalis decumbens* （Thunb.） Pers. 的干燥块茎。春季或初夏出苗后采挖，除去茎、叶及须根，洗净，干燥。收载于《中华人民共和国药典》（2015年版）。药材以个大、质坚、断面黄白色者为佳。夏天无主要含有生物碱类（如原阿片碱、小檗碱、巴马汀、药根碱、夏无碱、紫堇碱）等化学成分。药典规定夏天无药材中原阿片碱的含量不得少于0.3%，盐酸巴马汀的含量不得少于0.08%。夏天无味苦、微辛，性温。归肝经。具有活血止痛、舒筋活络、祛风除湿的功效。现代研究表明夏天无具有抗炎、镇痛、抗血小板、扩张血管、抗疟、抗心律失常、抑制血栓形成等作用。

资源分布 伏生紫堇分布于江苏、安徽、福建、江西、湖北、湖南等省，江西余江有栽培。商品药材来源于野生或栽培，主产

于江西、安徽等省。

资源再生 伏生紫堇为多年生柔弱草本植物。喜凉爽气候，怕高温，忌干旱；栽培用块茎繁殖，以土层疏松肥沃、排水良好的壤土为宜，生命周期约为210天；种茎的保存以地下贮藏为佳，栽种后一个月内要经常喷灌，以保持土壤湿润。

（刘 勇）

xiàzhìcǎo

夏至草（Lagopsis Herba） 唇形科植物夏至草 *Lagopsis supine* （Steph.） IK. -Gal. 的干燥地上部分。夏至前盛花期采收、晒干或鲜用。收载于《中华人民共和国卫生部药品标准·藏药·第一册》。药材以干燥、质脆、气微、味淡、带根、叶绿者为佳。全草含有二萜类（如半日花二萜）、黄酮类、苯乙醇苷类等化学成分。夏至草味辛、微苦，性寒。归肝经。具有养血活血、清热利湿的功效。现代研究表明夏至草具有改善血液循环、心肌保护、抗炎、抗氧化、利尿等作用。

资源分布 夏至草分布于华北、东北、华东、华中、西北地区，以及四川、贵州、云南等省。商品药材以野生为主。

资源再生 夏至草为多年生草本。夏至草喜向阳湿润的环境，对土地要求不严，以保水能力较好的壤土栽培为好。常用分株繁殖或种子繁殖。

（董诚明）

xiānhècǎo

仙鹤草（Agrimoniae Herba） 蔷薇科植物龙芽草 *Agrimonia pilosa* Ledeb. 的干燥地上部分。夏、秋二季茎叶茂盛时采割，除去杂质，干燥。收载于《中华人民共和国药典》（2015年版）。药材以茎红棕色、质嫩、叶多者为佳。仙鹤

草主要含有酚类（如仙鹤草酚 A、B、C、D、E、F、G）、黄酮类（如木犀草素-7-D-葡萄糖、芹菜素-7-β-葡萄糖苷、槲皮素）、内酯类（如仙鹤草内酯）、挥发油等化学成分。仙鹤草味苦、涩，性平。归心、肝经。具有收敛止血、截疟、止痢、解毒、补虚等功效。现代研究表明仙鹤草具有抗肿瘤、降血糖、镇痛抗炎、止血、降血压、抗疟疾、抗心律失常、杀虫等作用。

资源分布　龙芽草分布于全国大部分地区。商品药材来源于野生，主产于浙江、江苏、湖南等省，安徽、福建、广东、河北、山东、湖北、云南、江西等省亦产。

资源再生　龙牙草为多年生草本植物。生于溪边、路旁、草地、灌丛、林缘及疏林下，喜温暖湿润气候，耐热、耐寒，对土壤、光照要求不严，宜选用土壤肥沃、排水良好的砂质壤土种植。种子繁殖或分株繁殖。

(张永清)

xiānmáo

仙茅（Curculiginis Rhizoma）　石蒜科植物仙茅 Curculigo orchioides Gaertn. 的干燥根茎。又称仙茅参。秋、冬二季采挖，除去根头和须根，洗净，干燥。收载于《中华人民共和国药典》（2015 年版）。药材以根条粗长、质坚脆、表面黑褐色者为优质药材。仙茅含有皂苷类（如仙茅皂苷、丝兰皂苷元）、酚类（仙茅苷、苔黑酚葡萄糖苷、仙茅素）、生物碱类（如石蒜碱）等化学成分。药典规定仙茅药材仙茅苷含量不少于 0.08%。仙茅味辛，性热；有毒。归肝、肾、脾经。具有补肾阳、强筋骨、祛寒湿的功效。现代研究表明仙茅具有调节免疫功能、影响生殖系统、抗衰老、抗应激、

抗骨质疏松、镇静和抗惊厥等作用。

资源分布　仙茅分布于浙江、福建、江西、湖北、湖南、广东、广西、四川、贵州、云南、台湾等省区，四川南部和西南部有栽培。商品药材主要来源于野生，主产于四川宜宾、雅安、三台、遂宁，云南昭通及贵州。也有进口。

资源再生　仙茅为多年生草本。喜温暖湿润，不耐寒，稍耐旱。以向阳，排水良好，土层深厚，富含腐殖质的砂质壤土栽培。种子繁殖或根茎切段繁殖。种子繁殖，3～4月播种；根茎繁殖，春季将根茎切成 3～4cm 的茎段直接栽种；移栽后生长 2 年可采收。

(严铸云)

xiāntáocǎo

仙桃草（Veronicae Peregrinae Cecidophorae Herba）　玄参科植物蚊母草 Veronica peregrine L. 带虫瘿的全草。春、夏二季间，花后采集带虫瘿的全草，趁果实内寄生虫尚未逸出之前采收，剪去根、拣净杂质，晒干或蒸透后晒干。收载于《湖南省中药材标准》（2009 年版）、《湖北省中药材质量标准》（2009 年版）、《福建省中药材标准》（2006 年版）等。药材以虫瘿多、内有小虫者为佳。全草含有黄酮类（如木犀草素，金圣草素）、有机酸类（如原儿茶酸、香草酸）、甘露醇等化学成分。仙桃草味甘、微辛，性平。归肝经、胃经、肺经。具有化瘀止血、清热消肿、止痛的功效。现代研究表明仙桃草具有促凝血、止痛等作用。

资源分布　蚊母草分布于东北、华东、华中、西南各地。商品药材以野生为主，主产于江苏、浙江、江西、安徽等省。

资源再生　蚊母草为一年生

草本。喜温暖、向阳环境，在潮湿的河边湿地、水稻田旁易生长，种子繁殖。

(董诚明)

xiāngfù

香附（Cyperi Rhizoma）　莎草科植物莎草 Cyperus rotundus L. 的干燥根茎。又称香附子。秋季采挖，燎去毛须，置沸水中略煮或蒸熟后晒干，或燎后直接晒干。收载于《中华人民共和国药典》（2015 年版）。药材以个大、质坚实、色棕褐、香气浓者为佳。香附中含有挥发油（如香附子烯、芹子三烯、β-芹子烯、8-桉叶素）等化学成分。香附味辛、微苦、微甘，性平。归肝、脾、三焦经。具有疏肝解郁、理气宽中、调经止痛的功效。现代研究表明香附具有抗炎、抗过敏、神经系统保护、抗病原微生物、降血脂、降血糖等作用。

资源分布　莎草分布于华东、华中、华南、西南地区，以及河北、山西、辽宁、陕西、甘肃等省。山东、广西等省区有栽培。商品药材主要来源于野生，主产于山东、浙江、福建、湖南、河南等省。传统上以浙江、山东质量为佳。将产于山东东明、菏泽等地的称为"明香附"；产于山东泰安、汶水两岸的称为"汶香附"；产于山东高密、安丘一带的称为"潍香附"。

资源再生　莎草为多年生草本。耐寒，喜温暖湿润的气候和潮湿环境。栽培以疏松的砂质土壤为宜。种子或分株繁殖，移植成活后应松土除草，追肥，雨季排除积水。

(陈虎彪)

xiāngjiāpí

香加皮（Periplocae Cortex）　萝藦科植物杠柳 Periploca sepium

Bge. 的干燥根皮。又称北五加皮。春、秋二季采挖，剥取根皮，晒干。收载于《中华人民共和国药典》（2015 年版）。药材以条粗、皮厚、呈卷筒状、香气浓、味苦者为佳。香加皮含有甾体皂苷类（如杠柳毒苷、北五加皮苷、杠柳苷）、孕烯醇类（如 5-孕甾烯-3β,20R-二醇-3-单乙酸酯、21-O-甲基-5-孕甾烯-3β,14β,17β,20,21-五醇）、糖类（如北五加皮寡糖）、酚类（如4-甲氧基水杨醛）等化学成分。药典规定香加皮药材中 4-甲氧基水杨醛的含量不少于 0.2%。香加皮味辛、苦，性温；有毒。归肝、肾、心经。具有利水消肿、祛风湿、强筋骨的功效。现代研究表明香加皮具有强心升压、抗炎、增强呼吸系统功能、中枢兴奋、抗癌等作用。

资源分布 杠柳分布于华北地区，以及辽宁、吉林、江苏、江西、山东、河南、四川、贵州、陕西、甘肃等省。商品药材主要来源于野生，主产于山西、河南、河北、山东等省。

资源再生 杠柳为落叶蔓性灌木。对气候要求不高，栽培以深厚、肥沃、排水良好的黄色夹砂土壤为宜。分株繁殖、根插繁殖或种子繁殖。

（陈虎彪）

xiāngrú
香薷 （Moslae Herba）

唇形科植物石香薷 *Mosla chinensis* Maxim. 或江香薷 *Mosla chinensis* 'Jiang-xiangru' 的干燥地上部分。前者习称青香薷，后者习称江香薷。夏季茎叶茂盛、花盛时择晴天采割，除去杂质，阴干。收载于《中华人民共和国药典》（2015 年版）。药材以枝嫩、穗多、香气浓郁者为佳。香薷含有挥发油（如麝香草酚、香荆芥酚）、黄酮类等

化学成分。药典规定香薷药材含挥发油不少于 0.6%，麝香草酚与香荆芥酚的总量不得少于 0.16%。香薷味辛，性微温。归肺、胃经。具有发汗解表、化湿和中的功效。现代研究表明香薷具有抗病原微生物、调节免疫功能、解痉、止咳祛痰、镇静、镇痛等作用。吉林、辽宁、台湾均习用同科植物香薷 *Elsholtzia ciliate* （Thunb.） Hyland. 的干燥地上部分，药材名北香薷。

资源分布 石香薷分布于华东、华中、华南地区，以及贵州、台湾等省区，商品药材来源于野生，主产于广西、湖南、湖北等省区。江香薷分布于江西省，商品药材来源于栽培，主产于江西新余、分宜、宜春等地。

资源再生 石香薷和江香薷为一年生草本。喜温暖环境，宜选择排水良好、疏松肥沃的土壤栽培，低洼易积水地不易栽培，不宜重茬。种子繁殖，生育期约 150 天，4 月播种，当年 7 ~ 9 月采收。

（王文全）

xiāngyuán
香橼 （Citri Fructus）

芸香科植物枸橼 *Citrus medica* L. 或香圆 *Citrus wilsonii* Tanaka 的干燥成熟果实。秋季果实成熟时采收，趁鲜切片，晒干或低温干燥。香圆亦可整个或对剖两半后，晒干或低温干燥。收载于《中华人民共和国药典》（2015 年版）。药材以个大、皮粗、色黑绿、带金钱圈、香气浓者为佳。香橼含有黄酮类（如柚皮苷、橙皮苷、枸橼苷）、有机酸类、挥发油、胡萝卜素等化学成分。药典规定香橼中柚皮苷含量不少于 2.5%。香橼味辛、苦、酸，性温。归肝、脾、肺经。具有疏肝理气、宽中、化痰的功效。现代研究表明香橼具有抗血

栓、促进胃肠蠕动、健胃、祛痰等作用。河南习用同科植物枸橘 *Poncirus trifoliata* （L.） Rafin 的干燥近成熟果实，又称铁篱寨。

资源分布 枸橼栽培于江苏、浙江、福建、四川、云南、台湾等省，药材主产于福建、四川、云南等省。香圆栽培于江苏、浙江、安徽、江西、湖北、四川、陕西等省，药材主产于江苏、浙江、安徽、江西等省。

资源再生 枸橼与香圆均为常绿小乔木或灌木。喜温暖湿润气候，怕严霜，不耐严寒。宜选择土层深厚、疏松肥沃、富含腐殖质、排水良好的砂质土壤栽培。种子繁殖或扦插繁殖。10 月采收种子后随即播种或将种子用湿沙层积处理，春季播种，培育 2 ~ 3 年定植。扦插繁殖选 2 ~ 3 年生枝条，除去棘刺，在春季高温高湿季节扦插，培育 1 ~ 2 年定植。定植后 4 ~ 5 年结果。

（王文全）

xiāngzhāng
香樟 （Cinnamomi Camphorae Radix）

樟科植物樟 *Cinnamomum camphora* （L.） Presl 或黄樟 *Cinnamomum parthenoxylum* （Jack.） Nees 的干燥根。全年可采，洗净阴干。收载于《广西壮族自治区壮药质量标准》（2008 年版）。药材以气味浓香者为佳。香樟含有挥发油（樟脑、黄樟醚、松油醇、α-萜品烯、β-蒎烯、桉叶素、对聚伞花素）、生物碱类（新木姜子碱、网状番荔枝碱）等化学成分。樟树根味辛，性温。归肝、脾经。具有温中止痛，和中，祛湿的功效。现代研究表明香樟叶具有抑菌、抗肿瘤等作用。

资源分布 樟分布于南方各省，也多栽培，樟被列为国家 Ⅱ 级保护植物；黄樟分布于福建、

江西、湖南、广东、广西、四川、贵州、云南。商品药材来源于栽培，主产于广西、江西、浙江、湖南、湖北等省区。

资源再生 樟为多年生常绿乔木。喜温暖湿润气候。幼树及大树的嫩枝对低温、霜害较敏感。根深，萌芽力强，幼龄树需阳光充足，生长较快。不耐旱，能耐短期淹水，忌积水。适宜生长的年平均气温 16～23℃。宜土层深厚、肥沃、水湿条件较好的山坡下部、山谷、河旁冲积地带种植造林。种子繁殖，育苗移栽。

(周日宝)

xiǎobógǔ

小驳骨 （Gendarussae Herba）

爵床科植物小驳骨 *Gendarussa vulgaris* Nees 的干燥地上部分。又称驳骨丹。全年均可采收，除去杂质，晒干。收载于《中华人民共和国药典》（2015 年版）。药材以叶多、色绿者为佳。小驳骨含有木脂素类（如爵床脂素）、挥发油（如广藿香醇）、黄酮类（如芹菜素、牡荆黄素）、生物碱类等化学成分。小驳骨味辛，性温。归肝、肾经。具有祛瘀止痛、续筋接骨的功效。现代研究表明小驳骨具有抗氧化、抗炎镇痛、免疫抑制、抗血管生成等作用。

资源分布 小驳骨分布于华南和云南地区，以及台湾等省区。商品药材以野生为主，主产于广东、广西。

资源再生 小驳骨为多年生草本。喜暖畏寒，喜阳光充足，生于林旁或路边的灌丛中。

(王德群)

xiǎohóngshēn

小红参 （Rubiae Yunnanensis Radix Et Rhizoma）

茜草科植物云南茜草（滇茜草）*Rubia yunnanensis* （Franch.） Diels 的干燥根和根茎。又称紫参，滇紫参。彝族、白族、普米族、傈僳族习用药材。秋、冬季采挖，洗净，晒干。收载于《云南省中药材标准·第二册·彝族药》（2005 年版）、《贵州省中药材、民族药材质量标准》（2003 年版）、《湖南省中药材标准》（2009 年版）。药材以粗壮、色红者为佳。小红参含有蒽醌类（如茜根酸）、三萜类、环己肽类等化学成分。小红参味甘、微苦，性温。具有活血舒筋、祛瘀生新、调养气血的功效。现代研究表明小红参具有抗肿瘤、增加白细胞数、祛痰、抗心肌缺血、调节 T 淋巴细胞等作用。

资源分布 云南茜草分布于云南。商品药材来源于野生，主产于云南。

资源再生 云南茜草为多年生攀缘草本。宜选择温暖湿润环境，肥沃、疏松、含腐殖质丰富的壤土栽培。种子繁殖，或分株繁殖、扦插繁殖。种植 1～2 年采收。搭架。

(王文全)

xiǎohuíxiāng

小茴香 （Foeniculi Fructus）

伞形科植物茴香 *Foeniculum vulgare* Mill. 的干燥成熟果实。秋季果实初熟时采割植株，晒干，打下果实，除去杂质。收载于《中华人民共和国药典》（2015 年版）。药材以颗粒均匀、质地饱满、色泽黄绿、芳香浓郁、无柄梗者为佳。小茴香含有挥发油（如反式茴香脑、柠檬烯、葑酮）、脂肪酸类（如岩芹酸、油酸、亚油酸）等化学成分。药典规定小茴香药材挥发油含量不少于 1.5%，反式茴香脑含量不少于 1.4%。小茴香味辛、性温。归肝、肾、脾、胃经。具有散寒止痛、理气和胃等功效。

现代研究表明小茴香具有抑菌、调节胃肠功能、保肝、利尿、抗肿瘤、抗突变等作用。小茴香还是常用调味香料，幼嫩茎叶可作为蔬菜。

资源分布 茴香原产地中海地区，中国各省区都有栽培。药材主产于东北及内蒙古、山西，以山西产量大、内蒙古产品质佳。

资源再生 茴香为多年生草本，常作一、二年生种植。植株根系强大，耐旱怕涝，应选择土层深厚、通透性强、排水良好的砂壤土或轻砂壤土种植。种子繁殖。

(张永清)

xiǎojì

小蓟 （Cirsii Herba）

菊科植物刺儿菜 *Cirsium setosum* （Willd.） MB. 的干燥地上部分。又称青青菜、曲曲菜等。夏、秋二季花开时采割，除去杂质，晒干。收载于《中华人民共和国药典》（2015 年版）。药材以色绿、叶多者为佳。小蓟主要含有酚酸类（如原儿茶酸、绿原酸、咖啡酸）、黄酮类（如蒙花苷、芸香苷、刺槐素-7-鼠李糖葡萄糖苷、刺槐素）、三萜类（如蒲公英甾醇、ψ-蒲公英甾醇乙酸酯）等化学成分。药典规定小蓟药材中蒙花苷含量不少于 0.7%。小蓟味甘、苦，性凉。归心、肝经。具有凉血止血、散瘀解毒消痈等功效。现代研究表明小蓟具有止血、抗肿瘤、抗氧化、抗菌等作用。刺儿菜还可食用。

资源分布 刺儿菜除西藏、云南、广东、广西外，分布全国各地。商品药材来源于野生。

资源再生 刺儿菜为多年生草本。生于山坡、河旁或荒芜田间。

(张永清)

xiǎotōngcǎo

小通草 （Stachyuri Medulla；Helwingiae Medulla） 旌节花科植物喜马山旌节花 *Stachyurus himalaicus* Hook. f. et Thoms. 、中国旌节花 *Stachyurus chinensis* Franch. 或山茱萸科植物青荚叶 *Helwingia japonica* (Thunb.) Dietr. 的干燥茎髓。又称山通草、小通花。秋季割取茎，截成段，趁鲜取出髓部，理直，晒干。收载于《中华人民共和国药典》（2015 年版）。药材以条粗壮、色洁白、有弹性、空心有隔膜者为佳。小通草含有多糖等化学成分。小通草味甘、淡、性寒。归肺、胃经。具有清热、利尿、下乳的功效。现代研究表明小通草具有抗炎、解热、利尿、免疫调节、抗氧化、延缓衰老等作用。湖南习用五加科植物穗序鹅掌柴 *Schefflera delavayi* (Franchet) Harms 的叶柄干燥茎髓，贵州习用蔷薇科植物棣棠花 *Kerria japonica* DC. 的干燥茎髓，四川习用虎耳草科植物云南绣球 *Hydrangea yunnanensis* Rehd. 的干燥茎髓。

资源分布 喜马山旌节花和中国旌节花分布于西南地区，以及浙江、安徽、福建、江西、湖北、湖南、广东、广西、陕西、甘肃、台湾等省区；商品药材来源于野生，主产于陕西、甘肃、江西、四川、湖北、广西、云南、贵州、湖南等省区；青荚叶分布于河南、陕西及长江流域至华南各地，湖北、湖南、云南等有栽培；商品药材来源于野生或栽培，主产于湖北、湖南、云南等省。

资源再生 小通草三种原植物均为一年生草本，喜温暖气候。栽培选择疏松肥沃、排水良好、富含腐殖质的砂壤土或壤土。种子繁殖，种子寿命 1 ~ 2 年，生育周期约 150 天，适宜生长温度为 23 ~ 30℃，春季播种，当年秋季采收。

（王文全）

xiǎoyèlián

小叶莲 （Sinopodophylli Fructus） 小檗科植物桃儿七 *Sinopodophyllum hexandrum* (Royle) Ying 的干燥成熟果实。藏族习用药材。秋季果实成熟时采摘，除去杂质，干燥。收载于《中华人民共和国药典》（2015 年版）。药材以果表面紫红色或紫褐色、种子表面红紫色、质硬、种红白色、有油性、种子味苦者为佳。小叶莲主要含有木脂素类（如去氧鬼臼毒素、鬼臼毒素、4′-去甲氧鬼臼毒素）、黄酮类（如金丝桃苷、紫云英苷、槲皮素、山奈酚）等化学成分。小叶莲味甘、性平；有小毒。具有调经活血的功效。现代研究表明小叶莲具有抗肿瘤、抗病毒作用。小叶莲的毒性为对人体有黏膜刺激作用，可致轻度腹泻、头疼头晕。甘肃习用桃儿七的干燥根和根茎，药材名"桃儿七"，具有祛风除湿、活血止痛、祛痰止咳的功效。小叶莲所含的鬼臼毒素类可作为抗癌药物原料。

资源分布 桃儿七分布于四川、云南、西藏、陕西、甘肃、青海等省区。商品药材来源于野生，主产于四川、陕西、甘肃。

资源再生 桃儿七为多年生草本。喜凉爽的气候，适宜生长在有机质和水分丰富的土壤上。耐肥喜氮。栽培可用分株或种子繁殖。种子春播或秋播，秋播为好。

（王德群）

xiécǎo

缬草 （Valerianae Radix Et Rhizoma） 败酱科植物缬草 *Valeriana officinalis* L. 的干燥根和根茎。秋季采挖，除去泥沙，晒干。收载于《湖北省中药材质量标准》（2009 年版）、《甘肃省中药材标准》（2009 年版）、《北京市中药材标准》（1998 年版）。药材以须根粗长整齐、表面黄棕色、断面黄白色、气味浓烈者为佳。缬草含有挥发油（如异戊酸龙脑酯）、环烯醚萜类、生物碱类（如缬草碱）等化学成分。缬草味辛、苦，性温。归心、肝经。具有安心神、祛风湿、行气血、止痛的功效。现代研究表明缬草具有抗癫痫、镇静安神、抗心肌缺血、抗肿瘤、抗菌、抗病毒等作用。

资源分布 缬草分布于江苏、浙江、安徽、江西、湖北、湖南、四川、贵州等省。湖北等省有栽培。商品药材主要来源于野生，主产于贵州、云南等省。缬草为欧美常用植物药。

资源再生 缬草为多年生草本。喜湿润耐涝。栽培选择低洼地、中性或弱碱性砂质壤土。种子繁殖，直播或育苗移栽。栽后 2 年可采挖。

（王文全）

xièbái

薤白 （Allii Macrostemonis Bulbus） 百合科植物小根蒜 *Allium macrostemon* Bge. 或薤 *Allium chinensis* G. Don 的干燥鳞茎。夏、秋季采挖，洗净，除去须根，蒸透或置沸水中烫透，晒干。收载于《中华人民共和国药典》（2015 年版）。药材以个大、饱满、质坚、黄白色、半透明者为佳。薤白主要含有甾体皂苷类（如薤白苷 A、D、E、F、J、K、L，薤头苷 I、II、III、IV、V、VI、VII、VIII、IX）、挥发油（如二甲基三硫、甲基烯丙基三硫）、前列腺素（如前列腺素 A_1、B_1）、含氮化合物（如腺苷、胸苷）等化学成分。薤白味辛、苦，性温。归肺、胃、

大肠经。具有通阳散结、行气导滞的功效。现代研究表明薤白具有抑制血小板聚集、调血脂、抗氧化、抗菌作用。

资源分布 小根蒜和薤分布于除新疆、青海以外的全国各地，各地也有栽培。商品药材来源于野生或栽培，主产于东北、河北、江苏、湖北等省，以江苏产的质量佳。

资源再生 小根蒜与薤均为多年生草本。喜较温暖湿润气候，以疏松肥沃、富含腐殖质、排水良好的壤土或砂质壤土栽培为宜。鳞茎繁殖。栽后第2年采收。

(王德群)

xīnyí

辛夷（Magnoliae Flos）

木兰科植物望春花 *Magnolia biondii* Pamp.、玉兰 *Magnolia denudata* Desr. 或武当玉兰 *Magnolia sprengeri* Pamp. 的干燥花蕾。冬末春初花未开放时采收，除去枝梗，阴干。收载于《中华人民共和国药典》（2015年版）。药材以花蕾大完整、未开放、内瓣紧密、色黄绿、无枝梗者为佳。辛夷含有挥发油（如α-哌烯、β-哌烯、柠檬烯）、木脂素类（如木兰脂素）、生物碱类（如木兰碱）等化学成分。药典规定辛夷中木兰脂素的含量不少于0.4%。辛夷味辛，性温。归肺经、胃经。具有散风寒、通鼻窍的功效。现代研究表明辛夷具有抗过敏、抗炎、中枢抑制、抗病原微生物、降血压等作用。辛夷花可食用或熏茶，也可提取芳香油用于香精，种子榨油供工业用，三种植物均为园艺树种。

资源分布 望春花分布于河南、湖北、四川、陕西、甘肃等省；玉兰分布于浙江、安徽、江西等省；武当玉兰分布于河南、湖北、湖南、重庆、四川、陕西、甘肃等省。商品药材以栽培的望春花为主，主产于河南、湖北等地；武当玉兰主产于四川、湖北等省；玉兰主产于安徽等省。

资源再生 辛夷原植物均为乔木。喜温暖潮湿气候，适应性强，耐寒、耐瘠薄、喜阳光充足，对土壤要求不严，以选阳光充足、肥沃、微酸性的砂壤土栽培为宜。辛夷用种子繁殖，也可扦插、分株和嫁接方法繁殖，亦可用压条繁殖。以种子繁殖为主，苗高50cm或一年后移栽，实生苗移栽后5~7年始花。辛夷花病害较少，害虫主要有袋蛾、刺蛾、大蓑蛾。

(董诚明)

xúchángqīng

徐长卿（Cynanchi Paniculati Radix Et Rhizoma）

萝藦科植物徐长卿 *Cynanchum paniculatum*（Bge.）Kitag. 的干燥根和根茎。秋季采挖，除去杂质，阴干。收载于《中华人民共和国药典》（2015年版）。药材以干燥、肥大、色正、无杂质、气味浓者为佳。徐长卿主要含有酚类（如牡丹酚、异丹皮酚）、甾体类等化学成分。药典规定徐长卿药材中丹皮酚含量不少于1.3%。徐长卿味辛，性温。归肝、胃经。具有祛风、化湿、止痛、止痒等功效。现代研究表明徐长卿具有抗病毒、抗炎、镇痛、解热、降压、抗心肌缺血、抗心律失常、抗血栓等药理活性。

资源分布 徐长卿分布于华北、华东、华中、西南地区，以及辽宁、广东、广西、陕西和甘肃等省区。商品药材主要来源于栽培，主产于山东、江苏、河南、湖北、湖南、安徽等省。

资源再生 徐长卿为多年生草本。对气候适应性较强，喜温暖、湿润环境，忌积水，耐热、耐寒能力强，宜选择富含腐殖质、土层深厚、排水良好的肥沃砂质壤土种植。种子繁殖。播种后一般2年可采收。主要病害有根腐病、炭疽病等，主要虫害有蚜虫、十字长蝽、大谷盗等。

(张永清)

xùduàn

续断（Dipsaci Radix）

川续断科植物川续断 *Dipsacus asper* Wall. Ex Henry 的干燥根。秋季采挖，除去芦头和须根，用微火烘至半干，堆置"发汗"至内部变绿色时，再烘干。收载于《中华人民共和国药典》（2015年版）。药材以条粗、质软、皮部绿褐色为佳。续断含有三萜皂苷类（如川续断皂苷Ⅵ、Ⅹ、Ⅻ，林生续断苷）、环烯醚萜类（如当药苷、马前苷、马钱苷酸）、酚酸类等化学成分。药典规定续断中的川续断皂苷Ⅵ的含量不少于2.0%。续断味苦、辛，性微温。归肝、肾经。具有补肝肾、强筋骨、续折伤、止崩漏的功效。现代研究表明续断具有兴奋子宫、改善骨质疏松、促进骨骼愈合等作用。

资源分布 川续断分布于江西、河南、湖北、湖南、广东、广西、重庆、四川、贵州、云南、陕西等省区市。商品药材来源于野生或栽培，主产于云南、四川、湖北、贵州等省。

资源再生 川续断为多年生草本。喜较凉爽湿润的气候，耐寒、忌高温。适于土层深厚、肥沃、疏松的土壤栽培。主要用种子繁殖，春播或秋播。春播第2年采收，秋播第3年采收。病害有根腐病，虫害有红蜘蛛等。

(郭宝林)

xuāncǎogēn

萱草根（Hemerocallis Radix）

百合科植物萱草 *Hemerocallis fulva*

L. 或黄花菜 *Hemerocallis citrina* Baroni 或小萱草 *Hemerocallis minor* Mill. 的干燥根和根茎。夏、秋季采挖，除去残茎，洗净泥土，晒干。收载于《中华人民共和国卫生部药品标准·中药材·第一册》(1992 年版)。药材以表面灰黄色、根条粗大、质充实、去尽地上部分者为佳。萱草根中主要含有蒽醌类（如大黄酚、黄花蒽醌、决明子素、芦荟大黄素、大黄酸、萱草根素）、生物碱类（如秋水仙碱）等化学成分。萱草根味甘，性凉；有毒。归脾、肝、膀胱经。具有清热利湿、凉血止血、解毒消肿的功效。现代研究表明萱草根具有抗菌、利尿、抗血吸虫、抗肿瘤等作用。萱草、黄花菜是园艺植物，花蕾做蔬菜，名金针菜。贵州习用上述三种植物的干燥全草，药材称"萱草"，具有清热利湿的功效；上海习用黄花菜和萱草的干燥花蕾，药材名"萱草花"，具有清热利湿、宽胸解郁、凉血解毒的功效。

资源分布　萱草分布于秦岭以南；黄花菜分布于河北、陕西、甘肃、山东、河南、湖北、湖南、四川等省，各地栽培为常用蔬菜和花卉；小萱草分布于东北、河北、江苏、江西、山东、山西、陕西等省。商品药材主要来源于野生。产于湖南、福建、江西的萱草，华东产黄花菜和东北产小萱草。

资源再生　萱草为多年生草本。喜温暖潮湿，对环境要求不严，耐半阴。分株繁殖。

（王德群）

xuánfùhuā

旋覆花（Inulae Flos）　菊科植物旋覆花 *Inula japonica* Thunb. 或欧亚旋覆花 *Inula britannica* L. 的干燥头状花序。夏、秋二季花开放时采收，除去杂质，阴干或晒干。收载于《中华人民共和国药典》(2015 年版)。药材以完整、朵大、色浅黄、花丝长、毛多、无枝梗者为佳。旋覆花主要含有倍半萜类（如大花旋覆花素、旋覆花素、单乙酰基大花旋覆花内酯）、黄酮类（如槲皮素、异槲皮素）、酚酸类（如咖啡酸、绿原酸）、甾醇类（如蒲公英甾醇）等化学成分。旋覆花味苦、辛、咸，性微温。归肺、脾、胃、大肠经。具有降气、消痰、行水、止呕等功效。现代研究表明旋覆花具有镇咳、祛痰、平喘、抗炎、抗菌、杀虫等作用。

资源分布　旋覆花广泛分布于华北、东北、华东和华中地区；欧亚旋覆花分布于河北、内蒙古、吉林、黑龙江、新疆等省区。商品药材主要来源于野生，主产于河南、河北、江苏、浙江、安徽等省。河南产量最大，江苏、浙江产品质最好。

资源再生　旋覆花、欧亚旋覆花均为多年生草本。性喜温暖湿润气候，种植时宜选肥沃砂质壤土或腐殖质壤土。种子繁殖或分株繁殖。

（张永清）

xuánshēn

玄参（Scrophulariae Radix）　玄参科植物玄参 *Scrophularia ningpoensis* Hemsl. 的干燥根。又称元参。冬季茎叶枯萎时采挖，除去根茎、幼芽、须根及泥沙，晒或烘至半干，堆放 3～6 天，反复数次至干燥。收载于《中华人民共和国药典》(2015 年版)。药材以条粗壮、体重坚实、皮细、性糯、断面乌黑且有光泽者为佳。玄参含有环烯醚萜类（如哈帕苷、哈帕俄苷、京尼平苷、梓醇苷）、苯丙素类（如斩龙剑苷 A、赛期坦苷 F、安格洛苷 C、毛蕊花糖苷）、萜类、黄酮类、甾体类、多糖等化学成分。药典规定玄参药材中哈帕苷和哈巴俄苷的总量不少于 0.45%。玄参味甘、苦、咸，性微寒。归肺、胃、肾经，具有清热凉血、滋阴降火、解毒散结的功效。现代研究表明玄参具有抗菌、抗炎、抗动脉粥样硬化、抗脑缺血、抗心肌缺血、抗心肌肥大、抗血小板聚集、调节免疫活性、保肝、抗氧化、抗痛风、保护神经元等作用。

资源分布　玄参分布于河北、山西、江苏、浙江、安徽、福建、江西、河南、湖北、湖南、广东、四川、贵州、云南、陕西等省区，广泛栽培。商品药材来源于栽培，主产于湖北、湖南、四川、河南、河北等省；以浙江为道地药材产区，习称"浙玄参"，是著名的"浙八味"之一。

资源再生　玄参为多年生宿根草本。喜温暖湿润气候，有一定的耐寒、耐旱能力，怕涝。栽培以土层深厚、疏松、肥沃、排水良好的砂壤土为宜。生产上多采用子芽（不定芽）繁殖，12 月至次年 1 月栽种，气温达 12℃时开始出苗，20～27℃茎叶生长较快，根部发育的最适温度为 21～26℃。常见叶枯病、叶斑病等病害及红蜘蛛、蜗牛和黏虫等虫害。

（刘勇）

xuědǎn

雪胆（Hemsleyae Radix）　葫芦科植物雪胆 *Hemsleya amabilis* Diels、长果雪胆 *Hemsleya dolichocarpa* W. J. Chang、中华雪胆 *Hemsleya chinensis* Cogn. ex Forb. et Hemsl.、罗锅底 *Hemsleya macrosperma* C. Y. Wu 或蛇莲 *Hemsleya sphaerocarpa* Kuang et A. M. Lu、巨花雪胆 *Hemsleya gigantha* W. J.

Chang 或峨眉雪胆 *Hemsleya omeiensis* L. T. Shen et W. J. Chang 的干燥块根。又称金盆、罗锅底。秋末地上部分枯萎后或早春萌芽前采收，切片晒干。收载于《湖北省中药材质量标准》（2009 年版）、《云南省中药材标准》（1996 年版）、《四川省中药材标准》（1987 年版）等。雪胆药材以切面色淡黄、质坚实、粉质多、味极苦者为佳。雪胆含有三萜皂苷类（如双氢葫芦苦素 F、双氢葫芦苦素 F-25-乙酸酯、雪胆甲素苷、雪胆乙素苷）等化学成分。雪胆味苦，性寒；有小毒。归心、胃、大肠经。具有清热解毒、利湿消肿、止痛止血的功效。现代研究表明雪胆具有降压、降血胆固醇、抗肿瘤等作用。

资源分布 雪胆分布于江西、湖北、四川；长果雪胆分布于四川中部；中华雪胆分布于江西、湖北、四川等省；罗锅底分布于云南中部；蛇莲分布于湖南南部、广西东部至东北部、贵州东南部至南部；巨花雪胆分布于四川西南部；峨眉雪胆分布于四川中部。商品药材主要来源于野生，主产于云南、四川等省。

资源再生 雪胆为多年生攀缘草本。喜温暖气候和阴湿环境，栽培以土层深厚、肥沃疏松、排水良好的砂质壤土或腐殖质壤土为宜。种子繁殖或块根繁殖。栽种 3 年以上采收。

(陈虎彪)

xuěliánhuā

雪莲花（Saussureae Herba）

菊科植物绵头雪莲花 *Saussurea laniceps* Hand. -Mazz. 或水母雪莲花 *Saussurea medusa* Maxim. 的干燥全草。收载于《中华人民共和国卫生部药品标准·藏药·第一册》（1995 年版）。雪莲花含有香豆素类（如伞形花内酯，东莨菪内酯）、苯丙素类（如紫丁香苷）、酚酸类（如绿原酸、1,5-二咖啡酰奎宁酸）、木脂素类（如牛蒡子苷）、黄酮类（如芹菜素）等化学成分。雪莲花具有温肾壮阳，调经止血的功效。现代研究表明绵头雪莲花具有抗炎镇痛作用。云南习用白雪兔 *S. eriocephala* Franch. 、红雪兔 *S. leucoma* Diels 和小红兔 *S. tridactyla* Shcultz. -Bip. 的干燥全草。

资源分布 绵头雪莲花主要分布于四川、云南（贡山、德钦、中甸、丽江）、西藏（错那、察隅）等省区；水母雪莲花分布于四川、云南、西藏、甘肃、青海等省区。商品药材来源于野生，水母雪莲花主产于四川西南部、西藏东部及云南贡山等地，绵头雪莲花主产于青海、甘肃、四川、云南、西藏等省区。

资源再生 雪莲花的来源原植物均为多年生草本。绵头雪莲花生于海拔 3200～5280m 的高山流石滩。水母雪莲花生于海拔 3000～5600m 的多砾石山坡、高山流石滩。

(陈虎彪)

xuěshàngyīzhīhāo

雪上一枝蒿（Aconiti Brachypodi Radix）

毛茛科植物短柄乌头 *Aconitum branchypodum* Diels. 的干燥块根。夏末秋初挖取块根，去掉苗叶及小根，洗净晒干。收载于《贵州省中药材、民族药材质量标准》（2003 年版）、《湖南省中药材标准》（2009 年版）、《内蒙古中药材标准》（1988 年版）等。雪上一枝蒿以根长饱满、质坚硬脆、断面白色、层环明显、粉性足者为佳。雪上一枝蒿含有二萜类、生物碱类（如乌头碱、次乌头碱、3-乙酰乌头碱、雪乌碱、尼奥林）等化学成分。雪上一枝蒿味苦、辛，性温；有大毒。归肝经。具有祛风除湿、活血止痛的功效。现代研究表明雪上一枝蒿具有镇痛抗炎、抗肿瘤、局部麻醉、抗生育等作用。

资源分布 短柄乌头分布于四川西南部和云南西北部等地。短柄乌头被《国家重点保护野生植物》列为 Ⅲ 级保护植物。商品药材主要来源于野生，主产于云南东川、会泽、寻甸、曲靖、陆良、富源、宜威以及四川西部等地。

资源再生 短柄乌头为多年生草本。耐严寒，喜高寒气候。栽培以疏松、肥沃的黑色腐殖质土壤为宜。块根繁殖或种子繁殖。

(陈虎彪)

xuèjié

血竭（Draconis Sanguis）

棕榈科植物麒麟竭 *Daemonorops draco* Bl. 的果实渗出的树脂经加工制成。又称麒麟竭、骐骥竭。采收果实，置蒸笼内蒸煮，使树脂渗出；或取果实捣烂，置布袋内，榨取树脂，然后煎熬成糖浆状，冷却凝固成块状。收载于《中华人民共和国药典》（2015 年版）。血竭以外色黑如铁、研粉红如血、火燃呛鼻者为佳。血竭含有黄酮类（如血竭素、血竭红素、去甲基血竭红素）、三萜类（如海松酸、去氢松香酸、山达海松酸）等化学成分。药典规定血竭中血竭素的含量不少于 1.0%。血竭味甘、咸，性平。归心、肝经。具有活血定痛、化瘀止血、生肌敛疮的功效。现代研究表明血竭具有抗血栓、抗炎、抗菌等作用。

资源分布 麒麟竭分布于印度尼西亚、马来西亚、伊朗，中国台湾、广东有栽培。商品药材主要来源于进口，主要是印度尼西亚产，经由新加坡掺入辅料加工而成的加工品。

资源再生 麒麟竭为多年生藤本植物。喜高温湿润的气候，不耐寒，栽培以土层疏松、排水良好、含腐殖质丰富的土壤为宜。

（陈虎彪）

xúngǔfēng
寻骨风（Aristolochiae Mollissimae Herba）
马兜铃科植物绵毛马兜铃 *Aristolochia mollissima* Hance. 的干燥全草。5月开花前采收，连根挖出，除去泥土杂质，洗净，切段，晒干。收载于《中华人民共和国卫生部药品标准·中药材·第一册》（1992年版）。药材以叶色绿、根茎多、香气浓者为佳。寻骨风含有菲类（如马兜铃内酯、绵毛马兜铃内酯、马兜铃酸A）、挥发油等化学成分。寻骨风味辛、苦，性平。归肝经。具有祛风除湿、活血通络、止痛的功效。现代研究表明寻骨风具有镇痛抗炎、终止妊娠等作用。

资源分布 绵毛马兜铃分布于山西、陕西、山东、江苏、浙江、江西、河南、湖南、贵州等省。商品药材主要来源于野生，主产于江苏、湖南、江西等省。

资源再生 绵毛马兜铃为多年生草质藤本。生于低山草丛、山坡灌丛及路旁。

（陈虎彪）

yādǎnzǐ
鸦胆子（Bruceae Fructus）
苦木科植物鸦胆子 *Brucea javanica* (L.) Merr. 的干燥成熟果实。又称苦参子、老鸦胆。秋季果实成熟时采收，除去杂质，晒干。收载于《中华人民共和国药典》（2015年版）。药材以质坚、仁白、油性足者为佳。鸦胆子含有三萜类（如鸦胆子苷A、B、C、D，鸦胆子素A、B，鸦胆子苦醇）、黄酮类（如槲皮素、木犀草素）、蒽醌类（如大黄素、大黄酚苷）等化学成分。鸦胆子味苦，性寒。归大肠、肝经。具有清热解毒、截疟、止痢、腐蚀赘疣的功效，现代研究表明鸦胆子具有抗寄生虫、抗肿瘤、抗疟、抗消化道溃疡、抗高血脂、抗菌等作用。

资源分布 鸦胆子分布于福建、广东、广西、海南、贵州、云南、台湾等省区。商品来源于野生和栽培，主产广东、广西，也有进口。以广东产质量最佳。

资源再生 鸦胆子为常绿灌木或小乔木。喜温暖湿润，不耐寒，耐干旱、瘠薄；以选向阳、疏松肥沃、富含腐殖质的砂质壤土栽培为宜；种子繁殖，9~10月播种，至15天左右出苗，苗高30cm时定植；虫害有鸦胆子巢蛾。

（张永勋）

yāzhícǎo
鸭跖草（Commelinae Herba）
鸭跖草科植物鸭跖草 *Commelina communis* L. 的干燥地上部分。夏、秋二季采收，晒干。收载于《中华人民共和国药典》（2015年版）。药材以肥壮、干燥、色绿、无泥土杂质者为佳。鸭跖草含有黄酮类（如鸭跖黄酮苷、鸭跖草素）、生物碱类（如1-甲氧羰基-β-咔啉、哈尔满、去甲哈尔满）等化学成分。鸭跖草味甘、淡，性寒。归肺、胃、小肠经。具有清热解毒、利水消肿的功效。现代研究表明鸭跖草具有抗细菌、抗真菌、止咳、镇痛、抗炎、保肝等作用。鸭跖草可作为天然的蓝色染料。

资源分布 鸭跖草分布于全国大部分地区。商品药材来源于野生，各地多自产自销。

资源再生 鸭跖草为一年生草本。喜温暖湿润气候；对土壤要求不严，以疏松、肥沃、排水良好的土壤为宜。种子繁殖、扦插繁殖或分株繁殖，春季可用种子及分株繁殖；春末、夏初用扦插繁殖；病虫害较少。

（张永勋）

yàhūnú
亚乎奴（Cissampelotis Herba）
防己科植物锡生藤 *Cissampelos pareira* (Buch. ex DC.) Forman 的干燥全株。傣族习用药材。春、夏二季采挖，除去泥沙，晒干。收载于《中华人民共和国药典》（2015年版）。亚乎奴主要含有生物碱类（如锡生藤碱、甲基锡生藤碱、异粒枝碱、轮环藤季铵碱、锡生藤新碱）等化学成分。亚乎奴味甘、苦，性温。具有消肿止痛、止血、生肌的功效。现代研究表明亚乎奴具有肌松、心脏兴奋、降血压等作用。

资源分布 锡生藤分布于云南、广西、贵州等省区。商品药材来源于野生或栽培，主产于云南、广西、贵州等省区。

资源再生 锡生藤为攀缘藤本，生于海拔200~1300m的河谷、小溪旁及河边、沙滩或荒地。

（段金廒）

yàmázǐ
亚麻子（Lini Semen）
亚麻科植物亚麻 *Linum usitatissimum* L. 的干燥成熟种子。又称胡麻子。秋季果实成熟时采收植株，晒干，打下种子，除去杂质，再晒干。收载于《中华人民共和国药典》（2015年版）。药材以色红棕、光亮、饱满、纯净者为佳。亚麻子含有木脂素类（如裂环异落叶松脂素、马台树脂醇、松脂酚、异落叶松脂素）、黄酮类（如草棉黄素、2,7-二甲氧基草棉黄素）、环肽类、脂肪油（如亚麻酸）、亚油酸、肉豆蔻酸）、氰苷（如亚麻苦苷）等化学成分。药典规定亚麻子中亚油酸和 α-亚麻酸的总量不得少于 13.0%。亚麻子味甘，性平。归肺、肝、大肠经。具有润燥通便、养血祛风的功效。现代研究表明亚麻子具有缓泻、调节血脂、抗肿瘤、抗氧化、降血糖等作用。亚麻为油料作物。

资源分布　亚麻全国大部分地区有栽培。商品药材主产于内蒙古、黑龙江、辽宁、吉林、山西、陕西等省区。

资源再生　亚麻为一年生直立草本。喜凉爽湿润气候。耐寒、怕高温。以土层深厚、疏松肥沃土壤生长良好。种子繁殖。

（黄林芳）

yánbáicài

岩白菜 （Bergeniae Rhizoma）

虎耳草科植物岩白菜 *Bergenia purpurascens* （Hook. f. et Thoms.） Engl. 的干燥根茎。秋、冬二季采挖，除去叶鞘和杂质，晒干。收载于《中华人民共和国药典》（2015 年版）。岩白菜含有酚类（如岩白菜素、6-O-没食子酰熊果酚苷、4,6-二-O-没食子酰熊果酚苷、2,4,6-三-O-没食子酰熊果酚苷、2,3,4,6-四-O-没食子酰熊果酚苷）、蒽醌类等化学成分。药典规定岩白菜中岩白菜素含量不少于 8.2%。岩白菜味甘、涩，性凉。归肝、肺、脾经。具有滋补强壮、止咳止血的功效。现代研究表明岩白菜具有止咳、抗炎、调节免疫力、抗氧化、止血等作用。

资源分布　岩白菜分布于四川、贵州、云南、西藏等省区。商品药材来源于野生，主产于云南。

资源再生　岩白菜为多年生草本。喜温暖、潮湿或半阴的排水良好的环境，适于岩石间、水

池边或林下种植。用种子、根茎扦插或分株方式繁殖，栽培两年后采收。

（张永勋）

yánhúsuǒ

延胡索 （Corydalis Rhizoma）

罂粟科植物延胡索 *Corydalis yanhusuo* W. T. Wang 的干燥块茎。又称元胡。夏初茎叶枯萎时采挖，除去须根，洗净，置沸水中煮至恰无白心时，取出，晒干。收载于《中华人民共和国药典》（2015 年版）。以个大、饱满、质坚实，断面色黄者为佳。延胡索主要含有生物碱类（如延胡索乙素、延胡索甲素、原鸦片碱、l-四氢黄连碱）化学成分。药典规定延胡索中延胡索乙素含量不少于 0.04%。延胡索味辛、苦，性温。归肝、脾经。具有活血、行气、止痛的功效。现代研究表明延胡索具有镇痛、镇静催眠、抗脑缺血、保护胃溃疡等作用。

资源分布　延胡索分布于江苏、浙江、安徽、河南、湖北等省，栽培于浙江、江苏、安徽、河北、山西、陕西、河南、山东、湖北、湖南、山东、河南、四川等省。商品药材来源于栽培。主产于陕西、浙江、江苏，传统上浙江产品质最好，为著名的"浙八味"之一。

资源再生　延胡索为多年生草本。喜温暖湿润气候，耐寒、怕旱、怕涝、怕强光照。浙江产区的年平均气温 17～17.5℃，地上部分生长的适宜气温 12～18℃，年降雨量 1350～1500mm，选择地势高燥、向阳、排水良好、富含腐殖质的中性或者微酸性砂质壤土或壤土栽培。块茎繁殖，栽种期 9 月中下旬至 11 月上旬。选择健康、横径 1.4～1.6cm 的幼嫩者为种茎。栽种后第 2 年 5 月采收。

病害有霜霉病、菌核病和锈病，虫害主要是地老虎、蝼蛄、金龟子幼虫和种蝇。

（郭宝林）

yánshēngròucōngróng

盐生肉苁蓉 （Cistanches Salsae Herba）

列当科植物盐生肉苁蓉 *Cistanche salsa* （C. A. Mey.） G. Beck 的干燥带鳞片的肉质茎。又称盐大芸。春季苗刚出土时或秋季冻土之前采挖，以春季采收为好。切段，晒干，秋季采收因水分多，不易干燥，可投入盐水浸泡后干燥，也称"盐大芸"。收载于《甘肃省中药材标准》（2009 年版）、《内蒙古中药材标准》（1988 年版）、《宁夏中药材标准》（1993 年版）。盐生肉苁蓉含有苯乙醇苷类（如肉苁蓉苷 A、松果菊苷、毛蕊花糖苷）、生物碱类（如尿囊素、甜菜碱）、环烯醚萜类、木脂素类、苯丙醇苷类、多元醇类、甾体类、有机酸类等化学成分。盐生肉苁蓉味甘、咸，性温。归肾、大肠经。具有补肾阳、润肠通便、补血之功效。现代研究表明盐生肉苁蓉具有调节免疫功能、抗衰老、防治老年性痴呆症、抗氧化等作用。

资源分布　盐生肉苁蓉分布于内蒙古、甘肃、青海、宁夏、新疆等省区。商品药材来源于野生。主产于内蒙古、甘肃、青海、新疆等省区。

资源再生　盐生肉苁蓉是多年寄生草本植物。常寄生于盐爪爪属、红莎、珍珠茶等植物的根上。喜干旱少雨气候。具有抗逆性强的特性，喜长日照、积温高、昼夜温差大的环境。

（陈士林）

yángjīnhuā

洋金花 （Daturae Flos）

茄科植物白花曼陀罗 *Datura metel* L. 的

干燥花。4～11 月花初开时采收，晒干或低温干燥。收载于《中华人民共和国药典》（2015 年版）。洋金花主要含有生物碱类（如东莨菪碱、莨菪碱、阿托品）、黄酮类，内酯类等化学成分。药典规定洋金花中东莨菪碱含量不少于0.15%。洋金花味辛，性温；有毒。归肺、肝经。具有平喘止咳、解痉定痛的功效。现代研究表明洋金花具有对神经系统的双向调节作用，小剂量兴奋、大剂量抑制。有毒，孕妇、外感及痰热咳喘、青光眼、高血压及心动过速患者禁用。

资源分布 白花曼陀罗分布于江苏、浙江、福建、湖北、广东、广西、四川等省区，各地有栽培。商品药材主要来源于野生或栽培。主产于江苏、海南、广东、福建等省。

资源再生 白花曼陀罗为一年生草本半灌木状。喜温暖湿润气候，生长于山坡草地或住宅附近，以向阳、土层疏松肥沃、排水良好的砂质壤土栽培为宜，忌连作。种子繁殖，直播或育苗移栽。白花曼陀罗病害有黑斑病，虫害有烟青虫。

（秦民坚）

yějúhuā

野菊花 （Chrysanthemi Indici Flos）

菊科植物野菊 *Chrysanthemum indicum* L. 的干燥头状花序。又称山菊花。秋、冬二季花初开放时采摘，晒干，或蒸后晒干。收载于《中华人民共和国药典》（2015 年版）。野菊花含有黄酮类（如蒙花苷、木犀草素、芹菜素、槲皮素）、挥发油（如樟烯、樟脑、葛缕酮）、萜类、有机酸类等化学成分。药典规定野菊花中蒙花苷含量不少于0.8%。野菊花味苦、辛，性微寒。归肝、心经。

具有清热解毒、泻火平肝的功效。现代研究表明野菊花具有降压、抗心肌缺血、抗菌消炎、抗病毒、解热等作用。野菊花可用于保健食品。

资源分布 野菊广布于华北、东北、华东、华中及西南各地区。商品药材来源于野生，主产于湖北、河南、山西、安徽等省。

资源再生 野菊为多年生草本植物。喜凉爽湿润气候，耐寒。以土层深厚、疏松肥沃、富含腐殖质的壤土栽培为宜。6 月上中旬分株繁殖。种植当年 10 月中旬开始采摘。虫害有跳虫甲、蚜虫。

（郭巧生）

yěmǎzhuī

野马追 （Eupatorii Lindleyani Herba）

菊科植物林泽兰 *Eupatorium lindleyanum* DC. 的干燥地上部分。秋季采收，晒干或阴干。收载于《中华人民共和国药典》（2015 年版）。野马追主要含有黄酮类（如金丝桃苷）、倍半萜类（如尖佩兰内酯 A、B、C、D）等化学成分。药典规定野马追中金丝桃苷含量不少于0.02%。野马追味苦，性平。归肝、脾经。具有清热解毒、清肺止咳、化痰平喘、降血压的功效。现代研究表明野马追具有止咳、化痰、平喘作用，以及抗菌、抗病毒、抗肿瘤作用。

资源分布 林泽兰除新疆外，全国各地均有分布。商品药材来源于野生或栽培，主产于江苏、安徽等省。

资源再生 林泽兰为多年生高大草本。喜温暖湿润气候，生于湿润山坡、草地或溪旁。耐寒，不怕水涝，喜肥，在土壤肥沃地区生长茂盛，以选向阳、土层深厚、富含腐殖质的壤土或砂壤土栽培为宜。用根茎或种子繁殖，以根茎繁殖为主。病害有锈病，

虫害有尺蠖。

（段金廒）

yěmùguā

野木瓜 （Stauntoniae Caulis Et Folium）

木通科植物野木瓜 *Stauntonia chinensis* DC. 的干燥带叶茎枝。又称七叶莲、拿藤。全年均可采割、洗净、切段、干燥。收载于《中华人民共和国药典》（2015 年版）。野木瓜含有三萜皂苷类（如荷苞花苷 B）、木脂素类、黄酮类、多糖等化学成分。药典规定野木瓜药材中荷苞花苷B 的含量不少于0.04%。野木瓜性平，味微苦。归肝、胃经。具有祛风止痛、舒筋活络的功效。现代研究表明野木瓜具有镇痛、抗炎、解痉、阻滞神经传导、放射增敏、抑制血小板聚集等作用。

资源分布 野木瓜分布于浙江、安徽、福建、江西、湖北、湖南、广东、广西、海南、重庆、四川、贵州、云南等省区市，野生资源丰富。商品药材来源于野生，主产于江西、广东等地。

资源再生 野木瓜为常绿木质藤本。喜阴凉湿润气候，生长于山谷、沟边或林下。栽培以土层深厚、疏松肥沃的壤土或砂质壤土为宜。

（刘 勇）

yèjiāoténg

夜交藤 （Polygoni Multiflori Caulis）

蓼科植物何首乌 *Polygonum multiflorum* Thunb. 的干燥茎。收载于《新疆维吾尔自治区药品标准·第一册》（1980 年版）。夜交藤主要含有蒽醌类等化学成分。夜交藤味甘，微苦，性平。归心、肝经。具有养心安神、祛风通络功效。现代研究表明夜交藤具有镇静催眠、降血脂、抗菌的作用。资源分布和资源再生见何首乌。

（周日宝）

yèxiàzhū

叶下珠（Phyllanthi Urinariae Herba）

大戟科植物叶下珠 *Phyllanthus urinaria* L. 的干燥地上部分或全草。夏、秋采收，去杂质，鲜用或晒干。收载于《福建省中药材标准》（2006 年版）、《广西中药材标准》（1990 年版）、《湖北省中药材质量标准》（2009 年版）等。叶下珠含有黄酮类（如槲皮素、芸香苷、山奈素）、生物碱类（如 4-甲氧基—叶秋碱）、酚酸类（如没食子酸）、香豆素类（如短叶苏木酚酸甲酯）、木脂素类（如叶下珠脂素）等化学成分。叶下珠味微苦、甘，性凉。具有清热利尿、明目、消积的功效。现代研究表明叶下珠具有抗病毒、保肝、抗血栓、抗肿瘤等作用。

资源分布 叶下珠分布于江苏、浙江、安徽、福建、江西、湖北、湖南、广东、广西、海南、四川、贵州、云南、台湾等省区。商品药材多来源于栽培，主产于广东、广西、四川。

资源再生 叶下珠为一年生草本。性喜温暖、向阳，以深厚、排水良好的黄色夹砂土为好；种子繁殖，3 月中旬播种，7 月底收获第一季，8 月初播种，12 月底收获第二季，需防治鼠害。

（郭宝林）

yībèimǔ

伊贝母（Fritillariae Pallidiflorae Bulbus）

百合科植物新疆贝母 *Fritillaria walujewii* Regel 或伊犁贝母 *Fritillaria pallidiflora* Schrenk 的干燥鳞茎。又称生贝、西贝等。5～7 月间采挖，除去泥沙，晒干，再去须根及外皮。收载于《中华人民共和国药典》（2015 年版）。药材以质量坚实、粉性足、味苦者为佳。伊贝母主含有生物碱类（如西贝母碱、西贝母碱苷、贝母辛）等化学成分。药典中规定伊贝母中西贝母碱苷和西贝母碱的总量不少于 0.07%。伊贝母味苦、甘，性微寒。归肺、心经。具有清热润肺、化痰止咳之功效。现代研究表明伊贝母具有降压、解痉、抗炎、止咳、祛痰和抑菌等作用。

资源分布 新疆贝母分布于新疆天山和阿尔泰山；伊犁贝母分布于新疆维吾尔自治区，河北、内蒙古等地有引种。新疆贝母和伊犁贝母均属濒危种，列入《中国珍稀濒危保护植物名录》和《国家重点保护野生药材物种名录》Ⅲ级保护物种。商品药材主要来源于栽培，主产于新疆伊犁、塔城的伊犁贝母。

资源再生 伊犁贝母、新疆贝母为多年生本草。生于海拔 1300～1780m 的林下或草坡上，新疆贝母生于海拔 1300～2000m 的林下阴湿地。喜湿润凉爽气候，耐寒，怕高湿。栽种以海拔 1000m 左右、地势平坦、土质肥沃、排水良好的砂质壤土或腐殖质壤土。鳞茎繁殖或种子繁殖。伊犁贝母种子具胚形态后熟特性和上胚轴生理休眠特性，种子成熟后随采随播。常用种子育苗移栽法，育苗生长 2 年，移栽生长 2～3 年的栽培制度。主要病害有锈病、菌核病、根腐病等。

（严铸云）

yīdiǎnhóng

一点红（Emiliae Herba）

菊科植物一点红 *Emilia sonchifolia* (L.) DC. 的干燥全草。夏、秋季采收，洗净晒干，或趁鲜切段，晒干。收载于《福建省中药材标准》（2006 年版）、《贵州省中药材、民族药材质量标准》（2003 年版）、《广西壮族自治区壮药质量标准》（2008 年版）等。一点红主要含有生物碱类（如克氏千里光碱、多椰菊碱）、黄酮类（如金丝桃苷、三叶豆苷、槲皮苷等）、三萜类（如熊果酸、西米杜鹃醇）等化学成分。一点红味微苦，性凉。归肺、肾、胃经。具有清热解毒、散瘀消肿的功效。现代研究表明一点红具有抗菌作用。

资源分布 一点红分布于福建、江西、湖南、广东、广西、贵州、云南等省区。商品药材来源于野生，主产于广东、广西、福建、贵州、江西。

资源再生 一点红为一年生草本。喜温暖湿润，忌旱；对土壤要求不严，以疏松稍肥沃的土地栽种为好。种子繁殖，春季 3、4 月播种，株幅直径达到 15cm 后即可开始采收。病虫害较少，有时有蚜虫。

（张永勋）

yīzhīhuánghuā

一枝黄花（Solidaginis Herba）

菊科植物一枝黄花 *Solidago decurrens* Lour. 的干燥全草。秋季花果期采挖。收载于《中华人民共和国药典》（2015 年版）。药材以叶多、色绿者为佳。一枝黄花含有黄酮类（如芦丁、槲皮素）、二萜类、三萜类（如一枝黄花酚苷、当归酸桂皮酯）、炔类、酚酸类等化学成分。药典规定药材中芦丁含量不少于 0.1%。一枝黄花味辛、苦，性凉。归肺、肝经。具有清热解毒、疏散风热的功效。现代研究表明一枝黄花具有抗菌、促利尿、止血等作用。

资源分布 一枝黄花分布于华东、华中、华南、西南地区，以及陕西、台湾等省。商品药材来源于栽培，主产于长江以南各地。

资源再生 一枝黄花为多年生草本。喜凉爽湿润，耐寒；以疏松肥沃、排水良好的砂质壤土栽培为宜。种子繁殖或分株繁殖。种子繁殖3月育苗，5月上旬定植；分株繁殖：春季栽种，于当年开花采收。虫害有蟋蟀、蛞蝓等为害。

（张永勋）

yìmǔcǎo

益母草（Leonuri Herba）

唇形科植物益母草 *Leonurus japonicus* Houtt. 的新鲜或干燥地上部分。鲜品春季幼苗期至初夏花前期采割，干品夏季茎叶茂盛、花未开或初开时采割，晒干，或切断晒干。收载于《中华人民共和国药典》（2015年版）。药材以质嫩、叶多、色灰绿者为佳，质老者不宜药用。益母草主要含有生物碱类（如益母草碱、水苏碱、益母草定、益母草宁）、脂肪酸类（如亚麻酸、β-亚麻酸、月桂酸）、黄酮类（如芸香苷）等化学成分。药典规定益母草中盐酸益母草碱含量不少于0.05%。益母草味苦、辛，性微寒。归肝、心包、膀胱经。具有活血调经、利尿消肿、清热解毒等功效。现代研究表明益母草具有改善血流动力学和血液流变学、抗炎、镇痛、利尿、促进免疫、保护心肌、抗血小板聚集及抗血栓形成等作用。

资源分布　益母草全国大部分地区均有分布。商品药材多来源于野生。主产于山东、河南、江苏、安徽等省。

资源再生　益母草为一年生或二年生草本。生于山野荒地、田埂、草地、溪边等处，性喜温暖湿润气候，对土壤要求不严，种植时宜选择向阳、肥沃、排水良好的砂质壤土。种子繁殖。

（张永清）

yìshǒucǎo

翼首草（Pterocephali Herba）

川续断科植物翼首草 *Pterocephalus hookeri*（C. B. Clarke）Höeck 的干燥全草。藏族习用药材。夏末秋初采挖，除去杂质，阴干。收载于《中华人民共和国药典》（2015年版）。翼首草中主要含有三萜皂苷类（如齐墩果酸，匙叶翼首花苷A、B、C、D，熊果酸）、环烯醚萜苷类（如马钱苷）等化学成分。药典规定翼首草中齐墩果酸和熊果酸的总量不低于0.2%。翼首草味苦，性寒；有小毒。具有解毒除瘟、清热止痢、祛风除痹的功效。现代研究表明翼首草具有抗炎和免疫促进作用。

资源分布　翼首草分布于四川、云南、西藏、青海等省区。商品药材来源于野生。

资源再生　翼首草为多年生草本。高山耐寒深根性植物，以海拔1800~3000m的山区种植最好，应选择土层深厚、土质疏松、土壤肥沃、排水性好的夹沙土或冲积土壤进行栽培。种子繁殖，5~6月播种，2~3年后可以采挖。

（郭宝林）

yìyǐrén

薏苡仁（Coicis Semen）

禾本科植物薏苡 *Coix lacryma-jobi* L. var. *mayuen*（Roman.）Stapf 的干燥成熟种仁。又称苡米。秋季果实成熟时采收，晒干，除去外壳和黄褐色种皮，收集种仁。收载于《中华人民共和国药典》（2015年版）。药材以饱满、色白者为佳。薏苡仁含有脂类（如薏苡仁酯、薏苡内酯）、脂肪酸类（如棕榈酸、硬脂酸）、多糖（如薏苡多糖A、B、C）等化学成分。药典规定甘油三油酸酯含量不少于0.5%。薏苡仁味甘、淡，性凉。归脾、胃、肺经。具有利水渗湿、健脾止泻、除痹、排脓、解毒散结的功效。现代研究表明薏苡仁具有抗肿瘤、抗炎、降血糖、抗菌、免疫调节等作用。薏苡仁为食用杂粮，也常用于保健食品。上海、贵州、云南以同种植物的根和根茎药用，药材名"薏苡根"。

资源分布　中国大部分地区有栽培。商品药材主产于贵州、福建、河北、辽宁、浙江等省。

资源再生　薏苡为一年生草本植物。喜温暖而稍潮湿气候。选择向阳、肥沃的黏质壤土栽培。耐湿温，分蘖期可足水管理。种子繁殖，3~5月播种。生育周期120~240天。主要病害为黑粉病。虫害为黏虫，玉米螟。

（王文全）

yìzhì

益智（Alpiniae Oxyphyllae Fructus）

姜科植物益智 *Alpinia oxyphylla* Miq. 的干燥成熟果实。又称益智仁。夏秋间果实由绿变红时采收，晒干或低温干燥。收载于《中华人民共和国药典》（2015年版）。药材以个大、饱满、气味浓者为佳。益智主要含有挥发油（如对聚伞花素、朱栾萜烯、芳樟醇、桃金娘醛、α-蒎烯、β-蒎烯）、黄酮类、二苯庚烷等化学成分。药典规定益智中挥发油的含量不低于1.0%。益智味辛，性温。归脾、肾经。具有暖肾固精缩尿、温脾止泻摄唾的功效。现代研究表明益智具有强心、扩张血管等作用。益智为常用调味品，可作为保健食品。

资源分布　益智分布于福建、广东、广西、海南、云南等省区。商品药材来源于栽培或野生，主产于海南省的屯昌、澄迈、陵水、詹县、保亭、琼山、崖县等地。

资源再生　益智为多年生草本。喜温暖湿润气候，主产区年平均气温24~25℃，月平均气温18~30℃，开花期气温在24~

26℃，年降雨量在 1800～2000mm 及以上，喜半荫蔽环境，80%以上的相对湿度。宜在疏松、肥沃的微酸性砂质壤土或壤土上栽培。种子繁殖或分株繁殖，种子繁殖6～7月育苗，分株繁殖在4月用分蘖株定植，定植后3年可结果，5年进入盛产期。常见立枯病、轮纹褐斑病、轮纹叶枯病等。虫害主要有根线虫、地老虎、金龟子等。

(郭宝林)

yīnchén

茵陈（Artemisiae Scopariae Herba）

菊科植物滨蒿 Artemisia scoparia Waldst. et Kit. 或茵陈蒿 Artemisia capillaris Thunb. 的干燥地上部分。春季幼苗高6～10cm时采收或秋季花蕾长成至花初开时采割，除去杂质和老茎，晒干。春季采收的称"绵茵陈"，秋季采割的称"花茵陈"。收载于《中华人民共和国药典》（2015年版）。绵茵陈以质嫩、绵软、色灰白、香气浓者为佳，花茵陈以身干、色黄绿、花序与叶多者为佳。茵陈主要含有色原酮类（茵陈色原酮、4-甲基茵陈色原酮、6-去甲氧基-4-甲基茵陈色原酮）、酚酸类（如绿原酸）、香豆素类（如滨蒿内酯）、黄酮类（如中国蓟醇、茵陈蒿黄酮、异茵陈蒿黄酮）、挥发油等化学成分。药典规定，绵茵陈中绿原酸含量不少于0.5%，花茵陈中滨蒿内酯含量不少于0.2%。茵陈味苦、辛，性微寒。归脾、胃、肝、胆经。具有清利湿热、利胆退黄等功效。现代研究表明茵陈具有利胆、保肝、促进免疫、解热镇痛抗炎、抗病原微生物、抗肿瘤、降血压、降血脂等作用。

资源分布 滨蒿、茵陈蒿全国各地均有分布。商品药材来源于野生，主产于山东、江苏、浙江、福建等省。

资源再生 茵陈蒿为半灌木草本。生于山坡、路边，对气候适应性较强，耐寒，对土壤要求不严格，种植时以选择排水良好、向阳而肥沃的砂质壤土为宜。种子繁殖，条播或撒播。

(张永清)

yíncháihú

银柴胡（Stellariae Radix）

石竹科植物银柴胡 Stellaria dichotoma L. var. lanceolata Bge. 的干燥根。春、夏间植株萌发或秋后茎叶枯萎时采挖，除去残茎、须根及泥沙，晒干。收载于《中华人民共和国药典》（2015年版）。药材以根长均匀，外皮淡棕黄色，断面黄白色并显光泽、顶端有"珍珠盘"、质细润者为佳。银柴胡主要含有甾醇类（如 α-菠菜甾醇、α-菠菜甾醇-葡萄糖苷、7-豆甾烯醇）、生物碱类、环肽类（如银柴胡环肽Ⅰ）、挥发油等化学成分。银柴胡味甘，性微寒。归肝、胃经。具有清虚热、除疳热的功效。现代研究表明银柴胡具有抗菌、抗炎、降脂等作用。

资源分布 银柴胡主要分布于内蒙古、宁夏、新疆等地。宁夏、内蒙古等地多见栽培，商品药材主要来源于栽培。

资源再生 银柴胡为多年生草本。喜温暖或凉爽气候，耐严寒，极耐干旱。多以种子繁殖。栽培以地势高燥向阳，土层深厚、透水性良好的松沙土或砂质壤土为宜。控制田间灌水量和排水。栽培后第三年9月中旬或第四年4月中旬采挖。虫害主要来源于鞘翅目鳃金龟科和丽金龟科多种昆虫的幼体。

(段金廒)

yínxìngyè

银杏叶（Ginkgo Folium）

银杏科植物银杏 Ginkgo biloba L. 的干燥叶。秋季叶尚绿时采收，及时干燥。收载于《中华人民共和国药典》（2015年版）。药材以黄绿色、无杂质者为佳。银杏叶中含有黄酮类（山奈素、槲皮素、异鼠李素及苷、白果黄素、银杏黄素）、萜类内酯类（如银杏内酯、白果内酯）、多糖等化学成分。药典规定银杏叶中总黄酮醇苷含量不少于0.4%，总萜类内酯含量不少于0.25%。银杏叶味甘、苦、涩，性平。具有活血化瘀、通络止痛、敛肺平喘、化浊降脂的功效。现代研究表明银杏叶具有对脑细胞损伤的保护作用、延缓衰老、痴呆等脑功能障碍，保护神经、抗凝、抗血栓、降血脂、降血糖等作用。银杏叶可作为保健食品。银杏为重要园艺树种。

资源分布 银杏为中国特有，野生仅见于浙江天目山，列入《国家珍稀濒危保护植物名录》。银杏广泛栽培于全国各地。商品药材主产于江苏、山东等省。

资源再生 银杏为乔本。喜温暖湿润气候，喜阳、耐寒、耐旱、忌涝。银杏生于海拔500～1000m的酸性土壤、排水良好地带的天然林中。在年平均温度10～18℃，年降雨量800～1800mm 的气候及 pH 6.5～7.5 的土层深厚的砂质壤土中生长良好。不宜在阴坡、积水或盐分太重的土壤中栽种。种子繁殖、分株繁殖或嫁接繁殖。种子繁殖在种子秋季采收后，当年播种或翌年春播种，春播需混砂催芽。

(周日宝)

yínyánghuò

淫羊藿（Epimedii Herba）

小檗科植物淫羊藿 Epimedium brevicornu Maxim.、箭叶淫羊藿 Epimedium sagittatum（Sieb. et Zucc.）

Maxim.、柔毛淫羊藿 *Epimedium pubescens* Maxim. 或朝鲜淫羊藿 *Epimedium koreanum* Nakai 的干燥叶。又称仙灵脾。夏、秋二季茎叶茂盛时采收，晒干或阴干。收载于《中华人民共和国药典》（2015 年版）。药材以叶片多，色黄绿者为佳。淫羊藿中含有黄酮类（如淫羊藿苷，朝藿定 A、B、C，宝藿苷 I，鼠李糖基淫羊藿次苷 II，箭藿苷 B）、木脂素类、酚苷类、生物碱类、多糖等化学成分。药典规定淫羊藿药材中的总黄酮含量不少于5.0%，淫羊藿苷含量不少于0.5%。淫羊藿味辛、甘，性温。归肝、肾经。具有补肾阳、强筋骨、祛风湿的功效。现代研究表明淫羊藿有促进性功能、调节免疫、抗衰老、促进代谢、抗骨质疏松、强心、降压、增加冠状动脉血流等作用。淫羊藿可作为保健食品，总黄酮提取物出口欧美是促进男女性功能的功能食品或食品补充剂原料。贵州习用"黔淫羊藿"，来源于粗毛淫羊藿 *E. acuminatum* Franch.、天平山淫羊藿 *E. myrianthum* Stearn、光叶淫羊藿 *E. sagittatum* var. *glabratum* T. S. Ying、毡毛淫羊藿 *E. coactum* H. R. Liang et W. M. Yan 和黔岭淫羊藿 *E. leptorrhizum* Stearn。贵州也习用"黔淫羊藿根"，来自于上述几种淫羊藿的根，具有补肾壮阳和祛风除湿功效。

资源分布　淫羊藿分布于山西南部、河南西部、陕西北部、甘肃，以及青海、宁夏、四川等地与上述区域邻近的少部区域，集中分布于甘肃南部，箭叶淫羊藿分布于华东、华南地区，以及安徽、江西、湖北和湖南等省，集中分布于安徽和江西，柔毛淫羊藿分布于重庆、四川、陕西、甘肃等省市，集中分布于四川北部，朝鲜淫羊藿分布于辽宁、吉林等省，集中分布于辽宁和吉林的长白山地区。商品药材来源于野生，主要来自于甘肃南部产淫羊藿、长白山产朝鲜淫羊藿、四川北部产柔毛淫羊藿。

资源再生　淫羊藿为多年生草本。生长于亚热带、温带的中等海拔地区，为阴生植物，喜肥、耐旱、喜欢生长于排水良好、腐殖质丰富的土壤中。种植需遮阴处理。种子繁殖或分根繁殖，种子5～6月成熟，采集种子进行层积处理促进种子后熟，早春播种，种植后3年后可采收。分根繁殖时取成年植株，分为多个带芽的根茎块，种植后2～3年可采收。常见病害主要为叶褐斑枯病、皱缩病毒病、锈病等；常见虫害为中华稻蝗、短额负蝗等。

（郭宝林）

yīngsùqiào
罂粟壳（Papaveris Pericarpium）
罂粟科植物罂粟 *Papaver somniferum* L. 的干燥成熟果壳。又称大烟壳。秋季将成熟果实或已割取浆汁后的成熟果实摘下，破开，除去种子和枝梗，干燥。收载于《中华人民共和国药典》（2015 年版）。罂粟壳含有生物碱类（如吗啡、可待因、罂粟碱）和多糖等化学成分。药典规定吗啡含量应为0.06%～0.4%。罂粟壳味酸、涩，性平；有毒。归肺、大肠、肾经。具有敛肺、涩肠、止痛的功效。现代研究表明罂粟壳具有镇痛、止咳、松弛平滑肌等作用，但具有成瘾性和耐受性。新疆维药习用同种植物的种子，药材名"罂粟"，具有健脾开胃、清热利水的功效。罂粟果实浆汁可制毒品。

资源分布　罂粟原产南欧，中国引种栽培。

资源再生　罂粟为一年生草本。各地均可栽培。种子繁殖。公安部门专控生产。

（王文全）

yóusōngjié
油松节（Pini Lignum Nodi）
松科植物油松 *Pinus tabuliformis* Carr. 或马尾松 *Pinus massoniana* Lamb. 的干燥瘤状节或分枝节。又称松节。全年均可采收，锯取后阴干。收载于《中华人民共和国药典》（2015 年版）。药材以个大、棕红色、油性足者为佳。油松节主要含有挥发油（如 α-蒎烯、β-蒎烯、樟烯、二戊烯）、树脂（如松香酸酐）等化学成分。药典规定油松节中挥发油含量不少于0.4%，α-蒎烯含量不少于0.1%。油松节味苦、辛，性温。归肝、肾经。具有祛风除湿、通络止痛的功效。现代研究表明油松节具抗菌、抗病毒、溶石、抗肿瘤等作用。资源分布和资源再生见松花粉。

（张永勋）

yúgānzǐ
余甘子（Phyllanthi Fructus）
大戟科植物余甘子 *Phyllanthus emblica* L. 的干燥成熟果实。又称滇橄榄、橄榄。藏族习用药材。冬季至次春果实成熟时采收。收载于《中华人民共和国药典》（2015 年版）。药材以个大、肉厚、回甜味浓者为佳。余甘子果实含有鞣质（如葡萄糖没食子鞣质、没食子酸、鞣花酸）、酚类（如余甘子酚）等化学成分。药典规定余甘子中没食子酸含量不少于1.2%。余甘子味甘、酸、涩，性凉。归肺、胃经。具有清热凉血、消食健胃、生津止咳的功效。现代研究表明余甘子具有抗菌、抗病毒、抗炎、抗肿瘤、调节免疫、抗氧化、降血糖、降血脂、保肝等作用。余甘子可作为保健食品，也是鲜食水果。

资源分布 余甘子分布于福建、广东、广西、海南、四川、贵州、云南、台湾等省区。商品主要来源于栽培，主产于云南。

资源再生 余甘子为落叶小乔木或灌木。喜温暖湿润，怕寒冷，对土壤要求不严，以向阳山坡、梯田和园地栽培为宜，种子繁殖或嫁接繁殖。种子繁殖：春季播种。嫁接繁殖：选取 2～4 年野生余甘子为砧木，取 2 年生的优良品种枝条为接穗，于 2～5 月间嫁接，成活后移栽。虫害有木毒蛾、介壳虫、蚜虫等。

(张永勋)

yúxīngcǎo
鱼腥草（Houttuyniae Herba） 三白草科植物蕺菜 Houttuynia cordata Thunb. 的新鲜全草或干燥地上部分。鲜品全年均可采割；干品夏季茎叶茂盛花穗多时采割，除去杂质，晒干。收载于《中华人民共和国药典》（2015 年版）。药材以茎叶完整、无杂质者为佳。鱼腥草主要含有挥发油（如癸酰乙醛、月桂醛、甲基正壬酮、罗勒烯）、黄酮类（如槲皮素、槲皮苷、金丝桃苷、芦丁）、有机酸类（如绿原酸、亚油酸）、脂肪酸类、甾醇类等化学成分。鱼腥草味辛，性微寒。具有清热解毒、消痈排脓、利尿通淋的功效。现代研究表明鱼腥草具有抗多种细菌、抗病毒、免疫调节、利尿等作用。

资源分布 蕺菜分布于陕西、甘肃及长江以南各地。商品药材来源于野生或栽培。主产于长江以南各省。

资源再生 蕺菜为多年生草本。蕺菜生于沟边、溪边及潮湿的疏林下。喜温暖潮湿环境，忌干旱，生长适温为 15～20℃。较

耐寒、怕强光，在 -15℃ 可越冬。耐阴、耐瘠薄，土壤以肥沃的砂质壤土及腐殖质壤土生长最好，不宜于黏土和碱性土壤栽培。用根茎繁殖，春季将老苗上的根茎挖出，选白色而粗壮的根茎剪成 10～12cm 小段，每段带 2 个芽栽培。

(周日宝)

yǔzhōulòulú
禹州漏芦（Echinopsis Radix） 菊科植物蓝刺头 Echinops latifolius Tausch. 或华东蓝刺头 Echinops grijisii Hance 的干燥根。春、秋二季采挖，除去须根和泥沙，晒干。收载于《中华人民共和国药典》（2015 年版）。药材以外皮土棕色、条粗、质坚、不裂者为优。禹州漏芦主要含有噻吩类（如 α-三联噻吩）、三萜类、甾体类、有机酸及其酯、糖类等化学成分。药典规定禹州漏芦中 α-三联噻吩含量不少于 0.2%。禹州漏芦味苦，性寒。归胃经。具有清热解毒、消痈、下乳、舒筋通脉等功效。现代研究表明禹州漏芦具有保肝、抗炎、抗病毒、抗肿瘤等作用。蒙药习用蓝刺头的头状花序。药材名"蓝刺头"。

资源分布 蓝刺头分布于东北地区、内蒙古、甘肃（东部）、宁夏、河北、山西及陕西；华东蓝刺头分布于辽宁（南部）、江苏、安徽、福建、山东、河南、广西、台湾等省区。商品药材来源于野生。主产于安徽、湖北、河南等省。

资源再生 蓝刺头与华东蓝刺头均为多年生草本。生于向阳的山坡、草地、路边。适应力强，耐干旱、耐瘠薄、耐寒，喜凉爽气候和排水良好的砂质土，忌炎热、湿涝。

(王振月)

yùjīn
郁金（Curcumae Radix） 姜科植物温郁金 Curcuma wenyujin Y. H. Chen et C. Ling、姜黄 Curcuma longa L.、广西莪术 Curcuma kwangsiensis S. G. Lee et C. F. Liang 或蓬莪术 Curcuma phaeocaulis Val. 的干燥块根。前两者分别称"温郁金"和"黄丝郁金"，其余按性状不同称"桂郁金"和"绿丝郁金"。冬季茎叶枯萎后采挖，除去泥沙和细根，蒸或煮至透心，干燥。收载于《中华人民共和国药典》（2015 年版）。药材以个大、质坚实、肥满、外皮皱纹细、断面色黄者为佳，尤以川郁金中的黄丝郁金品质最优。郁金含有姜黄素（如姜黄素、脱甲氧基姜黄素、双脱甲氧基姜黄素等）、挥发油等化学成分。郁金味辛、苦，性寒。归肝、心、肺经。具有行气化瘀、清心解郁、利胆退黄的功效。现代研究表明郁金具有镇痛、抗抑郁、保肝、免疫抑制、抑菌、抗癌、抗辐射损伤等作用。

资源分布 温郁金栽培于浙江瑞安。蓬莪术、广西莪术分布情况见莪术。商品药材来源于栽培，商品按产地及其断面色泽不同，分川郁金、温郁金和桂郁金三类，川郁金又分黄丝郁金、绿丝郁金，分别来自姜黄和蓬莪术，桂郁金为广西产广西莪术。

资源再生 温郁金、蓬莪术、广西莪术和姜黄的资源再生分别见莪术和姜黄。

(严铸云)

yùlǐrén
郁李仁（Pruni Semen） 蔷薇科植物欧李 Prunus humilis Bge.、郁李 Prunus japonica Thunb. 或长梗扁桃 Prunus pedunculata Maxim. 的干燥成熟种子。前两种习称"小李仁"，后一种习称"大李仁"

"柄扁桃"。夏、秋二季采收成熟果实，除去果肉和核壳，取出种子，干燥。收载于《中华人民共和国药典》（2015 年版）。药材以饱满充实、整齐不碎、淡黄白色、不泛油者为佳。郁李仁含有氰苷类（如苦杏仁苷、郁李仁苷）、脂肪油、有机酸类等化学成分。药典规定郁李仁中苦杏仁苷的含量不少于 2.0%。郁李仁味辛、苦、甘，性平。归脾、大肠、小肠经。具有润燥滑肠、下气利水的功效。现代研究表明郁李仁具有镇痛、抗炎、促进肠蠕动、抗惊厥、扩张血管、镇咳平喘等作用。四川、甘肃、宁夏等地尚习用李 *Prunus salicina* Lindl. 或杏李 *Prunus simonii* Carr. 的成熟种子，药材称"李仁"或"郁李仁"。

资源分布 欧李分布于河北、内蒙古、辽宁、吉林、黑龙江、山东、河南等省区；郁李分布于黑龙江、吉林、辽宁、河北、山东、浙江；长梗扁桃分布于内蒙古、宁夏，黑龙江、吉林、辽宁、内蒙古、河北、山东有栽培。商品药材来源于野生或栽培，主要来自东北、华北所产欧李和郁李。

资源再生 郁李为落叶灌木。喜阳光充足、温暖湿润的环境，较耐寒冷和干旱、耐瘠薄。栽培以富含有机质的壤土为宜。分株繁殖或扦插繁殖，压条、播种、嫁接繁殖方法为辅，移栽 3~4 年开始开花结果。充氮养护可防郁李仁虫蛀、泛油。

（严铸云）

yùzānhuā

玉簪花 （Hostae Flos）

百合科植物玉簪 *Hosta plantaginea* （Lam.） Aschersom 的干燥花。在 7~8 月份花将开时采摘，晒干。收载于《中华人民共和国卫生部药品标准·蒙药分册》（1998 年版）。玉簪花主要含有甾体皂苷类（如吉托皂苷元的苷类）、黄酮类（如山柰酚、槲皮素）等化学成分。玉簪花味苦、甘，性凉；有小毒。具有清热解毒、利水通经的功效。现代研究表明玉簪花具有抗肿瘤、镇痛、抑菌、抗炎作用。玉簪是常见花卉。上海习用玉簪的新鲜或干燥全草，药材名"白鹤草"，具有清热解毒、散结消肿的功效。

资源分布 玉簪全国各地均有栽培。药材自产自销。

资源再生 玉簪为多年生草本。喜阴湿、耐寒、耐旱、怕阳光直晒，对土壤要求不严，以肥沃湿润的砂壤土为宜，可连作 10 年以上不影响生长。分株繁殖或种子繁殖，分株繁殖常在秋季分根，种子繁殖的幼苗生长缓慢。

（王德群）

yùzhú

玉竹 （Polygonati Odorati Rhizoma）

百合科植物玉竹 *Polygonatum odoratum* （Mill.） Druce 的干燥根茎。又称萎蕤。秋季采挖，除去根须，洗净，晒至柔软后，反复揉搓，晾晒至无硬心，晒干，或蒸透后，揉至半透明，晒干。收载于《中华人民共和国药典》（2015 年版）。药材以条长、肉肥、黄白色，光泽柔润者为佳。玉竹中含有多糖（如玉竹黏多糖，玉竹果聚糖 A、B、C 和 D）、甾醇类、糖苷类等化学成分。药典规定玉竹中的多糖含量不少于 6.0%。玉竹味甘，性微寒。归肺、胃经。具有养阴润燥、除烦止渴等功效。现代研究表明玉竹具有降血糖、降血脂、抗肿瘤、抗突变等作用。

资源分布 玉竹分布于河北、山西、内蒙古、辽宁、吉林、黑龙江、江苏、浙江、安徽、江西、河南、湖北、湖南、陕西、甘肃、

青海等省区。商品药材主要来源于栽培，主产于湖南。

资源再生 玉竹为多年生草本。喜阴湿环境，较耐寒，宜选土层深厚、肥沃、排水良好、微酸性砂质壤土栽培，忌连作。种子繁殖、根茎繁殖、分株繁殖或组织培养繁殖法。常根茎繁殖。选肥壮、黄白色、顶芽饱满、无病斑虫伤，无机械损伤，大小均匀，重量在 10g 以上的当年生根茎作种，随挖随栽。栽种后翌年春季出苗，一般栽种后的 3 年采收。主要病害为灰斑病、褐斑病。

（周日宝）

yùzhīzǐ

预知子 （Akebiae Fructus）

木通科植物木通 *Akebia quinata* （Thunb.） Decne.、三叶木通 *Akebia trifoliata* （Thunb.） Koidz. 或白木通 *Akebia trifoliata* （Thunb.） Koidz. var. *australis* （Diels） Rehd. 的干燥近成熟果实。夏、秋二季果实绿黄时采收，晒干，或置沸水中略烫后晒干。收载于《中华人民共和国药典》（2015 年版）。预知子含有三萜皂苷类（如 α-常春藤皂苷）、香豆素类、环烯醚萜苷类、鞣质等化学成分。药典规定预知子药材中 α-常春藤皂苷含量不少于 0.2%。预知子味苦，性寒。归肝、胆、胃、膀胱经。具有疏肝理气、活血止痛、散结、利尿的功效。现代研究表明预知子具有抗菌、保肝、抑制肿瘤等作用。资源分布和资源再生见木通。

（秦民坚）

yuánbǎocǎo

元宝草 （Hyperici Sampsonii Herba）

藤黄科植物元宝草 *Hypericum sampsonii* Hance 的全草。夏、秋季采收，洗净，晒干或鲜用。收载于《贵州省中药材、民族药

材质量标准》(2003 年版)、《湖南省中药材标准》(2009 年版)。药材以叶多，带花、果者为佳。元宝草中主要含有双蒽酮类（如金丝桃素、伪金丝桃素）、黄酮类（如槲皮素、金丝桃苷、芦丁）、苷类、蒽醌类、挥发油等化学成分。元宝草味苦、辛，性寒。归肝、脾经。具有凉血止血、清热解毒、活血调经、祛风通络的功效。现代研究表明元宝草具有抗肿瘤、抗抑郁、抗病毒等作用。

资源分布　元宝草分布于上海、江苏、浙江、江西、湖北、湖南、广东、广西、重庆、四川、贵州、云南、陕西、甘肃、台湾等省区市。商品药材主要来源于野生，主产于湖北、湖南、江苏、浙江、广东、广西、四川、贵州等省区，多自产自销。

资源再生　元宝草为多年生草本。性喜温暖，对土壤要求不严。种子繁殖。病害有白粉病。虫害有蚜虫。

（陈士林）

yuánhuā

芫花 （Genkwa Flos）　瑞香科植物芫花 *Daphne genkwa* Sieb. et Zucc. 的干燥花蕾。春季花未开放时采收，除去杂质，干燥。收载于《中华人民共和国药典》(2015 年版)。药材以花蕾多而整齐、淡紫色或灰紫色、无杂质者为佳。芫花含有二萜类（如芫花酯甲、乙、丙、丁）、黄酮类（如芫花素、3′-羟基芫花素）等化学成分。药典规定芫花药材中芫花素含量不少于 0.2%。芫花味苦、辛，性温。归肺、脾、肾经。具有泻水逐饮等功效。外用杀虫疗疮。现代研究表明芫花具有镇咳、祛痰、镇痛、镇静、抗惊厥、抗炎、抗肿瘤、调节免疫、抑菌、杀虫、抗寄生虫、引产抗生育、

利尿泻下等作用。芫花有一定毒性，内服中毒后可出现恶心呕吐、腹痛腹泻、头晕头痛、痉挛抽搐等症状，严重时导致昏迷、脱水、呼吸衰竭等。

资源分布　芫花分布于华北地区及河北、河南、湖北、湖南、四川、贵州、陕西等省。商品药材主要来源于野生，很少栽培，主产于安徽滁县，江苏南京、徐州、淮阴，四川绵阳、广元，山东胶州、日照等地。

资源再生　芫花为落叶小灌木。生于路旁或山坡，喜温暖气候，耐旱怕涝，以肥沃疏松的砂质土壤种植为宜。种子繁殖或分株繁殖。

（张永清）

yuǎnzhì

远志 （Polygalae Radix）　远志科植物远志 *Polygala tenuifolia* Willd. 或卵叶远志 *Polygala sibirica* L. 的干燥根。春秋二季采挖，除去须根和泥沙，晒干，采后去除木心的远志称"远志肉、远志筒"。如采收后不去木心，直接晒干者，称"远志棍"。收载于《中华人民共和国药典》(2015 年版)。远志主要含有三萜皂苷类（远志皂苷 A、B、C、D、E）、咕吨酮类（1,2,3,6,7-五甲氧基咕吨酮、远志咕吨酮 I、II、III）、糖苷类（3,6′-二芥子酰基蔗糖）、酚苷类、生物碱类、脂肪油等化学成分。远志以根粗壮、皮厚者为佳。药典规定远志中远志咕吨酮 III 的含量不得少于 0.15%，含 3,6′-二芥子酰基蔗糖不得少于 0.50%。远志味苦、辛，性温。归心、肾、肺经。具有安神益智、交通心肾、祛痰的功效。现代研究表明远志具有镇静、抗惊厥、益智、祛痰、镇咳、降压、溶血、抗菌、子宫收缩等作用。临床用其复方治疗

慢性支气管炎、神经衰弱等疾病。远志可用于保健食品。

资源分布　远志分布于河北、山西、内蒙古、辽宁、吉林、黑龙江、山东、江苏、安徽、江西、河南、湖北、湖南、四川、云南、陕西、甘肃、青海、宁夏等省区。卵叶远志分布于河北、内蒙古、辽宁、吉林、黑龙江、山东、河南、四川、贵州、云南、西藏、陕西、甘肃、青海、宁夏、新疆等地。商品药材来自于栽培和野生，主产于山西和陕西。

资源再生　远志的来源原植物为多年生草本。喜冷凉气候、忌高温、耐干旱。宜选向阳、排水良好的砂质土壤栽培。种子繁殖，栽种后第 3、4 年采收。常见病害为根腐病、叶枯病，可分别通过喷洒多菌灵和代森锰锌防治。常见虫害为蚜虫，可通过喷洒乐果乳剂防治。

（赵中振）

yuèjìhuā

月季花 （Rosae Chinensis Flos）　蔷薇科植物月季 *Rosa chinensis* Jacq. 的干燥花。全年均可采收，花微开时采摘，阴干或低温干燥。收载于《中华人民共和国药典》(2015 年版)。药材以色紫红、花半开、不散瓣、气清香者为佳。月季花中含有挥发油（如橙花醇、玫瑰醚）、黄酮类（如金丝桃苷、异槲皮苷、槲皮苷、山柰酚）、鞣质等化学成分。药典规定金丝桃苷和异槲皮苷的总量不少于 0.38%。月季花味甘，性温。归肝经。具有活血调经、疏肝解郁的功效。现代研究表明月季花具有抗肿瘤、抗真菌、抗病毒、抗氧化、调节机体免疫功能等作用。

资源分布　全国各地均有栽培。药材主产于江苏、湖北、山

东、河北、天津、北京等省市，以江苏产量大，品质佳。

资源再生 月季为矮小直立灌木。适应性强、喜光、耐寒、耐旱、耐修剪。扦插繁殖。宜选择肥沃深厚、排水良好的中性偏酸腐殖土栽培。选择健壮枝条剪成 16～20cm 的插条，扦插育苗一年后移栽，栽后一年可开花。

(王文全)

yúnxiāngcǎo

芸香草 （Cymbopogonis Herba）

禾本科植物芸香草 *Cymbopogon distans* （Nees.） Wats 的干燥茎叶。夏秋两季开花前割取地上部分，晾干或晒干。收载于《湖北省中药材质量标准》（2009 年版）、《湖南省中药材标准》（2009 年版）。药材以有特异香气，味辛辣，嚼之有麻舌清凉感者为佳。芸香草含有挥发油（如胡椒酮、蒈烯-4、牻牛儿醇、牻牛儿酸乙酯、牻牛儿醛、柠檬烯）、皂苷类、鞣质等化学成分。芸香草味辛、微苦，性温。具有散寒利湿、止咳平喘、行气宽中的功效。现代研究表明芸香草具有平喘、镇咳等作用。

资源分布 芸香草分布于四川、云南、西藏、陕西、甘肃南部等地。商品药材来源于野生。

资源再生 芸香草为多年生草本。宜生长在较温暖的气候环境中，以排水良好的坡地为佳。

(董诚明)

zàngchāngpú

藏菖蒲 （Acori Calami Rhizoma）

天南星科植物藏菖蒲 *Acorus calamus* L. 的干燥根茎。又称水菖蒲。藏族习用药材。秋、冬二季采挖，除去须根和泥沙，晒干。收载于《中华人民共和国药典》（2015 年版）。药材以根茎粗大、表面黄白色、去尽鳞叶和须根者为佳。藏菖蒲中含有挥发油（如 α-细辛脑和

β-细辛脑、菖蒲烯二醇、菖蒲螺烯酮、菖蒲螺酮、菖蒲酮）、有机酸类等化学成分。药典规定藏菖蒲含挥发油不少于 2.0%（ml/g）。藏菖蒲味苦、辛，性温、燥、锐。具有温胃，消炎止痛的功效。现代研究表明藏菖蒲对中枢神经系统、心血管系统均有作用，还有止咳平喘祛痰作用等。

资源分布 藏菖蒲分布于全国各地。商品药材来源于野生，主产于湖北、湖南、辽宁和四川。

资源再生 藏菖蒲为多年生草本。喜温暖湿润气候，喜阳光，耐严寒。宜选择潮湿并富含腐殖质的黑土，沼泽、溪沟、池塘等低湿地方均可栽种。根茎繁殖，早春挖出根茎，用带芽的茎做种，切成小段栽植。

(郭宝林)

zànghuíxiāng

藏茴香 （Cari Fructus）

伞形科植物葛缕子 *Carum carvi* L. 的果实。又称果乌。藏族习用药材。秋季采收果实或割取全株，晒干，打下种子，去杂质。收载于《中华人民共和国卫生部药品标准·藏药·第一册》（1995 年版）。药材以饱满、色黄亮、香气浓者为佳。藏茴香含有挥发油（如葛缕酮、柠檬烯、二氢葛缕酮）、脂肪油（如棕榈酸、油酸、亚油酸）等化学成分。藏茴香味微辛，性温。具有芳香健胃、祛风理气的功效。现代研究表明藏茴香具有抑菌、增加肠蠕动、平喘、镇咳、利尿、利胆等作用。藏茴香还用作调味品和香料等。

资源分布 葛缕子分布于东北、华北、西北地区，以及西藏、四川西部。商品药材主要来源于野生，主产于西藏、青海、四川西部。

资源再生 葛缕子为多年生

草本。主要生长于海拔 800～4000m 的路旁、草原、山沟、河滩及山坡等处。低洼积水及黏重地不宜种植。种子繁殖，春季播种。

(严铸云)

zàngmùxiāng

藏木香 （Inulae Racemosae Radix）

菊科植物总状土木香 *Inula racemosa* Hook. f. 的干燥根。又称土木香，藏名玛奴、玛讷巴扎。藏族、蒙古族习用药材。秋季采挖，除去泥沙，晒干。收载于《藏药标准》（1979 年版）。药材以条粗、色棕黄、香气浓者为佳。藏木香含有挥发油（如土木香内酯、异土木香内酯、二氢土木香内酯）等化学成分。藏木香味辛、苦，性温；有小毒。归肝、脾经。具有健脾和胃、调气解郁、止痛、安胎的功效。现代研究表明藏木香具有驱虫、抗菌、降血糖、利胆、镇痛等作用。服用过量可发生四肢疼痛、吐、泻、眩晕及皮疹等毒副反应。

资源分布 总状土木香分布于新疆北部，湖北、陕西、甘肃、四川和西藏有栽培。商品药材主要来源于栽培，主产于西藏、甘肃、新疆。

资源再生 总状土木香为多年生高大草本。喜凉爽的气候，耐寒，怕高温强光。以海拔 1500～2800m 的山区，排水保水性能良好、土层深厚、疏松肥沃的砂质土栽培。种子繁殖，常直播。栽培 2～3 年后可采收。病害有根腐病，虫害有蚜虫。

(严铸云)

zàngyīnchén

藏茵陈 （Swertiae Mussotii Herba）

龙胆科植物川西獐牙菜 *Swertia mussotii* Franch. 和抱茎獐牙菜 *Swertia franchetiana* H. Smith 的全草。藏药名称蒂达。夏、秋

季采收，除去杂质，洗净泥土，晒干，切断。收载于《青海省藏药标准》（1992年版）。藏茵陈主要含有环烯醚萜类（如苦龙苷、獐牙菜苦苷、獐牙菜苷）、呫吨酮类（如芒果苷、花锚苷、当药醇苷）、黄酮类（如獐牙菜黄酮、异荭草素）、三萜类（如齐墩果酸、熊果酸）、多元酚类等化学成分。藏茵陈味苦，性凉。具有清肝利胆退黄，利水消肿的功效。现代研究表明藏茵陈具有保肝、抗病毒、抗菌、抗炎、抗癌等作用。

资源分布　川西獐芽菜分布于四川、云南、西藏、青海等省区。抱茎獐牙菜分布于四川、西藏、青海、甘肃南部。商品药材来源于野生，主产于青海玉树、四川西北等地。

资源再生　川西獐牙菜为一年生草本。喜温暖潮湿，不耐干旱、积水和严寒。可耐 –10℃ 低温。适合生长在排水良好的砂质壤土、山地棕壤、暗棕壤、高山草甸土或河滩沙地。种子繁殖，4月进行播种。病害有立枯病，猝倒病等。

（陈士林）

zàojiǎocì

皂角刺（Gleditsiae Spina）　豆科植物皂荚 *Gleditsia sinensis* Lam. 的干燥棘刺。全年均可采收，干燥，或趁鲜切片，干燥。收载于《中华人民共和国药典》（2015年版）。药材以纯净、无枝梗、色棕紫、中间棕红色者为佳。皂角刺主要含有三萜皂苷类（如皂荚皂苷 B、C、D、E、F、G）、黄酮类、酚酸类、甾体类等化学成分。皂角刺味辛，性温。归肝、胃经。具有消肿托毒、排脓、杀虫的功效。现代研究表明皂角刺具有抗菌、抗炎、杀虫、抗肿瘤、抗病毒、免疫调节等作用。

资源分布　皂荚分布于华北、华东、华南，以及东北、西部的部分地区，全国各地多有栽培。商品药材来源于野生或栽培，主产于河南、陕西、湖北、广西、四川等省区。

资源再生　皂荚为落叶乔木。喜光而稍耐阴，喜温暖湿润气候，对土壤适应性强，在石灰质及盐碱甚至黏土或砂土上均能正常生长。种子繁殖。病害主要有炭疽病、立枯病、白粉病、褐斑病等，虫害有皂角树豆象和皂角树食心虫。

（段金廒）

zélán

泽兰（Lycopi Herba）　唇形科植物毛叶地瓜儿苗 *Lycopus lucidus* Turcz. var. *hirtus* Regel 的干燥地上部分。夏、秋二季茎叶茂盛时采割，晒干。收载于《中华人民共和国药典》（2015年版）。药材以叶多茎实、带有花枝、色黄绿、不破碎、质嫩者为佳。泽兰主要含有挥发油（如己醛、顺式-3-己烯-1-醇、反式-2-己烯-1-醇、己醇-1、α-侧柏烯、α-蒎烯）、三萜类（如桦木酸、熊果酸、乙酰熊果酸、胆甾酸、齐墩果酸）等化学成分。泽兰味苦、辛，性微温。归肝、脾经。具有活血调经、祛瘀消痈、利水消肿等功效。现代研究表明泽兰具有抗凝血、抗血栓形成、改善微循环、降血脂、镇痛、镇静、利胆、增强子宫平滑肌收缩等作用。

资源分布　毛叶地瓜儿苗分布于东北地区，以及河北、四川、贵州、云南、陕西等省。商品药材主要来源于野生，有部分栽培，主产于黑龙江、辽宁、浙江、湖北等省。

资源再生　毛叶地瓜儿苗为多年生草本。生于山野低洼地或溪流沿岸的灌木丛及草丛中，喜温暖湿润气候，在高温多雨季节生长旺盛，耐寒，不怕水涝，喜肥，在土壤肥沃地区生长茂盛。种植时宜选向阳、土层深厚、富含腐殖质的壤土或砂壤土，不宜在干燥、贫瘠和无灌溉条件下种植。根茎繁殖或种子繁殖，以根茎繁殖为主。

（张永清）

zéqī

泽漆（Euphorbiae Helioscopiae Herba）　大戟科植物泽漆 *Euphorbia helioscopia* L. 的干燥全草。4~5月开花时采收，除去根及泥沙，晒干。收载于《山东省中药材标准》（2002年版）、《河南省中药材标准》（1993年版）、《贵州省中药材、民族药材质量标准》（2003年版）等。药材以茎粗壮、黄绿色者为佳。泽漆主要含有二萜类（如大戟苷 A~K、泽漆双环氧萜 A~E、泽漆萜 A~E）、黄酮类（如槲皮素、金丝桃苷）、多酚类（如没食子酸）等化学成分。泽漆味苦、辛，性微寒；有毒。归肺、大肠、小肠经。具有行水消肿、化痰止咳、解毒杀虫的功效。现代研究表明泽漆具有镇咳、祛痰、抗肿瘤等作用。泽漆乳汁对黏膜有强烈刺激性，可导致发红、发炎溃烂。泽漆可作为生物农药，种子油可供工业用。

资源分布　泽漆分布于除新疆、西藏外的中国各地。商品药材来源于野生，主产于江苏、安徽、浙江等省。

资源再生　泽漆为一年生或二年生草本。喜光喜温暖、潮湿环境，耐寒，畏热。种子发芽忌高温。

（王德群）

zéxiè

泽泻（Alismatis Rhizoma）　泽泻

科植物泽泻 Alisma orientale (Sam.) Juzep. 的干燥块茎。冬季茎叶开始枯萎时采挖，洗净，干燥，除去须根和粗皮。收载于《中华人民共和国药典》（2015年版）。药材以个大、色黄白、光滑、粉性足者为佳。泽泻含三萜类（如2,3-乙酰泽泻醇B、泽泻醇A、泽泻醇A乙酸酯等）、二萜类、倍半萜类等化学成分。药典规定泽泻药材中2,3-乙酰泽泻醇B的含量不少于0.05%。泽泻味甘、淡，性寒。归肾、膀胱经。具有利水渗湿、泻热、化浊、降脂的功效。现代研究表明泽泻具有利尿、降血脂、降血压、抑制动脉粥样硬化等作用。

资源分布 泽泻分布于浙江、上海、江苏、安徽、福建、江西、湖南、广东、广西、四川、云南、贵州等省区市。商品药材来源于栽培，主产四川、广西、福建、江西等省区。产自福建、江西的药材称"建泽泻"，个大；产自四川的药材称"川泽泻"，个较小。

资源再生 泽泻为多年生沼生草本。喜温暖，栽培以肥沃的黏质土为宜，多与早、中稻和莲轮作。种子繁殖，6～7月播种，种子需浸泡并与草本灰拌种撒播，播种后遮阴，灌水至3cm深，秋分前后苗高10～20cm时移栽大田，株距、行距30～40cm，浅水灌溉，保持水深3～5cm，采收前1个月内逐步排水至干，晒田，泽泻生长期的抽薹会影响药材产量和质量，应随时摘除。

（刘勇）

zhèbèimǔ

浙贝母（Fritillariae Thunbergii Bulbus） 百合科植物浙贝母 Fritillaria thunbergii Miq. 的干燥鳞茎。初夏植株枯萎时采挖，洗净，大小分开，大者除去芯芽，分别搓擦，除去外皮，拌以煅过的贝壳粉，吸去擦去的浆汁，干燥。收载于《中华人民共和国药典》（2015年版）。药材以鳞叶肥厚、质坚实、粉性足、断面色白者为佳。浙贝母主要含有生物碱类（如贝母素甲、贝母素乙、浙贝宁）等化学成分。药典规定浙贝母中贝母素甲和贝母素乙的总量不少于0.08%。浙贝母味苦，性寒。归肺、心经。具有清热化痰止咳、解毒、散结、消痈的功效。现代研究表明浙贝母具有镇咳、解痉等作用。

资源分布 浙贝母野生只分布于浙江宁波。浙江、安徽、江西、福建、湖南等省均有栽培。商品药材来源于栽培，主产于浙江，为浙江道地药材。

资源再生 浙贝母为多年生草本。喜温暖湿润，雨量充沛的海洋性气候，较耐寒，怕水浸。平均气温在17℃左右时，地上茎叶生长迅速，超过20℃则生长缓慢并随气温继续增加而枯萎，地下鳞茎进入休眠。生长期3个月左右。以阳光充足、土层深厚、肥沃、疏松、排水良好的微酸性或中性砂质壤土栽培为宜。鳞茎繁殖，于9月下旬进行，次年5月上旬采收。主要病害有灰霉病，虫害有蛴螬等。

（王德群）

zhīmǔ

知母（Anemarrhenae Rhizoma） 百合科植物知母 Anemarrhena asphodeloides Bge. 的干燥根茎。春、秋二季采挖，除去须根和泥沙，晒干，习称毛知母，或除去外皮，晒干，称光知母或知母肉。收载于《中华人民共和国药典》（2015年版）。药材以断面黄白色、条粗长、质坚实者为佳。知母含有甾体皂苷类（如知母皂苷BⅡ、N、AⅢ）、黄酮类（如芒果苷、异芒果苷）、多糖等化学成分，以及胆碱、烟酸等成分。药典规定知母中知母皂苷BⅡ不少于3.0%，芒果苷不少于0.7%。知母味苦、甘，性寒。归肺、胃、肾经。具有清热泻火、滋阴润燥的功效。现代研究表明知母具有抗菌、抗病毒、抗癌、解热、抗氧化、抗辐射、抗炎、止喘、降血糖、改善痴呆、抗癫痫、抗甲亢等作用。

资源分布 知母分布于华北、东北地区及山东、河南、陕西、甘肃、宁夏等省区，河北、安徽有栽培。商品药材主要来源于栽培，少量野生。野生知母以河北易县及其周边山区产者为佳，称为"西陵知母"。栽培品主产于河北安国、安徽太和等地。

资源再生 知母为多年生草本。适应性强，耐寒、耐旱。宜选择土质疏松、肥沃、排水良好的腐殖质壤土和砂质壤土栽培。种子繁殖或分株繁殖。种子繁殖：选三年生以上植株采集成熟种子播种。分株繁殖将根茎切成3～5cm长小段，每段带1～2个芽栽种。栽植2～3年以上采收。

（王文全）

zhīzhūxiāng

蜘蛛香（Valerianae Jatamansi Rhizoma Et Radix） 败酱科植物蜘蛛香 Valeriana jatamansi Jones 的干燥根茎和根。又称马蹄香。秋季采挖，除去泥沙，晒干。收载于《中华人民共和国药典》（2015年版）。药材以粗壮、坚实、香气浓者为佳。蜘蛛香主要含有挥发油（如异戊酸、α-蒎烯、柠檬烯、龙脑）、环烯醚萜类（如缬草三酯、乙酰缬草三酯、缬草苦苷、蒙花苷）、有机酸类（如绿原酸）等化学成分。蜘蛛香味微苦、辛，性温。归心、脾、胃经。具有理气止痛、消食止泻、祛风除湿、镇惊安神的功效。现代研究表明蜘蛛香具有抗肿瘤、镇静催眠、抗惊厥的作用。

资源分布 蜘蛛香分布于华中地区，以及四川、贵州、云南、西藏和陕西等省区。商品药材来源于野生，主产于河南、湖北、四川、贵州、云南等省。

资源再生 蜘蛛香为多年生草本。喜阳光、湿润、凉爽环境，生于海拔 2500m 以下山顶草地、林中或溪边。

(王德群)

zhīzi

栀子（Gardeniae Fructus） 茜草科植物栀子 *Gardinia jasminoides* Ellis 的干燥成熟果实。9~11 月果实成熟呈红黄色时采收，除去果梗和杂质，蒸至上汽或置沸水中略烫，取出，干燥。收载于《中华人民共和国药典》（2015 年版）。药材以皮薄、饱满、色红黄者为佳。栀子含有环烯醚萜类（如栀子苷、羟异栀子苷、山栀子苷、栀子新苷）、二萜色素类（如藏红花酸、藏红花素苷类）、有机酸类、挥发油、木脂素类等化学成分。药典规定栀子药材中栀子苷的含量不少于 1.8%。栀子味苦，性寒。归心、肺、三焦经。具有泻火除烦、清热利湿、凉血解毒的功效。外用消肿止痛。现代研究表明栀子具有镇痛、解热、抗炎、利胆、利尿、降血脂、抗肿瘤、抗氧化等作用。栀子色素作为天然色素，广泛应用于饮料、食品、药品及化妆品。

资源分布 栀子分布于江西、浙江、福建、湖南、湖北、广东、广西、四川、贵州等省区，野生或栽培。商品药材主要来源于栽培，主产于江西、湖南、四川、湖北、福建、广东、广西等省区，其中江西、湖南、四川为道地产区，习称"黄栀子"，占全国总产量的大部分。

资源再生 栀子为常绿灌木。喜温暖、阳光充足的环境，耐旱、耐贫瘠，怕涝，不耐寒，平原、丘陵、山地均可种植，以向阳坡地、土层深厚、疏松肥沃、排水良好的酸性壤土为好。种子繁殖或扦插繁殖，种子繁殖：以春播（2~3 月）为宜，苗高 30cm 以上移栽，3~4 年结果；扦插繁殖：春、秋二季均可，剪取 15~20cm 长的健壮枝条插入苗床，成苗 1 年后移栽，2~3 年结果。药材采收期为 10~11 月，以果皮呈红黄色时为佳。病害主要为褐斑病，虫害有龟蜡蚧和大透翅天蛾。

(刘勇)

zhǐjǔzǐ

枳椇子（Hoveniae Semen） 鼠李科植物枳椇 *Hovenia acerba* Lindl. 的干燥成熟种子。又称拐枣子。10~11 月果实成熟时采收，将果实连柄采下，晒干，碾碎果壳，筛取种子，干燥。收载于《中华人民共和国卫生部药品标准·中药材·第一册》（1992 年版）。药材以粒大、饱满、色红棕者为佳。枳椇子含有生物碱类（如黑麦草碱、β-咔啉）、三萜皂苷类（如枳椇苷 C、D、G）、黄酮类（如槲皮素、杨梅素、没食子儿茶素）等化学成分。枳椇子味甘，性平。具有止渴除烦、清湿热、解酒毒、利二便的功效。现代研究表明枳椇子有中枢抑制、降压和保肝等作用。枳椇可作园林树种；枳椇也是蜜源植物；也可作为木材和造纸；枳椇果梗为"沙拐枣"，可以食用。

资源分布 枳椇分布于江西、浙江、江苏、安徽、福建、湖北、湖南、四川、陕西等省。商品药材多来源于栽培，主产于陕西、湖北、浙江、江苏等省。

资源再生 枳椇为乔木。喜光，喜温暖湿润气候，适应性强，以土壤肥沃、阳坡、砂质排水良好、光照充足之处栽培为宜。种子繁殖。常见病虫害为枳椇溃疡病、枳椇叶枯病和蚜虫。

(刘合刚)

zhǐqiào

枳壳（Citri Aurantii Fructus） 芸香科植物酸橙 *Citrus aurantium* L. 及其栽培变种的干燥未成熟果实。7 月果实尚绿时采收，自中部横切为两半，晒干或低温干燥。收载于《中华人民共和国药典》（2015 年版）。药材以外皮色绿褐、果肉厚、质坚硬、香气浓者为佳。枳壳含有挥发油（如 α-蒎烯、β-蒎烯、β-月桂烯）、黄酮类（如柚皮苷、橙皮苷、新橙皮苷）、生物碱类（如辛弗林、N-甲基酪胺、去甲肾上腺素）等化学成分。药典规定枳壳中柚皮苷的含量不少于 4.0%，新橙皮苷的含量不少于 3.0%。枳壳味苦、辛、酸，性微寒。归脾、胃经。具有理气宽中、行滞消胀的功效。现代研究表明枳壳具有调整平滑肌、改善心血管和泌尿系统功能等作用。资源分布和资源再生见枳实。商品药材主要来源于栽培，主产于江西、湖南、湖北、四川、贵州、浙江等省。

(刘合刚)

zhǐshí

枳实（Aurantii Fructus Immaturus） 芸香科植物酸橙 *Citrus aurantium* L. 及其栽培变种或甜橙 *Citrus sinensis* Osbeck 的干燥幼果。5~6 月份收集自落的果实，除去杂质，自中部横切为两半，晒干或低温干燥，较小者直接晒干或低温干燥。收载于《中华人民共和国药典》（2015 年版）。药材以肉厚、瓤小、质坚、香气浓者为佳。枳实主要含有挥发油（如 α-蒎烯、β-蒎烯、β-月桂烯）、黄酮类（如柚皮苷、橙皮苷、新橙皮苷）、生物碱类（如辛弗林、N-甲基酪胺、去甲肾上腺素）等化学成分。药典规定枳实中辛弗林的含量不少于 0.3%。枳实味苦、辛、酸，性微寒。归脾、胃经。具有破气消积、化痰散痞的功效。现代研究表明枳实具有升压、促进胃肠平滑肌收缩、增加心肌收缩力等作用。

资源分布 酸橙栽培于江西和湖南等省，甜橙栽培于浙江、江苏、江西、福建、湖南、湖北、广东、广西、四川、云南、贵州、台湾等省区。药材主产于江西、重庆、湖北、湖南、浙江、四川等省市。

资源再生 酸橙和甜橙均为常绿小乔木。喜温暖气候，最适生长温度为 20～25℃，耐阴性较强，喜湿润的环境。栽培以土层深厚、疏松肥沃、排水良好的冲积土、砾质土为宜。种子繁殖或嫁接繁殖，种子繁殖：于冬季或 3 月份播种，育苗 1 年左右移栽，嫁接繁殖：选择用种子繁殖的二年生苗作砧木。种子繁殖的种植 8～10 年即可收获，嫁接繁殖的种植 3～5 年即可收获。

（刘合刚）

zhǒngjiéfēng

肿节风（Sarcandrae Herba） 金粟兰科植物草珊瑚 *Sarcandra glabra*（Thunb.）Nakai 的干燥全株。夏、秋两季采收全株，除去杂质，晒干。收载于《中华人民共和国药典》（2015 年版）。肿节风含有香豆素类（如异秦皮啶、秦皮苷、秦皮乙素等）、黄酮类、倍半萜类、酚酸类（如迷迭香酸）、木脂素类、三萜类等化学成分。药典规定肿节风中异秦皮啶含量不少于 0.02%，迷迭香酸含量不少于 0.02%。肿节风味苦、辛，性平。归心、肝经。具有清热凉血、活血消斑、祛风通络的功效。现代研究表明肿节风具有抗肿瘤、抗菌消炎、镇咳、祛痰、平喘等作用。

资源分布 草珊瑚分布于华南地区，以及安徽、浙江、江西、福建、湖北、湖南、四川、重庆、贵州、云南、台湾等省区市，江西、广东、广西、福建等省区有少量栽培。商品药材主要来源于野生，主产于江西、浙江、福建、广西、广东、四川等省区。

资源再生 草珊瑚为常绿亚灌木。喜温暖湿润环境，耐阴，怕强光，选择具有土层厚、富含腐殖质的砂壤土，在疏林下栽培为宜。繁殖多采用扦插方法进行，也可用种子繁殖和分株繁殖；采收时注意只割取地上部分，保留地下根系，以利持续利用。

（刘 勇）

zhūshāgēn

朱砂根（Ardisiae Crenatae Radix） 紫金牛科植物朱砂根 *Ardisia crenata* Sims 的干燥根。又称紫金牛、平地木。秋、冬二季采挖，洗净，晒干。收载于《中华人民共和国药典》（2015 年版）。药材以条粗、皮厚者为佳。朱砂根主要含有三萜皂苷类（如朱砂根苷、朱砂根新苷）、生物碱类、酚类（如岩白菜素、11-O-没食子酰基岩白菜素、11-O-丁香酰基岩白菜素）等化学成分。药典规定朱砂根中岩白菜素的含量不少于 1.5%。朱砂根味微苦、辛，性平。归肺、肝经。具有解毒消肿、活血止痛、祛风除湿的功效。现代研究表明朱砂根具有抗生育、止咳平喘、驱虫、杀虫和抑菌等作用。朱砂根还可作园艺花卉。

资源分布 朱砂根分布于福建、江西、安徽、湖南、湖北、广东、广西、云南、台湾等省区。商品药材来源于野生，主产于广西、广东、江西、浙江等省区。

资源再生 朱砂根为常绿灌木。生于山地林下、沟边、路旁阴凉潮湿处。朱砂根可采用播种、扦插、高枝压条、分株等方法进行繁殖。朱砂根比较耐阴，在散射光条件下生长良好，防止曝晒得白灼病危害植株。病害有根腐病和褐斑病。虫害有介壳虫等。

（刘合刚）

zhūshālián

朱砂莲（Aristolochiae Tuberosae Radix） 马兜铃科植物朱砂莲 *Aristolochia tuberose* C. F. Liang et S. M. Hwang 的干燥块根。又称背蛇生。秋后地上茎叶干枯时或春初新苗发出前采挖，去掉残茎及须根，洗净，蒸透心后，切片，晒干。收载于《四川省中药材标准》（1987 年版）、《广西中药材标准》（1990 年版）、《贵州省中药材、民族药材质量标准》（2003 年版）。药材以体重、质坚、断面棕色或红棕色、角质样、味极苦为佳。朱砂莲含有菲类（如马兜铃酸 A、马兜铃酸 C、马兜铃内酰胺）、生物碱类（如朱砂莲素、朱砂莲苷）等化学成分。朱砂莲味苦、辛，性寒；有毒。归心、肺、肝经。具有清热解毒、消肿止痛、解蛇毒的功效。现代研究表明朱砂莲具有镇痛、镇静、抗炎、解热、抑菌、调节免疫功能等作用，所含马兜铃酸、马兜铃内酰胺具有肾毒性。

资源分布 朱砂莲分布于湖北、广西、云南、贵州、四川、重庆等省区市，四川有少量栽培。列入《国家重点保护野生植物名录》为Ⅱ级保护植物。商品药材来源于野生或栽培，主产于四川峨边、马边和屏山，广西南丹、田林和百色，云南文山、耿马，贵州安龙等地。

资源再生　朱砂莲为多年生藤本。喜阴湿，不耐干旱。栽培选半荫蔽、较温凉湿润、肥沃的砂质壤土。种子繁殖或根茎繁殖。种子繁殖：采用育苗移栽，移栽5年收获。病害主要是根腐病。

（严铸云）

zhūyáliǎo

珠芽蓼（Polygoni Vivipari Rhizoma）　蓼科植物珠芽蓼 *Polygonum viviparum* L. 的干燥根茎。秋季采挖，除去地上部分和须根，洗净泥土，晒干。收载于《中华人民共和国卫生部药品标准·藏药·第一册》（1995年版）。珠芽蓼主要含有蒽醌类、黄酮类（如槲皮素）等化学成分。珠芽蓼味苦、涩，性凉。具有活血、止血、止泻、止带的功效。现代研究表明珠芽蓼具有抗氧化、抗菌、降脂、降压、抗肿瘤等作用。珠芽蓼根茎可提取栲胶，根茎和果实富含淀粉，又可酿酒，幼嫩茎叶可作为动物饲料，全草捣烂制成粉剂或溶液能防治农作物害虫。

资源分布　珠芽蓼分布于西藏、云南、四川、青海等省区。商品药材来源于野生，各产地自产自销。

资源再生　珠芽蓼为多年生草本。生于海拔1500～5000m的山坡草地、山谷溪旁、沙河滩地、林下及林缘等地。

（刘合刚）

zhūzǐshēn

珠子参（Panacis Majoris Rhizoma）　五加科植物珠子参 *Panax ja-* *ponicus* C. A. Mey. var. *major*（Burk.）C. Y. Wu et K. M. Feng 或羽叶三七 *Panax japonicus* C. A. Mey. var. *bipinnatifidus*（Seem.）C. Y. Wu et K. M. Feng 的干燥根茎。又称钮子七、疙瘩七。秋季采挖，除去粗皮和须根，干燥；或蒸（煮）透后干燥。收载于《中华人民共和国药典》（2015年版）。珠子参含有三萜皂苷类（如竹节参皂苷Ⅳa、人参皂苷R_0、人参皂苷Rd）等化学成分。药典规定珠子参中竹节参皂苷Ⅳa含量不少于3.0%。珠子参味苦、甘，性微寒。归肝、肺、胃经。具有补肺养阴、祛痰止痛、止血的功效。现代研究表明珠子参具有镇痛、镇静、调节免疫功能、抗肿瘤等作用。

资源分布　珠子参分布于山西、湖北、湖南、四川、云南、贵州、西藏、陕西、甘肃、宁夏、青海等省区。羽叶三七分布于云南、四川、西藏、陕西、甘肃等省区。商品药材来源于野生，主产于云南丽江、迪庆、怒江、大理、楚雄、昭通等地，甘肃、陕西、四川、湖北、贵州等省亦产。

资源再生　珠子参和羽叶三七均为多年生草本。宜选择气候温凉、海拔2600～3000m、土层深厚富含腐殖质的疏松土地栽培。种子繁殖或根茎繁殖。

（王文全）

zhūyázào

猪牙皂（Gleditsiae Fructus Abnormalis）　豆科植物皂荚 *Gleditsia sinensis* Lam. 的干燥不育果实。秋季采收，除去杂质，干燥。收载于《中华人民共和国药典》（2015年版）。药材以个小饱满、色紫黑有光泽、肉多而黏、断面淡绿色者为佳。猪牙皂主要含有三萜皂苷类、鞣质、甾醇类、黄酮类等化学成分。性味归经及功效见大

皂角。现代研究表明猪牙皂具有抗炎、抗过敏、抗病毒、抗菌、改善心肌缺血、抗肿瘤、抗氧化等作用。资源分布和资源再生见皂角刺。

（孙稚颖）

zhújiéshēn

竹节参（Panacis Japonici Rhizoma）　五加科植物竹节参 *Panax japonicus* C. A. Mey. 的干燥根茎。又称竹节人参、竹节七。秋季采挖，除去主根和外皮，干燥。收载于《中华人民共和国药典》（2015年版）。药材以条粗、质硬、断面色黄白者为佳。竹节参含有三萜皂苷类（如竹节人参皂苷Ⅳa、V，人参皂苷R_0）、挥发油、多糖等化学成分。竹节参味甘、微苦；性温。归肝、脾、肺经。具有散瘀止血、消肿止痛、祛痰止咳、补虚强壮的功效。现代研究表明竹节参具有抗溃疡、保肝、镇静、强心、免疫调节、镇痛、抗炎、抗肿瘤等作用。

资源分布　竹节参分布于安徽、浙江、江西、河南、湖北、湖南、广西、云南、四川、贵州、西藏、甘肃、陕西等省区。商品药材来源于野生。主产于云南、四川、贵州、陕西、江西、安徽、浙江等地。

资源再生　竹节参为多年生草本。宜选择中性或微酸性、腐殖质层厚、疏松肥沃、排水良好的砂壤土栽培，需遮阴。种子繁殖或根茎繁殖，育苗2年移栽，移栽4～5年采收。

（王文全）

zhúrú

竹茹（Bambusae Caulis In Taenias）　禾本科植物青秆竹 *Bambusa tuldoides* Munro、大头典竹 *Sinocalamus beecheyanus*（Munro）McClure var. *pubescens* P. F. Li 或淡竹

Phyllostachys nigra（Lodd.）Munro var. *henonis*（Mitf.）Stapf ex Rendle 的茎秆的干燥中间层。全年均可采制，取新鲜茎，除去外皮，将稍带绿色的中间层刮成丝条，或削成薄片，捆扎成束，阴干。收载于《中华人民共和国药典》（2015年版）。药材以色黄绿、丝均匀、无硬片、质柔软、有弹性者为佳。竹茹含有三萜类（如木栓酮、木栓醇、羽扇豆烯酮、羽扇豆烯醇）、醛类（如2,5-二甲氧基-对羟基苯甲醛、丁香醛、松柏醛）、酚酸类（如对羟基苯甲酸、阿魏酸、对香豆酸）等化学成分。竹茹味甘，性微寒。归肺、胃经。具清热化痰、除烦止呕之效。现代研究表明竹茹具有抗菌、镇咳、祛痰等作用。可用于保健食品。

资源分布 青秆竹分布于广东、广西；大头典竹分布于广东、海南及广西；淡竹分布于长江流域以南以及山东、河南。商品药材来源于野生或栽培，主产于广东、海南。

资源再生 淡竹为常绿乔木状。喜温暖潮湿，忌严寒及强风。以湿润、肥沃、排水良好中性或微酸性、微碱性的砂质填土栽培。无性繁殖，选择竹竿健壮、鞭芽饱满、无病虫害的二年生竹为母竹，2月中旬至3月下旬移栽；病害有竹锈病，虫害有竹大象虫。

（张永勋）

zhúyèhuājiāo

竹叶花椒（Zanthoxyli Armati Fructus Et Semen）

芸香科植物竹叶花椒 *Zanthoxylum armatum* DC. 的干燥果实及种子。又称竹叶椒。秋季采果，除去杂质，晒干。收载于《湖南省中药材标准》（2009年版）、《广西中药材标准》（1990年版）。竹叶花椒主含有挥发油、生物碱类（如白鲜碱、茵芋碱、木兰碱）等化学成分。竹叶花椒味辛，性温。归肺、大肠经。具有温中理气、祛风除湿、活血止痛的功效。现代研究表明竹叶花椒具有抗菌、镇痛、抗炎等作用。

资源分布 竹叶花椒分布于华东、华南、西南地区，以及陕西、甘肃、台湾等地。商品药材来源于野生，主产于浙江、广西、云南。

资源再生 竹叶花椒为灌木或小乔木。生于海拔2300m以下的山坡疏林、灌丛中及路旁。

（张永勋）

zhùmágēn

苎麻根（Boehmeriae Rhizoma Et Radix）

荨麻科植物苎麻 *Boehmeria nivea*（L.）Gaud. 的干燥根和根茎。秋、冬季采挖，除去地上部分及泥沙，晒干。收载于《广西壮族自治区壮药质量标准》（2008年版）、《贵州省中药材、民族药材质量标准》（2003年版）、《河南省中药材标准》（1991年版）等。药材以色灰棕、无空心者为佳。苎麻根主要含有酚类、三萜类、黄酮类、香豆素类、酚酸类（如绿原酸等）、生物碱类、多糖等化学成分。苎麻根味甘，性寒。归肝、心、膀胱经。具有凉血止血、清热安胎、利尿、解毒的功效。现代研究表明苎麻根具有止血、抗菌等作用。湖北习用同种植物的干燥叶作药用，药材名"苎麻叶"，具有凉血止血、散瘀消肿，解毒功效。

资源分布 苎麻在河南、山东及陕西以南各地广为栽培，也有野生。商品药材来源于栽培，主产于浙江、江苏、安徽、山东、河南、陕西等省。

资源再生 苎麻为多年生半灌木。喜温暖湿润气候，发芽适宜气温22~25℃，生长最适温度23~30℃，气温在8℃以下幼苗停止生长，0℃以下苗易冻死。怕风，忌积水；对土壤适应性强，以上层深厚、疏松肥沃、富含腐殖质、排水良好、土壤pH 5.5~6.5的砂质壤土或黏壤土栽培为宜。根茎繁殖或种子繁殖。收获时一般选取示指粗细的根，太粗者不易切片，药效亦不佳。主要病害有立枯病、根腐线虫病。

（谈献和）

zǐcǎo

紫草（Arnebiae Radix）

紫草科植物新疆紫草 *Arnebia euchroma*（Royle）Johnst. 或内蒙紫草 *Arnebia guttata* Bunge 的干燥根。新疆紫草又称软紫草。春、秋二季采挖。收载于《中华人民共和国药典》（2015年版）。药材以条粗长、肥大、色紫、皮厚、木心小者为佳。紫草根含有萘醌类（如左旋紫草素、β,β-二甲基丙烯酰阿卡宁、乙酰紫草醌、紫草醌）、酚酸类等化学成分。药典规定紫草中左旋紫草素含量不少于0.8%，β,β-二甲基丙烯酰阿卡宁含量不少于0.3%。紫草味甘、咸，性寒。归心、肝经。具有凉血、活血、解毒透疹之效。现代研究表明紫草具有抗菌、抗肿瘤、抗炎、抗血凝、抗人类免疫缺陷病毒（HIV）等作用；也用于日化、食品、染料等的着色剂。

资源分布 新疆紫草分布于新疆天山山脉南、北坡；内蒙紫草分布于西藏、新疆、甘肃西部、宁夏、内蒙古、河北。商品药材来源于野生，也有进口。新疆紫草品质最好，主产于新疆的和静、叶城、塔什库尔干、和硕、察布查尔、阿图什、昭苏、温泉、乌恰、阿克苏等地。内蒙紫草主产于内蒙古。

资源再生 紫草的来源原植物为多年生草本。耐寒,忌高温,怕水浸;土壤以石灰质壤土、砂质壤土、黏壤土为佳。种子繁殖,秋播或春播,种植后第二年10月中下旬即可采收。

(张永勋)

zǐdānshēn

紫丹参 (Salviae Przewalskii Radix)

唇形科植物甘西鼠尾草 *Salvia przewalskii* Maxim.、褐毛甘西鼠尾草 *Salvia przewalskii* Maxim. var. *mandarinorum* (Diels) Stib. 或云南鼠尾草 *Salvia yunnanensis* C. H. Wright 的干燥根。又称滇丹参、大紫丹参。收载于《甘肃省中药材标准》(2009年版)、《云南省中药材标准·第一册》(2005年版)、《贵州省中药材、民族药材质量标准》(2003年版)等。紫丹参含有二萜醌类(如丹参酮ⅡA、隐丹参酮、丹参酮Ⅰ、羟基丹参酮、紫丹参甲素、紫丹参乙素)、酚酸类(如原儿茶酸、咖啡酸、迷迭香酸、紫草酸)等化学成分。《甘肃省中药材标准》规定紫丹参中丹参酮ⅡA含量不少于0.4%。紫丹参味苦,微寒。归心、肝经。具有活血调经、祛瘀止痛、清心除烦的功效。现代研究表明紫丹参具有改善心脑血管功能等作用。

资源分布 甘西鼠尾草分布于湖北、四川、云南、甘肃;褐毛甘西鼠尾草分布于湖北西部、四川南部、西部、甘肃东部、云南东北部;云南鼠尾草分布于云南、四川、贵州。商品药材来源于野生,主产于云南和甘肃。

资源再生 甘西鼠尾草为多年生草本。喜气候温和、阳光充足、空气湿润的环境,以土层深厚、土质疏松,以保水排水性能较好的土壤为宜。种子繁殖、分

根繁殖或扦插繁殖。常见病虫害有根腐病、蛴螬、金针等。

(郭宝林)

zǐhuādìdīng

紫花地丁 (Violae Herba)

堇菜科植物紫花地丁 *Viola yedoensis* Makino 的干燥全草。又称地丁草。春、秋二季采收,除去杂质,晒干。收载于《中华人民共和国药典》(2015年版)。药材以色绿、根黄者为佳。紫花地丁主要含有香豆素类(如七叶内酯)、黄酮类(如芹菜素、木犀草素)、挥发油、多糖等化学成分。紫花地丁味苦、辛,性寒。归心、肝经。具有清热解毒,凉血消肿功效。现代研究表明紫花地丁具有较强的抑菌作用。

资源分布 紫花地丁分布于全国大部分地区。商品药材主要来源于野生。主产于河南、河北、四川等省。

资源再生 紫花地丁为多年生草本。喜温暖或凉爽气候。宜选择排水良好的砂质壤土、黏壤土栽培。种子繁殖,直播。冬前或早春播种。病虫害主要有红蜘蛛,为害叶片。

(秦民坚)

zǐhuāqiánhú

紫花前胡 (Peucedani Decursivi Radix)

伞形科植物紫花前胡 *Peucedanum decurivum* (Miq.) Maxim 的干燥根。又称鸭脚七、土当归。秋、冬二季地上部分枯萎时采挖,除去须根,晒干。收载于《中华人民共和国药典》(2015年版)。药材以条粗壮、质柔软、香气浓者为佳。紫花前胡含有香豆素类(如紫花前胡苷、紫花前胡素)、甾醇类、甘露醇、挥发油等化学成分。药典规定紫花前胡中紫花前胡苷含量不少于0.9%。紫花前胡味微苦、辛,性微寒。归

肺经。具有降气化痰,散风清热的功效,现代研究表明紫花前胡具有祛痰、抗真菌、抗心律失常作用。

资源分布 紫花前胡分布于华中地区,以及河北、辽宁、江苏、安徽、浙江、江西、广东、广西、四川、陕西、台湾等省区。商品药材多来源于栽培,主产江西、安徽、湖南、浙江等省。

资源再生 紫花前胡为多年生草本。喜冷凉湿润气候,耐旱、耐寒。适应性较强。以肥沃深厚的腐殖质壤土生长最好,重黏土及过于低湿地方不宜栽种。种子繁殖或分株繁殖,栽种2~3年后采挖。

(谈献和)

zǐqíguànzhòng

紫萁贯众 (Osmundae Rhizoma)

紫萁科植物紫萁 *Osmunda japonica* Thunb. 的干燥根茎和叶柄残基。又称贯众。秋季采挖,洗净,除去须根,晒干。收载于《中华人民共和国药典》(2015年版)。药材以身干、个大、质坚实、无须根、杂质者为佳。紫萁贯众含有甾体类、糖苷类、黄酮类、多糖、鞣质等化学成分,以及如紫萁酮、紫萁内酯、二氢紫萁内酯等成分。紫萁贯众味苦、微寒;有小毒。归肺、胃、肝经。具有清热解毒、止血、杀虫的功效。现代研究表明紫萁贯众具有止血、降血压、抗肿瘤等作用。紫萁幼叶可食用,称薇菜。

资源分布 紫萁分布于华中地区,以及山东、江苏、安徽、浙江、江西、福建、广东、广西、四川、贵州、云南、甘肃等省区。商品药材来源于野生,主产于河南、甘肃、山东、安徽、江苏、浙江、湖北、湖南、四川、云南、贵州等省。

资源再生 紫萁为多年生草

本植物。生于林下山脚或溪边的酸土上。孢子繁殖或分根繁殖。病害主要是薇菜白粉病，虫害主要是薇菜叶蜂。

（陈士林）

zǐsūgěng

紫苏梗（Perillae Caulis） 唇形科植物紫苏 *Perilla frutescens*（L.）Britt. 的干燥茎。又称苏梗、紫苏茎。秋季果实成熟后采割，除去杂质，晒干，或趁鲜切片，晒干。收载于《中华人民共和国药典》（2015 年版）。药材以外皮色紫棕、有香气者为佳。紫苏梗含有挥发油（如紫苏醛、柠檬烯、β-丁香烯、芳樟醇、紫苏酮）、酚酸类（如迷迭香酸、咖啡酸）、三萜类（如齐墩果酸、常春藤皂苷元）等化学成分。药典规定紫苏梗含迷迭香酸不少于 0.1%。紫苏梗味辛，性温。归肺、脾经。具有理气宽中、止痛、安胎等功效。现代研究表明紫苏梗具有孕激素样、干扰素诱导等作用。资源分布和资源再生见紫苏叶。

（张永清）

zǐsūyè

紫苏叶（Perillae Folium） 唇形科植物紫苏 *Perilla frutescens*（L.）Britt. 的干燥叶（或带嫩枝）。又称苏叶。夏季枝叶茂盛时采收，除去杂质，晒干。收载于《中华人民共和国药典》（2015 年版）。药材以叶完整、色紫、香气浓者为佳。紫苏叶含有挥发油（如紫苏醛、柠檬烯、β-丁香烯、芳樟醇、紫苏酮）、单萜苷类（如紫苏醇-β-D-吡喃葡萄糖苷、紫苏苷 B、C）、酚酸类（如迷迭香酸、咖啡酸）等化学成分。药典规定紫苏叶挥发油含量不少于 0.4%。紫苏叶味辛，性温。归肺、脾经。具有解表散寒、行气和胃等功效。现代研究表明紫苏叶具有抗微生物、抗炎、抗过敏、抗诱变等作用。

资源分布 紫苏分布于除西北外全国各地，普遍栽培。商品药材来源于栽培或野生，栽培为主，主产于河北、广西、广东、河南、湖南、江苏、重庆等省区市。

资源再生 紫苏为一年生草本。喜温暖湿润气候，在阳光充足的环境中生长旺盛，产量较高，以选择疏松、肥沃、排灌方便的壤土种植为宜。种子繁殖。

（张永清）

zǐsūzǐ

紫苏子（Perillae Fructus） 唇形科植物紫苏 *Perilla frutescens*（L.）Britt. 的干燥成熟果实。又称苏子、铁苏子。秋季果实成熟时采收，除去杂质，晒干。收载于《中华人民共和国药典》（2015 年版）。药材以粒大饱满、色灰棕、油性足者为佳。紫苏子主要含有脂肪油（如 α-亚麻酸、亚油酸、硬脂酸、软脂酸）、挥发油（如紫苏醛、柠檬烯、β-丁香烯、芳樟醇、紫苏酮）、酚酸类（如迷迭香酸、咖啡酸）等化学成分。药典规定紫苏子含迷迭香酸不少于 0.25%。紫苏子味辛，性温。归肺经。具有降气化痰、止咳平喘、润肠通便等功效。现代研究表明紫苏子具有降血脂、改善记忆、止咳平喘、抗衰老、抗过敏等作用。资源分布和资源再生见紫苏叶。

（张永清）

zǐwǎn

紫菀（Asteris Radix Et Rhizoma） 菊科植物紫菀 *Aster tataricus* L. f. 的干燥根和根茎。春、秋二季采挖，除去有节的根茎和泥沙，编成辫状晒干，或直接晒干。收载于《中华人民共和国药典》（2015 年版）。药材以根长、色紫红、质柔韧者为佳。紫菀含有挥发油（如毛叶醇、乙酸毛叶酯、茴香醚）、三萜类（如无羁萜，表无羁萜醇，紫菀酮，紫菀皂苷 A、B、C、D）、肽类（如紫菀五肽 A、B、C）、二萜类、酰胺类等化学成分。药典规定紫菀中紫菀酮的含量不少于 0.15%。紫菀味辛、苦，性温。归肺经。具有润肺下气、消痰止咳的功效。现代研究表明紫菀具有祛痰、抗菌、抗病毒、抗肿瘤、抗氧化等作用。

资源分布 紫菀分布于河北、山西、内蒙古、黑龙江、吉林、辽宁、安徽、陕西、甘肃、青海等省区。商品药材来源于栽培，主产于河北、安徽等省。

资源再生 紫菀为多年生草本。喜温暖湿润的环境，耐寒，怕旱。栽培以富含腐殖质、土层深厚、疏松的壤土及砂壤土为宜。根茎繁殖，春、秋二季栽种，春栽者当年秋季即可采收，秋栽者第二年采收。

（刘合刚）

zǐzhūyè

紫珠叶（Callicarpae Formosanae Folium） 马鞭草科植物杜虹花 *Callicarpa formosana* Rolfe 的干燥叶。又称止血草，紫珠草。夏、秋二季枝叶茂盛时采摘，干燥。收载于《中华人民共和国药典》（2015 年版）。药材以叶片大、干燥、完整、无杂质者为佳。紫珠叶主要含有三萜类、黄酮类（如毛蕊花糖苷、紫珠萜酮、大波斯菊苷）、苯丙素类（如芝麻素、阿克苷）、甾醇类、挥发油及糖苷类等化学成分。主要止血成分为一种缩合鞣质。药典规定紫珠叶中毛蕊花糖苷含量不少于 0.5%。紫珠叶味苦、涩，性凉。归肝、肺、胃经。具有凉血收敛止血、散瘀解毒消肿的功效。现代研究表明紫珠叶具有镇痛、消炎、抗菌、抗病毒、抗氧化、抗肿瘤、调节免疫功能等作用。

资源分布 杜虹花分布于华中地区，以及浙江东南部、江西南部、山东、安徽、福建、江苏、广东、广西、贵州、云南东南部及台湾等省区。商品药材主要来源于野生。主产于福建等省。

资源再生 杜虹花为落叶灌木植物。分布于中国中低海拔地区，喜温暖潮湿的环境，适宜生长温度为20~30℃，耐旱、能耐各种污染物。栽培以排水良好、潮湿而肥沃的砂质土壤为宜。常采用种子繁殖或扦插繁殖。

(陈士林)

zōnglǘ

棕榈（Trachycarpi Petiolus） 棕榈科植物棕榈 *Trachycarpus fortunei*（Hook. f.）H. Wendl. 的干燥叶柄。又称棕皮、棕毛。采收时割取旧叶柄下延部分和鞘片，除去纤维状的棕毛，晒干。收载于《中华人民共和国药典》（2015年版）。药材以片大、质厚、棕红色者为佳。棕榈主要含有鞣质、黄酮类（如木犀草素葡萄糖苷、木犀草素芸香糖苷）、有机酸类（如对羟基苯甲酸、原儿茶酸、没食子酸）、皂苷类（如薯蓣皂苷）等化学成分。棕榈味苦、涩，性平。归肺、肝、大肠经。具有收敛止血的功效。现代研究表明棕榈具有促进血小板聚集、止血等作用。棕榈是园艺树种，棕皮纤维，也制作绳索等物品。

资源分布 棕榈分布于西南、华南、华东、华中等地区。在南方各地广泛栽培。商品药材来源于野生或栽培，主产于江西、江苏、安徽、浙江、福建、广东、广西、四川、贵州、云南等省区，

自产自销。

资源再生 棕榈为多年生常绿乔木。野生于丘陵地、疏林中或溪沟边，向阳山坡及林间，常栽培于村边或庭院。高达15m。喜热带湿润气候，不耐严寒，宜选潮湿、肥沃、酸性砂质壤土栽培。种子繁殖，直播或育苗移栽。多于9~10月采收。病害有烂心病，十年生以下幼树易发生。虫害有介壳虫，危害幼苗。

(陈士林)

zǔshīmá

祖师麻（Daphnes Cortex） 瑞香科植物黄瑞香 *Daphne giraldii* Nitsch.、唐古特瑞香 *Daphne tangutica* Maxim. 的干燥茎皮及根皮。又称祖司麻。秋季采收，除去枝叶，洗净剥取茎皮和根皮，切碎晒干。收载于《甘肃省中药材标准》（2009年版）、《宁夏中药材标准》（1993年版）、《山西省中药材标准》（1987年版）。药材以条宽长、皮厚、有香气者为佳。黄瑞香主要含有二萜类（如瑞香毒素、黄瑞香丙素、黄瑞香甲素、黄瑞香乙素）、香豆素类（如西瑞香素、西瑞香苷、瑞香素、祖师麻甲素）、黄酮类（如芫花素、芹菜素、山柰酚）、木脂素类（如丁香脂素）等化学成分。祖师麻味辛、苦，性温。归肺、心经。具有祛风通络、活血止痛功效。现代研究表明祖师麻具有镇痛、抗炎、抗肿瘤、抗疟、镇静催眠，也对心血管系统、血液系统及免疫系统有作用。青海习用唐古特瑞香的干燥茎皮及根皮，药材名"唐古特瑞香"。

资源分布 黄瑞香分布于山西、江西、河南、湖北、四川、陕西、甘肃、青海、宁夏等省区；唐古特瑞香分布于山西、河南、四川、陕西、甘肃、西藏、青海。

商品药材来源于野生。

资源再生 黄瑞香为落叶灌木，生于海拔2600m以下的山地疏林、沟谷地带，喜温暖湿润的气候条件及肥沃排水良好的砂质壤土；唐古特瑞香为常绿灌木，生于海拔2400~3100m的山坡灌丛、林缘、沟谷地带。陕甘瑞香属常绿灌木，喜光、喜温暖、耐寒耐热、怕水涝。对土壤要求不严。凹叶瑞香生于中高山地林间。

(陈士林)

bānmáo

斑蝥（Mylabris） 芫青科昆虫南方大斑蝥 *Mylabris phalerata* Pallas 或黄黑小斑蝥 *Mylabris cichorii* Linnaeus 的干燥体。夏、秋二季捕捉，闷死或烫死，晒干。收载于《中华人民共和国药典》（2015年版）。药材以个大、色鲜明、完整不碎、无败油气味者为佳。斑蝥主要含有斑蝥素、蚁酸等化学成分。药典规定斑蝥中斑蝥素含量不少于0.35%。斑蝥味辛，性热；有大毒。归肝、胃、肾经。具有破血逐瘀、散结消癥、攻毒蚀疮的功效。现代研究表明斑蝥具有抗肿瘤、升高白细胞数、免疫调节、抗病毒、抗炎、抗菌和类雌激素样等作用。斑蝥是剧毒药，口服斑蝥的中毒量为1g，致死量约为3g。

资源分布 南方大斑蝥及黄黑小斑蝥分布于中国大部分地区。商品药材主要来源于野生，主产安徽、江苏、河南、湖南、广西、贵州、四川、云南等省区，以河南、广西产量较大，安徽、广西等省区亦有少量养殖。

资源再生 南方大斑蝥及黄黑小斑蝥均为复变态昆虫，喜群集栖息和取食，一般1年发生1代，幼虫共5龄，以假蛹越冬，次年4~5月飞出。养殖宜选向阳处，用网罩住，防止飞逃，喂以

蔬菜叶，并种植硬秆作物供其排卵，5～10月可捕捉。

（林　喆）

bièjiǎ

鳖甲（Trionycis Carapax）　鳖科动物鳖 *Trionyx sinensis* Wiegmann 的背甲。全年均可捕捉，以秋、冬二季为多，捕捉后杀死，置沸水中烫至背甲上的硬皮能剥落时，取出，剥取背甲，除去残肉，晒干。收载于《中华人民共和国药典》（2015年版）。药材以干燥、整只、个大、甲厚、无残肉、无腥臭味者为佳。鳖甲含有角蛋白、骨胶原等化学成分。鳖甲味咸，性微寒。归肝、肾经。具有滋阴潜阳、退热除蒸、软坚散结的功效。现代研究表明鳖甲具有抗癌、调节免疫力的作用。

资源分布　鳖除新疆、西藏、青海、宁夏等，广泛分布全国各地。商品药材来源于养殖。主产于湖北、安徽、四川、福建、陕西、甘肃、贵州等省。

资源再生　鳖为两栖爬行动物。生于江河、湖泊、河流、池塘及水库等水流平缓、鱼虾繁生的淡水域。肉食性，主要食鱼、虾、蟹及软体动物，也吃一些植物。五至七月产卵，每次产10～15枚，直径10～20mm，圆形，乳白色，孵化期约2个月。

（向　丽）

cánshā

蚕沙（Bombycis Excrementum）　蚕蛾科昆虫家蚕 *Bombyx mori* Linnaeus 的干燥粪便。夏季收集家蚕二眠至三眠时排出的粪便，除去杂质，晒干。收载于《中华人民共和国卫生部药品标准·中药材·第一册》（1992版）。药材以粒大、色黑、无杂质者为佳。蚕沙中含有叶绿素衍生物［脱镁叶绿素 a 及 b，13^2-羟基（13^2-R，

S）脱镁叶绿素 a 及 b，10-羟基脱镁叶绿素 a］等化学成分。蚕沙味甘、辛，性温。归肝、脾、胃经。具有祛风除湿、和胃化浊、活血通经的功效。现代研究表明蚕沙具有抗癌等作用。资源分布和资源再生见僵蚕。

（林　喆）

chánhuā

蝉花（Cordyceps Cicadae）　麦角菌科真菌大蝉草 *Cordyceps cicadae* Shing 的分生孢子阶段即蝉棒束孢菌 *Isaria cicadae* Miquel 及其寄主山蝉 *Cicada fammata* Dist. 若虫的干燥体。6～8月间，自土中挖出，去掉泥土，晒干。收载于《四川省中药材标准》（1987年版）及《江西省中药材标准》（1996年版）。药材以具孢梗束、个大、完整、肉白、气香者为佳。蝉花主要含有多糖（如半乳甘露聚糖、多糖 CI-5N、CI-P、CI-A）等化学成分。蝉花味甘，性寒。归肺、肝经。具有疏散风热、透疹、熄风止痉、明目退翳的功效。现代研究表明蝉花有抗肿瘤、调节中枢神经系统等作用。

资源分布　大蝉草及寄主分布于浙江、江苏、福建、四川、云南等省。商品药材来源于野生，主产于浙江、四川、福建等省。

资源再生　蝉花一般生长在针阔叶混交林地，森林覆盖率为65.3%，大多分布在海拔700～950m，坡度为30°～40°的向阳山坡上，呈明显的垂直分布状态，适宜在温热地区生长。自然界中大蝉草很稀少，常采到的是蝉拟青霉及其寄主山蝉若虫的干燥体。

（林　喆）

chántuì

蝉蜕（Cicadae Periostracum）　蝉科昆虫黑蚱 *Cryptotympana pustulata* Fabricius 的若虫羽化时脱落

的皮壳。夏、秋二季收集，除去泥沙，晒干。收载于《中华人民共和国药典》（2015年版）。药材以身干、色黄亮、体轻、完整无杂质者为佳。蝉蜕主要含有甲壳质、蝶啶类色素、有机酸类、酚类等化学成分，以及异黄质蝶呤、赤蝶呤等成分。蝉蜕味甘，性寒。归肺、肝经。具有疏散风热、利咽、透疹、明目退翳、解痉的功效。现代研究表明蝉蜕具有抗惊厥、镇静、镇痛、解热、免疫抑制、抗过敏、抗肿瘤等作用。

资源分布　黑蚱分布于中国辽宁以南的大部分地区，山东、江苏等省亦有养殖。商品药材主要来源于野生，主产于山东、河南、河北、湖北、江苏、四川等省，其中山东产量较大。

资源再生　黑蚱栖于杨、柳、榆、槐、枫等树上，3～5年完成一个世代。人工养殖可采集有卵枝条置于室内集中孵化，保持周围空气高湿度，发现有若虫活动时，即可殖种。殖种深度为30～50cm，需埋殖在向阳、防冻、土质松软、肥沃、无污染、湿度适宜处。冬季应覆盖麦秸、稻草、玉米秆等，保持地温。在9～10月埋殖（2年生卵），当年卵到次年6～7月才能埋殖。孵出后从6月开始生长，第三年若虫成熟。也可捕捉老熟若虫或成虫，放入大的网室，内栽种果树，提供成虫产卵空间。

（林　喆）

chánsū

蟾酥（Bufonis Venenum）　蟾蜍科动物中华大蟾蜍 *Bufo bufo gargarizans* Cantor 或黑框蟾蜍 *Bufo melanostictus* Schneider 的干燥分泌物。又称蟾蜍眉脂，蟾蜍眉酥。多于夏、秋二季捕捉蟾蜍，洗净，挤取耳后腺和皮肤腺的白色浆液，

加工，干燥。收载于《中华人民共和国药典》（2015 年版）。蟾酥主要含有强心甾体类（脂蟾毒配基、华蟾酥毒基、蟾毒灵）、生物碱类、甾醇类、多糖、有机酸类、肽类及肾上腺素等化学成分。以质明亮、紫红色、断面均一、沾水即泛白者为佳。药典规定蟾酥含华蟾酥毒基和脂蟾毒配基的总量不得少于 6.0%。蟾酥味辛，性温；有毒。归心经。具有解毒、止痛、开窍醒神的功效。现代研究表明蟾酥具有强心、兴奋呼吸、升高血压、局部麻醉、镇痛、抗炎、抗肿瘤、抗放射等作用。临床用于治疗心力衰竭、肺结核、恶性肿瘤等疾病。河南习用中华大蟾蜍的干燥皮，称"蟾皮"。具有清热解毒，利水消肿的功效。

资源分布 中华大蟾蜍除新疆、云南、西藏外均有分布。黑眶蟾蜍分布于浙江、福建、江西、四川、湖南、广东、广西、云南、贵州、台湾等省区。中华大蟾蜍和黑框蟾蜍均列入《国家重点保护野生药材物种名录》Ⅱ级保护物种。商品药材主要来源于野生。主产于河北、山东、江苏、浙江等省。

资源再生 中华大蟾蜍为两栖纲无尾目动物。除生殖季节外，多穴居在泥土中，或栖居在石下或草丛中，冬季多在水底泥中。以捕获蜗牛、蛞蝓、蝗虫、蛾类等动物为食。冬眠期多在 11 月下旬至翌年 3 月初。大蟾蜍的产卵期一般在 3 月初至 4 月下旬，每只雌体可产卵 5000 余枚。卵在体外受精。受精卵孵化出蝌蚪成群生活，经过 45 天的生长发育，变态，逐渐长成幼蟾。蟾酥多于夏、秋二季采收。采酥后的蟾蜍要放回旱地，以防伤口感染。

（张 辉）

chuānshānjiǎ

穿山甲（Manis Squama） 鲮鲤科动物穿山甲 Manis Pentadactyla Linnaeus 的鳞甲。又称山甲、甲片。炮制后称甲珠。收集鳞甲，洗净，晒干。收载于《中华人民共和国药典》（2015 年版）。穿山甲含有氨基酸、挥发油、生物碱等化学成分。穿山甲味咸，性微寒。归肝、胃经。具有活血散结、通经下乳、消痈溃坚的功效。现代研究表明其穿山甲具有降低血液黏度、明显延长凝血时间、抗炎和耐缺氧的作用。

资源分布 穿山甲分布于南方热带、亚热带地区。列入《濒危野生动植物种国际贸易公约》（CITES）附录物种，《国家重点保护野生动物》Ⅱ级保护动物，《国家重点保护野生药材物种》Ⅱ级保护物种，《国际自然与自然保护联盟濒危物种红色名录》濒危等级物种。商品药材来源于野生，主产于广东、广西、云南、贵州等地。

资源再生 穿山甲属于哺乳纲鳞甲目动物，栖息于丘陵山地的树林、灌丛之中，穴居。昼伏夜出，能爬树游水，遇敌受惊时，将头裹在腹部，蹴成一团。食物以白蚁为主，亦食黑蚁的幼虫和其他昆虫的幼虫。穿山甲已有人工养殖。根据其特性，穿山甲适宜在广东、广西、云南、贵州、海南、湖南、浙江、福建、江西、四川、河南、安徽、江苏、山东、湖北、重庆、台湾等地养殖。穿山甲体重一般在 1.8～2.2kg 及以上时，即进入繁殖阶段。在人工养殖条件下，一年四季几乎都可繁殖。发情交配以夏、秋季为主，分娩期多为冬季。妊娠期 8 个月左右，每胎 1 仔，一年可繁殖 2 胎。仔兽初时候生时重约 100g。

半年后，仔兽体重达 1500～2000g 时，离开母兽独立生活。头年出生的穿山甲到第 2 年就达到性成熟，可以进行配种繁殖。

（张 辉）

cìweipí

刺猬皮（Erinacei Seu Hemichiani Corium） 猬科动物刺猬 Erinaceus europaeus L. 或短刺猬 Hemichianus dauricus Sundevall 的干燥皮。一年四季都可捕捉，在其冬眠时捕捉更为方便，除去内脏和肌肉后，取皮翻开，使刺毛向里，阴干即可，制成粉末状后又称"刺茄散"。收载于《湖南省中药材标准》（2009 年版）、《甘肃省中药材标准》（2009 年版）、《山东省中药材标准》（2002 年版）等。刺猬皮上层的刺，主要含有角蛋白；下层的真皮层，主要含有胶原、弹性硬蛋白、脂肪等。药材以体干、张大、皮厚、刮净肉脂、刺毛整洁者为佳。刺猬皮味苦、甘，性平。归肠、胃经。具有降气定痛、凉血止血、涩精缩尿等功效。

资源分布 刺猬分布于东北、华北、华中、华东、西北等地区；短刺猬分布于吉林西部、河北北部以及内蒙古东部草原等地区。商品药材来源于野生和养殖，主产于吉林、河北、江苏、山东、河南、陕西、甘肃等省。

资源再生 刺猬属于哺乳纲食虫目动物。刺猬栖息于平原、丘陵或山地的灌木丛中。短刺猬栖息于北方草原地带，低洼地方较多。以昆虫、蠕虫、鼠类等动物性食料为主，兼食瓜果、蔬菜等植物性食料。刺猬属于异温动物，在环境温度低于 10℃ 的时候便会出现冬眠现象，冬眠时间为 120～140 天。年满 1 岁的刺猬均有繁殖能力，每年繁殖 1～2 胎，每胎 3 ~ 6 仔，多至 8 仔。饲养中主要疾病有胃肠炎、皮癣、寄生虫等。

（张　辉）

ējiāo

阿胶（Asini Corii Colla）　马科动物驴 *Equus asinus* Linnaeus 的干燥皮或鲜皮经煎煮、浓缩制成的固体胶。将驴皮浸泡去毛，切块洗净，分次水煎，滤过，合并滤液，浓缩（可分别加入适量的黄酒、冰糖和豆油）至稠膏状，冷凝，切块，晾干，即得。收载于《中华人民共和国药典》（2015 年版）。药材以色泽一致、光照视呈半透明、无气泡及夹杂物、质地干燥坚实、经夏不软、无异嗅味者为佳。阿胶主要含有明胶蛋白及其水解产物（如甘氨酸，脯氨酸，丙氨酸，羟脯氨酸）、多糖等化学成分，蛋白含量 60% ~ 80%。药典规定阿胶含 L-羟脯氨酸不少于8.0%，甘氨酸不少于 18.0%，丙氨酸不少于 7.0%，L-脯氨酸不少于 10.0%。阿胶味甘，性平。归肺、肝、肾经。具有补血滋阴、润燥、止血的功效。现代研究表明阿胶具有促进造血功能、抗辐射、调节免疫功能、抗休克、抗疲劳、抗肌萎、止血、利尿消肿等作用。阿胶还可作为食品和保健食品。

资源分布　驴包括野驴和家驴。野驴分为亚洲野驴（*Equus hemionus*）和非洲野驴（*Equus asinus*），非洲野驴是家驴的祖先，亚洲野驴列入《国家重点保护野生动物名录》为 I 级保护动物，并被列入《濒危野生动植物种国际贸易公约》。中国家驴品种分为关中驴、德州驴、广灵驴、泌阳驴、佳米驴、新疆驴等 30 多个品种，主要分布于河北、甘肃、山东和新疆四个省区。阿胶商品药材是以家驴驴皮为主要原料经加工制得，主产于山东、河南、新疆、江苏、浙江、河北、辽宁等省区。

资源再生　家驴为中国役用家畜之一，自然生态适应性广，在干热地区分布较多，不适宜在高寒山区及严寒、潮湿地区生活。性情较温驯，饲料粗劣，主要以麦秸、谷草为食，也吃高粱、大麦、豆类。遗传性强，繁殖力高，饲养管理方便。公驴平均 3 ~ 4岁，母驴平均 2 ~ 3 岁即可配种繁殖，发情季节多集中春、秋两季，一般 3 年 2 胎或 1 年 1 胎。另有研究提出以牛皮、猪皮替代驴皮作为阿胶的原料。主要依据为唐代以前阿胶的原料是以牛皮为主，兼用驴、猪皮等；现代也有研究表明以牛皮、猪皮加工制得的胶（称为黄明胶、新阿胶）与阿胶的成分与药效相近。但其可行性有待进一步考证。

（林　喆）

fēngfáng

蜂房（Vespae Nidus）　胡蜂科昆虫果马蜂 *Polistes olivaceous*（DeGeer）、日本长脚胡蜂 *Polistes japonicus* Saussure 或异腹胡蜂 *Parapolybia varia* Fabricius 的巢。秋、冬二季采收，晒干，或略蒸，除去死蜂死蛹，晒干。收载于《中华人民共和国药典》（2015 年版）。蜂房质酥脆或坚硬者不可供药用。蜂房味甘，性平。归胃经。具有攻毒杀虫、祛风止痛的功效。现代研究表明蜂房具有抗炎消肿、促进血液凝固、抗癌等作用。

资源分布　果马蜂分布于广东、广西、四川和云南；日本长脚胡蜂分布于江苏、福建、江西、广东、广西、四川、贵州和云南等省区；异腹胡蜂分布于江苏、福建、湖北、广东、云南和台湾等省。商品药材来源于野生，主产于广西的苍梧、百色、桂平，湖北的荆州、孝感、梅县等地。

资源再生　果马蜂、日本长脚胡蜂及异腹胡蜂均为具有社会性行为的昆虫，主要在屋檐、高大乔木、灌木或土室筑巢。

（林　喆）

fēngjiāo

蜂胶（Propolis）　蜜蜂科昆虫意大利蜂 *Apis mellifera* Linnaeus 工蜂采集的植物树脂与其上颚腺、蜡腺等分泌物混合形成的具有黏性的固体胶状物。多为夏、秋季自蜂箱中收集，除去杂质。收载于《中华人民共和国药典》（2015 年版）。蜂胶中含有黄酮类（如白杨素、高良姜素）、酯类（如咖啡酸苯乙酯）等化学成分。药典规定蜂胶含白杨素不得少于 2.0%，高良姜素不得少于 1.0%，咖啡酸苯乙酯不得少于 0.50%。蜂胶味苦、辛，性寒。归脾、胃经。具有补虚弱、化浊脂、止消渴，外用解毒消肿、收敛生肌的功效。现代研究表明蜂胶具有抗菌、抗病毒、镇静、麻醉、保肝、抗肿瘤、促进组织修复、抗氧化、调节心血管系统等作用。蜂胶还用于保健食品、化妆品及日化产品。意大利蜂的分布和养殖方法见蜂蜜。

（林　喆）

fēnglà

蜂蜡（Cera Flava）　蜜蜂科昆虫中华蜜蜂 *Apis cerana* Fabricius 或意大利蜂 *Apis mellifera* Linnaeus 分泌的蜡。将蜂巢置水中加热，滤过，冷凝取蜡或再精制而成。收载于《中华人民共和国药典》（2015 年版）。药材以色黄、纯净、质较硬者为佳。蜂蜡中含有杨梅酯、二十七酸、虫白素等化学成分。蜂蜡味甘，性微温。归脾经。具有解毒，敛疮，生肌，止痛的功效。现代研究表明蜂蜡有抑菌、防腐等作用。蜂蜡还用于化妆品、日化产品及工业原料。资源分布和资源再生见蜂蜜。

(林　喆)

fēngmì

蜂蜜（Mel） 蜜蜂科昆虫中华蜜蜂 Apis cerana Fabricius 或意大利蜂 Apis mellifera Linnaeus 所酿的蜜。春至秋季采收，滤过。收载于《中华人民共和国药典》（2015年版）。药材以水分少、稠如凝脂、味甜纯正、清洁气香者为佳。蜂蜜主要的成分是果糖和葡萄糖，尚含有蔗糖，其他成分因蜂种、蜜源、环境而不同，如含有麦芽糖、糊精、树胶、含氮化合物、有机酸类、挥发油、维生素等化学成分。药典规定蜂蜜中果糖和葡萄糖总量不少于 60.0%，果糖与葡萄糖含量比值不小于 1.0，但是 5-羟甲基糠醛含量不超过 0.004%，蔗糖和麦芽糖含量分别都不超过 5.0%。蜂蜜味甘，性平。归肺、脾、大肠经。具有补中、润燥、止痛、解毒，外用有生肌敛疮的功效。现代研究表明蜂蜜具有调节心脏、胃肠、免疫功能、抗菌、解毒、抗肿瘤、滋补强壮、促进组织再生、改善糖代谢等作用。蜂蜜为食品，可用于保健食品、化妆品及日化产品等。

资源分布 中华蜜蜂和意大利蜂为常见家养蜂种，全国大部分地区均有分布。商品药材主产于湖北、广东、河南、云南和江苏。

资源再生 中华蜜蜂和意大利蜂是群体生活的社会性昆虫，蜂群由母蜂、雄蜂和工蜂组成，工蜂为生殖系统不发育的雌蜂，专司采蜜，喂饲幼虫等职。人工养殖宜选蜜源丰富，气候温暖处，

冬、春季保持蜂巢温度及空气流通，夏、秋季及时扩大蜂巢，调整蜂群，喂好过冬饲料。

(林　喆)

dìlóng

地龙（Pheretima） 钜蚓科动物参环毛蚓 Pheretima aspergillum（E. Perrier）、通俗环毛蚓 Pheretima vulgaris Chen、威廉环毛蚓 Pheretima guillelmi（Michaelsen）或栉盲环毛蚓 Pheretima pectinifera Michaelsen 的干燥体。又称蚯蚓。前一种药材习称"广地龙"，后三种习称"沪地龙"。广地龙春季至秋季捕捉，沪地龙夏季捕捉，及时剖开腹部，除去内脏和泥沙，洗净，晒干或低温干燥。收载于《中华人民共和国药典》（2015年版）。药材以体轻、壁较厚、质脆易折断、断面白色为佳。地龙含有氨基酸、有机酸类（如琥珀酸）、嘌呤类（如黄嘌呤、腺嘌呤、次黄嘌呤）、酶类（如纤溶酶、胆碱酯酶、过氧化氢酶）、脂肪酸及其酯类（如棕榈酸、十五烷酸、硬脂酸、油酸、花生四烯酸）、甾醇类（如胆固醇、麦角二烯酸-7,22-醇-3a）、蛋白质（如蚯蚓素、蚯蚓毒素）等化学成分。地龙味咸，性寒。归肝、脾、膀胱经。具有清热定惊、通络、平喘、利尿的功效。现代研究表明地龙具有溶血栓、改善微循环、降压、降血脂、解热镇痛、平喘止咳、抗过敏、抗炎、促进伤口愈合、抑制瘢痕形成、抗肿瘤、调节免疫等作用。

资源分布 参环毛蚓分布于福建、广东、广西等省区；另外三种环毛蚓分布于上海、浙江、江苏、安徽、山东、河南、湖南等省市。商品药材主要来源于野生，广地龙主产于广东、广西，沪地龙主产于河南、山东、江苏。

广东所产药材质量最佳。

资源再生 蚯蚓为环节动物，主要栖息在松软、温度和湿度适宜的砂壤土中，以各种腐烂或半腐烂的有机残落物为食，如落叶、杂草、家畜粪便等。蚯蚓喜安静，怕盐，怕单宁味。再生能力较强。蚯蚓是雌雄同体，异体交配。一般在温暖季节，从春季到秋末都能繁殖。从卵茧产下开始至幼蚓孵化，直到发育成熟，出现环带并产卵，为蚯蚓的一个生活周期。一个生活周期一般 3~4 个月。

(张　辉)

géjiè

蛤蚧（Gecko） 壁虎科动物蛤蚧 Gekko gecko Linnaeus 的干燥体。全年均可捕捉，除去内脏，拭净，用竹片撑开，使全体扁平顺直，低温干燥。收载于《中华人民共和国药典》（2015年版）。药材以体大、肥壮、尾全不破碎者为佳。蛤蚧中含有肌肽、胆碱、肉毒碱、鸟嘌呤等化学成分。蛤蚧味咸，性平。归肺、肾经。具有补肺益肾、纳气定喘、助阳益精的功效。现代研究表明蛤蚧具有抗应激、抗炎、平喘、延缓衰老、降血糖及性激素样的作用。蛤蚧还可用于保健食品。

资源分布 蛤蚧分布于福建、广东、广西、云南、台湾。蛤蚧列入《国家重点保护野生动物》Ⅱ级保护动物，《国家重点保护野生药材物种》Ⅱ级保护物种。商品药材来源于野生或养殖。

资源再生 蛤蚧属于爬行类动物。蛤蚧栖息于热带和亚热带地区有草木生长的石灰石地带，以蚊、蝇、蚁类及鞘翅目昆虫等为食，昼伏夜出。气温降至 15℃时会出现冬眠现象。蛤蚧是雌雄异体，3~4 年性成熟，每年 5~9 月产卵。每年 1 次，每次 2 个。

卵在 7~8 月孵化，孵化期为 68~205 天。

（张　辉）

géqiào

蛤壳（Meretricis Concha；Cyclinae Concha）

帘蛤科动物文蛤 *Meretrix meretrix* Linnaeus 或青蛤 *Cyclina sinensis* Gmelin 的贝壳。夏、秋二季捕捞后，去肉，洗净，晒干。收载于《中华人民共和国药典》（2015 年版）。药材以光滑、洁净者为佳。蛤壳中含有碳酸钙、甲壳质等化学成分。药典规定蛤壳中含碳酸钙不得少于 95.0%。蛤壳味苦、咸，性寒。归肺、肾、胃经。具有清热化痰、软坚散结、制酸止痛的功效。

资源分布　文蛤和青蛤在中国沿海均有分布。商品药材来源于野生和养殖，沿海各地均产。

资源再生　文蛤和青蛤均为沿海常见贝类，人工养殖宜选水源无污染处，多采用网围养殖或池塘养殖，一般苗种须 2 年以上才能捕捞。

（林　喆）

guījiǎ

龟甲（Testudinis Carapax Et Plastrum）

龟科动物乌龟 *Chinemys reevesii*（Gray）的背甲及腹甲。全年均可捕捉，以秋、冬二季为多，捕捉后杀死，或用沸水烫死，剥取背甲和腹甲，除去残肉，晒干。收载于《中华人民共和国药典》（2015 年版）。药材以块大、无残肉、板有血迹者为佳。龟甲中含有甾醇类（如甾醇-4-烯-3-酮、胆甾醇、十六烷基胆甾醇酯）等化学成分。龟甲味咸、甘，性微寒。归肝、肾、心经。具有滋阴潜阳、益肾强骨、养血补心、固经止崩的功效。现代研究表明龟甲具有延缓细胞衰老，调节免疫等

作用。龟甲还可用于保健食品。

资源分布　乌龟分布于华中、华东地区，以及河北、山西、广东、广西、云南等省区。商品药材来源于养殖，主产于江苏、浙江、安徽、湖北、湖南等省。

资源再生　乌龟为爬行类动物，栖息于水浅、温度高、水草较多的静水水域。以鱼虾、蜗牛、河蚌等动物性饲料和稻谷、小麦、玉米等植物性饲料为食。有冬眠习性。乌龟的性成熟年龄在 4~5 年。每年 4~5 月初开始交配，5~8 月为产卵期。产前爬到土质疏松且隐蔽的地方挖穴，产后用土将卵盖好。雌龟每年产卵 2~4 次，每次一穴产卵 5~7 枚。无护卵习性。产后 30~48 小时将卵收集进行人工孵化，孵化温度控制在 24~28℃，孵化土含水 10%~20%，孵化期为 60~70 天。孵化率可达 70% 以上。

（张　辉）

hāmáyóu

哈蟆油（Ranae Oviductus）

蛙科动物中国林蛙 *Rana temporaria chensinensis* David 雌蛙的输卵管。又称林蛙油。采制后干燥。收载于《中华人民共和国药典》（2015 年版）。哈蟆油药材以块大、肥厚、黄白色、有光泽、不带皮膜、无血筋及卵子者为佳。哈蟆油中含有甾类（睾酮、孕甾酮、雌二醇）、磷脂（卵磷脂、脑磷脂）等类化学成分。哈蟆油味甘、咸，性平。归肺、肾经。具有补肾益精，养阴润肺的功效。现代研究表明哈蟆油具有抗凝血、降血脂等作用。

资源分布　中国林蛙分布于东北、华北地区，以及山东、江苏、湖北、湖南、四川、西藏、陕西、甘肃、青海、新疆等省区。

列入《国家重点保护野生药材物种名录》Ⅱ级保护物种。商品药材主要来源于半人工养殖，主产于吉林、辽宁、黑龙江等省。

资源再生　中国林蛙为两栖类动物，4 月下旬至 9 月下旬营陆地生活，栖息在山坡、树林、农田、草丛中，以潮湿的山林背坡居多。9 月下旬至翌年 4 月中旬，群集于水下洞穴之中进入冬眠状态。春季随着水温和气温的升高陆续上岸，产卵繁殖。适宜产卵的水温为 8~11℃，性成熟年龄多为 2 年，体外受精。人工繁育主要采用封沟养殖。注意红腿病的病害防治。

（林　喆）

hǎilóng

海龙（Syngnathus）

海龙科动物刁海龙 *Solenognathus hardwickii*（Gray）、拟海龙 *Syngnathoides biaculeatus*（Bloch）或尖海龙 *Syngnathus acus* L.（S. schlegeli）除去皮膜及内脏的干燥体。多于夏、秋二季捕捞，除去皮膜，洗净，晒干。收载于《中华人民共和国药典》（2015 年版）。药材以条大、饱满、色白、完整者为佳。海龙中含有氨基酸、蛋白质、有机酸类、甾体类、嘌呤类（如次黄嘌呤）等化学成分。海龙味甘、咸，性温。归肝、肾经。具有温肾壮阳、散结消肿的功效。现代研究表明海龙具有兴奋子宫、调节免疫、延缓衰老、抗疲劳、增强心肌收缩力、抗癌和性激素样的作用。

资源分布　刁海龙和拟海龙分布于南海近陆海域；尖海龙分布于沿海地区。商品药材来源于野生。主产于广东、福建、山东等省。

资源再生　海龙为鱼类，栖息于藻类繁茂的浅海中，以浮游

小型甲壳动物为食。雄性海龙尾部腹面有育儿囊，交配时雌海龙产卵于育儿囊中。卵在育儿囊内受精发育。全年皆可采捕，通常以 4~9 月间产量较大。

(张 辉)

hǎimǎ

海马 (Hippocampus)

海龙科动物线纹海马 Hippocampus kelloggi Jordan et Snyder、刺海马 Hippocampus histrix Kaup、大海马 Hippocampus kuda Bleeker、三斑海马 Hippocampus trimaculatus Leach 或小海马 (海蛆) Hippocampus japonicus Kaup 的干燥体。夏、秋二季捕捞，洗净，晒干；或除去皮膜和内脏，晒干。收载于《中华人民共和国药典》(2015 年版)。药材以个大、色白、体完整、坚实、洁净者为佳。海马含有甾体类 (如胆甾醇、胆甾二醇、胆甾醇硬脂酸酯)、脂肪酸类等化学成分。海马味甘、咸，性温。归肝、肾经。具有温肾壮阳、散结消肿的功效。现代研究表明海马具有抗血栓、抗衰老、抗疲劳、抗癌、增强学习记忆功能、镇痛、镇静和性激素样的作用。

资源分布 线纹海马分布于福建、广东、台湾沿海一带。刺海马和三斑海马分布于福建及广东沿海。大海马分布于广东沿海及海南岛。小海马分布于河北、辽宁、山东、广东沿海。海马属所有种均为《濒危野生动植物种国际贸易公约》(CITES) 附录 II 收录。线纹海马被《国家重点保护野生动物》列为 II 级保护动物。商品药材来源于野生和养殖。主产于广东、福建及台湾，以广东产量最大。

资源再生 海马属于鱼类动物。海马栖息于热带或亚热带近海海藻繁茂的水域中，以浮游动物和小型甲壳动物为食。雄性海马尾部腹面有育儿囊，交配时雌海马产卵于育儿囊中。卵在育儿囊内受精发育。孵化期为 10~25 天。每年可繁殖 2~3 次，每次 500~1000 个卵。每年的 5~8 月是海马的繁殖期，全年皆产，以 8~9 月产量最大。

(张 辉)

hǎipiāoxiāo

海螵蛸 (Sepiae Endoconcha)

乌贼科动物无针乌贼 Sepiella maindroni de Rochebrune 或金乌贼 Sepia esculenta Hoyle 的干燥内壳。于 4~8 月间，将漂浮在海边或积于海滩上的乌贼鱼的骨状内壳捞起，剔除杂质，以淡水漂洗后晒干；或在 5 月左右待成群乌贼游到海岛附近产卵时，捞捕，除去软体部分，洗净，干燥。收载于《中华人民共和国药典》(2015 年版)。药材以身干、体大、色白、完整者为佳。海螵蛸中含有碳酸钙、甲壳质等化学成分。海螵蛸味咸、涩，性温。归脾、肾经。具有收敛止血、涩精止带、制酸止痛、收湿敛疮的功效。现代研究表明海螵蛸具有抗辐射、抗肿瘤、抗溃疡、促进骨修复等作用。

资源分布 ①无针乌贼：分布于中国沿海；商品药材主要来源于野生，主产于浙江、福建沿海，两地亦有养殖。②金乌贼：分布于中国沿海地区，主要集中在渤海、黄海；商品药材主要来源于野生，主产于山东、辽宁等省沿海，山东等省有养殖。

资源再生 乌贼喜栖息于远海的海洋深水中生活。每年春暖季节由深海游向浅水内湾进行产卵，4~6 月间产卵黏附于海藻及其他物体上，9 月下旬开始，当年孵化的幼体又游返南方越冬。人工养殖可将采集的乌贼受精卵置于孵化池中进行孵化，孵化出的幼体投喂单胞藻、卤虫、桡足类、枝角类等小型浮游生物。当胴部长达 40mm 左右时，可投喂小鱼、虾等。

(林 喆)

jīnèijīn

鸡内金 (Galli Gigerii Endothelium Corneum)

雉科动物家鸡 Callus gallus domesticus Brisson 干燥沙囊内壁。杀鸡后，取出鸡肫，立即剥下内壁，洗净，干燥。收载于《中华人民共和国药典》(2015 年版)。药材以干燥、完整、个大、色黄者为佳。鸡内金含有胃液素 (如胃激素等)、角蛋白、胃蛋白酶、淀粉酶等化学成分，出生 4~8 周的小鸡沙囊内膜还含有胆汁三烯和胆绿素衍生物。鸡内金性甘、平。归脾、胃、小肠、膀胱经。具有健胃消食、涩精止遗、通淋化石的功效。现代研究表明鸡内金具有促进消化、促进放射性元素排除等作用。家鸡为肉蛋用家禽。

资源分布 家鸡全国各地均有养殖。

资源再生 家鸡是原鸡驯化而来。以谷物和昆虫等为食或饲料喂养。母鸡饲养 6~7 个月后即可开始产卵，年产卵 100~300 个，孵卵期 120 天左右。

(向 丽)

jiāngcán

僵蚕 (Bombyx Batryticatus)

蚕蛾科昆虫家蚕 Bombyx mori Linnaeus 4~5 龄的幼虫感染 (或人工接种) 白僵菌 Beauveria bassiana (Bals.) Vuillant 而致死的干燥体。又称白僵蚕。多于春、秋季生产，将感染白僵菌致死的蚕干燥。收载于《中华人民共和国药典》(2015 年版)。僵蚕药材以条直肥壮，质坚，色白，断面光者为佳。僵蚕中含有有机酸类、核苷类等化学成分。僵蚕味咸、辛，性平。归肝、肺、胃经。具有息风止痉、祛风止痛、化痰散结的功效。现代研究表明僵蚕具有抗惊厥、催眠、抗凝血、降血糖等作用。

资源分布 家蚕在中国大部分地区均有养殖。商品药材主产于江苏、浙江、四川、广东等省。

资源再生 人工培育僵蚕的方法为在蚕 4 次蜕皮后，将白僵菌液喷到蚕体上，温度以 24～26℃，湿度 90% 为宜，避免通风。待蚕死亡并充分发僵变白后，置于通风处风干或弱光下晒干。

（林 喆）

jīnqiánbáihuāshé

金钱白花蛇（Bungarus Parvus） 眼镜蛇科动物银环蛇 *Bungarus multicinctus* Blyth 的幼蛇干燥体。夏、秋二季捕捉，剖开腹部，除去内脏，擦净血迹，用乙醇浸泡处理后，盘成圆形，用竹签固定，干燥。收载于《中华人民共和国药典》（2015 年版）。药材以身干、头尾齐全、肉色黄白、盘径小者为佳。含有 α、β、γ 银环蛇毒素，K2 环蛇毒素，K3 环蛇毒素及乙酰胆碱酯酶等化学成分。金钱白花蛇味甘、咸，性温；有毒。归肝、脾经。具有祛风、通络、止痉的功效。现代研究表明金钱白花蛇具有阻止肌肉萎缩、侧索硬化等神经变性退化、镇痛、抗炎、抗肿瘤等作用。

资源分布 银环蛇分布于湖南、湖北、安徽、浙江、江西、福建、台湾、四川、云南、贵州、广东、广西、海南等省区。列入《国家重点保护野生药材物种名录》，为Ⅱ级保护物种。商品药材来源于人工养殖，主产于广东、广西。

资源再生 银环蛇是变温动物，栖息于平原及丘陵地带多水之处，傍晚或夜间活动，尤其闷热天气的夜晚出现较多，常发现于田边、路旁、坟地及菜园等处。人工养殖宜选僻静、地势较高、近水源、离居民较远的地方。常在 11 月中旬开始入蛰，至翌年 5 月上旬出蛰，雌蛇于 6～8 月份产卵，孵化期约为 1.5 个月，幼蛇三年后性成熟。

（向 丽）

jiǔxiāngchóng

九香虫（Aspongopus） 蝽科昆虫九香虫 *Aspongopus chinensis* Dallas 的干燥体。春、秋季捕捉用酒少许将其闷死或置沸水中烫死，晒干或烘干。收载于《中华人民共和国药典》（2015 年版）。药材以个均匀、棕褐色、油性大、无虫蛀者为佳。九香虫中含有甲壳质等化学成分。九香虫味咸，性温。归肝、脾、肾经。具有理气止痛、温中助阳的功效。现代研究表明九香虫具有抑菌、抗癌等作用。

资源分布 九香虫除东北、西北地区外，全国大部分地区均有分布。商品药材来源于野生，主产于四川、贵州等省。

资源再生 每年 10 月中、下旬，九香虫成虫隐于土块、石块下或石缝中越冬，次年 3 月上旬飞出，4～7 月产卵，6～7 月孵化，8 月中羽化为成虫。成虫有翅能飞翔，喜食瓜类作物。

（林 喆）

língyángjiǎo

羚羊角（Cornu Saigae Tataricae Cornu） 牛科动物赛加羚羊 *Saiga tatarica* Linnaeus. 的角。全年均可捕捉，捕得后，将角从基部锯下，除去骨塞，镑成纵向薄片，或研磨成细粉，晾干。收载于《中华人民共和国药典》（2015 年版）。

药材以质嫩、色白、光润、有血丝、无裂纹为佳。羚羊角中含有蛋白质、氨基酸、多肽等化学成分。羚羊角味咸，性寒。归肝经、心经。具有平肝息风、清肝明目、凉血解毒的功效。现代研究表明羚羊角具有镇静、抗惊厥、解热和镇痛的作用。

资源分布 赛加羚羊分布于中国的准噶尔盆地和内蒙古西部。赛加羚羊列入《濒危野生动植物种国际贸易公约》（CITES）附录Ⅱ名录，《国际自然与自然资源保护联盟红皮书》高濒危物种，《国家重点保护野生动物》Ⅰ级保护动物。商品药材来源于野生。主产于新疆北部的边境地区。

资源再生 赛加羚羊为哺乳类动物，栖息于温带荒漠及半荒漠的开阔地区及草原上，以草类及低矮的灌木为食。有季节性迁移现象。赛加羚羊每年 12 月至翌年 2 月发情交配。妊娠期约 141 天。年产 1 胎，每胎 1～2 仔。1.5～2 岁性成熟。

（张 辉）

lóngchǐ

龙齿（Draconis Dens） 古代哺乳动物如象类、犀类、牛类、鹿类、三趾马等的牙齿化石。挖出后，除去泥土，即得。收载于《甘肃省中药材标准》（2009 年版）、《湖南省中药材标准》（2009 年版）、《广东省中药材标准》（2010 年版）等。龙齿药材中含有碳酸钙、磷酸钙等化学成分。药材以完整，吸水力强者为佳。龙齿味涩、甘，性凉。归心、肝经。具有镇惊安神、清热除烦的功效。龙齿产于内蒙古、山西、河南、四川、陕西、甘肃、青海等省区。主产于山西、河南、陕西三省交界黄河两岸地区，以山西居多。

（林 喆）

lónggǔ

龙骨（Draconis Os） 古代哺乳动物如象类、犀类、牛类、鹿类、三趾马等的骨骼化石或象类门齿的化石。挖出后，除去泥土及杂质，即得。收载于《湖南省中药材标准》（2009 年版）、《甘肃省中药材标准》（2009 年版）、《广东省中药材标准·第一册》（2004 年版）等。龙骨中含有碳酸钙、磷酸钙等化学成分，尚含少量的铁、钾、钠、氯等。药材以质硬、色白、吸湿力强者为佳。龙骨味涩、甘，性平。归心、肝、肾、大肠经。具有镇惊安神、平肝潜阳、固涩、收敛的功效。现代研究表明龙骨具有镇静及抗凝血作用。龙骨产于内蒙古、河北、山西、河南、湖北、四川、陕西、甘肃等省区。商品药材主产于河南、河北、山西、陕西、内蒙古。

（林　喆）

lùróng

鹿茸（Cervi Cornu Pantotrichum） 鹿科动物梅花鹿 Cervus nippon Temminck 或马鹿 Cervus elaphus Linnaeus 的雄鹿未骨化密生茸毛的幼角。前者习称"花鹿茸"，后者习称"马鹿茸"。夏、秋二季锯取鹿茸，经加工后，阴干或烘干。收载于《中华人民共和国药典》（2015 年版）。药材以茸形粗壮饱满、皮毛完整、质嫩油润、无骨棱、无钉者为佳。鹿茸中含有氨基酸、脂肪酸类、含氮类、激素（如雌二醇、睾酮、前列腺素、孕酮、垂体泌乳素）等化学成分。鹿茸味甘、咸，性温。归肾、肝经。具有壮肾阳、益精血、强筋骨、调冲任、托疮毒的功效。现代研究表明鹿茸具有促进生殖系统的生长和发育、提高性功能、调节机体免疫力、抗氧化、抗衰老、抗肿瘤、加速皮肤创口愈合等作用。鹿茸也可作为保健食品使用。鹿的其他部位也供药用：①鹿血。为梅花鹿或马鹿的血或鹿茸血。味甘，性温。具有补虚，益精血的功效。②鹿尾。为梅花鹿或马鹿的干燥尾巴。味甘、咸，性温。具有补肾壮阳、强腰健膝的功能。③鹿肉。为梅花鹿或马鹿的鲜肉或干燥肉。味甘，性温。具有补五脏、调血脉的功效。④鹿鞭。为梅花鹿或马鹿的干燥阴茎和睾丸。味甘、咸，性热。具有补肾阳、益精血、强阳事的功效。⑤鹿骨。为梅花鹿或马鹿的骨骼。味甘，性温。具有补虚，祛风，强筋骨的功能。⑥鹿胎。为梅花鹿或马鹿腹中取出的水胎（包括胎鹿，胎盘和羊水）和初生未食乳的胎鹿（包括胎盘，称之"失水鹿胎"）的干燥品。味甘、咸，性温。具有益肾阳，补精血的功能。四川省和青海省习用白唇鹿 Cervus albirostris Przewalski，习称"岩鹿茸"，四川省还习用白臀鹿 Cervus macneilli Lydekker，习称"草鹿茸"。

资源分布　中国梅花鹿分三个亚种，东北亚种分布于黑龙江、辽宁、吉林等省，华南亚种分布于江西、浙江、安徽等省，四川亚种分布于四川、甘肃等省。梅花鹿养殖地区遍布全国。马鹿分布于东北、西北、西南地区，以及内蒙古等省区。梅花鹿和马鹿分别列入《国家重点保护野生动物》列为 I 级和 II 级保护动物。马鹿养殖地区分布于东北、西北、西南及内蒙古自治区。商品药材来源于养殖。梅花鹿茸主产于东北，马鹿茸主产于西北。

资源再生　鹿多在每年的 9～11 月发情交配，妊娠期 230～250 天，于翌年 5～7 月产仔，每胎 1 仔。种公鹿从 5～7 岁的状龄公鹿中选择，种母鹿从 4～7 岁的状龄母鹿中选择。雄性梅花鹿首次锯茸年龄为 3 岁。鹿茸要适时采收，否则易骨化。

（张　辉）

lùjiǎo

鹿角（Cervi Cornu） 鹿科动物梅花鹿 Cervus nippon Temminck 或马鹿 Cervus elaphus Linnaeus 的雄鹿已骨化的角或锯茸后翌年春季脱落的角基。分别习称"梅花鹿角""马鹿角""鹿角脱盘"。收载于《中华人民共和国药典》（2015 年版）。梅花鹿角以质坚、全体有骨钉、光泽者为佳；马鹿角以粗壮坚实、无枯朽者为佳。鹿角中含有蛋白质、氨基酸、多肽类、甾醇类（如睾酮、孕酮、垂体泌乳素、雌二醇）、神经苷脂等化学成分。鹿角味咸，性温。归肝、肾经。具有温肾阳，强筋骨，行血消肿的功效。现代研究表明鹿角具有调节免疫等作用。鹿角加水熬制成的胶块，称"鹿角胶"，具有温补肝肾、益精养血的功效。鹿角熬去胶质，取出角块，称"鹿角霜"，具有温肾助阳，收敛止血的功效。资源分布和资源再生见鹿茸。

（张　辉）

mǎyǐ

蚂蚁（Formica） 蚁科动物丝光褐林蚁 Formica fusca Linnaeus 或拟黑多刺蚁 Polyrhachis vicina Roger. 等多种无毒蚂蚁的全体。取成蚁置于 60℃ 水中迅速处死，晾干，即得。收载于《黑龙江省中药材标准》（2001 年版）、《山东省中药材标准》（2002 年版）、《福建省中药材标准》（2006 年版）等。丝光褐林蚁含有挥发油（如金合欢醇、高金合欢醇）、甲酸（如蚁酸）、氨基酸等化学成分。拟黑多刺蚁含有甲酸、多种氨基酸等化学成分。蚂蚁味咸、酸，性平。归肝、肾经。具有补肾益精、通经活络、解毒消肿的功效。现代研究表明蚂蚁具有镇静、镇痛、抗炎、调节免疫功能、调节内分泌、延缓衰老、保肝等作用。

资源分布 丝光褐林蚁广泛分布于中国大部分地区；商品药材主要来源于人工养殖，主产于辽宁、黑龙江、吉林等省。拟黑多刺蚁分布于广西、云南、广东、湖南等省区，全国各地均有养殖。商品药材主要来源于人工养殖。

资源再生 蚂蚁为社会性巢居生活的昆虫，多数种类筑巢于地下，也有居于树上或枯木之中，杂食性。人工养殖可采用三面用砖砌涂水泥，一面用木板遮挡的饲养池，放入半朽树墩或树干，填满砂壤腐殖土，投放蚁种。采收时间应在婚飞之前进行，尽量选择阴雨天，在蚁群大部分归巢、数量集中时进行。

（林　喆）

mǔlì

牡蛎（Ostreae Concha）　牡蛎科动物长牡蛎 *Ostrea gigas* Thunberg、大连湾牡蛎 *Ostrea talienwhanensis* Crosse 或近江牡蛎 *Ostrea rivularis* Gould 的贝壳。全年均可采收，去肉，洗净，晒干。收载于《中华人民共和国药典》（2015 年版）。药材以个大、整齐、内表面光洁者为佳。牡蛎中含有碳酸钙等化学成分。药典规定牡蛎中碳酸钙含量不少于 94.0%。牡蛎味咸，性微寒。归肝、胆、肾经。具有重镇安神、潜阳补阴、软坚散结的功效。现代研究表明牡蛎具有增强免疫、抗实验性胃溃疡、镇静、抑制脊髓灰质炎病毒、局部麻醉等作用。

资源分布 长牡蛎和近江牡蛎在中国沿海均有分布；商品药材以养殖为主，沿海各地均产。大连湾牡蛎分布于中国北部沿海；商品药材主要来源于养殖，主产河北、山东、辽宁等省沿海。

资源再生 长牡蛎、近江牡蛎和大连湾牡蛎分布于热带和温带各海域，一般固着于浅海物体或海边礁石上，以开闭贝壳运动进行摄食、呼吸。人工养殖宜选沿海海滩和岩石岸，一般采集自然苗种，选用插竹、投石、立石等方法，使蛎苗附着于其上。育苗期约 9 个月，此后将小牡蛎移植到养成区进行肥育。

（林　喆）

niúhuáng

牛黄（Bovis Calculus）　牛科动物牛 *Bos taurus domesticus* Gmelin 的干燥胆结石。又称天然牛黄、丑宝。宰牛时，取出生有牛黄的肝胆器官，滤去胆汁，取出牛黄，除去外部薄膜，阴干。取自胆囊的习称"胆黄"或"蛋黄"，取自胆管及肝管的习称"管黄"或"肝黄"。收载于《中华人民共和国药典》（2015 年版）。牛黄药材以完整、棕色、表面光泽细腻、体轻松脆、断面层纹薄、清晰而细腻、入口有清凉感、味苦而后甘者为佳，表面挂乌金衣者更好。牛黄含有胆汁酸类（如胆酸、去氧胆酸、石胆酸）、胆色素（如胆红素、胆绿素）、胆甾醇、蛋白质、无机盐等化学成分。药典规定胆酸含量不少于 4.0%，胆红素含量不少于 25.0%。牛黄味甘，性凉。归心、肝经。具有清心、豁痰、开窍、凉肝、息风、解毒的功效。现代研究表明牛黄具有镇静、抗惊厥、解热镇痛、促智、强心、降压、保肝利胆、镇咳祛

痰、解毒、抗炎、抗病原微生物等作用。

资源分布 产于北京、天津、河北等华北地区者称为"京牛黄"；产于内蒙古等东北地区者称为"东牛黄"，产于新疆、青海等西北地区者称为"西牛黄"。

资源再生 牛为常见家畜，主要食物为各种草类。宰牛时注意检查胆囊、胆管、肝管等器官有无结石，如发现，立即取出（迟则被胆汁浸润而变黑），去净附着的薄膜，将牛黄用通草丝、灯心草、棉花或纱布等物料包好，放阴凉处，至半干时用线扎好，以防破裂，阴干。

（王文全）

tǐwài péizhí niúhuáng

体外培植牛黄（Bovis Calculus Sativus）　以牛科动物牛 *Bos taurus domesticus* Gmelin 的新鲜胆汁作母液，加入去氧胆酸、胆酸、复合胆红素钙等制成。收载于《中华人民共和国药典》（2015 年版）。体外培育牛黄中含有胆酸、胆固醇和胆红素等化学成分。药典规定体外培育牛黄中胆酸含量不得少于 6.0%，胆红素含量不得少于 35.0%。体外培育牛黄性味功效同牛黄。

（王文全）

réngōng niúhuáng

人工牛黄（Bovis Calculus Artifactus）　由牛胆粉、胆酸、猪去氧胆酸、牛磺酸、胆红素、胆固醇、微量元素等加工制成。收载于《中华人民共和国药典》（2015 年版）。药典规定胆酸不得少于 13.0%，胆红素不得少于 0.63%。人工牛黄性味功效同牛黄。

（王文全）

qíshé

蕲蛇（Agkistrodon）　蝰科动物

五步蛇 Agkistrodon acutus（Güenther）的干燥体。多于夏、秋二季捕捉，剖开蛇腹，除去内脏，洗净，用竹片撑开腹部，盘成圆盘状，干燥后拆除竹片。收载于《中华人民共和国药典》（2015 年版）。药材以身干、个大、头尾齐全、花纹斑点明显者为佳。蕲蛇中含有三种毒蛋白 AaT-Ⅰ、AaT-Ⅱ、AaT-Ⅲ及多种氨基酸等。蕲蛇味甘、咸，性温；有毒。归肝经。具有祛风、通络、止痉的功效。现代研究表明蕲蛇具有抗溃疡、调节免疫、镇痛、催眠、降血压等作用。五步蛇的蛇毒具有抗凝血与促凝血双重作用。蕲蛇还用于保健食品。

资源分布 五步蛇分布于安徽、浙江、江西、福建、湖北、湖南、广东、广西、贵州、台湾。列入《国家重点保护野生药材物种名录》，Ⅱ级保护物种。商品药材来源于人工养殖，主产于浙江、江西、广东、广西。

资源再生 五步蛇是变温动物，生活于海拔 100～1350m 的山区或丘陵，多见于海拔 100～700m 草本繁盛的阴湿处。夏季多在阴凉通风有树有水的阴坡，秋季多在阳坡，并在乱石、倒树、草丛附近寻找适宜的洞穴越冬。人工养殖宜选地热干燥，土质致密，开阔向阳，离居民较远的地方。一般每年 4～5 月份和 10～11 月份有两次交配期，雌蛇于 8～9 月份产卵，孵化期一般为 26～29 天，仔蛇在孵出 10 天后开始第 1 次蜕皮，以后每年蜕皮 2～3 次。

（林喆）

qiānglāng

蜣螂（Catharsius） 金龟子科昆虫屎壳郎 Catharsius molossus Linnaeus 的干燥全体。6～8 月间晚上利用灯光诱捕，洗净，沸水烫死，晒干或烘干。收载于《中华人民共和国卫生部药品标准·中药材·第一册》（1992 年版）。药材以体黑、干燥、完整者为佳。蜣螂含有氨基酸、甾体类、蜣螂毒素等化学成分。蜣螂味咸，性寒；有毒。归肝、胃、大肠经。具有破瘀、定惊、通便、攻毒的功效。现代研究表明蜣螂具有加强心肌收缩力、升高血压和抗癌的作用。江苏习用独角仙科昆虫独角仙 Xylotruoes dichotomus Linnaeus 的干燥全体，又称"独角蜣螂虫"。

资源分布 屎壳郎分布于全国各地。商品药材来源于野生。主产于陕西、山西、山东、江苏、浙江、河北、湖北、云南、甘肃、四川等省。

资源再生 屎壳郎属于昆虫纲鞘翅目动物，栖息于草原和农村中牛、马、驴的粪堆下，掘土穴居，以粪为食。产卵后雌雄共同推曳粪土将卵包裹而成丸。

（张辉）

quánxiē

全蝎（Scorpio） 钳蝎科动物东亚钳蝎 Buthus martensii Karsch 的干燥体。春末至秋初捕捉，除去泥沙，置沸水或沸盐水中，煮至全身僵硬，捞出，置通风处，阴干。收载于《中华人民共和国药典》（2015 年版）。药材以身干、色鲜、完整、绿褐色、腹中少杂质者为佳。全蝎含有甾体类（如十六烷酰胆甾醇酯、胆甾醇）、脂肪酸类（如十八烷酸、十六烷酸）等化学成分，以及蝎毒素、三甲胺、牛磺酸、甜菜碱等成分。全蝎味辛，性平；有毒。归肝经。具有息风镇痉、通络止痛、攻毒散结的功效。现代研究表明全蝎具有抗惊厥、抗癫痫、抗肿瘤、镇痛、镇静、抑菌、抗凝血、免疫调节等作用。

资源分布 东亚钳蝎分布于全国各地，长江以北地区较多。商品药材来源于养殖。主产于山东、河北、河南、辽宁、新疆、甘肃。山东省沂蒙山区为全蝎药材的道地产地，所产药材称为沂蒙全蝎。

资源再生 东亚钳蝎属于蛛形纲蝎目动物，栖息于暖温带落叶阔叶林区，有石砾的山坡洞穴和墙缝处，以软体多汁昆虫为食。昼伏夜出，怕冰冻。蝎为卵胎生。在恒温养殖（无冬眠养殖）情况下，每只雌蝎年产二胎，胎产子 25～35 只，饲养 8～10 个月为成蝎。

（张辉）

sāngpiāoxiāo

桑螵蛸（Mantidis Oötheca） 螳螂科昆虫大刀螂 Tenodera sinensis Saussure、小刀螂 Statilia maculata（Thunberg）或巨斧螳螂 Hierodula patellifera（Serville）的干燥卵鞘。以上三种分别习称"团螵蛸""长螵蛸""黑螵蛸"。深秋至次春采收，除去杂质，蒸至虫卵死后，干燥。收载于《中华人民共和国药典》（2015 年版）。药材以干燥、完整、幼虫未出、色黄、体轻而带韧性、无杂质为佳。桑螵蛸中含有蛋白质、脂肪等化学成分。桑螵蛸味甘、咸，性平。归肝、肾经。具有固精缩尿、补肾助阳的功效。

资源分布 大刀螂、小刀螂及巨斧螳螂在全国大部分地区均有分布。商品药材来源于野生，团螵蛸主产河北、山西、内蒙古、辽宁、江苏、安徽、山东、河南、湖北、湖南、广西、云南、四川等省区，长螵蛸主产浙江、江苏、安徽、山东、湖北等省，黑螵蛸主产河北、山东、山西等省。

资源再生 大刀螂、小刀螂

和巨斧螳螂多栖于向阳背风的灌木草丛及树枝上，捕食多种昆虫，深秋产卵。

（林　喆）

shānhú

珊瑚（Corallii Os）　红珊瑚科动物红珊瑚 *Corallium rubrum*（Linnaeus）、日本红珊瑚 *Corallium japonicum* Kishinouye、巧红珊瑚 *Corallium secundum* Dana、皮滑红珊瑚 *Corallium konojoi* Kishinouye、瘦长红珊瑚 *Corallium elatius* Ridley 等多种红珊瑚的骨骼。垂网入海底采捞。除去杂质，洗净。桃色珊瑚收载于《中华人民共和国卫生部药品标准·蒙药分册》（1998年版）。药材以内外皆红、体重、坚脆而粗壮者为佳。珊瑚中含有碳酸钙等化学成分。珊瑚味甘，性平。具有去翳明目、安神镇惊、敛疮止血的功效。

资源分布　红珊瑚分布于地中海、波斯湾，古来从波斯等地进口至中国。日本红珊瑚、巧红珊瑚、皮滑红珊瑚、瘦长红珊瑚分布于中国的台湾东部、北部海域，及澎湖列岛和南沙群岛的南威岛等海域。列入《国家重点保护野生动物名录》Ⅰ级保护动物。主产于地中海、大西洋的深海中，中国的福建、台湾、广东、西沙群岛等南部沿海亦有少量产出。商品药材主要来源于野生。

资源再生　红珊瑚一般生长于大西洋–地中海区系或印度–太平洋区系的深水区。日本红珊瑚、巧红珊瑚、皮滑红珊瑚、瘦长红珊瑚生长于太平洋区海域。水深100～400m范围内是成体生长丰富的区域。

（林　喆）

shétuì

蛇蜕（Serpentis Periostracum）　游蛇科动物黑眉锦蛇 *Elaphe tae-niura* Cope、锦蛇 *Elaphe carinata*（Guenther）或乌梢蛇 *Zaocys dhumnades*（Cantor）等蜕下的干燥表皮膜。又称蛇皮、蛇退。春末夏初或冬初收集，除去泥沙，干燥。收载于《中华人民共和国药典》（2015年版）。药材以色白、皮细、条长、粗大、整齐不碎、无泥沙杂质者为佳。蛇蜕中含有蛋白质（如氨肽酶、乳酸脱氢酶等）、氨基酸、甾醇类等化学成分。蛇蜕味咸、甘，性平。归肝经。具有祛风、定惊、退翳、解毒的功效。现代研究表明蛇蜕具有抗炎、抗溶血等作用。

资源分布　黑眉锦蛇分布于河北、山西、辽宁、台湾等省。锦蛇分布于华中、西南地区。乌梢蛇分布于江苏、浙江、安徽、台湾等省。乌梢蛇列入《国家重点保护野生药材物种》Ⅱ级保护物种。商品药材来源于野生和养殖。全国大部分地区均产。

资源再生　乌梢蛇的资源再生见乌梢蛇。

（张　辉）

shèxiāng

麝香（Moschus）　鹿科动物林麝 *Moschus berezovskii* Flerov、马麝 *Moschus sifanicus* Przewalski 或原麝 *Moschus moschiferus* Linnaeus 成熟雄体香囊中的干燥分泌物。野麝多在冬季至次春猎取，猎获后，割取香囊，阴干，习称"毛壳麝香"；剖开香囊，除去囊壳，习称"麝香仁"。养殖麝直接从其香囊中取出麝香仁，阴干或用干燥器密闭干燥。收载于《中华人民共和国药典》（2015年版）。毛壳麝香以饱满、皮薄、捏之有弹性、香气浓烈者为佳；麝香仁以颗粒多、质柔润、香气浓烈者为佳。麝香中含有环酮类（如麝香酮、降麝香酮、麝香醇）、甾体类（如胆甾醇、睾酮、雌二醇）、蛋白质、肽类等化学成分。药典规定麝香中麝香酮的含量不少于2.0%。麝香味辛，性温。归心、脾经。具有开窍醒神、活血通经、消肿止痛的功效。现代研究表明麝香具有抗炎、抗肿瘤、兴奋神经系统、雄激素样作用。麝香可用于香料。

资源分布　林麝分布于西北地区以及山西、湖北、广东、广西、四川、西藏、云南；马麝分布于四川、云南、贵州、西藏、青海、甘肃、宁夏；原麝分布于华北、东北地区以及安徽、云南。麝香被《国家重点保护野生药材物种》列为Ⅱ级保护药材。麝类所有种为国家Ⅰ级保护野生动物，被《濒危野生动植物种国际贸易公约》（CITES）收录。商品药材主要来源于养殖。主产于四川、西藏、陕西、青海、云南、甘肃等省区。

资源再生　麝为哺乳类动物，林麝多栖息于海拔2400～3800m的高寒山区。栖息区的植被覆盖率较高，以原生针阔叶林较多。以植物的叶、茎、花、果实、种子以及菌类和苔藓等为食。麝为季节性发情动物。林麝配种季节一般在10月下旬至翌年2月末。一般适宜配种年龄，公麝是3岁半；母麝2岁半。妊娠期约为6个月。每年繁殖1次，每次产1～3仔。选择3岁以上雄麝进行活体取香。

（张　辉）

shíjuémíng

石决明（Haliotidis Concha）　鲍科动物杂色鲍 *Haliotis diversicolor* Reeve、皱纹盘鲍 *Haliotis discus hannai* Ino、羊鲍 *Haliotis ovina* Gmelin、澳洲鲍 *Haliotis ruber*（Leach）、耳鲍 *Haliotis asinina*

Linnaeus、白鲍 *Haliotis laevigata* (Donovan) 等的贝壳。夏、秋二季捕捞，去肉，洗净，干燥。收载于《中华人民共和国药典》(2015年版)。药材以壳厚、内面光彩鲜艳者为佳。石决明中含有碳酸钙等化学成分。药典规定石决明中碳酸钙含量不少于95.0%。石决明味咸，性寒。归肝经。具有平肝潜阳、清肝明目的功效。现代研究表明石决明具有保肝、调节循环系统等作用。

资源分布 杂色鲍分布于浙江、福建、广东、海南、广西、台湾等省区，野生品主产于广东、福建，养殖品主产于福建、广东、海南、台湾；皱纹盘鲍分布于辽宁、山东及江苏等地，野生和养殖品均主产于辽宁、山东；耳鲍、羊鲍分布于海南岛和西沙、东沙群岛及台湾海峡，野生品主产于海南岛和西沙群岛，养殖品主产于海南岛；澳洲鲍分布于澳洲海域。商品药材主要来源于养殖。

资源再生 鲍在自然界海区栖息于海水透明度大、盐度高、水流通畅、海藻丛生的岩礁地带，夜间四处觅食。雌雄异体，体外受精，繁殖期因地区和种类而异，一般在6~9月，人工饲养有自然放养、筏式吊养和池式工厂集约饲养等方式，幼鲍生长发育较慢，一般要在2~3年之后，鲍壳长达5cm以上方可收获。采用立体多层浅水槽流水饲养，投以人工配合饵料，可使产量大幅度提高。

(林 喆)

shǔfùchóng

鼠妇虫（Armadillidium） 潮虫科动物平甲虫 *Armadillidium vulgare* (Latrielle) 的干燥全体。一般多在4~9月间捕捉，捕后用开水烫死，晒干或焙干。收载于《湖北省中药材质量标准》(2009年版)、

《湖南省中药材标准》(2009年版)、《上海市中药材标准》(1994年版) 等。药材以干燥、完整、灰白色、无霉蛀者为佳。鼠妇虫中含有甾醇类、糖类等化学成分。鼠妇虫味酸、咸，性凉。归肝、肾经。具有破瘀消癥、通经、利水、解毒、止痛的功效。现代研究表明鼠妇虫具有镇痛，致高蛋白血症等作用。

资源分布 平甲虫分布于河北、吉林、山东、江苏、浙江、广西等省区。商品药材来源于野生，主产于江苏、浙江等省。

资源再生 平甲虫多栖于朽木、腐叶或石缝下，喜阴暗潮湿的环境，有时也出现在房屋、庭院内，水边及海边石下也较多。

(林 喆)

shuǐzhì

水蛭（Hirudo） 水蛭科动物蚂蟥 *Whitmania pigra* Whitman、水蛭 *Hirudo nipponica* Whitman 或柳叶蚂蟥 *Whitmania acranulata* Whitman 的干燥全体。夏、秋二季捕捉，用沸水烫死，晒干或低温干燥。收载于《中华人民共和国药典》(2015年版)。药材以质脆、易折断、断面胶质状、气微腥为佳。水蛭中含有抗凝血酶、肝素、水蛭素等化学成分。药典规定每1g干品中抗凝血酶活性水蛭不低于16.0U，蚂蟥和柳叶蚂蟥不低于3.0U。水蛭味咸、苦，性平；有小毒。归肝经。具有破血通经、逐瘀消癥的功效。现代研究表明水蛭具有抗凝、抗血栓、降低血液黏度、降血脂、抗早孕等作用。水蛭可用于化妆品和日化产品。

资源分布 蚂蟥主要分布于辽宁、江苏、浙江、安徽、山东、湖北、湖南等省，江苏、浙江等省有养殖；水蛭主要分布于辽宁、江苏、浙江、安徽、江西、湖北、

湖南、四川等省；柳叶蚂蟥主要分布于北京、河北、江苏、浙江、安徽、福建、湖北、四川、台湾等省市。商品药材来源于野生或养殖。蚂蟥是商品药材的主要来源，主产于江苏、浙江等省。

资源再生 蚂蟥适宜在水温15~30℃的环境中。水温10℃以下停止摄食，35℃以上出现死亡现象，冬季在泥土中蛰伏越冬。蚂蟥雌雄同体，异体受精，形成卵茧。4月下旬至5月中旬为产卵期。蚂蟥以螺类为主食，如饵料丰富，饲养密度适合，水质环境较好，当年11月中旬可捕捞。养殖过程中要防范鸟类、老鼠、蛇、蛙、水蜈蚣、蟹、鲫鱼、泥鳅等天敌。

(郭巧生)

tǔbiēchóng

土鳖虫（Eupolyphaga；Steleophaga） 鳖蠊科昆虫地鳖 *Eupolyphaga sinensis* Walker 或冀地鳖 *Steleophaga plancyi* (Boleny) 的雌虫干燥体。捕捉后，置沸水中烫死，晒干或烘干。收载于《中华人民共和国药典》(2015年版)。药材以完整，个头均匀、体肥、色紫褐、腹中杂质少者为佳。土鳖虫中含有脂肪酸、氨基酸、生物碱、胆固醇、挥发油等化学成分。土鳖虫味咸，性寒；有小毒。归肝经。具有破血逐瘀、续筋接骨的功效。现代研究表明土鳖虫具有抗凝血、调脂、保肝、抑制白血病细胞、调节心脑血管系统等作用。

资源分布 地鳖分布于全国各地，野生品主产于浙江、江苏、安徽、河南、湖南、四川等省；商品药材主要来源于养殖，主产于河南、江苏等省。冀地鳖分布于河北、河南、湖南、陕西、甘肃、青海等省，野生品主产于河

北、山东、河南、辽宁等省；商品药材主要来源于养殖，主产于河北、河南。

资源再生　地鳖和冀地鳖均喜生活于阴湿的松土中，怕阳光，昼伏夜出。冬末与早春为冬眠期，夏秋两季繁殖最强，为不完全变态昆虫，一个世代需 2 ~ 4 年。可在室内挖瓮形地洞或建造较大的三角形或方形饲养池进行人工养殖。冬眠期不食，于春季气候转暖恢复活动时开始喂食，主要饲料为米糠、麦麸、碎豆饼等。

（林　喆）

wǎléngzǐ

瓦楞子（Arcae Concha）　蚶科动物毛蚶 *Arca subcrenata* Lischke、泥蚶 *Arca granosa* Linnaeus 或魁蚶 *Arca inflata* Reeve 的贝壳。秋、冬至次年春捕捞，洗净，置沸水中略煮，去肉，干燥。收载于《中华人民共和国药典》（2015 年版）。瓦楞子药材以整齐、洁净、无残肉、无沙土者为佳。瓦楞子中含有碳酸钙、磷酸钙及硅酸盐等化学成分。瓦楞子味咸，性平。归肺、胃、肝经。具有消痰化瘀、软坚散结、制酸止痛的功效。

资源分布　毛蚶、泥蚶及魁蚶在中国沿海均有分布。商品药材主要来源于野生，主产于江苏、山东、河北等省，山东、浙江、福建、广东等省亦有养殖。

资源再生　毛蚶、泥蚶及魁蚶三种软体动物均为海边常见种类，喜栖息于风浪较小、潮流畅通、有淡水注入的内湾及河上附近的软泥滩涂上。以藻类为食，对自然海区的盐度和温度适应力较强。人工养殖应选择水深 10 ~ 20m，透明度 1 ~ 5m 之间，水流通畅，风浪小，水质肥，无污染、盐度变化小的海域以网笼吊养，或在潮间带滩涂上散布养殖，一般 2 ~ 3 年长成。

（林　喆）

wūshāoshé

乌梢蛇（Zaocys）　游蛇科动物乌梢蛇 *Zaocys dhumnades*（Cantor）的干燥体。多于夏、秋二季捕捉，剖开腹部或先剥皮留头尾，除去内脏，盘成圆盘状，干燥。收载于《中华人民共和国药典》（2015 年版）。药材以身干、皮黑褐色、肉黄白色、脊背有棱、质坚实者为佳。乌梢蛇中含有氨基酸、蛋白质（果糖 1,6-二磷酸酯酶、原肌球蛋白）、脂肪酸类、核苷类等化学成分。乌梢蛇味甘，性平。归肝经。具有祛风、通络、止痉的功效。现代研究表明乌梢蛇具有抗炎、镇痛、镇静的作用。

资源分布　乌梢蛇分布于河北、江苏、浙江、安徽、福建、江西、河南、湖北、湖南、四川、贵州、陕西、甘肃等省。列入《国家重点保护野生药材物种》为 II 级保护动物。商品药材来源于养殖和野生。主产于浙江、江苏、湖北、安徽、四川等省。

资源再生　乌梢蛇属于爬行类动物。栖息于平原、丘陵、山区的田野间及路旁草丛中或近水边，以鼠类、蛙类、鱼类、蜥蜴为食。一般生长 2 ~ 3 年即性成熟，春秋两季交配，每年 7 ~ 8 月产卵，每产 7 ~ 14 枚。新孵化出的幼蛇生长较快，每年脱皮 3 ~ 4 次。蛇蜕全年均可采收，以 4 ~ 10 月间为最多。

（张　辉）

wúgōng

蜈蚣（Scolopendra）　蜈蚣科动物少棘巨蜈蚣 *Scolopendra subspinipes mutilans* L. Koch 的干燥体。春、夏二季捕捉，用竹片插入头尾，绷直，干燥。收载于《中华人民共和国药典》（2015 年版）。药材以身干、条长、头红、足红棕色、身黑绿、头足完整者为佳。蜈蚣中含有组胺、溶血性蛋白质、胆甾醇、蚁酸、氨基酸等类化学成分。蜈蚣味辛，性温；有毒。归肝经。具有息风镇痉、攻毒散结、通络止痛的功效。现代研究表明蜈蚣具有抗肿瘤、止痉、抗菌、调节免疫功能等作用。蜈蚣有毒性，主要作用于呼吸及神经系统。

资源分布　少棘巨蜈蚣全国各地多有分布。商品药材主要来源于养殖。野生品主产于江苏、浙江、湖北、湖南、安徽、河南、陕西等省，养殖品主产于浙江、陕西等省。

资源再生　蜈蚣为夜行性动物，喜独居有冬眠习性，白天潜居于杂草丛中或乱石堆下，夜晚活动，觅食。人工养殖可多采用半人工养殖、室内养殖、室外池养等方法，每年 5 ~ 9 月的夜间交配，雌体交配 1 次可连续产受精卵 3 ~ 5 年。每年产卵 1 次，产卵季节在 6 月下旬至 8 月上旬，次年 7 ~ 8 月即可采收。

（林　喆）

wǔlíngzhī

五灵脂（Trogopteri Excrementum）　鼯鼠科动物复齿鼯鼠 *Trogopterus xanthipes* Milne-Edwards 的干燥粪便。全年均可采收，以春、秋季为主。采收后，拣净砂石、泥土等杂质，晒干。收载于《湖南省中药材标准》（2009 年版）、《山东省中药材标准》（2002 年版）等。药材以黑褐色、块状、有光泽、显油润者为佳。五灵脂中含有三萜类、有机酸类（如苯甲酸、3-蒈烯-9,10-二羧酸）、香豆素类、氨基酸、甾体类等化学成分。五灵脂味苦、甘，性温。归肝、脾经。具有活血止痛、化瘀止血、消积解毒的功效。现代研究表明五灵脂具有抗凝、改善心血管系统、抗应激性损伤、调节免疫功能、抗菌、抗炎、缓解平滑肌痉挛等作用。

资源分布 复齿鼯鼠分布于河北、山西、四川、云南、西藏、陕西等省区。商品药材来源于野生，主产于河北、山西、湖北、四川、云南等省。

资源再生 复齿鼯鼠为哺乳类动物。栖息于长有松柏树的高山岩石陡壁的石洞或石缝中，以松柏树叶为食，尤喜食柏树籽。喜晨昏或晚间活动，善滑翔和爬树。复齿鼯鼠发情期为12月下旬至翌年1月，从发情到交配需4~6天。妊娠期74~82天。每年繁殖1~2次，每次2~4仔。幼仔初生重10~20g，2~3月龄具备独立生活能力，18~22个月龄性成熟，当年仔鼠不能参加配种繁殖。

(张　辉)

yèmíngshā

夜明砂（Vespertilionis Excrementum）

蝙蝠科动物东方蝙蝠 *Vespertilio superans* Thomas 等多种蝙蝠的干燥粪便。又称天鼠屎。到山洞铲取，除去杂质，晒干。收载于《山东省中药材标准》（2002年版）、《湖南省中药材标准》（2009年版）、《黑龙江省中药材标准》（2001年版）等。药材以身干无砂土、色棕褐、质轻、嚼之无砂感、并有小亮点者为佳。夜明砂中含有尿素、尿酸、胆甾醇、维生素A等化学成分。夜明砂味辛，性寒。归肝、脾经。具有清热明目、散血消积、软坚散结的功效。

资源分布 东方蝙蝠分布于全国大部分山区。商品药材来源于野生。主产于浙江、江西、江苏、广西、河南、甘肃、辽宁、吉林、四川等省区。

资源再生 东方蝙蝠栖息于屋檐、房梁、石缝、岩洞或树洞中，以昆虫为食。其粪便全年均可采集，以夏季为宜。

(张　辉)

zhēnzhū

珍珠（Margarita）

珍珠贝科动物马氏珍珠贝 *Pteria martensii*（Dunker）、蚌科动物三角帆蚌 *Hyriopsis cumingii*（Lea）或皱纹冠蚌 *Cristaria plicata*（Leach）等双壳类动物受刺激形成的珍珠。自动物体内去除，洗净，干燥。收载于《中华人民共和国药典》（2015年版）。药材以粒大、形圆、无污物夹杂者为佳。珍珠中含有碳酸钙（约占92%）、蛋白质、氨基酸（富含亮氨酸、牛磺酸、鸟氨酸和甘氨酸）等化学成分，尚含 Al、Cu、Fe、Mn、Zn 等元素及卟啉类等成分。珍珠味甘、咸，性寒。归心、肝经。具有安神定惊、明目消翳、解毒生肌、润肤祛斑的功效。现代研究表明珍珠具有延缓衰老、修复眼组织、抗消化系统溃疡、抗肿瘤、促进创伤愈合、淡化皮肤黑色素等作用。珍珠主要应用于饰品，珍珠还用于保健食品和化妆品。

资源分布 马氏珍珠贝分布于沿海，主要养殖，主产于广西北海和海南，称为"海水珍珠"；三角帆蚌分布于河北、山东、安徽、江苏、江西、湖北、湖南；皱纹冠蚌分布于全国各地。均可养殖，以三角帆蚌为主，主产于浙江、江苏、湖南、安徽、湖北等省；称为"淡水珍珠"。珍珠一般粉碎加工成珍珠粉应用，珍珠粉主要来源于养殖的三角帆蚌珍珠。主产于浙江、安徽、湖南、湖北等省。

资源再生 三角帆蚌为贝类动物，适宜生长在水质肥沃，空气充足，水流畅通的水域中，春季水温15~25℃时进行植片手术，取可分泌珍珠质的外套膜，切成5~6mm的方形小块，将外表皮内卷，插入蚌的外套膜痕和鳃线之间，植片沿蚌壳口缘排列2~3排，排距1cm，片距1cm，每蚌插片30~40片，然后吊养或笼养，养殖2~3年可收获珍珠。

(郭宝林)

zhēnzhūmǔ

珍珠母（Margaritifera Concha）

珍珠贝科动物马氏珍珠贝 *Pteria martensii*（Dunker）、蚌科动物三角帆蚌 *Hyriopsis cumingii*（Lea）或皱纹冠蚌 *Cristaria plicata*（Leach）的贝壳。去肉，洗净，干燥。收载于《中华人民共和国药典》（2015年版）。药材以片大、色白、有珍珠光泽为佳。珍珠母中含有碳酸钙、蛋白质、氨基酸等化学成分。珍珠母味咸，性寒。归肝、心经。具有平肝潜阳、安神定惊、明目消翳的功效。现代研究表明珍珠母有与珍珠相近功效。去除珍珠母贝壳的外层，保留内层的成为"珍珠层"，粉碎后称"珍珠层粉"。珍珠母的资源分布和资源再生见珍珠。

(郭宝林)

zhūdǎnfěn

猪胆粉（Suis Fellis Pulvis）

猪科动物猪 *Sus scrofadomestica* Brisson. 的胆汁干燥品。取猪胆汁，滤过，干燥，粉碎，即得。收载于《中华人民共和国药典》（2015年版）。猪胆粉含有胆汁酸类（如鹅去氧胆酸、石胆酸、猪胆酸、猪去氧胆酸）、胆色素类（如胆红素）等化学成分。猪胆粉味苦，性寒。归肝、胆、肺、大肠经。具有清热、润燥、解毒、止咳平喘的功效。现代研究表明猪胆粉具有抗惊厥、调血脂、抗氧化、利胆溶石、杀灭精子、镇静、抗癌、抗菌、抗滴虫的作用。猪为肉用家畜。

资源分布 猪在全国各地均有养殖。

资源再生 猪属于杂食性家养牲畜，繁殖力强，孕期约 4 个月，哺乳期为 30～35 天，一个繁殖周期约为 160 天。母猪的一生能产多窝仔猪，经历多个繁殖周期。

（向 丽）

báifán

白矾（Alumen） 硫酸盐类矿物明矾石经加工提炼制成。采得后，打碎，用水溶解，收集溶液，蒸发浓缩，放冷后即析出结晶。收载于《中华人民共和国药典》（2015 年版）。药材以色白、透明、质硬而脆、无杂质者为佳。白矾主要含含水硫酸铝钾〔$KAl(SO_4)_2 \cdot 12H_2O$〕。药典规定白矾中含水硫酸铝钾含量不少于 99.0%。白矾味酸、涩，性寒。归肺、脾、肝、大肠经。外用解毒杀虫、燥湿止痒、内服止血止泻、祛除风痰。现代研究表明白矾具有抗菌、抗阴道滴虫、利胆、止血等作用。白矾还可用于食品、日化产品、西药原料及工业原料等。

资源分布 明矾石分布于河北、山西、浙江、安徽、福建、湖北、甘肃等省。商品药材主产于浙江、安徽、福建。

资源再生 其原矿石明矾石常为碱性长石受低温硫酸盐溶液的作用变质而成，多产于火山岩中。有些多金属矿石中也有产出。

（林 喆）

chìshízhī

赤石脂（Halloysitum Rubrum） 硅酸盐类矿物多水高岭石族多水高岭石。采挖后，除去杂石。收载于《中华人民共和国药典》（2015 年版）。药材以色红，光滑细腻，质软，易断，吸水力强者为佳。赤石脂主要含有四水硅酸铝〔$Al_4(Si_4O_{10})(OH)_8 \cdot 4H_2O$〕。赤石脂味甘、酸、涩，性温。归胃、大肠经。具有涩肠、止血、生肌敛疮的功效。现代研究表明赤石脂具有止血、凝血、保护胃肠黏膜、吸着消化道内有毒物质等作用。赤石脂还用于工业原料。

资源分布 多水高岭石分布于河北、山西、内蒙古、辽宁、山东、江苏、安徽、浙江、江西、福建、河南、湖北、湖南、广东、四川、陕西、甘肃、西藏等省区。商品药材主产于福建、河南、江苏、陕西、湖北。

资源再生 其原矿石多水高岭石主要产自岩石的风化壳和黏土层中。

（林 喆）

císhí

磁石（Magnetitum） 氧化物类矿物尖晶石族磁铁矿的矿石。采挖后，除去杂石。收载于《中华人民共和国药典》（2015 年版）。药材以黑色、有光泽、吸铁能力强者为佳。磁石主要含有四氧化三铁（Fe_3O_4）。药典规定磁石中铁含量不少于 45.0%。磁石味咸，性寒。归肝、心、肾经。具有平肝潜阳、聪耳明目、镇惊安神、纳气平喘的功效。现代研究表明磁石具有止血凝血、镇静、抗惊厥等作用。磁石粉尘对肺部及呼吸道有损害，并可影响儿童体重增长。磁石还用于工业原料。

资源分布 磁铁矿分布于河北、辽宁、山东、江苏、福建、安徽、河南、湖北、广东、广西、四川、云南等省区。商品药材主产于江苏、辽宁、广东、安徽。

资源再生 磁石形成于多种内力地质作用，可与多种铁镁硅酸盐矿物及石英等氧化物共存。古代入药的著名产地多是矽卡岩型铁矿区，今则包括各种类型铁矿区的磁铁矿。

（林 喆）

dàqīngyán

大青盐（Halitum） 卤化物类石盐族湖盐结晶体。自盐湖中采挖后，除去杂质，干燥。收载于《中华人民共和国药典》（2015 年版）。主要含有氯化钠（NaCl）。大青盐药材以颗粒大、有空洞、立方形、色暗白、洁净者为佳。药典规定大青盐含氯化钠不得少于 97.0%。大青盐味咸，性寒。归心、肾、膀胱经。具有清热、凉血、明目的功效。大青盐还用于食品及工业原料。

资源分布 湖盐分布于内蒙古、西藏、四川、青海、新疆等地。商品药材主产于新疆、青海、内蒙古。

资源再生 湖盐多形成于干涸含盐盆地和现代盐湖中，为盐湖中化学沉积而成，还包括不同地质时代沉积层中的崖（岩）盐，且多为原生盐。

（林 喆）

dǎnfán

胆矾（Chalcanthitum） 硫酸盐类矿物胆矾的晶体或为人工制成的含水硫酸铜。于铜矿中挖得，选择蓝色透明的结晶，即得。或人工用硫酸作用于铜片或氧化铜而制得。收载于《北京市中药材标准》（1998 年版）、《山东省中药材标准》（2002 年版）、《河南省中药材标准》（1993 年版）等。药材以块大、色深蓝、透明、质脆、无杂质者为佳。胆矾主要含有含水硫酸铜（$CuSO_4 \cdot 5H_2O$）。胆矾味酸、辛，性寒；有毒。归肝、胆经。具有涌吐，去腐，解毒的功效。现代研究表明胆矾具有利胆、催吐等作用。胆矾是多亲和性毒物，可作用于全身各系统，成人口服 15g 可致死。胆矾还可用于工业原料。

资源分布 商品药材来源于人工制得。主产于云南、山西。

资源再生 天然的胆矾晶体是由含铜硫化物氧化分解形成的次生矿物，可与蓝铜矿（扁青）、孔雀石（绿青）等矿物共生，多产于气候干燥地区铜矿床的氧化带中。

(林 喆)

fúhǎishí

浮海石（Costaziae Os） 胞孔科动物脊突苔虫 *Costazia aculeata Canu et Bassler* 的干燥骨骼。夏、秋季自海中捞出，用清水漂洗，除去盐质及泥沙，晒干。收载于《中华人民共和国卫生部药品标准·中药材·第一册》（1992 年版）。浮海石药材以完整、体轻、色灰白、分枝细如球状者为佳。浮海石中含有碳酸钙等化学成分。浮海石味咸，性寒。归肺，肾经。具有清肺化痰、软坚散结的功效。

资源分布 脊突苔虫分布于中国南部沿海。商品药材来源于野生，主产浙江、广东、福建、山东、辽宁等省。

资源再生 脊突苔虫为海生群体动物，雌雄同体，常附着于海滨岩礁上。

(林 喆)

hóngfěn

红粉（Hydrargyri Oxydum Rubrum） 红氧化汞。由水银、硝石、白矾或由水银和硝酸炼制而成。收载于《中华人民共和国药典》（2015 年版）。药材以片状、色橙红、有光泽者为佳。红粉中主含氧化汞（HgO），也含微量硝酸汞等。药典规定红粉中氧化汞含量

不少于 99.0%。红粉味辛，性热；有大毒。归肺、脾经。具有拨毒、除脓、去腐、生肌的功效。现代研究表明红粉具有抗菌和促进创口愈合等作用。红粉属于中等毒性药物，粗制氧化汞人致死量为 1～1.5g，氧化汞为 0.1～0.7g。主产于河北、天津、湖北武汉、湖南湘潭、江苏镇江等地，其他地区亦可制造。

(林 喆)

hǔpò

琥珀（Succinum） 古代松科植物的树脂埋藏地下经久凝结而成的碳氢化合物。从地层或煤层中挖出后，除去砂石、泥土等杂质。收载于《贵州省中药材、民族药材质量标准》（2003 年版）、《河南省中药材标准》（1991 年版）、《湖南省中药材标准》（2009 年版）等。琥珀药材以块整齐、色红、质脆、断面光亮者为佳。琥珀中含有有机酸类（如二松香醇酸、琥珀银松酸）、树脂、挥发油等化学成分。琥珀味甘，性平。归心、肝、膀胱经。具有镇惊安神、散瘀止血、利水通淋、去翳明目的功效。现代研究表明琥珀具有镇静、安神、利尿等作用。

资源分布 琥珀分布于全国大部分地区。商品药材主产于云南、河南、广西、辽宁。

资源再生 琥珀由松脂凝结而成，自然产生，产于黏土层、砂层、煤层及沉积岩内。

(林 喆)

huāruǐshí

花蕊石（Ophicalcitum） 变质岩类岩石蛇纹大理岩。采挖后，敲去杂石和泥沙，选取有淡黄色或黄绿色彩晕的小块。收载于《中华人民共和国药典》（2015 年版）。药材以块整齐、夹有黄绿色斑纹者为佳。花蕊石主要含有碳酸钙

（CaCO₃）。花蕊石味酸、涩，性平。归肝经。具有化瘀止血的功效。现代研究表明花蕊石有抗惊厥、促进凝血等作用。

资源分布 蛇纹大理岩分布于河北、山西、江苏、浙江、河南、湖南、四川、陕西等省。商品药材主产于四川、河南、江苏、浙江。

资源再生 原矿石蛇纹大理岩是由石灰岩经变质作用形成，是内生热液矿脉及沉积的碳酸盐类岩石的重要组成部分。产于沉积岩和变质岩中，金属矿脉中也多有存在。

(林 喆)

huáshí

滑石（Talcum） 硅酸盐类矿物滑石族滑石。采得后，去净泥土、杂石。收载于《中华人民共和国药典》（2015 年版）。药材以粉细、色白、无杂质者为佳。滑石主要含有硅酸镁〔Mg₃（Si₄O₁₀）（OH）₂〕，还常含有氧化铝等杂质。滑石味甘、淡，性寒。归膀胱、肺、胃经。具有利尿通淋、清热解暑、祛湿敛疮的功效。现代研究表明滑石具有保护皮肤和黏膜，抗菌等作用。滑石还可用于西药原料及工业原料。

资源分布 滑石分布于山西、河北、辽宁、山东、江西、江苏、福建、浙江、广东、广西、陕西等省区。商品药材主产于山东、辽宁及江西。

资源再生 其原矿石多产于变质岩、石灰岩、白云岩、菱镁矿及页岩中。

(林 喆)

jīnméngshí

金礞石（Micae Lapis Aureus） 变质岩类蛭石片岩或水黑云母片岩。采挖后，除去杂石及泥沙即得。收载于《中华人民共和国药

典》（2015 年版）。药材以块整、色金黄、无杂质者为佳。金礞石中含有钾、镁、铝的硅酸盐等化学成分。金礞石味甘、咸，性平。归肺、心、肝经。具有坠痰下气，平肝镇惊的功效。

资源分布 蛭石片岩和水黑云母片岩分布于山西、河北、河南、陕西等省。商品药材主产于河南、山西、河北。

资源再生 蛭石片岩主要由鳞片状矿物蛭石组成，次要矿物为水黑云母，含有少量普通角闪石、石英。蛭石多为黑云母和金云母经低温热液作用的蚀变产物，部分可由黑云母经风化作用所形成。

（林 喆）

liúhuáng

硫黄（Sulfur） 自然元素类矿物硫族自然硫。采挖得自然硫后，加热熔化，除去杂质，或用含硫矿物经加工制得。收载于《中华人民共和国药典》（2015 年版）。药材以块整齐、色黄、有光泽、质松脆、无杂质者为佳。硫黄中主要含有硫（S），及少量砷、硒、锌和铊。药典规定硫黄中硫含量不少于 98.5%。硫黄味酸，性温；有毒。归肾、大肠经。外用解毒、杀虫、疗疮，内服补火、助阳、通便。现代研究表明硫黄具有溶解角质、杀疥虫、杀菌、缓泻、消炎、镇咳、祛痰等作用。硫黄有毒，过量或久服可致砷中毒，或致中枢麻痹而死亡。硫黄还可用于日化产品、西药原料及工业原料。

资源分布 山西、山东、江苏、湖南、四川、贵州、新疆、台湾等省区的自然硫有药用史。以上各省区及内蒙古、安徽、河南、湖北、广西、广东、西藏、陕西、甘肃、青海等省区都有制品硫产销。

资源再生 自然硫主要形成于火山喷发。

（林 喆）

lúgānshí

炉甘石（Galamina） 碳酸盐类矿物方解石族菱锌矿的矿石。采挖后，洗净，晒干，除去杂石。收载于《中华人民共和国药典》（2015 年版）。药材以色白、体轻、质松者为佳。炉甘石主要含有碳酸锌（$ZnCO_3$）。药典规定炉甘石中氧化锌含量不少于 40.0%。炉甘石味甘，性平。归肝、脾经。具有明目退翳、收湿止痒、解毒、敛疮的功效。现代研究表明炉甘石具有抑菌、收敛、吸收创面分泌液等作用。炉甘石还用于工业原料。

资源分布 菱锌矿分布于湖南、广西、四川、云南等省区。商品药材主产于广西。

资源再生 其原矿石产于原生铅锌矿床氧化带，主要由闪锌矿氧化分解产生易溶的硫酸锌，交代碳酸盐围岩或原生矿石中的方解石而成，或产于矿床的氧化带中，为次生矿物，主要由闪锌矿蚀变而成，与菱锌矿共生。

（林 喆）

mǎnǎo

玛瑙（Achatum） 氧化物类石英族矿物石英的亚种玛瑙。挖出后，除去泥沙杂石，即得。收载于《上海市中药材标准》（1994 年版）、《山东省中药材标准》（2002 年版）、《贵州省中药材、民族药材质量标准》（2003 年版）等。药材以质坚、色红、透明者为佳。玛瑙主要含有二氧化硅，以及不同价态的铁、锰等金属氧化物或氢氧化物。玛瑙味辛，性寒。归肝经。具有清热、明目、除翳的功效。玛瑙还可用于工业原料。

资源分布 玛瑙分布于中国大部分地区，主产于河南、湖北、安徽、江苏、陕西、甘肃、四川、云南、浙江、台湾、新疆、辽宁等省区。

资源再生 玛瑙是由各种颜色的二氧化硅胶体溶液所形成，充填于岩石的裂隙或洞穴内。

（林 喆）

mángxiāo

芒硝（Natrii Sulfas） 硫酸盐类矿物芒硝族芒硝 Natrii Sulfas 经加工精制而成的结晶体。又称盆消，芒消，英消。取天然芒硝加水溶解，放置，使杂质沉淀，滤过，滤液加热浓缩，放冷后即析出结晶，取出晾干。收载于《中华人民共和国药典》（2015 年版）。药材以条块状结晶、无色、透明者为佳。芒硝主要含有含水硫酸钠（$Na_2SO_4 \cdot 10H_2O$），尚含有微量的钠盐、硫酸钙和硫酸镁等化学成分。药典规定芒硝去水后硫酸钠含量不得少于 99.0%。芒硝味咸、苦，性寒。归胃、大肠经。具有泻下通便、润燥软坚、清火消肿的功效。现代研究表明芒硝具有减轻阑尾炎症、引起肠道神经反射的作用。

资源分布 芒硝分布于华北、华东、西南地区，以及河南、湖北、陕西、青海、新疆等省区。商品药材来源于天然矿物。主产于河北、天津、山东、江苏、安徽、山西等省市海边地或盐场附近。

资源再生 芒硝产于干涸的盐湖中，与石盐、石膏等共生。

（张 辉）

qīngméngshí

青礞石（Chloriti Lapis） 变质岩类黑云母片岩或绿泥石化云母碳酸盐片岩。采挖后，除去杂石和泥沙。收载于《中华人民共和国药典》(2015 年版)。黑云母片岩以绿黑色、质软易碎、有光泽为佳。绿泥石化云母碳酸盐片岩以灰绿色、有光泽为佳。青礞石主要成分为含水镁、铁、钾、铅、钠、钙的硅酸盐及钙、镁的碳酸盐。味甘、咸,性平。归肺、心、肝经。具有坠痰下气、平肝镇惊的功效。现代研究表明具有化痰利水等作用。

资源分布 两种岩石分布于江苏、浙江、河南、湖北、湖南、四川等省。黑云母片岩主产河南新乡地区,绿泥石化云母碳酸盐片岩主产浙江淳安地区。

资源再生 黑云母片岩主要产于接触变质区域变质基中酸碱性浸入岩及火成岩、伟晶岩中。绿泥石化云母碳酸盐片岩产于区域变质作用中,由泥质、粉砂质及中酸性凝灰质岩石变质形成。

(向 丽)

qīngfěn

轻粉(Calomelas) 氯化亚汞。以水银、胆矾、食盐等为原料用升华法制成。将胆矾和食盐放入瓷盆中,加少量水混合后,加入水银,搅拌成糊状,再加红土拌成软泥状,捏成团,放在铺有砂土平底锅中,上盖瓷缸盆,密封,加热,经 10 小时后,启开瓷缸盆,刷下轻粉。天然产的汞膏(又称角汞矿)与轻粉成分、性状均相同。收载于《中华人民共和国药典》(2015 年版)。药材以洁白、片大、明亮、呈针状结晶、质轻、有光泽者为佳。轻粉中主要含有氯化亚汞(Hg_2Cl_2)。药典规定轻粉含氯化亚汞不得少于 99.0%。轻粉味辛,性寒;有毒。归大肠、小肠经。外用杀虫、攻毒、敛疮;内服祛痰消积、逐水通便。现代研究表明轻粉具有抗

菌、泻下和利尿的作用。

资源分布:商品药材为人工制备。主产于湖北、湖南、四川、河北、云南等省。

(张 辉)

shígāo

石膏(Gypsum Fibrosum) 硫酸盐类矿物硬石膏族石膏。一般于冬季采挖,除去杂石及泥沙。收载于《中华人民共和国药典》(2015 年版)。石膏药材以块大色白、半透明、质松、纤维状、无杂石者为佳。石膏主要含有含水硫酸钙($CaSO_4 \cdot 2H_2O$),尚含有少量铝、硅、镁、铁、锶、钡等元素。药典规定石膏中含水硫酸钙含量不得少于 95.0%。石膏味辛、甘,性寒。归胃、肺经。具有清热泻火,除烦止渴的功效。现代研究证明石膏具有退热、解渴、消炎、镇痛的作用,用于治疗小儿暑热泄泻、慢性溃疡性结肠炎、烧伤等疾病。石膏也可用于医用添加剂和食品添加剂,工业材料和建筑材料等。

资源分布:石膏分布于西南、西北地区,以及山西、内蒙古、安徽、山东等省区。商品药材来源于天然矿物。主产于湖北、甘肃、四川、山东、安徽等省。湖北应城及安徽凤阳为道地产区。

(张 辉)

xīguāshuāng

西瓜霜(Mirabilitum Praeparatum) 葫芦科植物西瓜 Citrullus lanatus(Thunb.)Matsumu. et Nakai 的成熟新鲜果实与皮硝经加工制成的白色结晶性粉末。又称西瓜硝。取新鲜西瓜,沿蒂头切一厚片作顶盖,挖去瓜瓤及种子,将芒硝填入瓜内,盖上顶盖,用竹签插牢,放入瓦盆内,盖好,置阴凉通风处,约 10 天后,瓦盆外不断渗出白色粉霜,即西瓜霜。

收载于《中华人民共和国药典》(2015 年版)。药材以洁白、纯净、无泥屑、无杂质者为佳。西瓜霜中含有芒硝、二氧化硅、甜菊素、枸橼酸等化学成分。药典规定西瓜霜含硫酸钠不得少于 90.0%。西瓜霜味咸,性寒;有小毒。归肺、胃、大肠经。具有清热泻火、消肿止痛的功效。现代研究表明西瓜霜具有抑菌、抗炎镇痛、祛痰等作用。

资源分布 西瓜来源于栽培。全国各地均有栽培。

资源再生 西瓜为一年生蔓性草本植物。西瓜喜温暖较干燥的气候,对土壤适应性较广,宜选河岸冲积土和耕作层较厚的砂质壤土栽培。

(张 辉)

xiónghuáng

雄黄(Realgar) 硫化物类矿物雄黄族雄黄。采挖后,除去杂质。收载于《中华人民共和国药典》(2015 年版)。药材以色红、体重、质脆者为佳。雄黄中主要含有二硫化二砷(As_2S_2),尚含有少量铝、铁、钙、镁、硅等元素。药典规定雄黄中二硫化二砷含量不少于 90.0%。雄黄味辛,性温;有毒。归肝、大肠经。具有解毒杀虫、燥湿祛痰、截疟的功效。现代研究表明雄黄具有抗肿瘤、提高免疫、杀菌的作用。

资源分布 雄黄分布于湖北、湖南、四川、贵州、云南、陕西、甘肃。商品药材来源于天然矿物。主产于湖南、贵州、湖北、甘肃。

资源再生 雄黄产于低温热液矿脉中,温泉及火山附近也有存在。常与雌黄,辉锑矿等共生。

(张 辉)

xuánmíngfěn

玄明粉(Natrii Sulfas Exsiccatus) 芒硝经风化干燥制得。于

冬季干冷天气，取提净的芒硝放在竹圃内或用纸包裹，露置通风干燥处，令其风化，使水分消失，成为白色粉末即可。收载于《中华人民共和国药典》（2015 年版）。药材以粉细、色白、干燥者为佳。玄明粉主要含有硫酸钠（Na$_2$SO$_4$），尚含有硫酸钙、硫酸铁、硫酸钾等杂质。药典规定玄明粉中硫酸钠的含量不得少于 99.0%。玄明粉味咸、苦，性寒。归胃、大肠经。具有泻下通便、润燥软坚、清火消肿的功效。现代研究表明玄明粉具有抗炎、抗肿瘤等作用。玄明粉也可作为食品添加剂和化工原料。资源分布和资源再生见芒硝。

（张 辉）

yǔyúliáng

禹余粮（Limonitum） 氢氧化物类矿物褐铁矿。又称白余粮、禹粮石。全年均可采挖。采挖后，除去杂石。收载于《中华人民共和国药典》（2015 年版）。药材以整齐不碎、赭褐色、断面显层纹无杂石者为佳。禹余粮主要含有碱式氧化铁〔FeO（OH）〕，尚含有较多的石英和赤铁矿。禹余粮味甘、涩，性微寒。归胃、大肠经。具有涩肠止泻、收敛止血的功效。现代研究证明禹余粮具有促凝血等作用。

资源分布 褐铁矿分布于河北、浙江、江苏、河南、湖北、四川、甘肃。商品药材来源于天然矿物。主产于河南、江苏。

资源再生 褐铁矿为次生矿物，产于风化地壳中，以含铁矿物经氧化分解，胶溶凝集而成。

（张 辉）

yángqǐshí

阳起石（Tremolitum） 硅酸盐类矿物角闪石族透闪石。采得后，去净泥土、杂石，选择浅灰白色或淡绿白色的纤维状或长柱状集合体。收载于《中华人民共和国卫生部药品标准·中药材·第一册》（1992 年版）。药材以针束状、色白、有光泽、无杂质者为佳。阳起石主要含有含水硅酸钙。阳起石味咸，性温。归肾经。具有温肾壮阳的功效。

资源分布 透闪石分布于山西、河北、山东、河南、湖北等省。商品药材主产于湖北、河南、山西。

资源再生 其原矿石透闪石常产在火成岩或白岩之接触带，也常见于结晶质灰岩和白云岩及结芯片岩等变质岩中。

（林 喆）

zàofán

皂矾（Melanteritum） 硫酸盐类矿物水绿矾的矿石。又称绿矾。采挖后，除去杂石。收载于《中华人民共和国药典》（2015 年版）。药材以色绿、质脆、无杂者为佳。皂矾主要含有含水硫酸亚铁（FeSO$_4$·7H$_2$O）。药典规定皂矾中含水硫酸亚铁含量不少于 85.0%。皂矾味酸，性凉。归肝、脾经。具有解毒燥湿、杀虫补血的功效。

资源分布 水绿矾分布于山东、安徽、浙江、河南、湖南、陕西、甘肃、新疆等省区。商品药材来源于天然矿物。主产于以上各省区。

资源再生 皂矾产于氧化带以下富含黄铁矿半分解矿石的裂隙中。

（张 辉）

zhěshí

赭石（Haematitum） 氧化物类矿物刚玉族赤铁矿。又称代赭石。采挖后，除去杂石，砸碎，生用或煅用。收载于《中华人民共和国药典》（2015 年版）。药材以色赤红、钉头明显、质重而脆、有层纹者为佳。赭石主要含有三氧化二铁（Fe$_2$O$_3$），并含有硅、铝、钛、镁、锰、钙、铅、砷等杂质。药典规定赭石中含铁量不得少于 45.0%。赭石味苦、甘，性微寒。归肝、心、胃经。具有平肝潜阳、重镇降逆、凉血止血的功效。现代研究表明赭石具有促凝止血、兴奋肠道、镇静、增多白细胞等作用。

资源分布 赤铁矿分布于河北、山西、山东、河南、湖南、广东、四川等省。商品药材来源于天然矿物。主产于以上各地区。全年可采挖。

资源再生 赭石产于沉积铁矿床、沉积变质铁矿床、火成岩、接触变质矿床、热液矿脉及金属矿床的铁帽中。

（张 辉）

zhōngrǔshí

钟乳石（Stalactitum） 碳酸盐类矿物方解石族方解石。又称石钟乳。采挖后，除去杂质，洗净，晒干。收载于《中华人民共和国药典》（2015 年版）。药材以色白、有光泽者为佳。钟乳石主要含有碳酸钙（CaCO$_3$），尚含少量镁、铝、铁、锶、磷等元素。药典规定钟乳石中碳酸钙含量不少于 95.0%。钟乳石味甘，性微温。归肺、肾、胃经。具有温肺、助阳、平喘、制酸、通乳的功效。

资源分布 钟乳石分布于山西、浙江、湖北、广东、广西、四川、云南、陕西、甘肃。商品药材来源于天然矿物。主产于广西、湖北、四川。

资源再生 钟乳石常见于石灰岩洞中。由于石灰岩石中部分石灰质地层被含有碳酸的水冲击溶解自洞穴上部滴沥下降时，接触空气，放出二氧化碳，析出结晶性碳酸钙，渐次下垂凝结成钟乳状。

(张辉)

zhūshā

朱砂（Cinnabaris） 硫化物类辰砂族矿物辰砂。采挖后，选取纯净者，用磁铁吸净含铁的杂质，再用水淘去杂石和泥沙。收载于《中华人民共和国药典》（2015年版）。药材以色红鲜艳、有光泽、微透明、无杂质者为佳。朱砂主要含有硫化汞（HgS），尚含有少量锌、锑、镁、铁、磷、硅等元素。药典规定朱砂中硫化汞含量不少于98.0%。朱砂味甘，性微寒；有小毒。归心经。具有清心镇惊、安神、明目、解毒的功效。朱砂也可作为颜料使用。

资源分布 朱砂分布于湖南、湖北、广西、四川、云南、贵州等省区。商品药材来源于天然矿物。主产于贵州、湖南。

资源再生 朱砂产于近代火山岩及温泉沉积附近的矿脉中或石灰岩、白云岩中与方解石、白云石连生。在晶洞中，呈簇状结晶集合体存在。

(张辉)

zǐshíyīng

紫石英（Fluoritum） 氟化物类矿石萤石族萤石。采挖后，除去杂石，捣成小块，生用或煅用。收载于《中华人民共和国药典》（2015年版）。药材以色紫、质坚、具玻璃光泽、无杂石者为佳。紫石英主要含有氟化钙（CaF_2），尚夹杂有微量的氧化铁、镉、铬、铜等元素。药典规定紫石英中氟化钙含量不少于85.0%。紫石英味甘，性温。归心、肺、肾经。具有温肾暖宫、镇心安神、温肺平喘的功效。现代研究表明紫石英具有促进卵巢分泌、镇静等作用。

资源分布 萤石分布于河北、黑龙江、辽宁、江苏、安徽、浙江、湖北、湖南、甘肃。商品药材来源于天然矿物。主产于浙江、甘肃、山西、江苏、湖北。

资源再生 紫石英通常是晚期结晶的气成热液矿石，广泛产于热液矿脉或蚀变交代岩石中。

(张辉)

zìrántóng

自然铜（Pyritum） 硫化物类矿物黄铁矿族黄铁矿。又称石髓铅、方块铜。采挖后，除去杂石。收载于《中华人民共和国药典》（2015年版）。药材以色黄亮、质重、表面光滑、断面白亮者为优质药材。自然铜主要含有二硫化铁（FeS_2），尚含有少量铝、钙、钛、硅等元素。自然铜味辛，性平。归肝经。具有散瘀止痛、续筋接骨的功效。现代研究表明自然铜具有促进骨折愈合、抗真菌等作用。广西、云南等省区的自然铜，系黄铁矿经风化而成的褐铁矿，其中含有 $Fe_2O_3 \cdot nH_2O$。习称土自然铜。

资源分布 黄铁矿分布于河北、辽宁、安徽、浙江、江苏、湖北、湖南、广东、四川、云南。商品药材来源于天然矿物。主产于以上各地区。

资源再生 黄铁矿是分布最广的硫化铁矿物，形成于各种不同地质条件下。其含量最大的矿床是火山岩系中的含铜黄铁矿层。

(张辉)

fúlíng

茯苓（Poria） 多孔菌科真菌茯苓 *Poria cocos*（Schw.）Wolf 的干燥菌核。多于7~9月采挖，挖出后除去泥沙，堆置"发汗"后，摊开晾至表面干燥，再"发汗"，反复数次至现皱纹、内部水分大部散失后，阴干，称为"茯苓

个"；或将鲜茯苓按不同部位切制，阴干，分别称为"茯苓块"和"茯苓片"。收载于《中华人民共和国药典》（2015年版）。药材以体重坚实、外皮呈褐色而略带光泽、皱纹深、断面白色细腻、黏牙力强者为佳。茯苓中含有多糖（如 β-茯苓聚糖）、三萜类（如茯苓酸）、甾醇类、生物碱类、嘌呤类等化学成分。茯苓味甘、淡，性平。归心、肺、脾、肾经。具有渗湿利水、健脾、宁心的功效。现代研究表明茯苓具有调节免疫、抗菌、抗肿瘤、保肝、利尿、抗衰老等作用。茯苓可用于保健食品、化妆品、动物饲料添加剂。

资源分布 茯苓分布于华中地区，以及河北、山西、山东、安徽、浙江、福建、广东、广西、四川、贵州、云南等省区。商品药材来源于栽培或野生，栽培主产于安徽、湖北、云南等省。

资源再生 茯苓为兼性寄生菌，可寄生于马尾松、赤松、黑松、黄山松、云南松等树，人工培养选择松树尤以马尾松的段木。昼夜温差大的地区有利于茯苓的生长。培养过程中，当茯苓菌丝体生长到一定阶段，再补充植入一块新鲜的幼菌核块，可以形成个体较大的菌核。接种定植后半年可采收。

(郭巧生)

fúlíngpí

茯苓皮（Poriae Cutis） 多孔菌科真菌茯苓 *Poria cocos*（Schw.）Wolf 菌核的干燥外皮。多于7~9月采挖，加工"茯苓块"和"茯苓片"时收集削下的外皮，阴干。收载于《中华人民共和国药典》（2015年版）。药材以外表面棕褐色至黑褐色，内面淡棕色并常带有白色或淡红色，质较松软，略具弹性，气微、味淡，嚼之黏牙

者为佳。茯苓皮中含有三萜类（如羊毛甾烷型、3，4-裂环羊毛甾烷型）、多糖（如β-茯苓聚糖）等化学成分。茯苓皮性平，味淡、甘。归肺、脾、肾经。具有利水消肿的功效。现代研究表明茯苓皮具有利尿、免疫调节、保肝、抗肿瘤、抗氧化、抗炎、抗病毒等作用。资源分布和资源再生见茯苓。

（郭巧生）

hóngqū

红曲（Fermentum Rubrum）　曲霉科真菌紫色红曲霉 *Monascus purpureus* Went. 的菌丝体及孢子经人工培养，使菌丝长在籼米内部生长，使整个米粒变成红色而成的红曲米。又称赤曲、红米。收载于《云南省中药材标准·第一册》（2005年版）、《福建省中药材标准》（2006年版）、《湖南省中药材标准》（2009年版）等。药材以红透质酥、陈久为佳。红曲中含有莫那可林（如洛伐他丁）、酶类（辅酶Q10、麦芽糖酶、淀粉酶、蛋白酶）、色素（红曲霉红素、红曲红色素等）、氨基酸（如γ-氨基丁酸）、甾醇类（如麦角甾醇）、酚类、黄酮类等化学成分。红曲味甘，性温。归肝，脾，胃，大肠经。具有活血化瘀、健脾、消食等功效。现代研究表明红曲具有降血脂、降血压、降血糖、预防佝偻病、抗氧化、保肝、抗疲劳、抗炎、抗菌、抑制肿瘤、防治骨质疏松等作用。红曲常作为食品色素。

资源分布　紫红色曲霉在自然界多存在于乳制品中。红曲在长江以南各地如浙江、江西、福建、广东、台湾等省均有生产。主产于江西、浙江、台湾、福建、广东等省。

资源再生　传统红曲米的制备工艺是将紫红色曲霉菌种接种于蒸半熟的粳米上发酵制得。其生产工艺包括浸米、蒸饭、晾饭、接种、推曲、搓曲、上铺、喷水拌曲、出曲、晒干等工序。从培养至出曲，需4天左右，红曲米米粒外表全部呈紫红色，经晾干或烘干即成。有深层发酵和固体培养方法可生产红曲。工业上红曲米生产大多采用通气曲池进行固体培养。其生产工序包括备料、接菌、曲房堆积培菌、通气曲池培养、出曲干燥。在培养过程中应防止可能出现的有毒代谢产物如桔霉素，并需在菌种选育、相应培养条件等生产工艺及红曲菌系列产品等方面深入研发。

（陈士林）

hóutóujūn

猴头菌（Hericium）　齿菌科真菌猴头菌 *Hericium erinaceus*（Bull ex Fr.）Pers 的菌丝体与其附生的固体培养基的干燥混合体。又称猴头菇。春、夏季采收，干燥。收载于《湖南省中药材标准》（2009年版）、《广东省中药材标准·第一册》（2004年版）。药材以菇体完整、色泽金黄者为佳。猴头菌中含有蛋白质、多糖、甾醇类等化学成分。猴头菌味甘，性平。归脾、胃经。具有利五脏、助消化、滋补和抗癌的功效。现代研究表明猴头菇具有调节免疫功能、抗癌作用、抗胃溃疡、降血糖、延缓衰老等作用。

资源分布　猴头菌分布于东北、华北、西南地区，以及浙江、河南、广西、西藏、甘肃等地。商品药材来源于栽培。主产于黑龙江大兴安岭。

资源再生　猴头菌是一种腐生菌。用段木、袋料等方法栽培。猴头菌子实体生长温度以16～20℃为最适宜，春秋两季均可接种栽培，一般子实体长出12～15天即可采收，每袋可长子实体2～3批，整个生长周期为50～60天。

（王振月）

léiwán

雷丸（Omphalia）　白蘑科真菌雷丸 *Omphalia lapidescens* Schroet. 的干燥菌核。别名竹苓、雷实。秋季采挖，洗净，晒干，不得蒸煮或高温烘烤。收载于《中华人民共和国药典》（2015年版）。药材以个大、断面白色、似粉状者为佳，断面色褐呈角质样者，不可供药用。雷丸中含有蛋白酶（如雷丸素）、多糖等化学成分。药典规定雷丸中雷丸素含量不少于0.6%。雷丸味微苦，性寒。归胃、大肠经。具有杀虫消积的功效。现代研究表明雷丸具有抗癌、调节免疫力、抗滴虫、抗绦虫等作用。其中雷丸素为驱绦虫有效成分。

资源分布　雷丸分布于华中地区以及江苏、安徽、浙江、福建、广西、广东、四川、贵州、云南、陕西、甘肃。商品药材来源于野生或栽培，主产于甘肃、江苏、浙江、河南、湖北、湖南、广西、广东、四川、云南、贵州等省区。

资源再生　雷丸是以腐生为主的兼性弱寄生菌，常生于杂竹林、桐、枫香、胡颓子等植物的腐根旁，喜生长于透气性良好、pH 5.8的沙砾性土壤中。菌丝生长适温为25～30℃。用麸皮培养含水量在60%以上较易生长。栽培下种后，次年秋季采挖，小块留种用，大块者入药。

（谈献和）

língzhī

灵芝（Ganoderma）　多孔菌科真菌赤芝 *Ganoderma lucidum*（Leyss. ex Fr.）Karst. 或紫芝 *Ganoder-*

ma sinense Zhao, Xu et Zhang 的干燥子实体。又称菌灵芝、灵芝草。全年采收，除去杂质，剪除附有朽木、泥沙或培养基质的下端菌柄，阴干或在 40～50℃烘干。收载于《中华人民共和国药典》（2015 年版）。药材以身干、无虫蛀，表面紫红褐色，具漆样光泽者为佳。灵芝中含有多糖（如灵芝多糖）、三萜类（如灵芝酸、灵芝草酸、灵芝萜烯三醇）、倍半萜类、核苷类、呋喃类、甾醇类、生物碱类等化学成分。药典规定灵芝中多糖含量不得少于 0.9%。灵芝性甘，味平。归心、肺、肝、肾经。具有补气安神、止咳平喘的功效。现代研究表明灵芝具有免疫调节、抑菌、抗病毒、抗肿瘤、抗衰老、降血糖、降血脂、保肝、镇静、镇痛、止咳平喘等作用。

资源分布　赤芝分布于华东、华南地区以及河北、山西、河南、四川、贵州、云南、台湾等省，全国大部分地区有栽培；紫芝分布于河北、山东、浙江、江西、福建、湖南、广东、广西、台湾等省区。商品药材主要来源于栽培的赤芝，主产于安徽、山东、湖北、浙江等省。野生紫芝主产于浙江、江西、湖南、四川、福建、广西、广东等省区。

资源再生　赤芝为一年或多年生真菌，属木腐菌，是一种高温好气型真菌。在整个生长发育过程中，要求较高的温度，菌丝生长适宜温度为 12～36℃。子实体在 18～30℃之间均能分化，27℃左右长势最好，在18℃以下，子实体不能正常发育。栽培方式有瓶栽、椴木栽、露地栽、木屑栽、深层发酵灵芝菌丝体等，以瓶栽和椴木栽较普遍。病害主要有青霉、毛霉、根霉、褐腐病。

虫害主要有蛞蝓、跳虫等。

（陈士林）

mǎbó

马勃（Lasiosphaera Calvatia）

灰包科真菌脱皮马勃 *Lasiosphaera fenzlii* Reich.、大马勃 *Calvatia gigantea*（Batsch ex Pers.）Lloyd、紫色马勃 *Calvatia lilacina*（Mont. et Berk.）Lloyd 的干燥子实体。夏、秋二季子实体成熟时及时采收，除去泥沙，干燥。收载于《中华人民共和国药典》（2015 年版）。药材以个大、完整、饱满、松泡有弹性者为佳。马勃含有甾醇类（如麦角甾酮、麦角甾醇）、含氮化合物、多糖等化学成分及马勃素、尿素、马勃酸等成分。马勃性平，味辛。归肺经。具有清肺利咽、解毒之血的功效。现代研究表明马勃具有止血、抗菌、抗肿瘤的作用。

资源分布　脱皮马勃分布于内蒙古、河北、江苏、安徽、湖北、湖南、贵州、陕西、甘肃、新疆等省区；大马勃分布于华北地区以及辽宁、江苏、甘肃、新疆、青海等省区；紫色马勃分布于河北、安徽、江苏、福建、湖北、广西、海南、四川、新疆、青海等地省区。商品药材以野生为主，脱皮马勃主产于安徽、江苏、广西、甘肃等省区；大马勃主产于甘肃、内蒙古、青海、河北等省区；紫色马勃主产于广东、江苏、安徽、湖北、广西等省区。

资源再生　紫色马勃和脱皮马勃于夏、秋季生长于草地开阔地；大马勃晚夏及深秋生旷野草地或山坡砂质土草坡草丛中。

（董诚明）

shùshé

树舌（Ganoderma Applanatum）

多孔菌科真菌平盖灵芝 *Ganoderma applanatum*（Pers. ex Gray）

Pat. 的干燥子实体，夏、秋季采成熟子实体，除去杂质，切片，晒干。收载于《中华人民共和国卫生部药品标准·中药材·第一册》（1992 年版）。树舌中含有甾醇类（如麦角甾醇，麦角甾-7，22-二烯-3-酮）、三萜类（如灵芝-22-烯酸 A、F、G、7-表灵芝酸 A 甲酯）、多糖等化学成分。树舌味微苦，性平。归胃、脾经。具有消炎、抗癌的功效。现代研究表明树舌具有调节免疫、抗肿瘤等作用。

资源分布　平盖灵芝分布于全国各地，生于多种阔叶树的树干上。商品药材来自于野生，主产于东北等地。

资源再生　平盖灵芝为多年生腐生真菌。多生长在桦树、栎树的腐木上，或活树的腐朽处。

（董诚明）

yúnzhī

云芝（Coriolus）

多孔菌科真菌彩绒革盖菌 *Corilus versicolor*（L. ex Fr.）Quel 的干燥子实体。又称杂色云芝。全年均可采收，除去杂质，晒干。收载于《中华人民共和国药典》（2015 年版）。云芝中含有多糖、多糖肽、葡聚糖、木质素、氨基酸等化学成分。药典规定云芝中云芝多糖含量不少于 3.2%。云芝味甘、淡，性微寒。归肝经、脾经、肺经。具有健脾利湿、止咳平喘、清热解毒的功效。现代研究表明云芝中主要活性成分为云芝多糖，云芝多糖具有免疫调节、保肝等作用。

资源分布　彩绒革盖菌分布于全国各地森林中，商品药材来源于野生，主产东北等地。

资源再生　彩绒革盖菌子实体一年生，生于多种阔叶树的枯立木、倒木、枯枝及衰老的活立木上，偶见生于落叶松、黑松等针叶树腐木上，菌丝适应性很强，

3~31℃均可生长，最适温度为25~28℃；子实体最适生长温度为25~30℃。

（董诚明）

zhūlíng

猪苓（Polyporus） 多孔菌科真菌猪苓 *Polyporus umbellatus* (Pers.) Fr. 的干燥菌核。春、秋二季采挖，除净泥土，干燥。收载于《中华人民共和国药典》（2015 年版）。药材以个大、外皮黑色、断面色白、体较重者为佳。猪苓中含有多糖类、甾醇类（如麦角甾醇、猪苓酮）等化学成分。药典规定猪苓中麦角甾醇含量不少于0.07%。猪苓味甘、淡，性平。归脾经、肾经、膀胱经。具有利水渗湿的功效。现代研究表明猪苓具有利尿、抗肿瘤、抗菌等作用。

资源分布 猪苓在中国分布较广，主要分布于华北、东北、西南、西北地区。商品药材来源于野生或栽培，主产于山西、河南、陕西、云南等省。

资源再生 猪苓具有喜冷凉、阴郁、湿润，怕干旱的特性。一般栽后 1~2 年收获。猪苓野生于海拔 1000~2000m 的山地次生林中，多采用半野生栽培，选择阴坡林下，肥沃湿润，富含腐殖质，排水良好的砂质土壤或林中树根旁地上或腐木桩旁。采挖野生猪苓作种苓。选单体重 15g 以上，颜色较浅，呈灰褐色的嫩菌核掰成小块。春秋两季均可培植，菌材数量视其菌材粗细而定。采挖分春、秋两季进行，最好于休眠期采挖，一般 10 月底至翌年 4 月初。收获时轻挖轻放，取出色黑质硬的菌核作商品。将色泽淡、体质松软的作种苓继续培养，连续使用 3 代后，其生长力减退，应更换新的野生幼苓种。

（董诚明）

索　引

条 目 标 题 汉 字 笔 画 索 引

说　明

一、本索引供读者按条目标题的汉字笔画查检条目。

二、条目标题按第一字的笔画由少到多的顺序排列，按画数和起笔笔形横（一）、竖（丨）、撇（丿）、点（丶）、折（乛，包括丁乚〈等）的顺序排列。笔画数和起笔笔形相同的字，按字形结构排列，先左右形字，再上下形字，后整体字。第一字相同的，依次按后面各字的笔画数和起笔笔形顺序排列。

三、以拉丁字母、希腊字母和阿拉伯数字、罗马数字开头的条目标题，依次排在汉字条目标题的后面。

四　画

六　画

七　画

八 画

九　画

十 一 画

十二　画

条 目 外 文 标 题 索 引

内 容 索 引

说 明

一、本索引是本卷条目和条目内容的主题分析索引。索引款目按汉语拼音字母顺序并辅以汉字笔画、起笔笔形顺序排列。同音时，按汉字笔画由少到多的顺序排列，笔画数相同的按起笔笔形横（一）、竖（丨）、撇（丿）、点（、）、折（乛，包括丁乚乚等）的顺序排列。第一字相同时，按第二字，余类推。索引标目中夹有拉丁字母、希腊字母、阿拉伯数字和罗马数字的，依次排在相应的汉字索引款目之后。标点符号不作为排序单元。

二、设有条目的款目用黑体字，未设条目的款目用宋体字。

三、不同概念（含人物）具有同一标目名称时，分别设置索引款目；未设条目的同名索引标目后括注简单说明或所属类别，以利检索。

四、索引标目之后的阿拉伯数字是标目内容所在的页码，数字之后的小写拉丁字母表示索引内容所在的版面区域。本书正文的版面区域划分如右图。

a	c	e
b	d	f

A

阿尔泰银莲花　106e，107a

阿拉坦 – 其其格　47d

阿魏（Ferulae Resina）　32d

矮地茶（Ardisiae Japonicae Herba）　32f

矮脚茶　32f

艾　33d，33e

艾粉　33c

艾纳香（Blumeae Balsamiferae Folium）　33a，33c

艾片（*l* – Borneolum）　33b

艾叶（Artemisiae Argyi Folium）　33c

安息香（Benzoinum）　33e

安阳花粉　168e

桉　34a，34b

桉树叶　34a

桉叶（Eucalypti Folium）　34a

桉叶油　34b

暗紫贝母　54a，54b，54d

凹叶厚朴　90f，91b，91c

澳洲鲍　221f，222b

B

八角枫（Alangii Radix）　34c

八角茴香（Anisi Stellati Fructus）　34e

八角莲（Dysosmatis Rhizoma Et Radix）　34f

巴豆（Crotonis Fructus）　35b

巴尔比耶（Barbier）　11c

巴戟　35d

巴戟天（Morindae Officinalis Radix）　35c

巴天酸模　174b，174c

巴叶　139e

菝葜（Smilacis Chinae Rhizoma）　35f

白苞筋骨草（Ajugae Lupulinae Herba）　36a

白鲍　222a

白扁豆（Lablab Semen Album）　36b

白丑　142c

白豆蔻　68a，68b

白独活　137e

白矾（Alumen）　225a

白附片　74f

白附子（Typhonii Rhizoma）　36d

白骨风　60e

白果（Ginkgo Semen）　36e

白何首乌　40a

白河车（Rohdeae Rhizoma）　36f

白鹤草　199c

白胡椒　91f

白花败酱　43a，43c

白花菜　37b，37c

白花菜子（Cleomis Semen）　37b

白花菜子油　37c

白花丹（Plumbaginis Herba）　37c

白花曼陀罗　192f，193a

白花前胡　142e，142f

白花蛇舌草（Hedyotidis Herba）　37e

R

X

本卷主要编辑、 出版人员

执行总编　谢　阳

责任编审　呼素华

责任编辑　李亚楠　戴小欢

索引编辑　张　安

名词术语编辑　高青青

汉语拼音编辑　王　颖

外文编辑　顾良军

参见编辑　傅保娣

责任校对　李爱平

责任印制　陈　楠

装帧设计　雅昌设计中心·北京